LA PENDAISON

LA STRANGULATION, LA SUFFOCATION

LA SUBMERSION

2069-96. — CORBEIL. Imprimerie ÉD. CRÉTÉ.

COURS DE MÉDECINE LÉGALE
DE LA FACULTÉ DE MÉDECINE DE PARIS

LA PENDAISON

LA STRANGULATION, LA SUFFOCATION

LA SUBMERSION

PAR

P. BROUARDEL

PROFESSEUR DE MÉDECINE LÉGALE
ET DOYEN DE LA FACULTÉ DE MÉDECINE DE PARIS
PRÉSIDENT DU COMITÉ CONSULTATIF D'HYGIÈNE
MEMBRE DE L'INSTITUT (Académie des Sciences) ET DE L'ACADÉMIE DE MÉDECINE

Avec 3 planches en couleurs et 43 figures

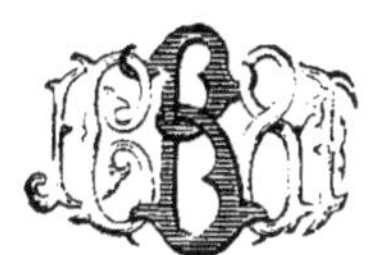

PARIS

LIBRAIRIE J.-B. BAILLIÈRE ET FILS

19, RUE HAUTEFEUILLE, 19

1897

PRÉFACE

Pendant les deux premiers tiers de ce siècle, l'École française a pris une large part à l'étude des problèmes que soulèvent la pendaison, la strangulation, la suffocation et la submersion. Nous n'avons garde d'oublier les travaux de Casper, de Taylor, des membres des Comités anglais, mais à côté de ces noms illustres nous pouvons citer avec fierté ceux de Chaussier, de Devergie, d'Orfila et de Tardieu.

L'œuvre de ce dernier mérite de nous arrêter. Elle n'est pas seulement un résumé lumineux des travaux antérieurs, elle se distingue entre toutes par une qualité de premier ordre. Tardieu a su poser avec une précision admirable les questions auxquelles l'expert est appelé à répondre en justice, nul n'a délimité avec plus d'art le terrain sur lequel se meut le débat médico-légal.

L'idée inspiratrice n'est pas uniquement celle d'un savant, elle est avant tout celle d'un médecin légiste, qui expose et raisonne dans son livre avec la vision constante de la cour d'assises. Les divisions qu'il a établies entre ces différents modes d'asphyxie n'ont pas seulement pour base des considérations d'ordre scientifique, mais l'ensemble des conditions dont l'expert doit tenir compte au moment de formuler ses conclusions.

Aussi dans ses grandes lignes l'œuvre de Tardieu est restée classique en France et à l'étranger.

Depuis la mort de Tardieu la médecine a subi une évolution dont les origines se trouvent dans les travaux des anatomo-pathologistes et surtout des physiologistes. Chacun s'est efforcé, en utilisant les méthodes de la médecine expérimentale, de pénétrer plus avant dans l'interprétation des causes des diverses manifestations morbides. Munie d'une instruction technique plus complète que celle de ses prédécesseurs, mieux outillée, notre génération a pu donner aux études médico-légales une impulsion nouvelle. L'interprétation du mécanisme de la mort dans la pendaison, la strangulation, la submersion s'est modifiée, et par suite il a été possible, pour résoudre certaines questions médico-légales, d'invoquer des données dont l'existence ou la valeur avaient échappé à nos prédécesseurs.

D'autre part l'expérience n'a pas confirmé l'importance qu'ils attribuaient à quelques lésions décrites et étudiées avec un soin auxquels nous nous plaisons à rendre hommage. Sur certains points, sur la valeur des ecchymoses sous-pleurales en particulier, les travaux d'un grand nombre de nos contemporains ont démontré que l'interprétation de Tardieu était trop absolue.

Il y avait donc lieu de procéder à une revision générale. Les nouveaux documents que nous devions utiliser ont été publiés en France et à l'étranger dans les recueils spéciaux, dans les journaux de médecine générale, dans les revues de physiologie, dans les comptes rendus des sociétés savantes, notamment dans ceux de la Société de médecine légale de France, etc. ; le docteur désigné comme expert par la justice n'a ni le temps ni les moyens matériels de réunir des matériaux si largement disséminés. J'ai pensé qu'il serait utile de les rassembler, de les analyser et de présenter à ceux qui se trouvent en présence d'une responsabilité souvent très troublante, l'ensemble des faits qui constituent l'état actuel de nos connaissances.

Je n'ai pas l'illusion de croire que les problèmes qui embarrassaient Devergie et Tardieu soient tous résolus. La pendaison, la strangulation, la suffocation méritent encore d'être regardées comme l'écueil de la médecine légale. J'ai considéré comme étant mon devoir de souligner les incertitudes, de les faire connaître aux jeunes médecins légistes, de leur signaler les erreurs à éviter, de les mettre en garde contre les affirmations trop absolues.

Ce n'est pas sans une véritable anxiété que je livre cet ouvrage au public médical. La pratique m'a appris combien il est dangereux pour un médecin qui n'a pas une longue expérience des enquêtes médico-légales de trouver dans un ouvrage une phrase qui, dégagée des considérations qui l'entourent, prend une valeur absolue qu'elle n'a jamais eue dans l'esprit de celui qui l'a écrite. Ma préoccupation constante a été de ne pas dépasser dans l'expression de ma pensée les limites de ce qui est pour moi la vérité scientifiquement incontestable. Dans un cours la phrase prend facilement un tour dogmatique :

M. le docteur Reuss, qui cette année encore a bien voulu me prêter son précieux concours, a spécialement veillé à ne pas laisser passer ces formules qui, plusieurs fois pendant une leçon, résument la pensée du professeur. J'ai moi-même procédé à la revision de ces leçons avec la volonté de ne pas dépasser par une affirmation trop ferme les limites de ce qui est réservé au doute et aux discussions futures. Malgré ces efforts je suis malheureusement convaincu que quelque médecin, interrogé par un magistrat sur une question spéciale, découvrira un passage qui lui paraîtra applicable sans restriction aux faits dont l'interprétation lui est soumise. J'ai peur qu'il ne fasse ainsi une fâcheuse découverte. Je voudrais qu'il soit persuadé qu'il n'y a pas en médecine légale deux faits identiques. Pour éviter ces assimilations dangereuses j'ai eu soin de reproduire un grand nombre de rapports médico-légaux, d'y renvoyer le lecteur; en médecine légale il n'y a que des cas d'espèce et je prie le médecin expert de n'utiliser le texte qu'il m'empruntera qu'après avoir lu et médité les exemples qui l'ont inspiré. C'est ainsi qu'il appréciera quelle influence mon opinion peut avoir sur celle qu'il devra formuler dans ses conclusions.

C'est dans le même but que j'ai fait reproduire un grand nombre des lésions que mes devanciers, mes collaborateurs et moi avons eu à constater.

J'ai été heureux de pouvoir mettre à profit le talent de M. Barbarin, externe des hôpitaux; c'est à lui que sont dues les deux planches relatives à la submersion.

P. BROUARDEL.

17 juillet 1896.

PENDAISON

STRANGULATION, SUFFOCATION

ET SUBMERSION

ASPHYXIES DE CAUSE MÉCANIQUE

Messieurs,

Nous avons étudié, l'année dernière, les asphyxies par les gaz et les vapeurs; je me propose d'exposer devant vous, cette année, les *asphyxies d'ordre mécanique*.

L'ensemble des asphyxies par les gaz forme un groupement artificiel; je vous rappelle qu'au lieu du mot impropre d'*asphyxie par les gaz*, nous devrions employer celui d'*intoxication par les gaz*; je vous ai dit que le terme d'asphyxie s'est maintenu en médecine légale parce que les magistrats et les jurés attachent au mot « intoxication » une signification toute différente que celle que nous, médecins, nous lui prêtons. Pour eux, qui dit intoxication dit empoisonnement.

Nous nous trouvons en présence de difficultés non moins grandes à propos des asphyxies d'ordre mécanique; elles forment en effet un groupe factice dont les éléments devraient être dissociés. Nous le conservons parce qu'il répond à la conception acceptée par les magistrats.

P. BROUARDEL. — La Pendaison.　　　　1

J'étudierai successivement avec vous la *pendaison*, la *strangulation*, la *suffocation* et la *submersion*.

Je dois insister, en commençant, sur un certain nombre
de considérations générales qui ne sont pas toujours exactement exposées dans les livres que vous avez entre les mains.

La pendaison, la strangulation, la suffocation et la submersion ont été réunies dans un même groupe auquel on a
donné le nom d'*asphyxies mécaniques*. Pourquoi cette dénomination? Parce que l'on attribuait autrefois la mort, dans
ces différents cas, à l'occlusion du larynx et de la trachée et
par suite à l'impossibilité physique pour l'air extérieur de
pénétrer dans les poumons.

Messieurs, ces phénomènes sont bien plus complexes. Je
vous disais, l'année dernière, que trois facteurs essentiels
contribuaient au fonctionnement normal de la respiration :
il faut en effet que l'air contienne en quantité suffisante les
gaz nécessaires à la respiration, que les globules sanguins
soient sains et arrivent dans les capillaires des alvéoles, que
l'air circule librement dans les voies respiratoires et pénètre
jusqu'aux alvéoles pulmonaires ; un trouble de l'un de ces
facteurs peut suffire à déterminer l'asphyxie.

L'année dernière nous avons étudié les asphyxies dues soit
à l'absence, dans l'atmosphère, des gaz nécessaires à la respiration, soit à une lésion des globules sanguins. Cette année-
ci nous nous occuperons des asphyxies dues à un obstacle
mécanique, s'opposant à l'entrée de l'air dans la trachée.
Le type de ce groupe est l'occlusion des orifices par l'application d'un masque de poix.

Mécanisme de la mort. — Vous lirez, dans le traité
magistral que Tardieu a consacré à la pendaison (1), que des
individus ont été rappelés à la vie après être restés suspendus pendant quinze ou vingt minutes et que d'autres, au

____

(1) Tardieu, *Étude médico-légale sur la pendaison, la strangulation et
la suffocation*, 2º édition, Paris, 1879.

contraire, ont succombé, alors que la durée de la suspension n'avait pas dépassé une ou deux minutes.

Comment expliquer ces variations, si ce n'est par une différence dans le mécanisme de la mort? L'observation et l'expérimentation montrent qu'il existe trois modes distincts pouvant déterminer la mort: 1° *asphyxie due à la non-pénétration de l'air dans les poumons ;* 2° *asphyxie par inhibition ;* 3° *asphyxie par syncope.*

Premier groupe : L'air ne pénètre plus dans les poumons. — Dès que l'oxygène ne peut plus arriver au contact des globules sanguins et que l'acide carbonique produit par l'économie ne peut plus être expulsé, la vie est impossible.

Lorsque la mort survient, en quelques minutes, comme dans la suffocation par l'application d'un masque de poix sur le visage, un premier phénomène domine la scène : c'est l'extrême dyspnée ; à des inspirations violentes d'abord, succèdent des efforts respiratoires énergiques : puis ces efforts se ralentissent, s'espacent et finissent par cesser tout à fait. L'asphyxie, dans ces cas, s'accompagne de convulsions horribles des muscles du visage et des membres.

En même temps la circulation se trouble. Le cœur bat très vite d'abord ; mais, souvenez-vous du paradoxe de Marey : « Cœur qui bat vite abat peu de besogne. » Rappelez-vous la comparaison de Marey : Dans une cour, un domestique et une servante pompent successivement de l'eau. Pendant que le premier, en imprimant au levier une impulsion lente, mais énergique et large, fait couler un jet d'eau continu, la servante, au contraire, qui procède par petits coups précipités, ne parvient qu'à obtenir un mince filet d'eau qui s'écoule par saccades.

Le cœur, dans les premiers moments d'une asphyxie par strangulation, pendaison, suffocation ou submersion, bat d'une manière précipitée ; il se ralentit ensuite ; enfin, dans une troisième période les battements se relèvent pour disparaître bientôt complètement. Il bat encore quand la respiration a cessé.

En combien de temps meurt-on, par suffocation? Lorsque tous les orifices par lesquels l'air peut pénétrer dans les voies respiratoires sont bouchés (comme dans l'application d'un masque de poix) la mort tarde sept à huit minutes. Si au lieu de tuer des chiens par suffocation on les noie, on arrive aux mêmes constatations. L'agonie dure huit à dix minutes. Il est d'ailleurs facile de vous montrer, par des exemples, que la mort n'est pas brusque et qu'elle est précédée d'efforts d'inspiration d'une grande énergie.

Lorsqu'un individu, qui se noie, est couché au fond de l'eau de telle façon qu'il ait le visage appliqué sur le lit même de la rivière, du sable, des graviers pénètrent dans son nez, dans son larynx et jusque dans ses bronches. M. Descoust, en faisant l'autopsie d'un ouvrier asphyxié dans un égout du boulevard Rochechouart, a trouvé dans ses bronches des graviers dont l'un avait la grosseur d'un haricot. De même lorsqu'on examine les poumons d'un nouveau-né projeté vivant dans une fosse d'aisances, on constate la présence de la matière fécale jusque dans les dernières alvéoles pulmonaires.

Messieurs, voilà comment on meurt dans une des formes d'asphyxie mécanique que nous étudions en ce moment. C'est le procédé classique, le seul étudié jusqu'à ces dernières années.

Deuxième groupe : Inhibition. — On savait vaguement, autrefois, que des individus mouraient instantanément après avoir reçu un coup dans certaines régions du corps, bien que le coup eût été léger et qu'il fût impossible de trouver ni une lésion cutanée ni même une ecchymose.

Le premier fait qui attira l'attention des médecins légistes sur ce sujet fut celui de l'abbé Delacollonge (1). Cet ecclésiastique avait reçu, de son évêque, l'ordre de quitter sa cure parce qu'il avait une maîtresse. Au moment des

____

(1) P. Brouardel, *La mort et la mort subite*, Paris, 1895, p. 6.

adieux, la femme aurait proposé à l'abbé de mourir ensemble ; celui-ci, en plaisantant, aurait légèrement serré le cou de sa maîtresse qui tomba morte ; les juges n'admirent pas la théorie de l'abbé Delacollonge ; il n'y avait d'ailleurs aucun signe extérieur de violence. A l'audience un capitaine de dragons, en garnison à Tarbes, raconta qu'au mess des officiers de son régiment, il avait entendu l'un de ses camarades affirmer qu'on pouvait tuer un homme en lui donnant un léger coup sur le larynx : des paris avaient été engagés et un officier s'était soumis à l'épreuve. Celle-ci réussit trop bien, car l'officier tomba et l'on eut grand'peine à le rappeler à la vie. Les magistrats, les experts et les jurés ne furent pas plus convaincus par le témoignage du capitaine de dragons que par les affirmations de l'abbé, qui fut condamné.

Cependant le fait resta, il en survint d'autres et bientôt un nouvel incident appela de rechef l'attention sur ce genre de mort : Un médecin danois prétendait guérir les accès d'asthme en cautérisant le pharynx avec de l'ammoniaque. Il vint à Paris, où il acquit un certain renom. Madame Adélaïde, sœur du roi Louis-Philippe, voulut se soumettre à son traitement, mais elle fut précédée par une de ses dames d'honneur, asthmatique également. Au moment où le médecin danois touchait avec l'ammoniaque le pharynx de la dame d'honneur, elle mourut subitement.

Rappelez-vous l'histoire racontée par Tardieu [1], de ce jeune garçon qui fut envoyé par son père au débit voisin pour y acheter du tabac. La marchande qui le sert était une femme vieille et maigre, au cou décharné. Le gamin, amusé de voir le larynx de cette vieille femme monter et descendre à chaque mouvement de déglutition, veut l'attraper comme il attraperait un papillon qui vole. Il s'élance et donne un coup sur le larynx de la marchande. Celle-ci tombe morte.

Personnellement j'ai eu à intervenir dans des accidents de

(1) Tardieu, *Étude médico-légale sur la pendaison, la strangulation*, etc., p. 191, 2ᵉ édition. Paris, 1879.

ce genre : Un jour on apporte à la Morgue le corps d'un jeune typographe de douze ans. Cet enfant jouait, dans l'atelier, avec un de ses petits camarades, après le repas de midi. Il était couché sur le dos, son camarade était sur lui. La cloche, annonçant la reprise du travail, sonne. Aussitôt le gamin qui le maintenait se relève, et en se relevant lui donne un léger coup de pied dans le creux de l'estomac. Celui-ci veut se relever à son tour et meurt. Son corps ne présentait aucune ecchymose et les ouvriers qui avaient assisté à toute la scène affirmèrent que, à aucun moment, les coups portés n'avaient été sérieux.

Peu de temps avant ce fait, s'était déroulée aux assises l'affaire de la femme Le Manach. L'inculpé Billoir prétendait lui avoir donné un coup de pied dans le ventre, par-dessous ses jupes, pendant qu'elle était accroupie et occupée à allumer le feu. La femme serait tombée, morte. On était alors en 1878. Le médecin légiste n'admit pas la possibilité de ce fait. Cette affaire eut un grand retentissement, mais elle n'éclaira en rien le point qui nous intéresse en ce moment.

La question changea de face lorsque Brown-Séquard fit connaître le résultat de ses expériences. Je ne vous exposerai pas *in extenso* la théorie de Brown-Séquard, je me contenterai de vous en résumer les points qui intéressent la médecine légale.

Vous savez, par la physiologie, ce que c'est qu'un mouvement réflexe : l'excitation d'un nerf sensitif provoque l'action d'un nerf moteur, une excitation sensitive détermine un mouvement en dehors de toute détermination volontaire. Notre activité journalière est en quelque sorte constituée par la succession non interrompue de ces actes réflexes. Le cerveau, la volonté y sont si étrangers que chez les animaux, chez les grenouilles, l'ablation du cerveau non seulement ne les supprime pas, mais les exagère. Les réflexes ont pour centres le bulbe et la moelle allongée.

Ce qu'il faut vous rappeler surtout, c'est l'association des phénomènes réflexes. Le type de ces phénomènes est l'éternuement. L'irritation d'un très petit point de la muqueuse nasale est transmise au centre réflexe correspondant. Celui-ci transmet l'excitation qu'il vient de recevoir, à d'autres centres. Aussitôt un certain nombre d'organes fonctionnels entrent en action, et vous avez alors, coup sur coup, presque simultanément, un écoulement de larmes, un flux de mucus nasal, des mouvements du visage, des épaules, des bras, la flexion du corps, aboutissant à l'éternuement final. Et cette association de phénomènes est tellement constante, tellement fatale, qu'on l'observe chez des paralytiques, chez des hémiplégiques qui depuis des mois ou des années ne peuvent plus imprimer à leurs bras un mouvement volontaire. Le fait a été constaté en Angleterre par Broadbent, et à la Salpêtrière, maintes fois, par Charcot.

Qu'est-ce donc, Messieurs, que l'inhibition de Brown-Séquard, qui se produit après un coup sur le larynx, par exemple? C'est un phénomène inverse de ceux qui se produisent dans l'éternuement. Une excitation minime peut arrêter le cœur et la respiration, nos deux fonctions maîtresses, qui ne prennent jamais de repos, tant que nous vivons.

Vous savez que le cœur contient de petits ganglions nerveux, qui entretiennent les mouvements du cœur. Ils sont reliés au bulbe par le pneumogastrique. En physiologie, on vous apprend que le nerf pneumogastrique arrête les battements du cœur : c'est donc un nerf d'arrêt et non pas un nerf d'excitation. Aussi sous l'influence d'une irritation périphérique, le bulbe peut arrêter, par l'intermédiaire du nerf pneumogastrique, les mouvements du cœur.

Quelles sont les régions du corps qui possèdent, d'après Brown-Séquard, la propriété de produire cet effet? Certaines branches du trijumeau, le nerf laryngé supérieur, les nerfs cutanés de la région sus et sous-hyoïdienne, de la région épigastrique, des testicules, de l'utérus.

La théorie de Brown-Séquard est celle-ci : Au lieu de produire une excitation motrice, l'irritation de certains nerfs détermine au contraire l'arrêt des fonctions de respiration et de circulation.

En présence d'une mort pareille, le médecin légiste est singulièrement embarrassé. Cependant, Brown-Séquard a assigné à la mort par inhibition trois caractères principaux : Il a dit que la mort survenait sans agonie, *dans le plus grand silence*, sans convulsions, et qu'on ne trouvait pas d'écume dans les bronches ; il a dit qu'elle s'accompagnait d'un arrêt des échanges entre le sang et les tissus et que le sang conservait sa couleur rouge au lieu de devenir noir, comme dans l'asphyxie : il a dit enfin que la mort par inhibition était suivie d'un abaissement rapide de la température du cadavre.

Pouvons-nous, Messieurs, nous appuyer sur ces caractères en médecine légale ? Je ne le crois pas, et pour une excellente raison : c'est que nous arrivons toujours trop tard. Au moment où nous sommes appelés à pratiquer l'autopsie, il y a longtemps que le sang, à moins qu'il ne soit chargé d'oxyde de carbone, a perdu sa rutilance et qu'il est devenu noir ; il ne nous est pas possible non plus de nous rendre compte si la température du corps s'est abaissée plus ou moins vite.

Tout le monde n'est pas également exposé à mourir par inhibition. L'impressionnabilité est variable suivant l'âge, le sexe, les circonstances morbides.

Les enfants y sont plus sujets que les adultes, les femmes que les hommes.

Chez les animaux, le lapin y est incontestablement plus disposé que le chien.

Troisième groupe : Syncope. — Enfin la mort peut survenir dans les asphyxies mécaniques, par *syncope*. Ce genre de mort est très voisin de l'inhibition. Cependant dans la pendaison, dans la strangulation par un lien, la mort peut survenir par anémie cérébrale. Les carotides et les vertébrales sont comprimées et rendues imperméables, par suite il se produit une syncope par anémie cérébrale. Nous vous indiquerons les conditions dans lesquelles cette syncope peut se produire en étudiant la pendaison. Je ne fais que la mentionner en ce moment.

Examen du cadavre. — Quelles lésions pourrons-nous constater sur le cadavre? et quels sont les caractères qui nous permettront de reconnaître le genre d'asphyxie auquel a succombé l'individu?

J'insiste immédiatement sur la description très exacte que vous devrez faire du siège des *lividités cadavériques*, alors même que vous ne seriez pas chargés de l'expertise ultérieure.

Vous savez que les sugillations cadavériques se produisent toujours dans les parties déclives. supposez qu'une pendaison soit simulée ; supposez qu'un individu. tué au préalable. soit resté étendu sept à huit heures, et n'ait été pendu qu'au moment où on allait chercher le commissaire de police ; la constatation de lividités dans le dos du cadavre. si vous arrivez trois à quatre heures après, suffira pour vous prouver que l'individu est resté couché plusieurs heures après la mort et qu'on n'a pendu qu'un cadavre.

Vous ne vous rappelez peut-être pas exactement le *Christ* de Bonnat, dans la salle de la cour d'assises de Paris. Je le connais, pour avoir bien souvent prêté serment devant lui. Bonnat a peint son *Christ* sur un cadavre crucifié, aussi les lividités cadavériques existent-elles sur les membres inférieurs, comme chez les pendus.

Si au contraire, ainsi que l'a fait Orfila, on pend par les pieds le cadavre d'un individu mort depuis vingt-quatre ou vingt-huit heures, ce sera la face qui revêtira une teinte violacée très prononcée.

Recherchez également avec le plus grand soin s'il n'existe pas sur la face, les épaules, le cou et les conjonctives un *petit piqueté hémorrhagique*. Ce pointillé n'est pas constant, mais il est très fréquent et quand il existe il est très caractéristique : c'est une réunion de petites piqûres, analogues à des piqûres de puce, quelquefois très nombreuses, quelquefois réunies en rangées. Quand la strangulation a eu lieu au moyen d'un mouchoir ou d'un cache-nez, ces rangées peuvent être en nombre illimité. La constatation de ce piqueté hémorrhagique a une très grande importance que l'exemple suivant vous permettra d'apprécier :

Dans une affaire qui allait être classée, j'ai appelé l'attention du magistrat chargé de l'instruction sur ce caractère, et l'enquête, reprise à nouveau, m'a donné raison. Le cadavre d'un jeune garçon avait été trouvé sur le chemin de halage de la Seine ; l'enfant avait été soi-disant écrasé par des ballots au milieu desquels il jouait. Il fut prouvé que ce garçon portait un cache-nez dont les bouts flottaient au vent ; ses camarades, que cela amusait, tirèrent sur les deux chefs du cache-nez et l'enfant fut étranglé.

Pris de peur, ils cachèrent le corps de leur victime au milieu des ballots et en firent tomber quelques-uns sur lui, afin de simuler un accident.

La présence de ce piqueté sur la peau des épaules ou de la face est donc un très bon signe ; les seules ecchymoses qu'on puisse lui comparer sont celles qui s'observent chez les individus qui viennent de subir une crise d'épilepsie, chez les enfants qui ont de fortes quintes de coqueluche ou chez des personnes qui ont eu le mal de mer. Dans tous ces cas il sera facile, grâce aux commémoratifs, de faire le diagnostic.

Un autre signe a souvent été invoqué à propos de l'asphyxie mécanique : c'est *l'écoulement du sperme par l'urètre*. Il y a là, Messieurs, une légende fort discutable.

Il existe à Londres un club célèbre, fort nombreux, paraît-il, le *Club des Pendus*. Les membres de cette association, convaincus que la pendaison s'accompagne de sensations voluptueuses, se pendent et se dépendent mutuellement ; les choses se passent d'ailleurs dans le plus grand mystère et je ne vous en dévoilerai pas les secrets.

Il est vrai que chez un pendu le sperme tombe souvent de l'extrémité du gland et on en a conclu, un peu légèrement,

que la pendaison s'accompagnait de sensations voluptueuses
et d'émission de sperme. Quand un homme meurt subitement. par submersion ou par strangulation, il a du sperme
dans l'urètre, mais le liquide séminal ne s'écoule pas au
dehors, parce que le cadavre n'occupe pas une position verticale.

Le mécanisme de cette émission du sperme est facile à
expliquer. Prenons un décapité: après la décollation. le cœur
et les vésicules séminales entrent rapidement en rigidité
cadavérique. Ce sont les deux premiers organes qui se
prennent. Les vésicules séminales, dures comme des noix,
expulsent sous l'influence de cette contraction cadavérique
une partie du liquide qu'elles contiennent et ce liquide
pénètre dans l'urètre. Si le corps est dans une position
horizontale, le sperme ne s'écoule pas au dehors : s'il occupe
une position verticale, comme dans la pendaison, il tombe
goutte à goutte de l'extrémité de la verge. C'est donc à un
phénomène d'expulsion *post mortem* que nous assistons, et ce
phénomène est dû à la rigidité cadavérique.

Afin de bien faire comprendre aux élèves le mécanisme de
ce phénomène, M. Descoust a maintes fois, à la Morgue,
pendu des cadavres d'individus morts depuis quarante-huit
heures et plus : le sperme s'écoulait goutte à goutte de
l'urètre.

Autopsie. — Après avoir fait l'examen extérieur du
cadavre, on procède à l'autopsie : la première question qui
doit alors attirer l'attention de l'expert, c'est l'état du sang.
Le sang est *noir* et cette coloration n'a rien qui doive nous
surprendre puisque les autopsies médico-légales sont faites
au plus tôt vingt-quatre heures après la mort.

La question de la *coagulation du sang* a joué un très
grand rôle. On a dit qu'il fallait lui attribuer une grande
valeur, qu'elle avait une importance capitale dans l'appréciation des conditions dans lesquelles s'était effectuée l'asphyxie mécanique.

Qu'est-ce donc que la coagulation du sang ? Vous savez que dans toutes les maladies inflammatoires, dans la pneumonie, dans le rhumatisme articulaire, il y a augmentation de la fibrine dans le sang et qu'à l'autopsie on trouve le cœur rempli de caillots. Vous savez aussi que dans ce qu'on appelait autrefois les maladies infectieuses (telles que la fièvre typhoïde), dans l'alcoolisme, dans les hémorrhagies, il n'y a pas de caillots dans le cœur.

Quelle signification devons-nous ajouter, en général, à la présence du sang coagulé dans le cœur? Je laisse volontairement de côté l'augmentation de fibrine dans le sang ou sa diminution dues à un état pathologique. Nous faisons de la médecine légale et nous ne devons nous occuper que d'individus frappés en bonne santé.

Verneuil, dans des leçons qu'il a professées dans cet amphithéâtre alors qu'il suppléait Bérard, a dit que, lorsque le sang ne circule plus convenablement, que son cours est gêné ou ralenti, lorsque le cœur ne se vide plus complètement, il se forme dans les cavités un petit caillot sur lequel chaque nouvelle ondée sanguine vient déposer un peu de fibrine. Il y a là une donnée que vous serez obligés d'utiliser lorsque vous serez appelés à déterminer si la mort a été très rapide ou s'il y a eu une longue agonie.

Je ne crois pas absolument à la théorie un peu simpliste de Verneuil et je pense que la présence dans le sang de l'acide carbonique qui ne s'élimine plus suffisamment doit exercer une certaine influence ; mais je crois que l'on peut admettre, d'une façon générale, que le volume du caillot trouvé dans le cœur mesure la survie de cet organe.

Mais si l'individu meurt par inhibition, c'est-à-dire subitement, le premier phénomène de la cessation de la vie est l'arrêt des fonctions du cœur : il n'y aura, par conséquent, pas de caillot dans les cavités cardiaques.

On peut donc, jusqu'à un certain point, admettre que lorsqu'un individu est mort lentement, on trouvera à l'autopsie des caillots dans son cœur ; on n'en trouvera pas, s'il est mort instantanément.

Je dois cependant vous mettre en garde contre certaines causes d'erreur. Voici une expérience assez caractéristique : On pend deux chiens. L'un est ouvert dix minutes après la mort, le cœur est rempli de caillots mous ; l'autre n'est ouvert que vingt-quatre heures après la mort, il n'y a pas de caillots dans le cœur. On varie l'expérience ; au lieu de pendre les chiens, on les noie. Les résultats sont identiques. Il semble donc que pendant les premières heures qui suivent la mort on doit trouver des caillots dans les cavités cardiaques, puis que ces caillots disparaissent.

Plus tard la putréfaction expulse du cœur les caillots qui ont pu s'y former, et lorsqu'elle s'est développée il faut que le caillot ait été bien résistant et bien volumineux pour qu'on puisse le retrouver.

Nous pouvons, en conséquence, dire que dans une asphyxie lente, qui dure de quinze à vingt minutes, il y a formation de caillots dans le cœur, et si, au moment de l'autopsie, la putréfaction n'est pas intervenue, on les retrouvera sûrement.

A côté de ces deux caractères tirés de l'aspect extérieur du cadavre et de l'examen du sang et des cavités du cœur, il faut en signaler un troisième. On trouve dans les cadavres d'asphyxiés certaines *hyperhémies*.

Rien n'est plus trompeur, Messieurs, au point de vue médico-légal. Il en est des hyperhémies comme des lividités cadavériques ; elles seront toujours placées dans les parties déclives du cadavre. Les poumons seront congestionnés en arrière, si le corps est étendu sur le dos ; en avant, s'il est au contraire couché sur le ventre.

Du temps de Bichat, on ajoutait une grande importance à la congestion du cœur, du poumon ou du cerveau. Devergie a passé sa vie à rechercher, dans les autopsies dont il était chargé, lequel de ces organes était le siège de la congestion. Il terminait toujours ses observations médico-légales en disant : Cet individu est mort par le cerveau, par le cœur, ou par le poumon.

Il n'en est plus de même aujourd'hui. Nous savons, en effet, que la putréfaction détermine la production de certains phénomènes de circulation *post mortem*, inconnus autrefois. Il n'est pas une autopsie qui ne soit compliquée par les phénomènes de la putréfaction.

Le cadavre de l'adulte se putréfie par l'intestin. Dès que la mort est survenue les vibrions anaérobies de l'intestin en traversent les parois et pénètrent dans le sang. Les vaisseaux en sont chargés, ils les répandent partout. En même temps la fermentation des matières contenues dans le tube intestinal détermine une production anormale de gaz, qui augmente considérablement la tension dans la cavité abdominale. Cette tension peut monter jusqu'à deux atmosphères ; elle devient telle que, du quinzième au vingtième jour après la mort, la peau du ventre éclate afin de donner issue aux gaz qu'il contient. Les gardiens de cimetière connaissent fort bien le bruit que produit ainsi dans la tombe, la rupture de la paroi abdominale.

Le diaphragme est refoulé, bombé jusqu'au troisième espace intercostal ; les organes thoraciques sont comprimés, le sang qu'ils contiennent est chassé vers la périphérie, les veines se dessinent sous la peau en lignes verdâtres ; il se fait une véritable circulation posthume et si la putréfaction est avancée, le cerveau lui-même est injecté, *post mortem*.

S'il y a une plaie quelque part, le sang sort par cette plaie ; il en sort liquide, si bien que les personnes qui assistent à ce spectacle croient que l'individu n'est pas mort. Rappelez-vous ce fait, Messieurs ; et quand vous aurez, en médecine légale, à juger la question de la couleur du sang, de l'hyperhémie, etc., recherchez avec soin si la circulation posthume a eu le temps de se faire. J'insiste sur ce point, parce que les médecins experts ne sont pas toujours au courant de ces particularités, qu'ils se méprennent quelquefois sur les origines des hyperhémies cadavériques et qu'ils attribuent souvent à des lésions survenues pendant la vie des phénomènes qui ne sont dus qu'à la putréfaction.

Je vais, si vous le voulez bien, vous citer deux exemples :

Autrefois, quand la vérification des décès n'était pas organisée comme elle l'est aujourd'hui, dans les grandes villes du moins, des personnes redoutant d'être enterrées vives exprimaient, dans leurs dernières volontés, le désir d'être saignées avant d'être ensevelies. Rappelez-vous que lorsqu'on pratique une saignée sur un cadavre et qu'on n'obtient pas de sang, il faut appliquer sur la veine ouverte un bandage excessivement serré, sinon le sang s'en écoule au bout de quinze à vingt heures, et cette circulation *post mortem* pourrait faire croire à une mort apparente.

Vous savez ce qu'était le jugement de Dieu qui a joué un si grand rôle dans les affaires criminelles au moyen âge. Un individu assassiné était trouvé aux alentours d'un village ou d'une ville. Les juges faisaient défiler un à un les habitants devant le corps. Celui devant lequel les plaies béantes laissaient couler du sang était reconnu comme le meurtrier et déféré à la justice. Il s'agissait, dans ces cas-là, d'être des premiers à passer devant le corps avant que la putréfaction ne fût intervenue : on ne risquait rien.

Messieurs, on a noté et vous trouverez ce détail dans tous les auteurs, que, dans l'asphyxie par cause mécanique, les poumons sont congestionnés. Ce n'est pas toujours vrai : vous pourrez, dans vos autopsies, vous trouver en présence de poumons absolument blancs.

En effet, quand un individu meurt par inhibition, les poumons ne sont pas congestionnés, les bronches ne contiennent pas de spume. Mais lorsqu'il y a eu des efforts violents, lorsque l'individu s'est débattu, la congestion pulmonaire existe et l'on trouve de la spume, même colorée de sang, dans les bronches.

Il importe d'écarter tout de suite du débat une théorie émise par Donders, d'Utrecht, théorie que l'on connaît au

Palais et qui m'a été opposée deux fois aux assises, à Paris et à Rouen.

Donders dit qu'il y a hyperhémie du poumon si le lien a été serré pendant l'inspiration, et qu'il y a anémie du poumon lorsque le lien a été serré au moment de l'expiration. En un mot, la congestion des poumons serait liée au moment de la constriction du cou. Il a fait des expériences sur les animaux qui semblent confirmer cette théorie.

On m'a demandé, les deux fois où cette théorie a été invoquée devant moi, si l'individu avait été étouffé en inspiration ou en expiration. Je ne vois pas d'abord l'intérêt médico-légal que peut avoir une constatation pareille. Et puis, un individu qui meurt par asphyxie mécanique se débat pendant un certain temps, il fait des efforts violents pour se défendre, il contracte ses muscles, il rapproche le menton de la poitrine, il fait des mouvements d'inspiration et d'expiration de toutes profondeurs : il y a donc, dans l'association de tous ces mouvements, quelque chose de plus compliqué que l'épreuve expérimentale réalisée par Donders. Personne n'est étranglé à la façon du canard auquel on lie la trachée avec une ficelle.

Quand nous avons voulu refaire les expériences de Donders, nous avons obtenu des résultats extrêmement variables, même lorsque l'autopsie suivait immédiatement la cessation de la vie.

Hofmann a publié l'observation très détaillée de deux pendaisons par justice qui ont eu lieu à Vienne. Au moment où le condamné est pendu, il se produit une excavation remarquable du ventre, due à la contraction énergique des muscles abdominaux. Le diaphragme est refoulé en haut, vers la cage thoracique, et cette contraction de l'abdomen exerce évidemment une action mécanique bien plus active sur le poumon que la petite influence invoquée par Donders.

Donders a prétendu également que le cerveau des individus qui mouraient par suffocation était congestionné : il a

trépané des chiens, et il a vu leur cerveau s'hyperhémier,
au moment où ils mouraient suffoqués.

Ackermann, autre physiologiste distingué, a répété les
expériences de Donders et a toujours constaté l'anémie du
cerveau. J'avoue, Messieurs, que je n'ai refait ni les expériences de Donders, ni celles d'Ackermann ; elles ne m'auraient rien appris. Mais j'ai, avec M. Descoust, qui s'occupait
beaucoup d'ophthalmologie, examiné les phénomènes qui
survenaient dans la rétine des animaux qui meurent suffoqués ou étranglés. Nous avons toujours observé une anémie
rétinienne au début, suivie à brève échéance d'une congestion de la rétine, due à la paralysie qui succède à la contracture des petits vaisseaux. Nous n'avons, en médecine légale,
aucune conclusion à tirer des expériences de Donders ou
d'Ackermann. Si vous trouvez, à l'autopsie, de la congestion dans un organe, notez le fait, et ne tirez pas de cette
congestion des conclusions sans rapport avec sa valeur
réelle.

Ecchymoses sous-pleurales et sous-péricardiques. — J'arrive
maintenant à une question qui est bien déchue de l'importance qu'on lui prêtait autrefois, mais à laquelle un certain nombre de médecins légistes très distingués ajoutent
encore une grande valeur : j'ai nommé les *ecchymoses sous-
pleurales et sous-péricardiques :* c'est le signe dit de Tardieu. Il
m'est possible de vous exposer la question assez rapidement,
parce que, depuis une vingtaine d'années, elle a été bien remise au point. L'historique complet, depuis Devergie, Bayard,
Caussé d'Albi, Casper, etc., en a été fait par le Dr Wenzinger (1). Je ne retiendrai pas longtemps d'ailleurs votre attention sur ce sujet, car il est épuisé.

Tardieu (2) est le premier qui ait assigné aux ecchymoses sous-pleurales ou sous-péricardiques un rôle capital, en

1. Wenzinger, Thèse de la Faculté de Nancy, 1886.
(2) Tardieu, *Étude médico-légale sur l'Infanticide,* 2e édition. Paris,
1880.

P. BROUARDEL. — La Pendaison.   2

médecine légale. Il avait déclaré que, à quelque degré et en si petit nombre que soient les ecchymoses sous-pleurales et sous-péricardiques, leur présence était un signe certain de suffocation.

Immédiatement deux courants d'opinion se formèrent : les uns, parmi lesquels Devergie, Bayard, Caussé d'Albi, Casper, dirent qu'ils avaient, de longue date, reconnu l'existence de ces ecchymoses. C'était vrai : mais ils ne leur avaient reconnu aucune importance, ils n'avaient édifié sur le fait aucune théorie. Les autres, et les auteurs anglais surtout, dénièrent aux ecchymoses sous-pleurales et sous-péricardiques toute espèce de valeur.

Il serait extrêmement injuste de ne pas reconnaître que Tardieu a fait faire un grand progrès à la médecine légale, en appelant l'attention sur l'existence des ecchymoses sous-pleurales, mais ce serait commettre une erreur regrettable que d'accepter sa formule. Ce qu'on peut dire, c'est que les ecchymoses sous-pleurales et sous-péricardiques existent en dehors de la suffocation, mais que c'est principalement dans la suffocation et chez les jeunes sujets qu'on en rencontre le plus grand nombre.

Qu'est-ce donc que ces ecchymoses sous-pleurales ? Ce sont de petites taches rouges bien nettes, arrondies, d'une très faible épaisseur (cinq à dix millièmes de millimètre), ineffaçables. Lorsque, en examinant un poumon, vous découvrez sur la plèvre des ecchymoses de Tardieu, lavez cette plèvre, insufflez le poumon, les ecchymoses persisteront toujours.

Leur nombre est extrêmement variable; il peut n'y en avoir que deux ou trois; on peut en découvrir cent ou cent cinquante, sur toute la surface du poumon. Elles peuvent être isolées.

Tardieu (1) a publié une planche absolument typique sous ce rapport (Pl. I). Les ecchymoses sont accumulées à tel point sur la plèvre, le poumon en prend une apparence tel-

(1) Tardieu, *Étude médico-légale sur l'Infanticide*. 2ᵉ édition, Paris, 1880.

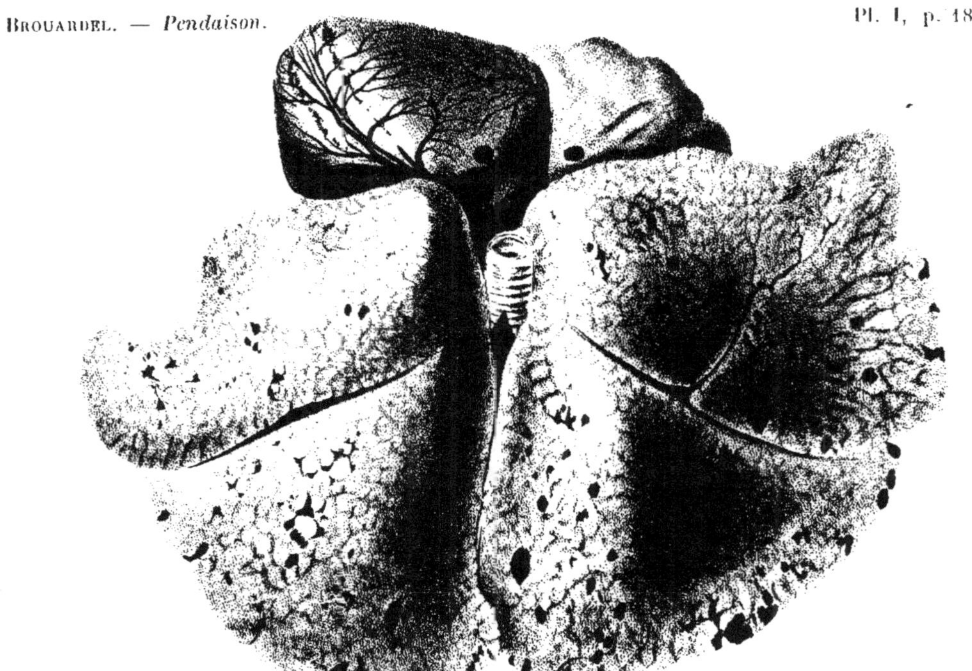

Lackerbauer del. Lebrun sc.

Imp. Geny-Gros.

ECCHYMOSES PONCTUÉES DE LA PLÈVRE, DU PÉRICARDE ET DU THYMUS.

lement caractéristique, qu'un chat que j'avais chez moi s'est précipité sur cette planche croyant y trouver un régal inaccoutumé.

Les ecchymoses sous-pleurales occupent les séreuses. les muqueuses et le tissu cellulaire sous-cutané. Il faut les chercher sur la plèvre viscérale et sur la plèvre pariétale. ainsi que l'a démontré Legroux, sur le péricarde pariétal et sur le péricarde vicéral; quelquefois elles existent sur le péritoine au niveau du foie et de la rate; on les trouve sur la muqueuse du grand cul-de-sac de l'estomac, sur les conjonctives, enfin dans le tissu cellulaire épicrânien. Elles ont toujours et partout les mêmes caractères : elles sont ineffaçables aux épreuves d'autopsie et il est possible de constater leur existence deux et trois mois après la mort. C'est ainsi que Tardieu a pu retrouver ces ecchymoses sur les poumons d'un enfant projeté dans une fosse d'aisances qui ne recevait que des matières fécales et de l'urine. Le corps était tombé dans la masse pâteuse et s'y était conservé pendant des mois.

Je n'ai que peu de chose à dire à propos du *diagnostic différentiel*. On ne peut confondre les ecchymoses souspleurales ni avec l'anthracosis dont vous connaissez les taches noires, ni avec les hyperhémies dues à la putréfaction.

Lorsqu'il existe des adhérences pleurales et lorsqu'on les déchire pour sortir le poumon de la cage thoracique, il peut se produire, à ce moment. et au niveau des déchirures. des petites taches qui à l'œil nu rappellent absolument celles de Tardieu. Si donc vous avez déchiré une adhérence. vous ne pouvez pas conclure de ce piqueté à la présence d'ecchymoses et vous ne conclurez que si vous trouvez des ecchymoses ailleurs, entre les lobes pulmonaires par exemple, là où il n'y avait pas d'adhérences et où il n'y a pas eu de déchirure, par conséquent.

Avant de vous parler de la valeur de ces ecchymoses souspleurales et sous-péricardiques, je vais tâcher de vous expliquer le mécanisme par lequel elles se produisent.

Jusqu'en 1870, surtout grâce à l'influence de Donders, on a pensé qu'elles se produisaient sous l'influence des efforts d'inspiration violente que fait un individu qui suffoque. Je ne puis admettre cette explication.

J'ai repris avec M. Descoust l'étude de la question; nous avons varié de différentes façons nos procédés d'observation. Notre expérience la plus typique est la suivante : Nous avons pris un chien vigoureux, nous avons pratiqué une fenêtre à la paroi latérale du thorax, laissant apercevoir la plèvre viscérale (vous savez que la plèvre du chien est très blanche et cette blancheur même nous donnait une netteté d'observation absolue); puis nous avons appliqué brusquement sur la figure du chien un masque de poix. Le chien se défendait, faisait des efforts inspiratoires considérables, la plèvre restait blanche; puis tout à coup, en une seule fois, elle se couvrait de taches, et cela au moment précis où commence le second stade de l'asphyxie, c'est-à-dire la contracture respiratoire. Nous avons répété les expériences, nous les avons variées, en étranglant ou en pendant les chiens, le résultat a toujours été identique. Le moment de l'apparition des ecchymoses sous-pleurales et sous-péricardiques est celui qui précède immédiatement la mort.

Nos expériences ont été répétées par Hofmann (de Vienne) et d'autres savants : le résultat a été identique. L'instantanéité de la production a toujours été constatée au même moment.

Nous avons publié nos expériences, on nous a répondu qu'elles ne prouvaient qu'une chose : c'est que la mort était due à un spasme du système nerveux. Dans l'asphyxie mécanique le sang ne peut plus s'oxygéner, il devient noir et se charge d'acide carbonique; l'acide carbonique est un excitant du bulbe, qui transmet son irritation au pneumogastrique et aux autres nerfs bulbaires; cette irritation amenant une contracture, puis une paralysie des vaisseaux, la production d'ecchymoses chez les victimes s'expliquerait ainsi. Je ne contredis pas cette explication.

Nothnagel avait déjà remarqué que, quand on piquait le
cerveau d'un animal, on pouvait produire des ecchymoses sur
la plèvre ; Brown-Séquard observa que plus la piqûre se
rapprochait du bulbe, plus ces ecchymoses étaient nombreuses et fréquentes. M. Laborde a été plus loin. Il a piqué
le bulbe lui-même, au niveau du plancher du quatrième ventricule, entre les deux noyaux d'origine du pneumogastrique:
la piqûre donnant immédiatement naissance à des ecchymoses sous-pleurales, ce serait, selon lui, le lieu d'élection.

Ces expériences sont assurément fort intéressantes, mais
elles ne nous expliquent pas le mécanisme suivant lequel les
ecchymoses se produisent. Elles nous apprennent que lorsqu'on pique, à un certain endroit, le bulbe, on détermine des
ecchymoses sous-pleurales et sous-péricardiques, mais elles
ne nous apprennent que cela.

Nous savons d'autre part, et ce sont là des points admis d'un
commun accord par tous les expérimentateurs, que certaines
circonstances favorisent la production de ces ecchymoses:
plus le système nerveux est excitable, plus elles apparaissent facilement; chez les lapins, elles se montrent beaucoup plus nombreuses, beaucoup plus rapidement que chez
les chiens ; dans la race humaine, les enfants en ont beaucoup plus que les adultes, ceux-ci en ont plus que les vieillards.

Enfin, lorsque le sang est altéré, comme dans les maladies
infectieuses par exemple, les ecchymoses se produisent avec
une singulière facilité.

Conditions de production des ecchymoses. — Examinons
maintenant les conditions dans lesquelles se produisent les
ecchymoses sous-pleurales et sous-péricardiques. Dans un
premier groupe nous placerons les *morts violentes.*

Le cas type de la violence susceptible de provoquer l'apparition des ecchymoses sous-pleurales, c'est, ainsi que l'a
dit Tardieu, la *suffocation,* c'est-à-dire l'occlusion des voies
respiratoires. D'autre part, c'est chez les enfants et chez les
nouveau-nés spécialement, que ces ecchymoses sont en plus

grand nombre et plus nettement dessinées. Mais de même qu'il peut s'en produire en dehors de la suffocation, de même je connais des cas de suffocation bien certains, avoués par la mère, dans lesquels il a été impossible de trouver ces ecchymoses ou dans lesquels on n'a pu qu'en déceler une ou deux.

On n'en trouve pas constamment dans les cas où des individus ont été suffoqués par compression du thorax ou de l'abdomen, dans les foules.

On en trouve dans la *strangulation*, même avec un lien : Tardieu avait nié le fait, et dans sa XIIe observation il parle d'un enfant de sept à huit jours que sa mère étrangla avec une corde et chez lequel il constata l'existence d'ecchymoses sous-pleurales (1) : et je connais bien d'autres cas de ce genre.

On trouve ces ecchymoses dans la *pendaison*. Tardieu affirmait le contraire, mais M. Pellier, un élève de M. Lacassagne, de Lyon, a constaté quatorze fois sur vingt-deux, c'est-à-dire dans plus de la moitié des cas, la production des ecchymoses sur les plèvres de pendus ; les expériences que j'ai faites avec M. Descoust m'ont amené à une constatation semblable.

Tardieu affirmait aussi que jamais on n'observait d'ecchymoses sous-pleurales à la suite de la *submersion*. C'est là, Messieurs, une double erreur.

D'abord, on peut en trouver : en voici un exemple. C'était dans les environs de Grenoble ; une femme est trouvée au fond d'un puits. L'autopsie est ordonnée et le médecin légiste, en présence des ecchymoses sous-pleurales qu'il a trouvées, affirme que cette femme a été étranglée avant d'être jetée dans le puits. Ce médecin expert s'appuyait sur l'opinion de Tardieu. Le mari fut arrêté, car au moment de la mort de sa femme, il était seul à la maison et seul il paraissait avoir quelque intérêt à sa disparition. Heureusement, cet homme

(1) Tardieu, *Étude médico-légale sur la Pendaison, la Strangulation et la Suffocation*, 2e édition. Paris, 1879, page 221.

demanda une contre-expertise. M. Girard, de Grenoble, fut
commis. Il se plaça exactement dans les conditions où peut
se trouver une personne tombant au fond d'un puits et ne
pouvant remonter à la surface de l'eau ; il fit de nombreuses
expériences avec des animaux, qu'il jeta dans un baquet plein
d'eau après leur avoir attaché des poids qui les empêchaient
de remonter : tous présentaient, à l'autopsie, des ecchymoses
sous-pleurales. Donc lorsque, dans la submersion, la mort
arrive brusquement, il peut se produire et il se produit en
effet des ecchymoses sous-pleurales et sous-péricardiques.

Il s'en produit même chez les noyés qui meurent lentement.
Avec M. Vibert, nous vous avons montré que les ecchymoses
sont, dans ce cas, effacées par l'eau absorbée. Cette quantité d'eau peut, comme vous le savez, atteindre jusqu'au quart
du volume du sang, lorsque le noyé s'est débattu et a lutté
contre l'asphyxie. Les globules du sang sont décolorés, les
ecchymoses ne sont plus visibles à l'œil nu, et on ne peut
déceler leur existence qu'à l'aide du microscope.

MM. Bergeron et Montano avaient déjà attiré l'attention
sur ce point, et ils avaient décrit le poumon tigré des
noyés.

Les *lésions cérébrales* peuvent, elles aussi, produire
des ecchymoses sous-pleurales. Telles sont les commotions
violentes, les chutes d'un lieu élevé. Tardieu en a cité lui-
même des exemples, qui ne l'ont pas empêché d'ailleurs de
rester fidèle à ses idées et de limiter à la seule suffocation
la production des ecchymoses. M. Duret a trouvé des ecchymoses dans la pie-mère, chez des individus qui avaient reçu
un coup violent sur le crâne.

Les ecchymoses de Tardieu existent quelquefois dans le
tissu cellulaire sous-cutané épicrânien, dans les lésions cérébrales spontanées, dans les hémorrhagies cérébrales, par
exemple, ainsi que Louis l'a démontré, si l'individu a succombé rapidement à l'ictus. Lorsque l'hémiplégie a duré un
certain temps, il est clair que les ecchymoses ont disparu.

Ces ecchymoses épicrâniennes ont donné lieu à une erreur

de diagnostic qui aurait fait condamner deux individus, si Louis n'était intervenu. Une femme, au siècle dernier, dans le Pas-de-Calais, est trouvée morte ; on constate sous la peau du crâne une ecchymose, attribuée à une contusion, et dans l'encéphale, un caillot sanguin. Le médecin légiste déclare que cette femme a reçu sur la tête un coup violent qui a déterminé une hémorrhagie cérébrale. On arrête les deux fils de la victime ; ils allaient être condamnés, lorsque Louis intervient. Il affirme avoir vu, à la Salpêtrière, des faits identiques : des femmes, frappées d'hémorrhagie cérébrale, présentaient dans le tissu cellulaire sous-cutané du crâne, des ecchymoses pareilles. Les prévenus furent acquittés.

Messieurs, depuis, cette affaire était restée connue des médecins légistes, mais non classée, quand Charcot découvrit de nouveau le fait à la Salpêtrière. M. Lépine en a fait le sujet d'un excellent mémoire, où il montre que les ecchymoses sont très étendues du côté même où s'est produite la lésion ; elles y atteignent parfois une largeur de 3 à 4 centimètres.

Au même moment, Ollivier, alors médecin de l'hospice d'Ivry, faisait les mêmes constatations.

Il y a là un fait important pour le médecin légiste et vous devez le connaître.

Enfin, Messieurs, M. Pinard, alors qu'il était interne à la Maternité, a eu la très excellente idée d'examiner au point de vue de ces ecchymoses, le péricarde et la plèvre des nouveau-nés mourant au moment de la naissance. Chaque fois qu'une opération obstétricale avait été nécessaire, que ce fût une céphalotripsie ou une application de forceps au détroit supérieur, chaque fois qu'il y avait eu compression de la tête par un instrument, il y avait des ecchymoses. Il y en avait même alors que l'enfant n'avait été soumis à aucune manœuvre obstétricale, mais qu'il était mort pendant l'accouchement, par suite de la compression de la tête durant le travail.

Je ne saurais trop attirer votre attention sur ce point. En

effet, ces faits ont une grande importance en médecine légale,
car lorsqu'un enfant vient au monde dans ces conditions, il
peut, s'il y a auprès de lui un médecin ou une sage-femme
expérimentée, être rappelé à la vie. Mais souvent l'accouchée
est seule, et alors, si on accepte la théorie de Tardieu dans
toute sa rigueur, il faudrait dire que l'enfant est mort suffoqué. Eh bien, non ! Cet enfant, même s'il n'a été victime d'aucune tentative criminelle, peut avoir des ecchymoses sous-
pleurales uniquement parce qu'il a souffert pendant le travail.
Il y a donc là un gros problème médico-légal. En effet,
quelles sont les femmes généralement accusées d'infanticide ?
Ce sont des filles honnêtes, permettez-moi cette expression
qui a l'air d'un paradoxe, qui ont fait une faute, qui en rou-
gissent, qui veulent la cacher, et qui accouchent avec un
courage inouï, sans pousser un cri. L'accouchement d'une
primipare est souvent long et laborieux : l'enfant, dont la
tête a pu être lentement comprimée au passage, peut venir
au monde mort et présenter des ecchymoses sous-pleurales
et sous-péricardiques sans qu'il y ait eu la moindre tentative
criminelle.

Je n'ai plus qu'un dernier chapitre à ouvrir à propos de
la production des ecchymoses : il sera d'ailleurs fort court.
Les ecchymoses sous-pleurales et sous-péricardiques peuvent
se produire dans un certain nombre d'*affections spontanées*.

Dans presque toutes les maladies qui intéressent les organes respiratoires des enfants nous pourrons constater la
présence d'ecchymoses sous-pleurales et sous-péricardiques.
M. Lépine et Lorain en ont trouvé dans la pneumonie,
dans la pleurésie ; on les rencontre surtout dans la bronchite
capillaire. Le catarrhe suffocant tue les enfants de cinq à
six ans après le troisième, le quatrième ou le cinquième
accès de suffocation ; mais un bébé de cinq à sept jours
peut mourir dans le premier accès, au début de la congestion pulmonaire. Remarquez que les parents ne savaient
pas que leur enfant était malade, la nourrice peut être

accusée de l'avoir étouffé dans ses bras, en dormant. S'agit-il de l'enfant d'une fille mère, ce sera encore pis : on l'accusera de l'avoir étranglé et les voisins affirmeront que l'enfant ne toussait pas.

Il y a donc, là encore, un fait très important pour le médecin légiste.

Enfin, vous pourrez trouver des ecchymoses sous-pleurales chez les épileptiques qui succombent au cours d'un accès, chez les individus qui meurent du tétanos.

Vous les observerez dans certaines maladies infectieuses telles que la rougeole et la diphtérie et dans de nombreux empoisonnements, par le phosphore et l'arsenic par exemple.

La présence des ecchymoses sous-pleurales et sous-péricardiques est donc un signe excellent, mais ce n'est pas un signe pathognomonique; vous ne pouvez adopter la formule de Tardieu et conclure, de leur constatation, à un crime.

Le tort de Tardieu a été de faire de l'ecchymose sous-pleurale un signe absolu. Il n'y a aucun signe, pas plus en médecine légale qu'en clinique, qui puisse être considéré comme un signe pathognomonique.

Ce n'est pas à nous, médecins, qu'il convient d'employer le raisonnement des avocats au Palais qui procèdent, pour les besoins de leur cause, par critique analytique en montrant la faiblesse de chaque signe pris isolément. Sans les blâmer, puisqu'en somme ils font usage du droit de défense, je dois dire que rien n'est moins scientifique qu'une pareille méthode.

Nous ne pouvons pas, par exemple, appuyer le diagnostic de la fièvre typhoïde sur un seul des symptômes que nous observons, céphalalgie, épistaxis, lassitude, diarrhée, etc. C'est l'ensemble de ces signes qui établira notre diagnostic. Il en est de même en médecine légale : le groupement des signes nous permet de formuler une conclusion, que nous ne saurions baser sur un seul de ces signes pris en particulier.

Imitez dans vos expertises la sage réserve d'un de vos maî-
tres incontestés, M. Fournier : nous avons été commis bien
des fois ensemble, dans des affaires où il s'agissait d'établir
la transmission d'un chancre infectant à une petite fille
par l'individu qui, disait-on, l'avait violée. Jamais M. Fournier
n'a voulu conclure sans avoir attendu, chez la victime,
l'apparition de la roséole. Il ne voulait pas s'appuyer sur un
signe unique, et cependant il ne viendrait à l'idée de personne de mettre en doute la haute compétence de M. le professeur Fournier et d'avancer qu'il pourrait se tromper sur
les caractères d'un chancre.

Aussi je vous engage, Messieurs, à ne pas négliger dans
vos expertises, les ecchymoses sous-pleurales ; signalez-les,
interprétez leur valeur, mais n'en faites jamais un signe pathognomonique : vous n'en avez pas le droit.

PREMIÈRE PARTIE

LA PENDAISON

Messieurs,

Je vous épargnerai la longue énumération des définitions qu'on a données de la *pendaison*. Tous nous savons ce que c'est qu'un *pendu*, mais jusqu'ici personne n'a encore bien su définir ce que c'est que la pendaison ; depuis Homère et Hippocrate, chaque auteur s'y est essayé, sans grand succès.

Je ne vous donnerai qu'une de ces définitions, celle de Tardieu, parce qu'elle marque la fin d'une période et précise la différence qui la sépare de l'ère inaugurée par les travaux d'Hofmann, de Vienne. La voici : « La pendaison est un acte de violence dans lequel le corps, pris par le cou dans un lien attaché à un point fixe et abandonné à son propre poids, exerce sur le lien suspenseur une traction assez forte pour amener brusquement la perte de connaissance, l'arrêt des fonctions respiratoires et la mort. »

Il est facile de critiquer cette définition, car l'arrêt des fonctions respiratoires y est seul visé et nous savons que dans la pendaison la mort arrive d'une manière bien plus complexe ; Tardieu ne parle ni de l'arrêt du cœur, ni de l'inhibition, ni de la syncope. De plus, d'après cette définition, la pendaison se terminerait toujours par la mort. Il y a cependant des pendus qui reviennent à la vie.

C'est toutefois un fait tellement rare que le peuple l'a spécifié dans la légende de la *corde du pendu*. Quand un homme est heureux dans ses entreprises, que tout lui réussit, les gens ne manquent pas de dire qu'il a de la corde de pendu dans sa poche. Ce dicton est très ancien, Messieurs ;

il date de l'époque, combien lointaine, où les seigneurs avaient droit de haute et basse justice et pendaient aux branches des arbres les individus qu'ils condamnaient. Les peines les plus sévères étaient édictées contre ceux qui se seraient avisés de dépendre les malheureux ainsi *branchés*. Quand par hasard un de ces pendus survivait, pour une raison quelconque, il avait un rare bonheur. La corde qui avait servi à le brancher devenait un porte-veine.

La corde qui a soutenu un pendu ressuscité est toujours recherchée à ce titre, mais elle est assez rare et ce n'est pas à la Morgue qu'il faut la chercher.

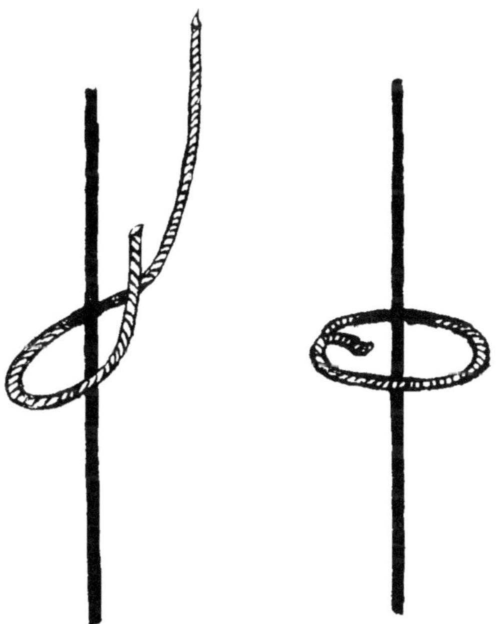

Fig. 1. — Pendaison.   Fig. 2. — Strangulation.

M. Durand-Fardel avait fait remarquer que la différence entre la strangulation par une corde et la pendaison pouvait être exprimée à l'aide d'une figure géométrique (fig. 1 et 2) : il représente le cou par une ligne verticale : dans la pendaison le lien est appliqué suivant une ligne oblique (fig. 1), dans la strangulation suivant une ligne à peu près circulaire et perpendiculaire à l'axe du cou (fig. 2).

Retenez ces deux schémas, mais n'en faites pas une règle absolue. Dans certains cas, des individus se sont étranglés, en tirant sur la corde avec leur pied : le sillon laissé par le lien sur le cou était oblique, et il ne s'agissait pas de pendaison.

J'accepterais volontiers la définition de Tardieu, si l'on en retranchait la dernière partie, celle qui vise le mécanisme de la mort ; j'aime mieux celle de Porcelli : *Suspensio per laqueum collo injectum.*

Nous revenons ainsi à la définition ancienne :

« La pendaison est un acte dans lequel le corps pris par le cou dans un lien attaché à un point fixe est abandonné à son propre poids. »

Messieurs, s'il est difficile de définir la pendaison, il est aussi difficile de faire un rapport médico-légal dont les conclusions soient propres à donner aux magistrats des indications bien justifiées.

Lorsqu'on trouve un individu pendu, l'idée générale, première, est que l'on a à faire à un suicide. Cette idée est non seulement celle du commun des mortels, mais elle est ancrée dans l'esprit des commissaires de police et c'est un véritable danger ; aussi l'autopsie n'est-elle presque jamais prescrite. Nous n'avons pour nous guider dans nos enquêtes que les autopsies faites par Jacquemin, ancien médecin de la prison de Mazas ; à cette époque les suicides par pendaison n'étaient pas rares parmi les prisonniers et les autopsies ont pu être faites dans des délais convenables.

Quand au contraire nous avons l'occasion de faire à la Morgue l'autopsie d'un pendu, c'est celle d'un pendu ancien, trouvé dans les bois, et dont la putréfaction est trop avancée pour que nous puissions faire une constatation intéressante. Je puis vous citer à ce sujet un exemple typique : l'affaire n'aboutit que grâce à la persévérance et à la perspicacité du juge d'instruction et un peu malgré les résultats de l'expertise.

Un homme de cinquante ans, petit rentier, habitait la rue de Rambuteau. Il avait l'habitude de lorgner les filles qui passaient, en relevant ses rideaux et en les écartant de la fenêtre. Un jour on pénètre chez lui, on trouve un tableau décroché, et pendant au clou de ce tableau un bout de corde effiloché. Le vieux rentier était assis par terre, ayant autour du cou le reste de la corde ; il était mort. Naturellement le commissaire de police, appelé, conclut au suicide et pense que la corde s'est rompue sous le poids du corps. On enterre le défunt et on l'envoie en province, dans un caveau de famille. Pendant l'enterrement, les héritiers se congratulent à l'idée de l'héritage qu'ils vont faire et qui doit se monter à 200 000 francs environ ; mais on ne trouve plus les titres ; les langues se délient un peu, quelques rumeurs circulent, le parquet s'émeut, fait revenir le corps à Paris et je suis commis pour pratiquer l'autopsie. L'examen nécroscopique ne pouvait donner un grand résultat. Le corps était en putréfaction et c'est tout juste si nous pûmes constater quelques érosions sur la peau, érosions qui peuvent parfaitement se produire dans un suicide, et la trace d'un lien sur le cou. Les choses en étaient là lorsqu'une voisine, qui habitait en face, de l'autre côté de la rue, se décida à parler. Elle avait vu, à travers la fenêtre dont les rideaux étaient relevés, deux individus, un homme et une femme, étrangler le vieillard sur son lit. Puis ils avaient exécuté la petite comédie de la pendaison afin de simuler un suicide. Les assassins furent arrêtés et condamnés (1).

Ce qui avait un instant arrêté le juge d'instruction, c'était le peu de solidité du clou auquel la corde avait été attachée. Ce clou ne tenait pas, on objecta qu'il était impossible de s'y pendre. C'est une erreur, on peut se pendre à quelque chose qui fait à peine saillie sur un mur.

(1) Obs. 1.

C'est ainsi que, en procédant avec précaution, on peut suspendre au moyen d'une petite ficelle un poids de 4 kilogrammes à une épingle obliquement piquée entre une tenture de papier et un mur.

La fréquence des suicides par pendaison est très considérable ; c'est ce qui explique comment s'est faite la conviction des commissaires de police.

Sur 3 500 suicides que l'on observe par an, il s'agit 45 fois p. 100 de pendaison, c'est-à-dire dans presque la moitié des cas. Autrefois on n'en comptait que 30 p. 100.

La pendaison est presque le seul procédé de suicide usité à la campagne.

Ne vous laissez pas impressionner, à ce propos, par un certain nombre de suicides qui paraissent extraordinaires au premier abord.

Maschka a parlé avec étonnement du suicide d'un enfant de neuf ans, Tourdes de celui d'un enfant de onze ans. J'ai fait établir à la Morgue la statistique des suicides pour la période qui s'est écoulée de l'année 1890 à l'année 1894 ; j'ai pu constater que la pendaison des enfants est assez fréquente.

Hofmann attribue ces suicides précoces à des chagrins enfantins ; il cite le suicide d'un enfant qui s'est tué parce qu'un moineau qu'il élevait s'était sauvé, et celui, plus étonnant, d'une petite fille, habitant une ville de Prusse, qui s'est pendue de chagrin parce qu'un major, ami de son père, avait été mis à la retraite.

Je crois, Messieurs, qu'il faut la plupart du temps chercher ailleurs la cause des suicides des enfants. On la trouve dans les antécédents héréditaires. Je puis vous citer quelques faits : un père aliéné a cinq enfants : sa fille aînée s'est jetée par la fenêtre à l'âge de seize ans, la seconde âgée de onze ans s'est ouvert les veines du bras avec des ciseaux, une troisième a fait une tentative de suicide.

Avec M. Motet j'ai vu une autre famille, aussi malheu-

reuse. La mère est folle ; la fille ainée, sans être aliénée, a
l'esprit troublé ; la seconde est dans une maison de santé :
le troisième enfant, un fils, le jour où il est reçu bachelier,
se fait sauter la cervelle : enfin le quatrième, un fils également,
fait ses études à l'École centrale et se tue huit jours
après en être sorti.

Il y a dans ces faits, au point de vue des recherches à
diriger, une indication qu'il ne faut pas négliger : le suicide
n'éclate pas brutalement sans préparation, il a sa cause, due
bien souvent à une maladie déterminée.

L'âge le plus avancé ne met pas à l'abri du suicide. J'ai
fait une fois à la Morgue l'autopsie d'un homme de 97 ans
qui s'était pendu.

Au point de vue de l'âge la statistique que j'ai établie est
extrêmement suggestive : nous voyons en effet que

	suicides masculins	et	féminins
De 10 à 20 ans il y a	62	—	67
20 à 30 —	154	—	71
30 à 40 —	196	—	56
40 à 50 —	241	—	15
50 à 60 —	232	—	38
60 à 70 —	136	—	24
70 à 80 —	30	—	9
80 à 90 —	3	—	2

Il semble donc apparaître bien nettement de ce tableau
que la femme se tue moins que l'homme : mais avant
l'âge génital la proportion est à peu près pareille dans
l'un et l'autre sexe ; vous voyez ainsi que le maximum des
suicides a lieu, chez l'homme de 40 à 60 ans, chez la femme
de 20 à 30 ans ; à partir de 60 ans, leur nombre diminue
rapidement.

En établissant la proportion des suicides pour un million
d'hommes pendant la même période, on trouve les chiffres
suivants :

Proportion de suicides pour 1 000 000.

	Hommes.	Femmes.
De 10 à 20 ans	19,5	21,8
20 à 30 ans	54,9	23,8
30 à 40 ans	77,6	22,3
40 à 50 ans	106,3	19,8
50 à 60 ans	123,9	20,1
60 à 70 ans	106,0	18,1
70 à 80 ans	48,0	13,2
80 à 90 ans	28,9	13,7

Le nombre des suicides féminins est représenté par un chiffre à peu près constant, de 10 à 70 ans ; chez l'homme l'augmentation est considérable de 40 à 60 ans, ainsi que nous l'avions déjà constaté plus haut. Mais ce qui se dégage le plus fortement de ce tableau, ce qu'il importe de retenir, c'est que le suicide des enfants (et j'en ai vu de cinq ans) n'est pas un fait tellement rare qu'il doive paraître étonnant et faire nécessairement surgir l'idée d'un crime.

Si au lieu de considérer le nombre des suicides en bloc, on calcule leur fréquence par rapport au nombre des survivants de chaque âge, on voit que de 10 à 70 ans la progression est régulière, constante, que de 70 à 80 ans et au delà sa fréquence conserve, mais sans s'accroître, le chiffre le plus élevé, de 300 à 320 sur un million de survivants (fig. 3). Plus l'homme vieillit, plus l'impuissance de lutter amène le découragement et le dégoût de la vie.

Les pendaisons constituent à Paris le tiers des suicides, en province plus de la moitié ; à Paris la submersion est très fréquente, elle l'est moins en province ; enfin l'asphyxie par l'oxyde de carbone est presque inconnue ailleurs qu'à Paris et dans quelques grandes villes.

De plus, il y a des contagions de pendaison qu'il faut que vous connaissiez ; ces contagions sont signalées de tout temps. L'épidémie de suicide des jeunes filles de Milet est racontée par Plutarque (1). « Il leur prenait à toutes une furieuse envie de mourir et un furieux appétit de s'aller pendre, et il

(1) Plutarque, *Œuvres morales*, chap. xv.

y en eut plusieurs qui se pendirent et s'étranglèrent. L'édit.

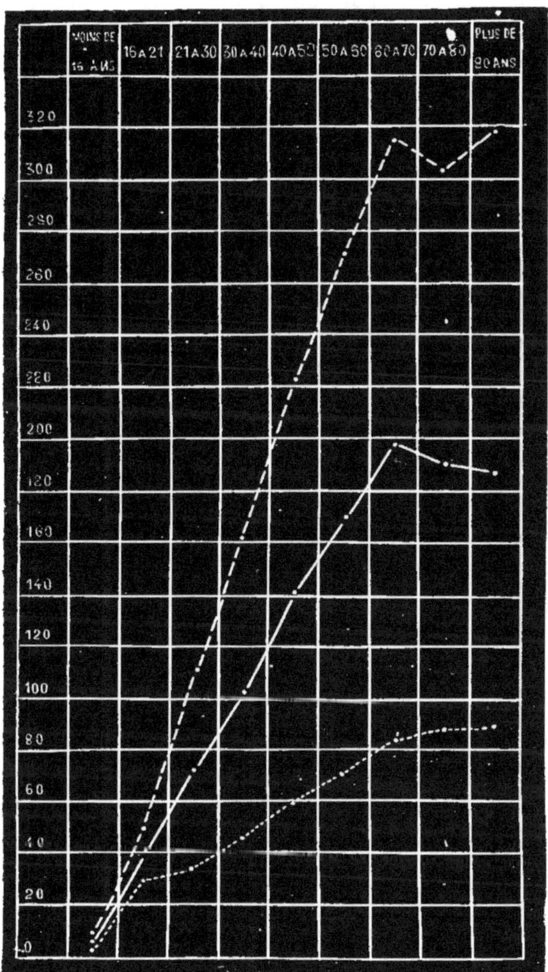

Fig. 3. — Courbe indiquant la fréquence des suicides à chaque âge, dressée d'après le nombre des survivants à cet âge (tant de suicides pour 1,000,000 de survivants). — Ligne supérieure, sexe masculin. — Ligne moyenne, les deux sexes réunis. — Ligne inférieure, sexe féminin.

que s'il advenait qu'il s'en pendît plus aucune, elle serait portée toute nue à la vue de tout le monde, à travers la grande place, arrêta de tout la fureur de ces filles. »

Je puis aussi vous rappeler cette singulière épidémie de suicide qui sévit sous l'Empire aux Invalides : tous les invalides qui montaient la garde dans une certaine guérite s'y pendaient. Le général commandant les Invalides réunit les vieux braves dans une cour de l'hôtel et après leur avoir adressé une énergique allocution, il fit brûler en grande cérémonie la guérite fatale. Les invalides ne se pendirent plus.

Il y a là certains entraînements avec lesquels on doit compter. J'ai eu l'occasion d'intervenir, sans succès d'ailleurs, dans une affaire de ce genre.

Un jeune magistrat, très nerveux, avait contracté une assurance sur la vie : vous savez que le montant de l'assurance n'est pas payable en cas de suicide, à moins que celui-ci soit la conséquence d'une maladie.

Ce magistrat était déjà couché lorsqu'on l'obligea à se lever pour constater le suicide d'une femme qui venait de se pendre. Il reconnaît, dans la défunte, une ancienne maîtresse. Très troublé, il se recouche. Le lendemain, l'état nerveux particulier dans lequel il se trouvait en rentrant chez lui persiste. Il assiste à un dîner chez le préfet ; pris d'angoisses qu'il ne peut maîtriser, il quitte la table, en proie à une anxiété telle qu'on est obligé de le ramener chez lui. Le lendemain, il se rend à l'audience et ne peut y prendre la parole : il se pend le jour suivant. Son frère s'était pendu l'année précédente. Pour nous, cet homme était un malade, un mélancolique anxieux, le tribunal n'a pas admis cette opinion.

Mécanisme de la mort par pendaison. — Pour tout le monde jusqu'à Tardieu, sauf pour une seule personne, la mort par pendaison était due à l'obstruction de la trachée par le lien placé autour du cou et à l'arrêt de la respiration. Le chirurgien Ant. Louis, secrétaire de l'Académie de chirurgie, seul avait déclaré que la mort était le résultat d'une apoplexie cérébrale causée par l'oblitération des veines jugulaires et par l'arrêt de la circulation de retour.

Louis a entrevu une partie de la vérité, mais son hypothèse fut oubliée. Tardieu ne la mentionne même pas et revient à la théorie de l'arrêt de la respiration. Il était réservé à Hofmann (de Vienne) de faire entrer la question dans une voie nouvelle.

Hofmann a pensé que la mort n'avait pas toujours pour cause l'imperméabilité de la trachée et l'impossibilité de la pénétration de l'air dans les poumons. Il a repris les idées de Louis, et sans reconnaître aux expériences de Hofmann une valeur absolue, je déclare cependant qu'elles expliquent d'une manière très satisfaisante le mécanisme de la mort chez un pendu, notamment chez ceux dont les jambes ou le siège touchent terre.

Avant d'aller plus loin, je désire m'expliquer sur un fait personnel. J'ai lu avec étonnement que M. Tourdes [1] m'attribue l'honneur de quelques-unes des expériences faites par Hofmann. C'est à Hofmann seul qu'elles appartiennent, je tiens à le dire. J'ai pu, en les répétant, en préciser davantage certains points. C'est là sans doute ce qui a amené dans l'esprit de l'éminent doyen de la Faculté de Nancy une confusion que je suis heureux de pouvoir faire cesser.

Les expériences de Hofmann sont demeurées classiques et j'ai eu souvent l'occasion de les répéter devant vous, dans le cours de mes conférences pratiques de la Morgue.

Avant de vous les exposer, il est nécessaire que vous sachiez quand elles sont applicables ; lorsqu'un individu meurt lentement, les phénomènes succèdent l'un à l'autre. Lorsque au contraire un individu est pendu haut et court, comme dans les pendaisons par justice, tous les phénomènes se passent en même temps.

Nous devons, au point de vue du mécanisme de la mort,

(1) Tourdes, Article PENDAISON du *Dictionnaire encyclopédique des sc. méd.* 1886, p. 470 et suiv.

étudier : 1° le cas où le plein de l'anse est placé symétriquement ; 2° le cas où le plein de l'anse est placé latéralement.

Messieurs, examinons d'abord le cas *où le plein de l'anse
de la corde est symétriquement placé en avant du cou, le
nœud étant situé en arrière.*

Arrêt de l'air. — On a longuement discuté autrefois pour
savoir si l'arrivée de l'air dans la trachée était beaucoup
modifiée suivant que la corde était placée au-dessus, au-
dessous ou au niveau du larynx. Je crois que ces discussions sont oiseuses. Dans les expériences que nous avons
faites, le lien, qu'il soit placé au niveau du larynx, au-dessus
ou au-dessous de lui, se déplace toujours au moment de la
suspension et remonte sous le maxillaire. Ce n'est pas parce
que le larynx est aplati que l'air n'arrive plus au poumon ;
le larynx n'est que bien rarement brisé, et par conséquent
il ne saurait être aplati ; c'est parce que le larynx, la trachée et la base de la langue sont entraînés par le lien,
qu'ils remontent et viennent s'appliquer exactement contre
la partie postérieure du pharynx, qu'il y a obstacle au passage
de l'air. Il est incontestable que quand la suspension dépasse
un poids de 15 kilogrammes, la base de la langue est appliquée sur la partie postérieure du pharynx, avec une telle
force que l'accès de l'air dans la trachée est absolument
impossible. Il se produit même dans ce cas, si le choc de la
suspension a été violent, comme cela arrive lorsque le corps
tombe brusquement dans l'espace au bout de la corde, une
ecchymose rétropharyngienne, quelquefois très étendue.

Arrêt de la circulation. — Afin de bien se rendre compte
des expériences de Hofmann et des phénomènes qu'il
s'agit d'interpréter, on enlève sur un cadavre la calotte crânienne et le cerveau pour mettre à nu le golfe de la veine
jugulaire et l'origine des carotides et des vertébrales. On
ouvre l'aorte, on y adapte une canule et on y pousse une
injection d'eau afin de s'assurer de la parfaite perméabilité
des artères. Ensuite on pratique la trachéotomie et on passe
dans le larynx une sonde en caoutchouc très molle et très

souple, qui puisse s'aplatir sans offrir la moindre résistance. Enfin, on place la corde autour du cou, de telle façon que le plein de l'anse s'applique exactement sous le menton et que le nœud soit en arrière.

On fixe un dynamomètre à cette corde afin de se rendre compte de la force qu'il est nécessaire de mettre en action pour soulever le corps.

Il suffit d'une pression de 2 kilogrammes pour empêcher le sang de passer dans les veines jugulaires ; d'une pression de 5 kilogrammes pour amener l'obstruction des carotides ; d'une pression de 15 kilogrammes pour assurer l'oblitération de la trachée ; d'une pression de 30 kilogrammes pour obstruer les artères vertébrales.

Au moment où l'on fait ces expériences, Messieurs, le corps est à l'amphithéâtre, sur une table d'autopsie, et la tension de 30 kilogrammes le laisse couché sur le dos : c'est à peine si les coudes sont légèrement soulevés.

Quand le corps est tout à fait pendu, le poids que soutient la corde est bien de 60 à 70 kilogrammes. Mais quand les pieds et quelquefois le siège reposent sur le sol, la corde ne supporte guère qu'un poids de 20 à 40 kilogrammes.

Dans la suspension incomplète, la pression peut être assez forte pour que la circulation ne se fasse plus par les artères ; il suffit que la tension atteigne 5 kilogrammes pour qu'il se produise une syncope d'origine cérébrale, par anémie cérébrale.

Nous sommes loin de l'*apoplexie* de Ant. Louis, mais nous nous trouvons cependant en présence d'un phénomène cérébral ; j'insiste sur ce fait parce que la grande querelle des médecins légistes était de savoir s'il fallait être complètement pendu pour mourir ou si une pendaison incomplète pouvait amener la mort : Une pendaison incomplète suffit pour donner la mort par anémie cérébrale.

On peut donc comparer jusqu'à un certain point la mort par pendaison avec la mort qui succède à la ligature des carotides. Les belles expériences de M. Ehrmann (de Mulhouse) ont prouvé que si l'on peut survivre à la ligature d'une des carotides, l'on succombe presque toujours à la ligature des deux.

Messieurs, j'ai vérifié les résultats obtenus par Hofmann, au moyen d'un autre procédé expérimental; j'ai pendu des chiens et des lapins; j'ai toujours observé chez les animaux ainsi pendus une anémie de la rétine en rapport avec l'obstruction des carotides. Legroux et Fieuzal ont fait les mêmes constatations, Or vous savez que les physiologistes et les anatomo-pathologistes considèrent la circulation rétinienne comme reflétant absolument les conditions de la circulation cérébrale. MM. Descoust et Lévy, en appliquant des couronnes de trépan sur le crâne des animaux avant de les pendre, ont pu se rendre compte que l'arrêt de la circulation cérébrale était le fait initial, et que la syncope, par conséquent, suivait immédiatement l'oblitération des carotides et des vertébrales; il en est de même, mais les phénomènes sont moins nets, quand les carotides sont imperméables et que les vertébrales protégées par les apophyses cervicales laissent encore passer du sang.

Allons-nous conclure de ces expériences, comme nous avons peut-être été trop tentés de le faire il y a quelques années, que la mort est due, dans la pendaison, à une syncope cérébrale?

Non, Messieurs, pas exclusivement.

J'ai fait d'autres expériences : j'ai pris des chiens et des lapins que j'ai pendus, après en avoir trachéotomisé la moitié.

J'en ai pendu d'autres de telle façon que le lien n'intéressait que les carotides et les nerfs pneumogastriques, en laissant libres le larynx et la trachée. Un lapin non trachéotomisé meurt après six minutes de suspension ; un lapin trachéotomisé, au contraire, meurt après vingt minutes.

La possibilité du passage de l'air a donc une importance extrême.

J'avais institué ces expériences à propos d'un fait cité par Mahon (1) : Un condamné à la peine de mort, nommé Gordon,

(1) Mahon, *Médecine légale et police légale*. T. II, 1801.

était parvenu à séduire, pour me servir de l'expression même de Mahon, le chirurgien de la prison où il était détenu et avait obtenu qu'il le trachéotomisât la veille de l'exécution. Le résultat n'a pas répondu à son attente; dépendu, il ouvrit les yeux, poussa un soupir, s'évanouit et succomba quelques minutes après.

Taylor emprunte à John Gordon Smith [1] le cas d'un supplicié, chez qui l'ouverture de la trachée ne prolongea pas la vie au delà de trois quarts d'heure. Espérons pour lui que l'anémie cérébrale avait fait son œuvre auparavant et que la syncope était survenue dès la deuxième ou troisième minute.

Le fait que nous devons retenir de ces expériences est celui-ci : l'arrêt de la circulation cérébrale suffit pour tuer un individu qui se pend, mais il tue beaucoup plus lentement que la privation d'air.

Je viens de vous exposer les faits tels qu'ils se passent quand le plein de l'anse est appliqué symétriquement, de telle façon que le nœud soit bien placé en arrière : mais lorsque le *plein de l'anse est placé latéralement sur le cou*, il se fait de l'autre côté ce que les auteurs anglais et allemands appellent un V maxillaire, expression que j'admets volontiers; le lien se relève de ce côté et forme un triangle au sommet duquel est placée la corde verticale qui sert à la suspension. Dans ce cas les deux jugulaires et l'une des carotides sont comprimées, mais la carotide placée du côté du V n'est pas oblitérée. Le cœur continue donc à envoyer au cerveau une certaine quantité de sang que les jugulaires ne peuvent plus évacuer. Il n'y a plus anémie, mais congestion de l'encéphale et de la face. Celle-ci devient rouge, violacée, turgescente. Il n'y a plus de syncope.

Dans le premier cas, les pendus étaient pâles, *blancs ;* dans le second, ils sont *bleus.*

[1] J. G. Smith, *The principles of forensic medicine.* 3° édition. London, 1827.

Ces questions ont une grande importance en médecine
légale. Il est en effet nécessaire, quand vous êtes appelés à
constater la mort d'un individu qu'on a trouvé suspendu,
de noter soigneusement la place du plein de l'anse de la
corde, la place du nœud et la couleur de la face du pendu.

Lorsque vous aurez noté chez un pendu la présence d'un
nœud latéral, et que cet individu est pâle et blanc, il vous
est permis d'avoir des doutes sur son suicide; vous ne devez
pas affirmer qu'il y a eu un crime, mais il vous faut pousser
votre enquête dans ce sens.

J'ajoute que les pendus bleus ont parfois la langue rouge,
turgescente et projetée hors de la bouche ; chez les pendus
blancs au contraire, elle est appliquée derrière les arcades
dentaires et porte souvent l'empreinte des dents.

Troubles du système nerveux. — Débarrassons-nous de
suite de la question de l'inhibition. Je l'ai traitée devant
vous dans tous ses détails. Je vous ai dit qu'un choc violent
sur le larynx, n'intéressant même que la peau de la région
sus-hyoïdienne, peut entraîner la mort subite. Quand un
individu se pend, il réalise évidemment les conditions nécessaires à la production de l'inhibition. La mort par inhibition n'a donc rien qui doive nous surprendre, dans la pendaison.

Mais je dois vous signaler un autre point, Messieurs, dont
l'importance est d'ailleurs plus théorique que pratique ;
aussi ne m'y arrêterai-je pas longtemps.

Un lien assez étroitement serré autour du cou pour comprimer les carotides et les jugulaires, doit nécessairement
intéresser les pneumogastriques.

Quelques auteurs ont attribué aux pneumogastriques seuls
presque tout le mécanisme de la mort. Dès 1870, Waller
avait remarqué que, chez les animaux, une anesthésie complète du corps succédait très rapidement à la pendaison ;
cette anesthésie me paraît être une conséquence naturelle
de la syncope. Thanhofer, médecin légiste à Budapest, a
été jusqu'à faire passer au premier rang l'influence des

pneumogastriques. Il s'appuyait sur ce fait observé dans les exécutions judiciaires, que le cœur bat fortement, puis s'arrête ainsi qu'il a coutume de le faire quand les pneumogastriques sont excités.

Les nerfs pneumogastriques jouent un certain rôle dans le mécanisme de la mort par pendaison, mais ils n'interviennent pas dans tous les cas. Je ne crois pas, pour ma part, que dans les pendaisons, que j'appellerai *incomplètes*, les pneumogastriques soient bien fortement comprimés et que leur rôle soit aussi important que le veut Thanhofer. Il peut en être autrement dans les pendaisons à grand fracas, telles qu'elles s'exécutent en Angleterre, où l'individu est précipité dans le vide, et où de grands traumatismes, pouvant aller jusqu'à l'arrachement de la tête, se produisent quelquefois.

Deux faits cependant militent jusqu'à un certain point en faveur de la théorie de Thanhofer : c'est que les pendus que l'on sauve ont tous de l'aphonie pendant quelque temps : il semblerait donc que les nerfs récurrents ont été un peu altérés sous l'influence de la traction ou de la compression : ensuite, ces individus ont souvent de la congestion pulmonaire, avec de petits noyaux apoplectiques ou même de petits foyers de pneumonie, ce qui prouverait aussi que le pneumogastrique a pu être intéressé.

Lésions de la moelle. — Les lésions de la moelle sont associées à celles du rachis. On se trouve ici, suivant les époques et chez les différentes nations, en présence de faits très différents.

Les lésions de la moelle sont à peu près inconnues en Autriche et en Allemagne ; elles ne sont pas fréquentes en Angleterre : en France où, avant l'introduction de la guillotine, les exécutions capitales se faisaient par pendaison, ces lésions étaient la règle.

Le supplicié était placé sur une échelle, le plein de l'anse était appliqué sur la nuque, le nœud sous le menton et de telle sorte que, la tête étant fortement renversée en arrière, il en résultait une extension très considérable du rachis; les mains étaient liées derrière le dos. Le bourreau, placé derrière le condamné, sur l'échelle, le lançait dans le vide d'un coup de genou et sautant sur les avant-bras, formant étrier, s'y suspendait et ajoutait le poids de son corps à celui du supplicié.

Le procédé de la pendaison étant toujours le même, il n'est pas extraordinaire que les chirurgiens français aient considéré comme une règle la luxation de la deuxième vertèbre sur la première.

Mais cette pendaison judiciaire était méthodique ; nous ne retrouverons pas cette méthode dans les pendaisons ordinaires, aussi ne constaterons-nous que très exceptionnellement une fracture de ce genre. Je n'en ai vu qu'un cas, chez une femme âgée qui avait précisément, en se pendant, appliqué le plein de l'anse sur sa nuque et le nœud sous le menton.

Une vieille tripière, de la rue des Messageries, ne pouvant plus payer son terme, ayant d'autres embarras d'argent d'ailleurs, se pend. C'était une femme petite et maigre. En examinant son corps, on trouve qu'elle porte une plaie à la tête et des ecchymoses à la partie antérieure des deux bras. Le nœud était sous le menton, et la tête de porte-manteau à laquelle elle avait attaché la corde branlait dans l'endroit où elle était fixée. Cette femme avait, pour s'élever jusqu'au porte-manteau, mis le pied sur le dernier tiroir de sa commode ; mais le clou avait manqué, elle était retombée, se faisant une plaie à la tête, qui alla frapper le montant de son lit, sur lequel on retrouva des traces de sang. Elle se relève, recommence sa tentative et cette fois-ci la tête du porte-manteau reste fixée au mur (1).

S'il avait été facile de s'expliquer comment la plaie de la tête s'était produite, il était plus malaisé de se rendre compte de la cause des nombreuses ecchymoses (une trentaine

____

(1) Observation 2.

environ) que cette femme portait sur chaque bras. Une personne habitant en face de la tripière se décida enfin à parler, et elle raconta, qu'intriguée par la lumière qui brûlait chez sa voisine, elle l'avait observée et que celle-ci était restée toute la nuit, assise sur son lit, les bras croisés, se balançant dans un mouvement de va-et-vient perpétuel. L'origine des ecchymoses se trouvait ainsi expliquée.

Cette femme avait la cinquième vertèbre ouverte, comme les deux coquilles d'une huître entre-baillée : mais celle-ci était atteinte d'une raréfaction osseuse, commune chez les vieillards. Il n'y avait pas, du reste, de lésion de la moelle.

En Angleterre, où les condamnés à mort sont pendus, les fractures de la colonne vertébrale sont rares : quand on les a signalées ça a été chez des vieillards, dont les os sont souvent raréfiés. Le peu de fréquence de ces fractures étonne d'autant plus que l'on connaît la brutalité qui préside aux exécutions capitales en Angleterre. Il n'y a pas dans tous les bourgs de bourreau officiel, le shériff est obligé de s'adresser à un individu de bonne volonté, qui le plus souvent en est à son premier essai. Le condamné est placé sur une trappe dont l'ouverture subite détermine une chute de trois ou quatre mètres. Quelquefois la corde casse, d'autrefois, comme je le disais tout à l'heure, la tête est séparée du tronc.

Conclusion. — En résumé, rappelez-vous que le mécanisme de la mort par pendaison est complexe : quand on est pendu haut et court, correctement, tous les phénomènes que je viens de vous exposer sont instantanés : mais, lorsque la suspension est incomplète, l'un de ces mécanismes peut agir seul, et c'est souvent l'arrêt de la circulation qui prend alors le premier rang.

Symptômes de la pendaison. — Nous ne sommes guère renseignés à ce sujet par les pendus qui ont été rappelés à la vie : ils sont en général frappés d'amnésie et ne se souviennent de rien.

Ce que nous savons, nous le tenons en grande partie des

récils de personnes qui tentèrent l'expérience sur elles-mêmes, Fleichmann et certains acrobates anglais (1).

Quoi qu'il en soit on peut, d'après les dires de Fleichmann, distinguer trois phases :

Dans une première phase, qui dure une minute environ, le pendu ressent une vive chaleur à la tête, ses oreilles tintent, des éclairs fulgurants passent devant ses yeux ; ensuite survient une lourdeur excessive des jambes. C'est là le signe typique sur lequel Fleichmann se fiait pour se faire dépendre ; à la lourdeur des jambes succède presque aussitôt la perte de connaissance. Il l'avait sentie et avait fait cesser la suspension au bout de deux minutes dans la première expérience, et de une demi-minute dans la seconde. « Taylor (2) cite encore le cas de mort, survenu en janvier 1840, de l'Américain Scott qui avait coutume de se pendre en public. Par une circonstance fortuite, il ne put interrompre son expérience et les spectateurs crurent qu'il la prolongeait pour leur plus grande satisfaction; on le laissa ainsi pendu treize minutes; et ce ne fut qu'après avoir été transporté à l'hôpital, au bout de trente-trois minutes, qu'il reçut de trop tardifs secours. Un fait pareil a été publié par le D' Chowne concernant un individu du nom de Hornshaw. Avant de périr victime de son dangereux métier, celui-ci avait été précédemment rappelé à la vie en trois occasions dans lesquelles il avait pu rendre compte de ses sensations. Il disait avoir perdu connaissance presque tout à coup; il lui semblait qu'il ne pouvait reprendre sa respiration, qu'un grand poids était attaché à ses pieds ; il ne pouvait faire pour se sauver aucun mouvement des bras et des jambes et avait perdu la faculté de penser. »

La perte de connaissance est donc extrêmement rapide. Bacon rapporte « qu'un gentilhomme à qui il prit fantaisie de savoir si ceux que l'on pend souffraient beaucoup en fit

______

(1) Fleichmann (d'Erlangen), *Des différents genres de mort par strangulation.* (*Ann. d'hygiène,* 1re série, t. VIII, p. 432.)

(2) Tardieu, *Étude médico-légale sur la pendaison, la strangulation et la suffocation.* Paris, 1879, 2e édit.

l'expérience sur lui-même; il se mit une corde au cou et
l'attacha à un endroit élevé, après être monté sur un petit
banc qu'il abandonna pour se lancer dans l'espace, pensant
toujours pouvoir y remonter quand il le voudrait, ce qui devint impossible parce qu'il perdit connaissance, et l'aventure
aurait été tragique, si un ami amené par le hasard ne fût
venu interrompre la scène. Le fruit d'une expérience si
bizarre c'est que l'on n'éprouve pas de douleur dans ce genre
de mort (1). »

C'est au cours de cette première phase, que les pendus
doivent éprouver, dans la créance populaire, des sensations
voluptueuses. Fleichmann et Scott ont assuré n'en avoir
jamais ressenti. Il est probable que l'origine de cette legende
doit être rapportée au fait suivant :

En 1572, Guyon, médecin français, dit avoir assisté à
la pendaison de quatorze nègres, dont neuf auraient eu des
érections pendant leur supplice.

La deuxième phase est caractérisée par d'horribles convulsions qui surviennent après une demi-minute. La perte de
connaissance est absolue et complète. Tous les auteurs sont
d'accord sur la fréquence et la violence de ces convulsions.
Elles commencent par les muscles peauciers de la face, et
par ceux de l'orbite, le visage se déforme en épouvantables
grimaces; on tient à épargner la vue de ces convulsions,
même au public qui assiste aux exécutions capitales, dans
les pays où les condamnés sont pendus, car on rabat sur la
figure de ceux-ci leur bonnet de coton, au moment de le
lancer dans l'espace. Les muscles des membres supérieurs,
puis ceux des membres inférieurs sont pris de convulsions
peu après ceux de la face: elles sont très énergiques et
lorsque les talons du pendu touchent le sol ou une paroi, ils
exécutent comme un battement de tambour. Ce battement
révélateur était bien connu des gardiens de Mazas, où au moment de l'application du régime cellulaire les suicides se

(1) Tourdes, *Dict. encyclopédique des sciences médicales*, art. PENDAISON,
p. 475.

multipliaient. Il était aussi bien connu des détenus qui voulaient se pendre et qui avaient réussi à dépister l'attention de leurs geôliers.

Comme les pendaisons étaient relativement fréquentes à Mazas, on avait retiré des cellules tout objet qui pouvait être utilisé à cet effet et toutes les saillies des murs avaient été effacées. Il ne restait que le rebord, large de deux doigts environ, de la porte qui s'ouvrait dans l'intérieur de la cellule. Le condamné utilisait ses vêtements pour en faire un lien, il en accrochait l'anse au rebord de la porte et après avoir dressé son matelas contre le mur afin d'étouffer le bruit révélateur de ses talons, il se pendait. Le Dr Jacquemin, médecin de la prison de Mazas, a signalé ce fait dans une étude très intéressante sur la pendaison dans les prisons.

Si j'insiste sur ce point, c'est surtout parce que le battement des pieds se retrouve aussi caractéristique dans la strangulation. Si vous êtes appelés à faire une enquête dans un cas de strangulation présumée, n'oubliez pas de demander si les personnes habitant au-dessous de la personne étranglée, n'ont pas entendu un bruit insolite, un battement sur le parquet. Quand Gabrielle Bompard a loué un appartement pour y attirer l'huissier Gouffé (elle en a même loué deux), elle a choisi un appartement *au rez-de-chaussée*. Elle l'a choisi en connaissance de cause, car elle savait que les gens qu'on étrangle ont des convulsions.

La troisième phase est celle de la mort apparente à laquelle succède bientôt la mort définitive. Devergie avait affirmé que pendant cette dernière phase, il y avait émission involontaire de matières fécales, d'urine et de sperme. Tardieu, et je me range à son avis, niait le fait. Messieurs, Jacquemin sur quarante et un faits observés à Mazas n'a constaté que deux fois l'émission d'urine et de matières fécales.

Dans certains cas, des individus plongés dans cet état de mort apparente, peuvent être rappelés à la vie.

Durée de la vie après la pendaison. — Le juge d'instruction pose souvent au médecin expert la question suivante : « Pendant combien de temps un individu peut-il rester pendu avant de mourir? »

En d'autres termes, avons-nous des données relativement exactes sur la durée de la vie après la pendaison?

Dans nos expériences sur les animaux, nous avons toujours trouvé que la survie pouvait se prolonger pendant douze à vingt minutes. Chez les hommes, la durée de la survie paraît être plus courte. Dans tous les cas, elle est très variable.

Le fait suivant est très instructif à cet égard. Un nommé Meignant, inculpé d'avoir violé sa fille, était détenu à Mazas. Il s'est pendu dans le promenoir cellulaire. Il avait été mené à sa cellule à 10 h. 1/2 très précises et à 10 h. 40 le gardien le trouvait pendu et mort.

Faure a cité le fait d'une femme qui était restée suspendue sept minutes et qu'on put rappeler à la vie ; Taylor, par contre, raconte l'histoire d'un homme qui ne resta pendu que cinq minutes et qui ne put être ranimé.

Messieurs, excepté pour le cas de Meignant, où le hasard voulut que l'horloge de la prison sonnât juste au moment où il fut mené à sa cellule (10 h. 30), je ne saurais ajouter grande créance à ces évaluations de temps. Je vous l'ai dit et répété : quand nous faisons cuire un œuf à la coque, les trois minutes qui sont nécessaires à sa cuisson nous paraissent interminables. Il en est encore ainsi quand plusieurs individus s'intéressent à un même spectacle, au sauvetage d'un noyé par exemple. Les uns vous diront que l'individu est tombé dans l'eau depuis cinq minutes, les autres depuis un quart d'heure. Les uns et les autres l'ont vu tomber, les uns et les autres sont de bonne foi.

Enfin, on a cité des faits plus extraordinaires encore ; tel, le cas du meunier d'Abbeville qui détache un voleur pendu la veille, il survit, vole son bienfaiteur qui le surprend et le pend de nouveau au même lieu (1).

(1) Bruhier, t. II, p. 357.

Brierre de Boismont rapporte le fait suivant : une femme qui se défiait des intentions de sa sœur enfonce la porte; elle la trouve sur son lit la corde autour du cou, elle s'élance pour la décrocher, l'autre la regarde fixement, plie les genoux, fait quelques soupirs et meurt, tous les secours furent inutiles (1).

Pouvons-nous expliquer ces différences de temps?

S'il s'était agi simplement, pour la malade de Brierre de Boismont qui d'ailleurs se pendait étant à genoux, d'une suppression d'air respirable, elle ne serait pas morte en une minute, mais il s'agissait peut-être d'un phénomène d'inhibition, encore mal connu à cette époque.

Et cependant, Messieurs, il y a des résurrections prouvées par deux observations très détaillées, très curieuses que je vais vous relater.

Voici le premier fait : Il s'est passé à Raab, en Autriche-Hongrie. Hofmann a donné son approbation aux conclusions du rapport médico-légal. Le Dr Sikor assistait par ordre de l'autorité à une pendaison judiciaire. Au bout de huit minutes, il ausculte le cœur du pendu, ainsi que l'exigent les règlements, le cœur ne battait plus. Le condamné reste suspendu pendant trois minutes encore, puis le Dr Sikor ne percevant plus aucun battement déclare que le supplicié est mort. On dépend celui-ci, on le place dans un fourgon et on le transporte, à travers des rues montantes et raboteuses, à l'institut anatomique, au galop des chevaux, toujours pour obéir aux règlements qui déclarent qu'un individu condamné à mort et exécuté n'a droit à aucune marque de respect. Quand on sort le corps du fourgon pour le placer sur une table d'amphithéâtre, le pendu est vivant. Les médecins qui s'apprêtaient à le disséquer envoient une dépêche au ministère de la justice pour demander ce qu'il faut faire de cet individu et en attendant ils lui prodiguent les soins les plus empressés. Cet homme mourut, par congestion pulmonaire, vingt-deux heures après sa pendaison, au

<hr>

(1) Brierre de Boismont, *Obs. méd.-lég. sur les diverses espèces de suicide* (*Annales d'hygiène*, t. XI, p. 425).

moment où arrivait la réponse du ministère qui statuait sur
son sort. Pourquoi cet individu avait-il survécu? Hofmann,
qui fut chargé de l'enquête, établit que le condamné avait
passé un temps très long en prison. Les ganglions placés
autour du cou avaient subi une altération profonde (cette
altération est fréquente chez les prisonniers), ils avaient
pris un développement énorme; le lien n'avait pas pu
comprimer les carotides. En effet, en disséquant le cou,
Hofmann se convainquit que les carotides étaient protégées
par les masses ganglionnaires; il faut aussi admettre que
ces masses empêchaient le refoulement de la base de la
langue vers le pharynx. Il est toutefois probable que les
pneumogastriques avaient été quelque peu intéressés, puisque
la pendaison a été suivie d'une congestion pulmonaire
mortelle.

Le second fait est encore plus extraordinaire. Il s'est passé,
en Amérique, à Boston, et je l'ai raconté dans tous ses détails,
en parlant devant vous de la mort apparente (1). Je vais le
rappeler en quelques mots. Les Drs Clark, Ellis et Schaw exa-
minaient un supplicié qui était resté pendu vingt-cinq minutes : il n'y avait plus ni bruit, ni impulsion du cœur. L'exécution avait eu lieu à dix heures ; le pendu fut détaché à dix
heures vingt-cinq minutes. A onze heures trente un mouvement de pulsation régulier se montra dans la veine sous-cla-
vière droite ; en appliquant l'oreille sur la poitrine, les médecins s'assurèrent que le cœur battait : il y avait quatre-vingts
fois par minute un battement régulier et unique. Les Drs Clark,
Ellis et Schaw ne font pas alors ce que firent plus tard nos confrères autrichiens ; au lieu de songer à rappeler le pendu à
la vie, ils ouvrent la cage thoracique, afin de mettre à nu le
cœur. La dissection continue pendant trois heures; à midi le
nombre des pulsations est de quarante par minute, il n'est
plus que de cinq à une heure quarante-cinq. Enfin l'homme
meurt, définitivement cette fois.

1. P. Brouardel, *La mort et la mort subite.* Paris, 1895, p. 24.

Il y a dans cette observation, malgré son étrangeté, un fait précis : la persistance des battements du cœur. Les médecins de Boston l'ont constatée avec le plus grand soin, mais ils n'ont pas dit ou su dire pourquoi le pendu avait survécu à la pendaison.

Cette observation est unique et, pour l'honneur de la science, j'espère qu'elle restera unique.

Nous pouvons conclure de tous ces faits, que la durée de la pendaison mortelle est tellement variable, qu'il est à peu près impossible de déterminer, même approximativement, le temps pendant lequel un individu devra rester suspendu pour qu'il meure.

C'est dans le mécanisme de la mort que nous devons chercher la cause de la survie plus ou moins longue des pendus. Ce mécanisme est complexe, car le pendu peut mourir par le cœur ou par les poumons. Dans le premier cas, ou le muscle cardiaque s'arrête brusquement et il y a inhibition, ou il y a syncope à la suite de l'anémie cérébrale. Dans le second cas, l'air ne pénètre plus dans l'arbre respiratoire, il y a asphyxie, production de convulsions, et le cœur reste l'*ultimum moriens*.

Quels sont les *symptômes* que nous pourrons rencontrer chez les dépendus qui survivent ?

Ici se pose immédiatement la question de la simulation. Un individu a commis un crime, il est découvert et il se pend au moment où il entend le commissaire monter l'escalier pour procéder à son arrestation ; il sait fort bien que sa tentative de suicide paraîtra inspirée par le remords et lui vaudra l'indulgence du jury et des juges.

Lorsqu'on dépend à temps un individu qui s'est réellement pendu, il se produit presque aussitôt une congestion secondaire de la face, même chez un pendu blanc ; le visage devient turgescent ; en même temps, s'établit un état de demi-coma, de mort apparente, qui peut se prolonger pendant quelques heures seulement, mais dont la durée est souvent

de vingt-quatre et même de quarante-huit heures. On est
en présence d'un état très analogue à celui qui succède à une
forte commotion cérébrale.

Du côté de l'appareil respiratoire, on constate une congestion pulmonaire souvent violente, des râles bronchiques,
de la dyspnée, une toux plus ou moins intense, quelquefois
des hémoptysies. La production de cette congestion pulmonaire pourrait, comme je l'ai déjà dit, être liée à l'excitation
des nerfs pneumogastriques. Cette congestion peut entraîner
la mort, parfois celle-ci est la conséquence d'une pneumonie,
ou d'une gangrène pulmonaire (Lacassagne).

Les phénomènes nerveux consécutifs ont pour le médecin
légiste, appelé à faire une expertise, une très grande importance.

Tout d'abord, il y a de l'aphonie. Tardieu dit expressément : « Ne confondez pas *l'aphonie* et *l'aphasie* ». Et cette
aphonie milite, elle aussi, en faveur d'une irritation des
pneumogastriques.

Dans l'observation si intéressante que je dois à MM. Rendu
et Homolle (1), il y eut une réelle aphasie avec hémiplégie
droite chez un vieillard de soixante-seize ans.

Il y a de la dysphagie, due à la compression des organes
contenus dans le cou. Les paralysies consécutives du rectum
et de la vessie ne sont pas rares, et ce sont elles sans doute
qui ont fait supposer à Devergie que l'émission involontaire
des urines et des matières fécales était la règle dans la pendaison ; enfin on a noté des hémiplégies.

La mort survient quelquefois, au bout de quelques jours,
par méningite. Dans le cas de Homolle et M. Rendu la
mort n'est survenue que six jours après la tentative de pendaison. Enfin, et j'insiste sur ce symptôme, parce que le
juge d'instruction a de la peine à y ajouter foi, il y a de
l'amnésie et même de l'amnésie rétrograde.

Quand un homme a commis un crime, qu'il s'est pendu

(1) Observation 12.

pour faire croire à des remords, s'il est dépendu et rappelé
à la vie, lorsqu'il est interrogé par un magistrat sur les
circonstances dans lesquelles il a perpétré son crime, ce
magistrat admet difficilement qu'il y ait, chez cet individu,
perte absolue de mémoire sur certains faits seulement : ce
sont précisément les faits qui intéressent le juge, car ils ont
trait à ce qui a précédé et suivi le crime.

Je vais vous citer deux exemples d'amnésie rétrograde
survenue subitement, bien qu'il ne s'agisse pas de pendaison.

Un monsieur monte en omnibus. Au moment où il met
le pied sur la plate-forme de la voiture, l'essieu de la
voiture se brise et il est précipité à terre ; il perd connaissance, on le ramasse, on le porte dans une pharmacie ;
il revient à lui, il s'étonne et demande : « Où suis-je ? —
Dans une pharmacie. — Pourquoi ? — Parce que vous êtes
tombé d'un omnibus. — Pourquoi ai-je pris l'omnibus ? »
Cet homme ne se souvenait plus de ce qui s'était passé, non
pas seulement immédiatement, mais même quelques heures
avant son accident.

L'autre fait, a été observé par M. Motet :

Une dame apprend qu'une de ses amies qui habite Versailles est morte. Elle prend le chemin de fer avec son mari
pour assister à l'enterrement. Elle arrive à Versailles, et, au
moment où elle descend de wagon, elle est frappée par la
portière qui se referme brusquement, elle est renversée
sur le sol. On la relève, elle a perdu connaissance ; elle
revient à elle et, comme l'individu tombé de l'omnibus, elle
s'étonne et demande où elle est : « A Versailles, lui dit son
mari. — Pourquoi ? — Pour assister à l'enterrement de
Mme X... — Elle est donc morte ! »

Vous voyez que dans ce cas également l'amnésie ne se
rapporte pas seulement à l'accident, mais aussi à une période
de temps assez longue, qui l'a précédé. Un individu inculpé
qui s'est pendu ou qui a simulé une pendaison, peut donc
présenter fort bien cette amnésie particulière. Le médecin

expert doit éclairer sous ce rapport la religion du magistrat instructeur. Il y a là, en effet, quelque chose qui surprend les personnes non prévenues de la possibilité de cette amnésie et qui les porte à admettre qu'elles se trouvent en présence d'une simulation.

Enfin, Messieurs, il faut toujours rechercher sur le cou la trace du lien, le *sillon*.

Cette trace persiste un temps assez prolongé ; on la retrouve après quinze jours, trois semaines, même un mois (1).

Je n'ai pas besoin de vous dire l'importance qu'acquiert cette recherche quand se soulève la question de simulation.

Conditions de l'expertise. — Avant d'aborder l'examen du cadavre, je désire, Messieurs, attirer votre attention sur les conditions dans lesquelles vous serez appelés à procéder à votre expertise.

A Paris et dans les grandes villes, le médecin légiste a rarement l'occasion de voir le cadavre d'un pendu pendant la suspension ; lorsqu'il est appelé à intervenir, le corps est presque toujours dépendu.

Il n'en est pas de même à la campagne où, grâce au préjugé populaire qui veut que l'autorité seule ait le droit de dépendre un individu, même lorsqu'il est encore vivant, le médecin légiste peut voir les choses dans l'état. L'origine de ce préjugé ou de cet usage remonte à des coutumes bien anciennes. Autrefois, au moyen âge, certains seigneurs ayant droit de haute et basse justice, pouvaient faire pendre les gens, qu'ils condamnaient en vertu de ce droit, non seulement au gibet, mais au premier arbre venu. Celui qui se serait avisé de décrocher un de ces pendus aurait risqué de prendre bientôt sa place.

Le droit de haute ou basse justice a été retiré aux seigneurs. Les gibets n'ont plus été dressés qu'aux portes des

(1) Observation 8.

villes ; ils ont disparu à leur tour ; des siècles se sont écoulés, la légende a subsisté ; elle vous prouve avec quelle ténacité persistent dans l'esprit des masses populaires, les idées fausses qui s'y sont une fois incrustées.

C'est la chanson de Mac-Nab, si elle fait le tour de la France, qui parviendra peut-être à déraciner un préjugé plusieurs fois séculaire.

Vous trouverez donc la corde coupée, dans les villes, elle ne sera ordinairement pas coupée à la campagne.

Briand et Chaudé (1), M. Tourdes (2) donnent le conseil de faire la description minutieuse de l'*état des lieux* où le médecin légiste est appelé à expertiser. Je ne saurais trop vous mettre en garde contre ce conseil : Vous n'êtes pas le premier qui entrez dans la chambre ; avant vous, des parents, des voisins, le commissaire de police, le garde champêtre ou les gendarmes y ont pénétré ; toutes ces personnes ont déplacé les meubles ou les objets qui garnissaient la chambre ; vous n'avez pas à vous substituer au commissaire de police ; rappelez-vous que tout dans le local où vous expertisez a pu être changé de place et, si vous êtes commis avec mission expresse de faire ces constatations, dites simplement : « Je suis arrivé tel jour, à telle heure, voici dans quel état était la chambre quand je m'y suis présenté ; » autrement vous vous exposeriez à ce que, aux assises, on vous oppose votre rapport, qui ne serait pas conforme aux constatations faites par les personnes qui ont observé avant vous.

Permettez-moi de vous donner un autre conseil. Méfiez-vous des transports de justice, avec les magistrats. Un crime est commis à la campagne ; les magistrats très aimablement emmènent le médecin dans leur voiture ; ils le retiennent à déjeuner. En route, les magistrats échangent leurs impressions, l'enquête commence, elle se déroule

---

(1) Briand et Chaudé, *Manuel de médecine légale*, 10ᵉ édit., Paris, 1880.
(2) Tourdes, article PENDAISON dans le *Dictionnaire encyclopédique des Sciences médicales*.

devant vous ; le juge penche, soit pour le crime, soit pour le suicide ; ne vous laissez pas influencer : restez dans la plus grande réserve ; n'entrez dans aucune explication et ne donnez pas, ce qui serait de la plus grande imprudence, votre opinion.

En effet, lorsque vous ferez l'autopsie, les lésions que vous constaterez pourront être en opposition formelle avec ce que vous croyiez d'abord être la vérité. Votre rapport ne cadrera plus avec ce que vous aviez dit au juge d'instruction. Vos premières impressions auront dirigé l'instruction dans une fausse voie.

Devergie a écrit que *le médecin expert devait fermer les oreilles et ouvrir les yeux :* je n'ajouterai qu'une chose à cet aphorisme : *il doit aussi fermer la bouche.*

Bien que suivant moi votre rôle ne soit pas d'établir l'état des lieux, l'examen des localités a une grande importance. On vous montrera le clou auquel l'individu s'est pendu. Vous devez mesurer avec le plus grand soin la distance qui sépare le sol de ce point d'attache ; vous mesurerez également la taille du pendu, afin de vous rendre compte si le clou n'était pas placé trop haut et si dans ce cas l'individu n'a pas dû se servir d'une chaise ou d'un meuble pour accrocher le lien ; cette constatation permet de s'assurer de la possibilité d'un suicide ou de rejeter cette hypothèse.

Vous noterez la nature du lien : ce lien varie à l'infini. On s'est servi de mouchoirs, de foulards, de chemises, de manches de chemises, de cravates, de ceintures de cuir, de sangles, de cordes, de ficelles, etc. A côté de ces liens, qui n'ont rien que d'ordinaire, il y en a un certain nombre qui sont imprévus et sur lesquels je désire appeler votre attention ; car lorsque je vous parlerai de l'examen du sillon, vous verrez que certains de ces liens laissent une empreinte très visible, que d'autres, au contraire, n'en laissent pas ou donnent un sillon d'apparence bizarre, qui peut induire en erreur.

Une femme se pend, dans son lit, avec un bas de laine, il n'y a aucune trace de lien sur son cou.

Un cocher se pend, avec la ficelle mince qui forme la mèche de son fouet, à une certaine hauteur. Le corps tombe, la ficelle sectionne la peau, du sang est répandu et le médecin expert s'est demandé tout d'abord si, avant la pendaison, il n'y avait pas eu section du cou à l'aide d'un instrument tranchant. Il en est de même quand des individus se pendent à l'aide d'un fil de fer ou de cuivre.

Un homme se pend, dans le bois de Vincennes, à l'aide d'une branche d'arbre de 2 centimètres de diamètre environ; cette branche n'était donc pas très souple, elle n'avait pas laissé de sillon sur la totalité du cou : mais il y avait une empreinte, de distance en distance, formée sans doute par les nœuds de la branche et ressemblant aux traces qu'aurait pu laisser un collier de grosses perles (1).

Il est très important aussi de noter la nature du nœud.

Vous serez rarement appelés à constater l'existence du nœud, mais vous devrez en rechercher la forme toutes les fois que vous le pourrez. Il y a beaucoup de manières de

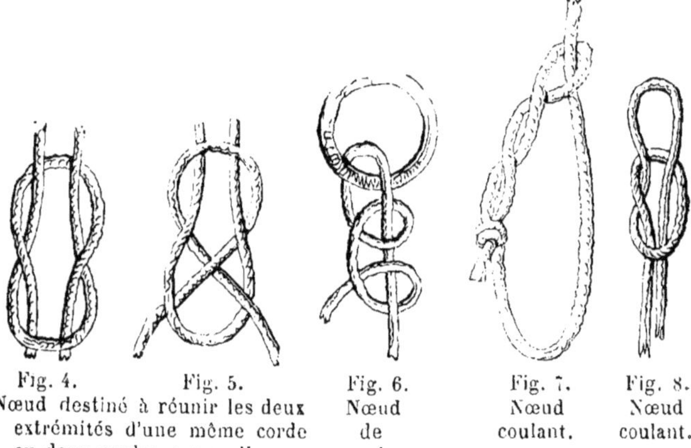

Fig. 4.	Fig. 5.	Fig. 6.	Fig. 7.	Fig. 8.
Nœud destiné à réunir les deux extrémités d'une même corde ou deux cordes entre elles.		Nœud de marine.	Nœud coulant.	Nœud coulant.

faire un nœud. Chaque profession a sa façon particulière de procéder ; les marins, les ouvriers qui ferment les sacs de blé, les tripiers, les emballeurs, les tapissiers, les co-

(1) Observation 3.

chers, etc., ne font pas leurs nœuds de la même façon. La
tripière qu'on a trouvée pendue, rue des Messageries et dont

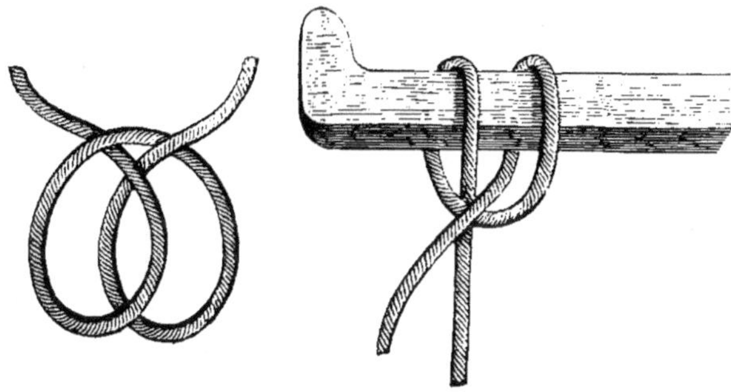

Fig. 9 et 10. — Nœud d'artificier ou nœud de batelier.

je vous ai raconté l'histoire, avait fait le nœud de la corde qui

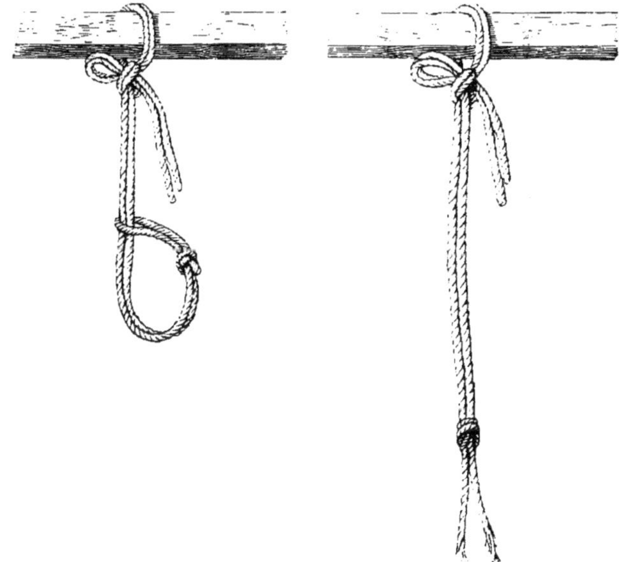

Fig. 11 et 12. — Nœud coulant attaché à la poutre par une simple rosette.

lui a servi à se pendre, à la façon des tripiers. La forme du
nœud peut dans certains cas, surtout lorsqu'il s'agit d'un

crime, avoir un grand intérêt : n'oubliez pas que chacun fait instinctivement le nœud qu'il a l'habitude de faire journellement (1).

C'est ainsi que Tardieu, dans une affaire demeurée célèbre, a fait exécuter des nœuds devant lui par une série de personnes, de métiers ou de professions différentes. Il a pu déterminer ainsi que le crime à l'occasion duquel il avait été commis, avait été fait par un artificier.

Je ne vous décrirai pas les différentes espèces de nœuds. J'en ai fait dessiner quelques-uns que je place sous vos yeux (fig. 4 à 12) ; si vous êtes commis dans une affaire de pendaison, et si vous arrivez avant que le corps ne soit détaché, enlevez le nœud tel qu'il est fait, mettez-le soigneusement de côté et comparez-le ensuite avec les figures que je vous montre.

Enfin ces liens de nature diverse peuvent se rompre et j'appellerai toute votre attention sur ce point dans un instant.

Aspect du corps. — La pendaison peut être *complète* ou *incomplète.*

Lorsque la suspension est complète, lorsqu'un individu est pendu haut et court, comme dans une exécution judiciaire, personne ne doute que la mort n'en puisse être la conséquence.

Mais quand la suspension est incomplète, bien des personnes s'imaginent qu'elle ne peut entraîner la mort. Elle éveille presque toujours, dans l'esprit du magistrat instructeur, l'idée d'un crime. Il semble que l'instinct de la conservation de la vie a dû provoquer le mouvement si facile en apparence qui permettait d'échapper à la mort.

Cette question a été de tout temps fort discutée. La controverse à ce sujet atteignit son apogée au moment de la mort du prince de Condé.

Le roi Louis-Philippe était monté sur le trône le 9 août 1830,

(1) Observation 2.

et le 27 août le prince de Condé fut trouvé pendu, dans son château de Saint-Leu; il avait déshérité le roi et laissé sa fortune au duc d'Aumale.

On le trouva suspendu à l'espagnolette de la fenêtre de sa chambre à coucher, à l'aide de deux mouchoirs passés l'un dans l'autre; les pieds touchaient terre, les jarrets étaient ployés, une chaise était placée devant lui, la porte de la chambre était fermée à l'intérieur, par un verrou (1).

Le roi Louis-Philippe n'avait pas que des amis; on parla de meurtre, on dit que le prince n'avait pas été plus mélancolique que d'habitude, la veille de sa mort, que le petit verrou qui fermait la porte de séparation de l'appartement du prince d'avec celui d'une dame qui habitait alors au château de Saint-Leu était facile à ouvrir et à fermer du dehors avec une ficelle, on en fit l'expérience; on invoqua, en faveur de l'idée d'un crime, l'instinct de conservation qui aurait dû certainement se réveiller chez un homme qui se pend, les pieds par terre.

Des mémoires très curieux furent publiés, entre autres un fort savant, par Gendrin (2), qui a soutenu l'idée du crime et rejeté l'hypothèse d'un suicide. L'autorité de Gendrin était incontestable, il avait du talent: son mémoire eut un énorme retentissement, et vous trouverez encore chez quelques-uns des survivants de cette époque, qui n'aimaient pas Louis-Philippe, l'idée arrêtée que le prince de Condé ne s'est pas suicidé et que ce suicide était impossible.

Telle n'est pas ma conviction, je n'hésite pas à me ranger parmi les partisans convaincus du suicide, car rien dans les constatations judiciaires ne permet de conclure à un assassinat.

Ce que je vous ai dit du mécanisme de la mort dans la pendaison suffit pour faire comprendre la possibilité du fait.

Les expériences de Hofmann nous ont démontré que la

(1) Marc, Marjolin et Pasquier, *Examen médico-légal des causes de la mort de S. A. R. le prince de Condé. Ann. d'hyg. publ. et de méd. légale*, 1835, t. V, p. 156.)
(2) Gendrin, *Transact. médicales*. t. III, p. 375, mars 1831.

mort est très fréquemment la conséquence d'une suspension incomplète. Les conditions nécessaires se trouvaient réunies dans le cas du prince de Condé : il est certain que la pression exercée sur le foulard par le poids du corps était supérieure à 5 kilogrammes, poids nécessaire pour amener l'obstruction des carotides.

La syncope que produit l'anémie cérébrale n'est pas douloureuse, et nous savons qu'elle est subite et totale.

Du reste, le cas du prince de Condé n'est pas isolé.

J'ai fait apporter et je fais passer sous vos yeux une série de dessins, provenant de la collection de Tardieu, exécutés presque tous par Jacquemin et Ravel, médecin et pharmacien de la prison de Mazas. Ces dessins représentent des pendus, dans la position où on les a trouvés. Un certain nombre de ces individus se sont suicidés en prison; il ne peut donc y avoir le moindre doute sur la réalité du suicide. Ils ont les positions les plus diverses.

Voici le prince de Condé (fig. 13);

Un petit jockey de treize ou quatorze ans (fig. 14) avait passé son cou dans une cravate attachée à la poutre d'un grenier et ses pieds reposaient sur un tas de grains;

Un individu (fig. 15) s'est pendu, à la Conciergerie, assis sur le rebord de la fenêtre de sa cellule, les mains liées en avant, les pieds reposant sur le sol;

Un détenu (fig. 16) s'est pendu avec la manche de sa chemise ayant les pieds par terre;

Dans la figure 17, un Anglais pédéraste pendu aux barreaux de la fenêtre de sa cellule, est presque assis;

La figure 18 montre un jeune ouvrier qui s'est pendu dans sa chambre à l'aide d'une corde faisant nœud coulant et fixée à la flèche de son lit. Cet ouvrier était agenouillé.

Il faut rapprocher de ce cas celui d'un jeune homme de dix-huit à vingt ans qui s'est pendu à l'hôpital de Rouen; il venait de causer avec son voisin et de beaucoup s'amuser d'une histoire que celui-ci lui avait racontée; il ferme tout

d'un coup les rideaux de son lit, et quand la sœur vient les
rouvrir, elle le trouve pendu à la flèche de son lit, et mort
presque à genoux ;

La figure 19 montre une fille détenue trouvée les jambes
écartées, les pieds appuyés sur le sol : elle n'aurait eu à
faire qu'un effort insignifiant pour se redresser ;

La femme (fig. 20) était enfermée aux Madelonnettes. Les
Madelonnettes étaient une prison, qui a depuis été remplacée
par Saint-Lazare. Elle est pendue au montant de son lit, une
partie du ventre touche terre : elle est restée pendue vingt
minutes, elle avait la face tout à fait bleue, elle a pu être
rappelée à la vie ;

La figure 21 vous montre un pendu à genoux : la figure 22
un individu qui, comme le précédent, s'est pendu au bec
de gaz de sa cellule, — vous savez que les becs de gaz ne sont
pas bien résistants, — et qui a eu la précaution de se placer
un bâillon dans la bouche pour étouffer ses cris ;

Celui-ci (fig. 23) a encore le pied droit posé sur une chaise
pendant que le pied gauche est à quelques centimètres du sol ;

Celui-là (fig. 24) est suspendu selon la méthode autrefois
en usage dans les pendaisons de justice, le plein de l'anse
sous le menton :

La figure 25, enfin, représente un jeune détenu de Mazas,
qui s'est pendu à l'aide de la courroie de son hamac, les
pieds reposent sur le matelas et la main est prise entre le lien
et le cou.

Cette collection de dessins, Messieurs, qui appartient à Tardieu, a été faite pour prouver que la suspension incomplète
pouvait, aussi bien que la suspension complète, entraîner la
mort.

FIGURE 13.

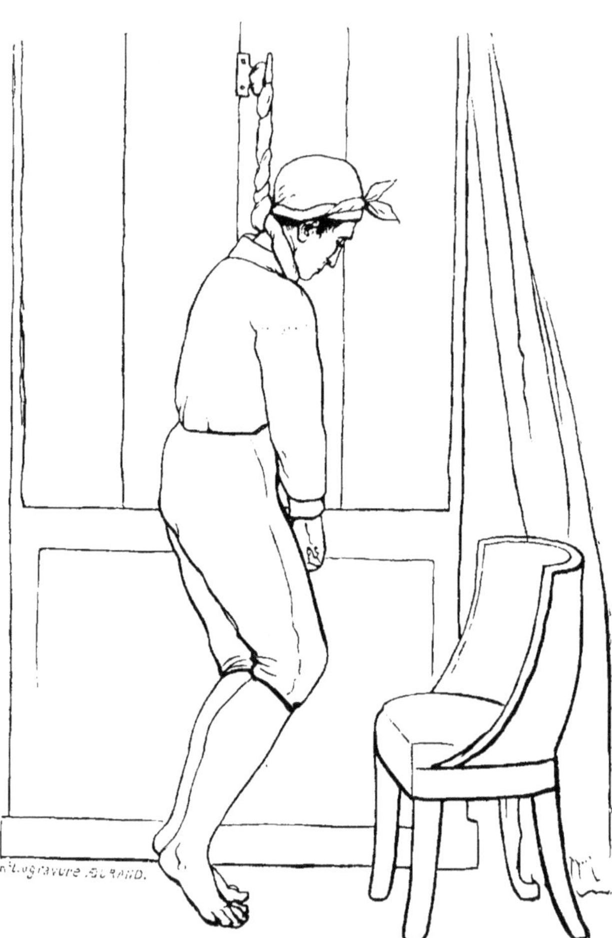

Suicide du prince de Condé.

FIGURE 14.

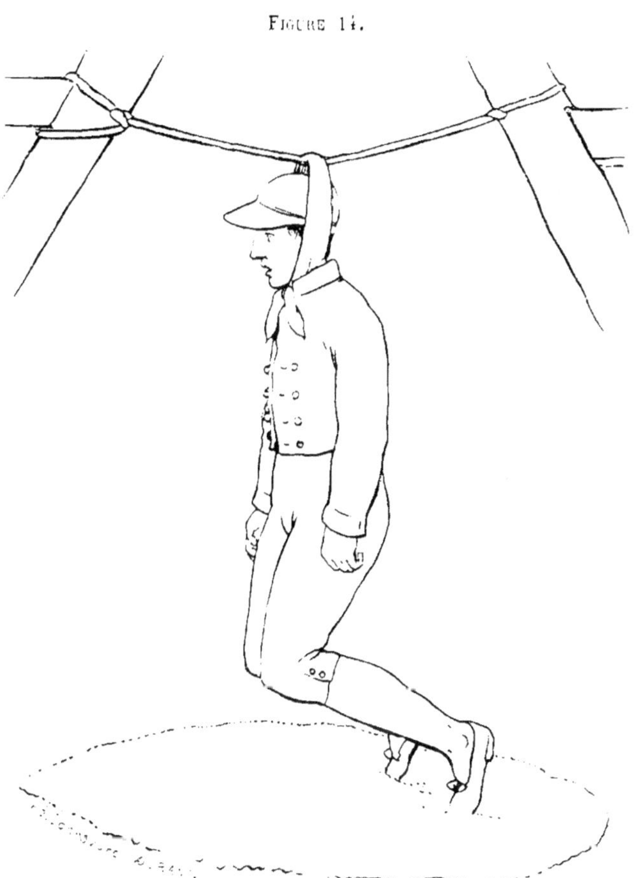

Garçon de seize ans pendu dans un grenier par une anse simple à
l'aide d'un mouchoir noué sous le menton, les pieds posant dans un tas
de blé.

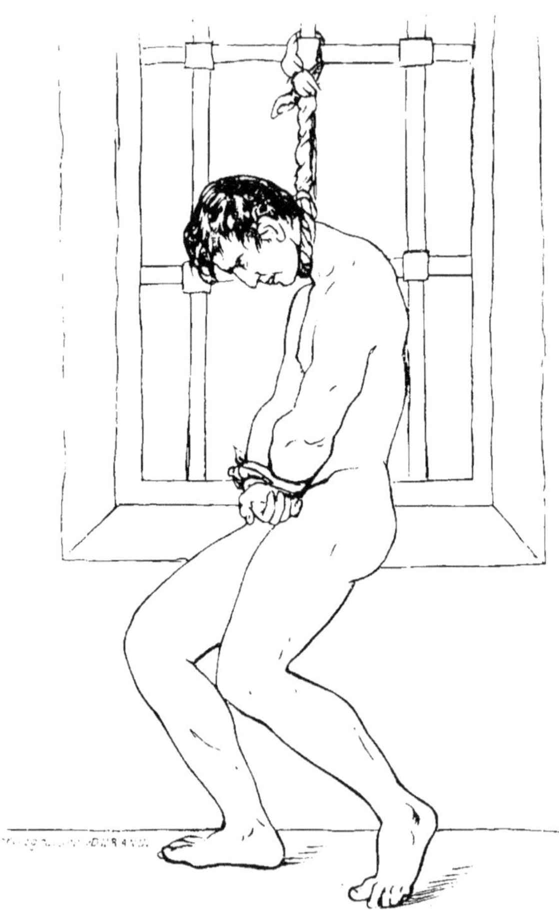

Condamné pendu à la Conciergerie à l'aide de sa chemise roulée formant nœud coulant et fixée à une croisée très peu haute ; presque assis sur le rebord de la fenêtre, les jambes fléchies, les pieds posant sur le sol, les mains liées en avant.

FIGURE 16.

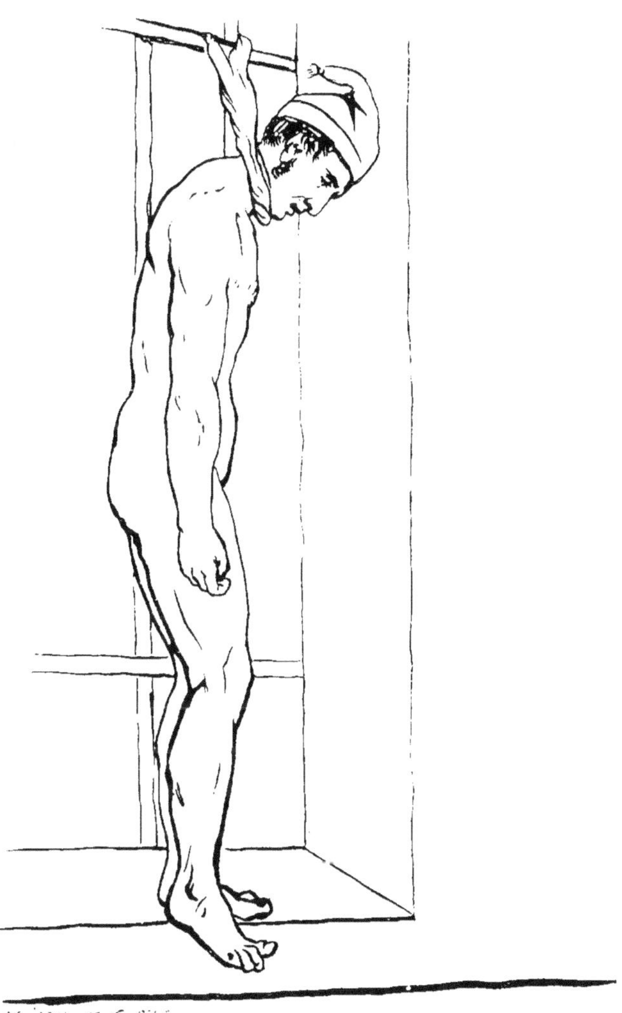

Détenu à la Force pendu avec la manche de sa chemise dans l'embrasure
de sa fenêtre, les pieds posant sur le rebord.

FIGURE 17.

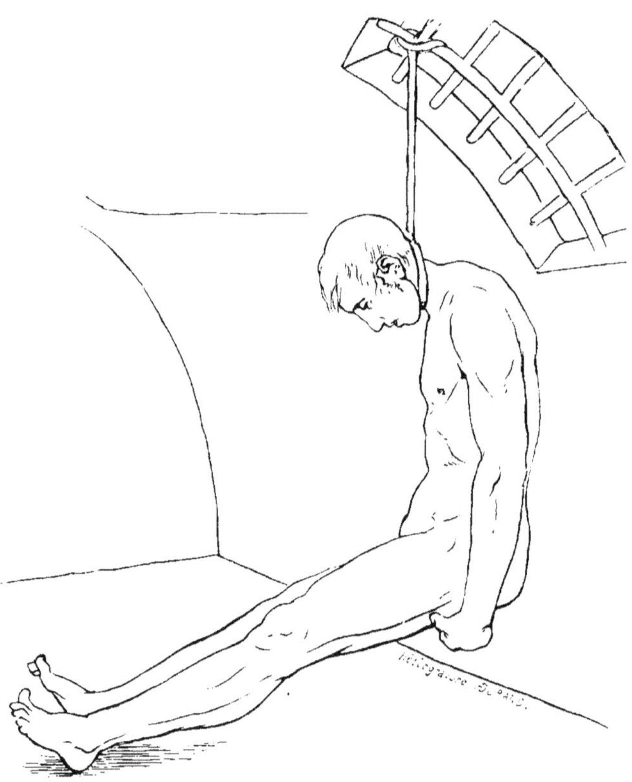

Anglais, pédéraste, pendu dans sa prison, à l'aide de lanières faites avec
son drap, les pieds ayant glissé sur le sol et faisant arc-boutant.

FIGURE 18.

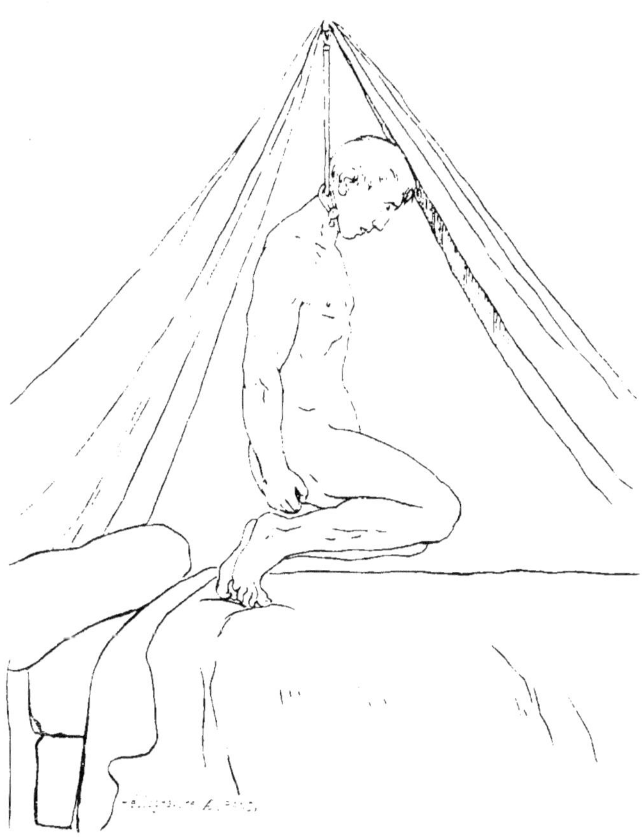

Ouvrier pendu dans sa chambre à l'aide d'une corde faisant nœud coulant et fixée à la flèche de son lit, sur lequel il est agenouillé.

FIGURE 19.

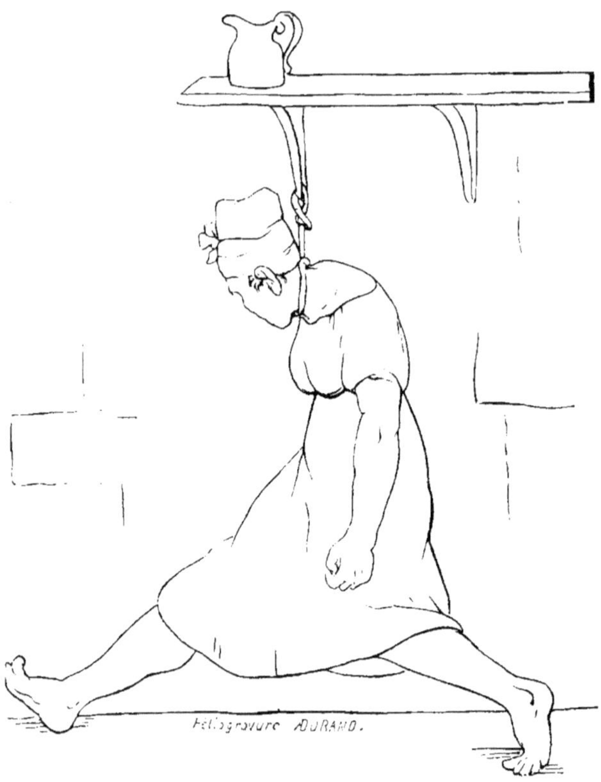

Fille détenue, pendue par un nœud coulant fait avec un foulard roulé et
attaché sous une planche. Les jambes en glissant se sont violemment
écartées et les pieds posent à terre.

FIGURE 20.

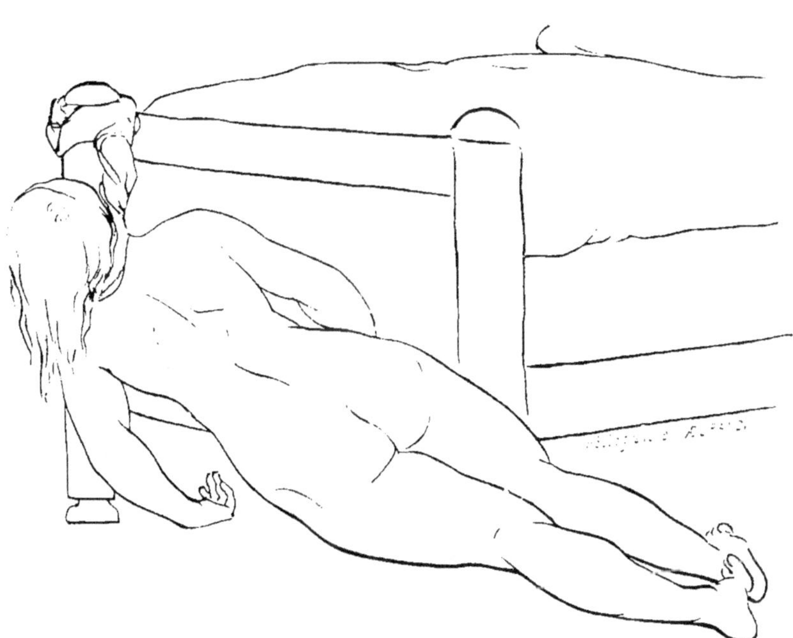

Fille détenue aux Madelonnettes, suspendue au pied de son lit à l'aide
de sa chemise roulée, couchée presque par terre; a pu être rappelée
à la vie. Elle était sans connaissance, la face rouge, la bouche entr'ouverte, la langue un peu sortie.

Figure 21.

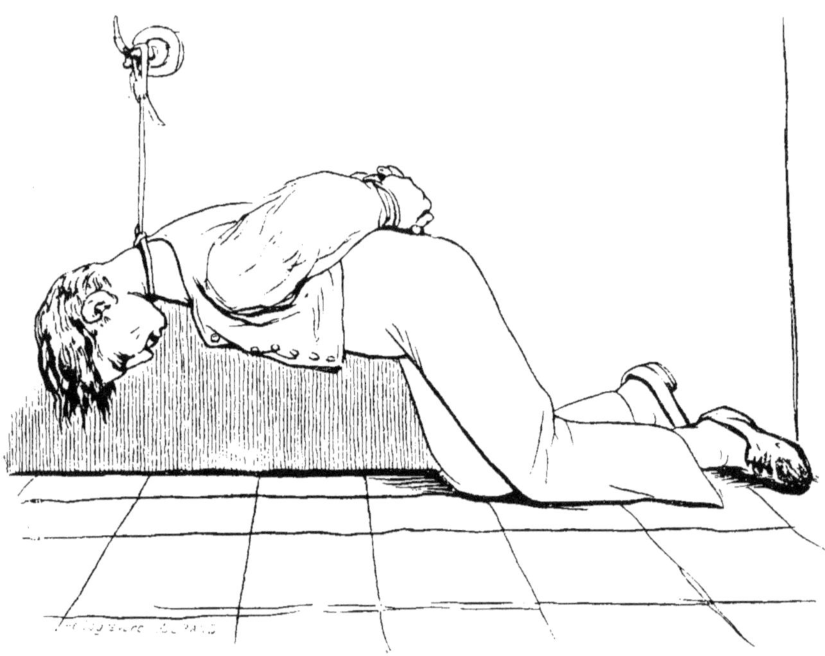

Détenu à Mazas, pendu au bec de gaz par un nœud coulant fait avec sa
courroie, à genoux, les mains attachées derrière le dos.

FIGURE 22.

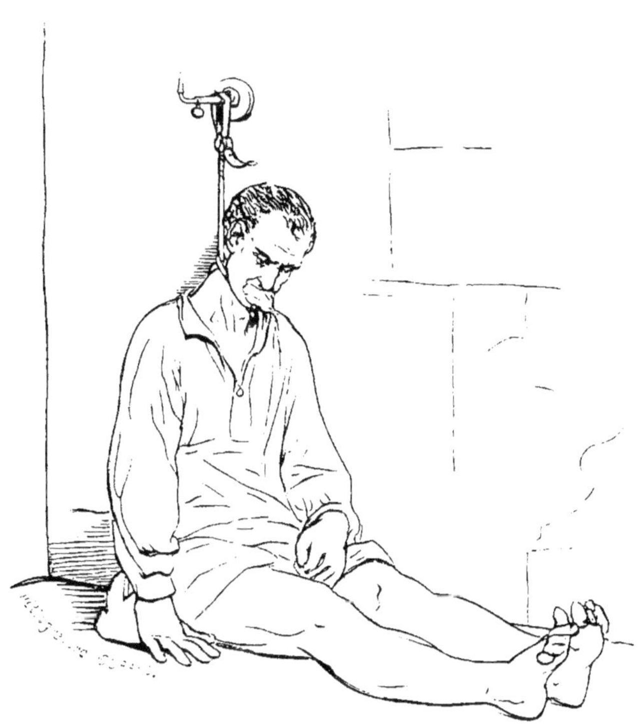

Détenu à Mazas, pendu au bec de gaz à une hauteur de 1ᵐ,27, à l'aide de
la courroie du hamac et d'une cravate. Complétement assis par terre
la main appuyée sur le sol comme pour se relever ; un tampon de linge
enfoncé dans la bouche.

FIGURE 23.

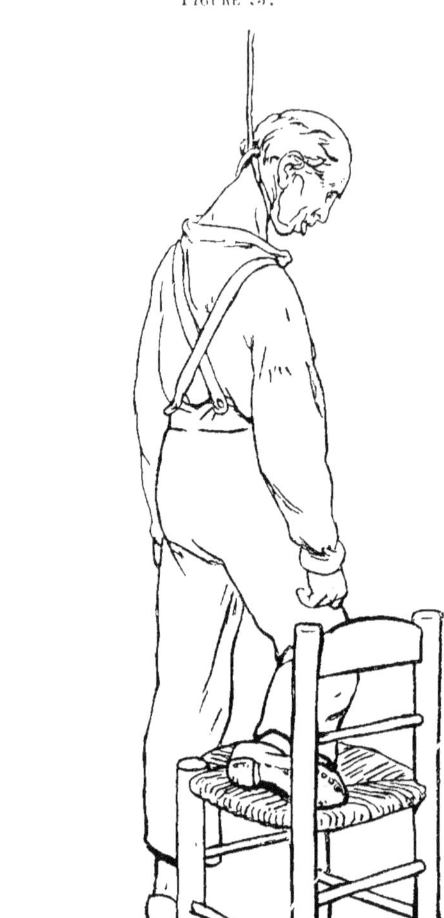

Détenu à Mazas, pédéraste, âgé de soixante ans, pendu au châssis de la fenêtre à l'aide de la courroie ; un pied posant à terre, l'autre sur une chaise.

FIGURE 24.

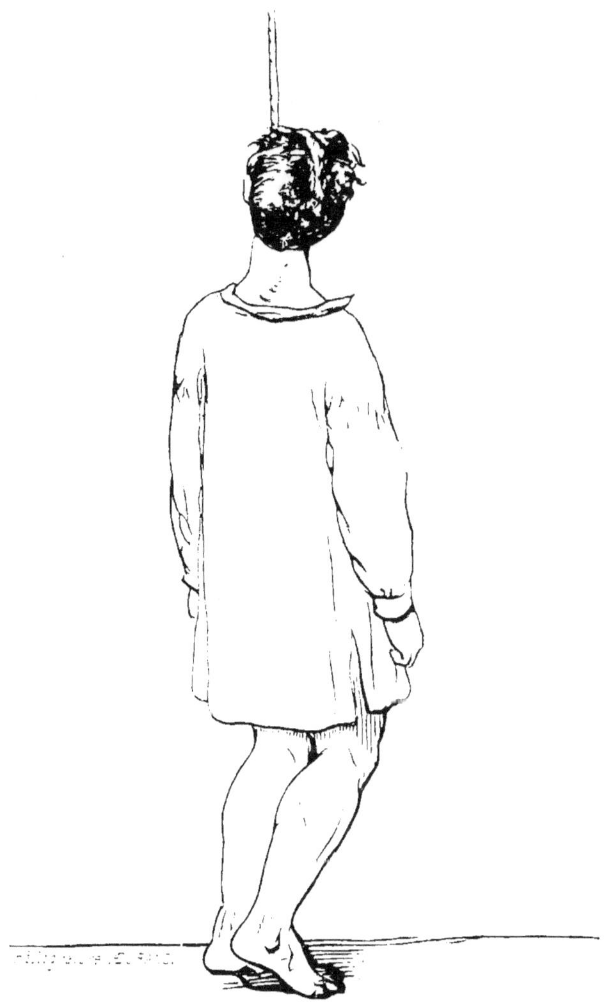

Détenu à Mazas, pendu au châssis de la fenêtre dans une position extrêmement remarquable, avec renversement forcé de la tête par suite de la position du nœud en avant sous le menton et du plein de l'anse en arrière.

FIGURE 25.

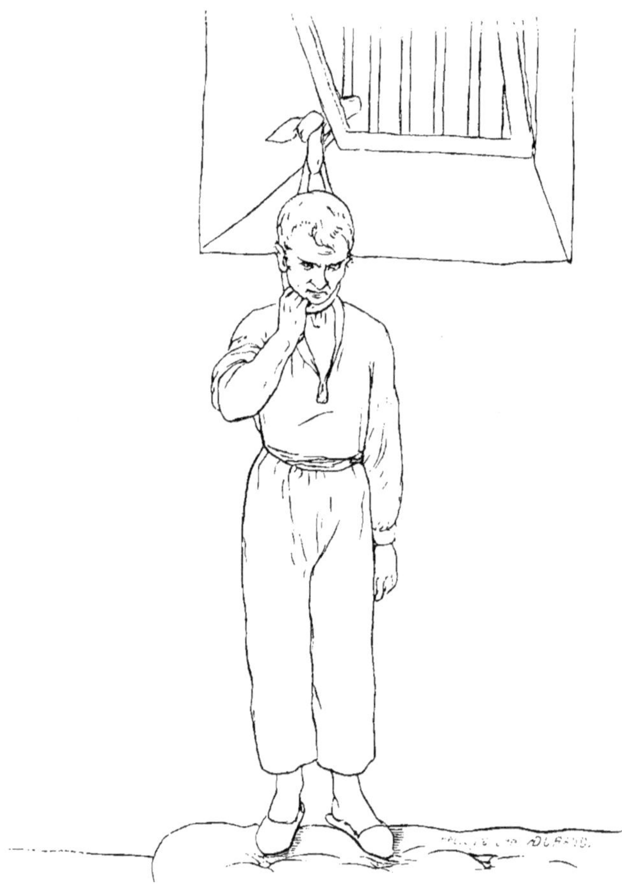

Jeune homme de vingt-quatre ans détenu à Mazas, pendu à l'angle de la
fenètre de sa cellule, à l'aide de la courroie du hamac, à laquelle il
avait attaché une bande de linge et une cravate. Les pieds reposent sur
le matelas et la main est prise entre le lien et le cou.

Hofmann rapporte un certain nombre de cas dans lesquels des individus qui ont voulu se suicider se sont pendus dans les positions les plus bizarres.

La figure 26 représente un jeune apprenti qui s'est pendu à une échelle placée de travers et ne reposant sur le sol que par un pied. Le nœud du lien était placé en avant de l'oreille gauche, à peu de distance du menton.

Dans la figure 27, une femme s'est pendue à la rampe d'un escalier, en se laissant glisser le long des marches; le nœud du lien était placé en avant de l'oreille gauche.

Dans la figure 28, vous voyez représentée une jeune femme qui s'est pendue, à moitié couchée dans son lit, à l'aide d'un foulard attaché à une draperie de son lit. Le nœud était placé au milieu du maxillaire gauche, en avant de l'oreille.

La figure 29 montre un individu qui s'est pendu d'une façon fort originale. L'observation en a été donnée à Hofmann par le Dr Pontoni. Monté sur un tabouret, devant une porte ouverte, cet homme jeta par-dessus la barre de l'imposte une corde munie d'un nœud coulant à chacune de ses extrémités. Dans l'un il engagea ses pieds, dans l'autre sa tête, puis renversant le tabouret, il se lança dans le vide. Ainsi que vous pouvez le voir sur la figure, son corps prit une attitude singulière, en forme de *gondole*, selon le mot de Hofmann.

FIGURE 26.

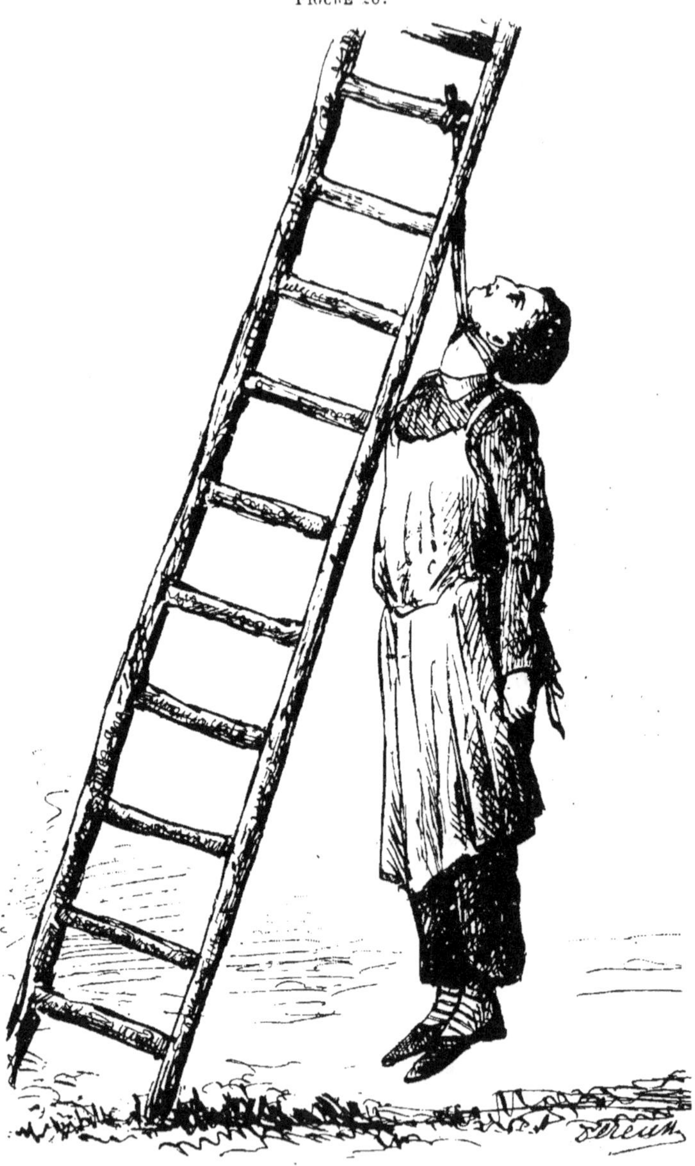

Jeune apprenti, qui s'est pendu à une échelle ne reposant sur le sol que
par un pied.

FIGURE 27.

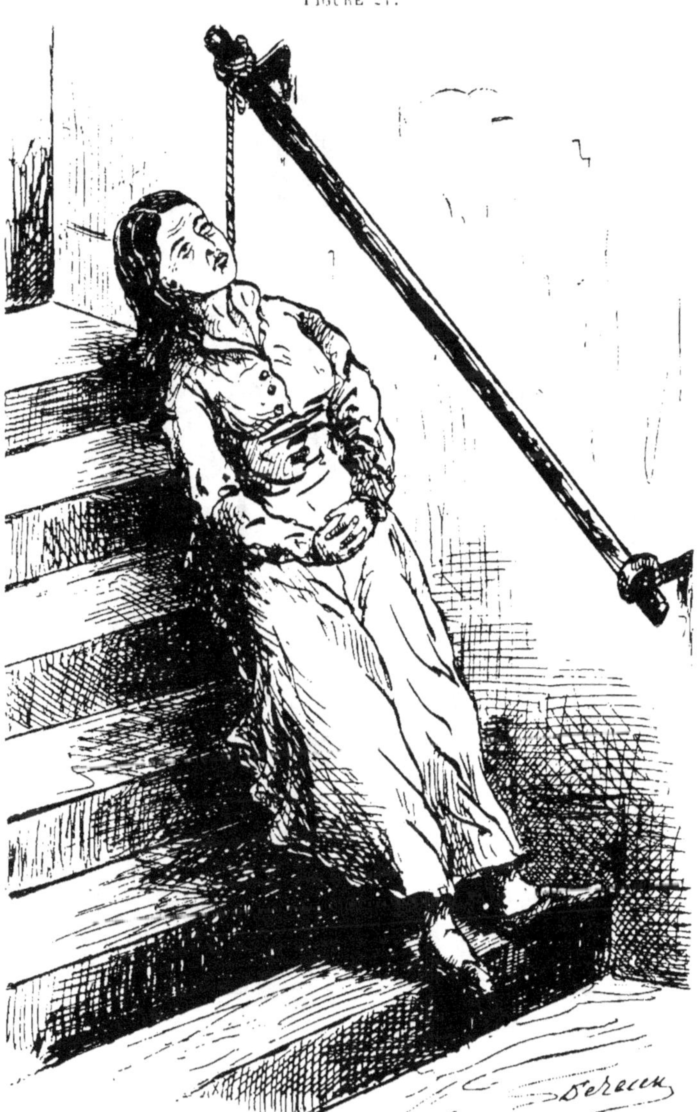

Femme qui s'est pendue à la rampe d'un escalier, le nœud du lien placé
sur le côté.

FIGURE 28.

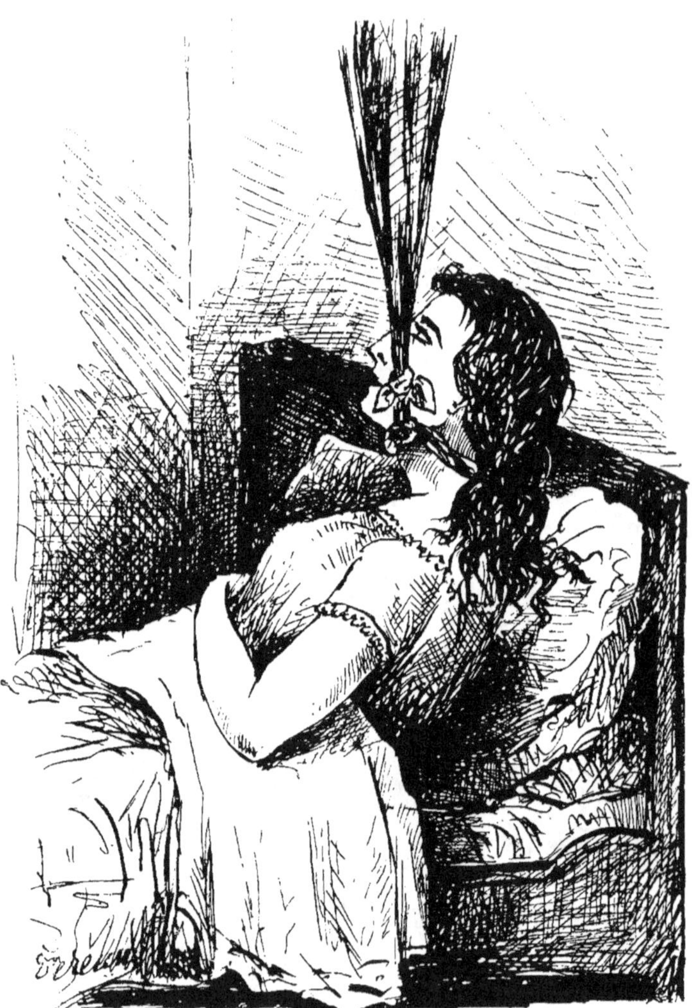

Femme qui s'est pendue à moitié couchée dans son lit.

FIGURE 29.

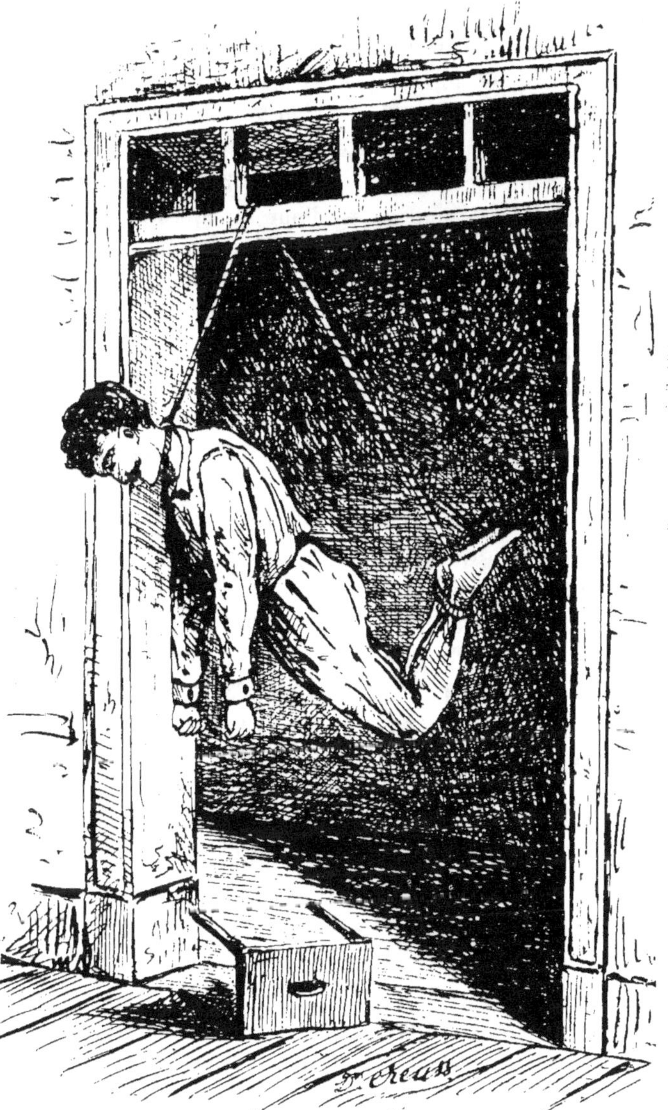

Homme qui s'est pendu au moyen d'une corde qu'il s'est attachée au pied,
qu'il a fait passer par-dessus l'imposte, et qu'il a ensuite passée autour
de son cou.

P. BROUARDEL. — La Pendaison.   6

La statistique des morts par pendaison incomplète, publiée par Tardieu, est extrêmement intéressante :

Tardieu répartit ainsi les 261 positions observées :

Il a trouvé 168 fois les pieds posant sur le sol, 42 fois le corps reposant sur les genoux ; 29 fois le corps étendu et couché, 19 fois le corps assis et 3 fois le corps accroupi.

Au moment, Messieurs, où ces faits ont été publiés, des objections ont été soulevées : Pour quelques-uns on a dit que l'on n'avait pas eu à faire à des suspensions incomplètes, mais à des suspensions complètes ; on a prétendu que le lien s'était allongé, et que c'est grâce à cet allongement que les pieds avaient touché le sol.

J'admets à la rigueur cet argument dans le cas du jockey, ou dans celui du prince de Condé, qui se sont pendus au moyen de foulards ou de mouchoirs, mais il ne saurait être appliqué à tous les cas.

La pendaison est possible dans des conditions que personne n'aurait osé admettre autrefois.

Les expériences de Faure (1), qui datent de quarante ans, donnent une dernière preuve de la facilité avec laquelle une pendaison incomplète peut déterminer la mort.

Dans une première expérience, Faure a pendu un chien de Terre-Neuve sans que les pattes de derrière perdissent le contact du sol ; les pattes de devant étaient à peine soulevées de terre. Le chien n'a pas eu l'air, d'abord, de trouver cette situation très désagréable ; puis il a fait des efforts, des mouvements pour se dégager ; il a peu à peu resserré la corde, il est mort au bout de vingt-huit minutes.

Dans une autre expérience, Faure a passé autour du cou d'un chien un nœud coulant ; au bout libre de la corde, long de 2 mètres environ et traînant à terre, il a fixé un poids minime, 200 grammes ; l'animal courait librement, mais après avoir traîné ce poids pendant un certain temps,

----

(1) Faure, *Des caractères généraux de l'asphyxie* (*Archives générales de médecine*. 5e série, 1856, tome VII, et 1858, tomes XI et XII).

le nœud se resserrant de plus en plus, il finit par succomber
en une heure environ.

Est-ce que l'air ne pouvait plus arriver au poumon?
M. Faure a constaté en ouvrant la trachée, sous le nœud
même, que sa lumière était réduite mais non supprimée.
Il a répété son expérience sur des chiens trachéotomisés au
préalable. Il suffisait que le calibre de la canule fût réduit de
moitié pour amener l'asphyxie.

Nous pouvons conclure de ces faits, que la mort peut être
le résultat d'une oblitération partielle de la trachée, alors
même que l'oblitération n'en diminuerait le diamètre que
de moitié.

Enfin, Messieurs, le lien peut se briser, s'effilocher, mais
l'individu, même quand la rupture se produit au début de la
pendaison, meurt étranglé parce qu'il a perdu connaissance
et n'a plus la force de faire un mouvement pour se débarrasser du lien.

Examen du cadavre. — Au moment de la levée du
cadavre, vous aurez à constater la position qu'il avait quand
le lien a été coupé; vous remarquerez que, si le plein de
l'anse est en avant, la tête est penchée en avant sur le
sternum; si le plein de l'anse est sur la partie latérale du
cou, la tête sera inclinée de ce côté.

Quand la suspension a été complète, les bras sont collés
au corps, les poings sont fermés avec assez de force pour
que les ongles s'incrustent dans la paume des mains; quelques auteurs ont parlé de déchirure de la peau, je n'en ai
jamais observé. Lorsque la suspension a été incomplète, les
membres supérieurs peuvent occuper les positions les plus
variées; quelquefois la main appuie sur le sol, comme si l'individu avait fait un effort pour se redresser; c'est là une interprétation toute gratuite, notez-le bien : quelquefois l'une
des mains est prise dans le lien : Cette dernière circonstance
peut donner lieu à de grandes difficultés d'expertise. En
voici un exemple :

Une femme est trouvée pendue (1) ; son mari est accusé de l'avoir tuée. Un premier expert avait en effet constaté, au-dessous du lien, sur le cou, l'existence de huit plaques parcheminées très nettes. Il pensa que ces plaques étaient dues à une violence extérieure et que la femme avait été étranglée d'abord, puis suspendue. Tardieu fut chargé d'une nouvelle expertise. Il avait alors très présente à la mémoire l'histoire d'un individu qui s'était pendu en prison et qu'on avait trouvé, la main engagée sous le lien qui serrait son cou (fig. 25). Tardieu pensa que cette femme avait, elle aussi, introduit ses doigts dans le lien pour le desserrer et que les ecchymoses constatées sur son cou provenaient de la pression des phalanges sur la peau. L'explication est plausible, mais quoiqu'il soit difficile d'en affirmer l'absolue vérité, le prévenu devait bénéficier et bénéficia en effet du doute. Cependant il y a là quelque chose d'extraordinaire et qui est encore inexpliqué. Je crois que les choses se sont passées comme le disait Tardieu, mais je n'oserais l'affirmer.

Je désire fixer votre attention sur la ligature des mains, en avant ou en arrière. Quand on trouve un pendu les mains liées, l'idée de crime surgit immédiatement.

On s'imagine qu'un individu ne peut pas se lier les mains lui-même : il est au contraire très facile de se lier les mains en avant, il n'est pas trop difficile de se les lier en arrière. J'aurai l'occasion de faire ces expériences devant vous; vous devrez vous habituer à les répéter, car si vous soutenez la possibilité du fait devant les magistrats, vous devez être en mesure de faire la preuve.

La ligature des mains se retrouve fréquemment dans la submersion volontaire. Un individu qui se jette volontairement à l'eau, et qui sait nager, se défie de lui-même et veut se mettre, d'avance, dans l'impossibilité de profiter, pour se sauver, de ses talents de natation.

(1) Tardieu, *Étude médico-légale sur la pendaison, la strangulation, et la suffocation*, 2e édition, Paris, 1879, p. 75.

A Mazas, où les suicides de détenus étaient fort nombreux au début du régime cellulaire, un grand nombre de ces malheureux se liaient les mains avant de se pendre : on peut être sûr que personne ne les a aidés.

Il y a aussi des érosions sur la surface dorsale des mains. En général, lorsqu'un individu se pend le long d'une paroi, si cette paroi n'est pas parfaitement lisse, les mains seront plus ou moins couvertes d'érosions. Il suffit de rugosités insignifiantes, de fleurs ayant un relief à peine apparent sur le papier de tenture, pour produire ces érosions au moment où l'individu pris de convulsions se frotte contre le mur. Ces érosions, qui ressemblent à des coups d'ongles, peuvent faire croire à des violences subies par un individu avant sa pendaison. Il n'en est rien.

M. Tourdes a rapporté le cas très intéressant d'un homme qui s'était pendu à la branche d'un pin : au moment où il fut pris de convulsions, les aiguilles de pin avaient érodé la peau de ses mains, qui portaient la trace d'une grande quantité de piqûres : on a retrouvé sous le gilet de flanelle de cet individu (il ne portait pas de chemise), la poitrine toute piquée d'aiguilles de pin.

Dans la suspension complète, les membres inférieurs sont légèrement fléchis : ils sont violacés et présentent une turgescence d'autant plus marquée que la pendaison a été plus longue ; c'est la seule indication qu'il faille tirer de cette turgescence, car elle n'indique nullement, comme l'ont prétendu certains auteurs et surtout Mahon et Fodéré, que la suspension ait été exécutée pendant la vie.

Dans la suspension incomplète, les membres inférieurs sont le siège d'érosions cutanées.

Lorsqu'on examina le corps du prince de Condé, on constata que la partie antérieure de ses jambes, au niveau de la crête du tibia, était le siège de contusions et d'ecchymoses : il y avait, près de lui, une chaise qui lui avait sans doute servi à se hausser pour accrocher le lien : au moment des convulsions, ses jambes ont heurté la chaise. La présence des érosions et des ecchymoses s'explique ainsi et ne prouve en rien qu'il y ait eu assassinat.

Les organes sexuels sont congestionnés, à cause de la position du corps, chez l'homme et chez la femme. Le sperme coule, vous savez pourquoi; on n'a jamais constaté, chez les pendus de Mazas, les érections signalées par Guyon en 1872 et par d'autres.

L'examen de la tête et du cou nous fournira les renseignements les plus importants.

Dans l'immense majorité des cas, la *face* est pâle; une fois Tardieu constata la rougeur de la face; c'était chez cette fille, qui s'est pendue aux Madelonnettes et dont je vous ai parlé tout à l'heure.

Mashka n'attache pas grande importance à ce signe. Hofmann pour s'en rendre compte a assisté à deux pendaisons par justice, et il a constaté les deux fois que la face des suppliciés restait pâle. Les pendaisons par justice se font toutes de telle sorte que le plein de l'anse est placé en avant, sous le menton.

M. Tourdes, qui n'accepte pas volontiers l'interprétation de la mort dans la pendaison par l'oblitération des carotides, a noté 39 fois la pâleur de la face et 13 fois sa congestion.

La congestion de la face a une importance considérable en médecine légale, lorsqu'on peut la mettre en rapport avec la position du lien, mais dans ce cas seulement.

Si vous vous trouvez, en effet, en face d'un pendu bleu, et que le nœud soit placé en arrière, vous avez le droit de douter de la réalité de la suspension pendant la vie; il en sera de même si le nœud est placé sur le côté du cou et que le pendu soit blanc.

Cependant, Messieurs, nous ne devons pas encore nous appuyer sans réserve sur ces données. Nous ne pouvons, en effet, invoquer comme preuve devant la justice qu'un fait démontré par d'autres expériences que les nôtres, et accepté déjà par l'opinion publique. Or, il n'en est pas encore ainsi

de la coloration bleue ou de la coloration blanche des
pendus, suivant la position du lien.

Vous devez noter avec le plus grand soin la couleur de
la face et la position du lien, mais vous ne pouvez en tirer
des conclusions qui pourraient entraîner une condamnation.

Lorsque nous, médecins légistes, nous aurons réuni un
grand nombre de faits, qu'ils auront été groupés, étudiés et
interprétés par d'autres, lorsque la question sera ainsi entrée
dans le domaine public, alors seulement nous pourrons en
tirer des conséquences définitives et nous appuyer sur ces
faits en justice.

Il faut d'ailleurs se mettre en garde contre deux causes
d'erreurs.

Chez un pendu rappelé à la vie, la face devient le siège
d'une congestion intense et rapide : elle prend presque de
suite une apparence vultueuse caractéristique.

L'explication de ce fait est simple : il se passe là ce
qui se produit d'habitude quand on empêche une partie
quelconque du corps de recevoir l'apport de sang qui lui
est nécessaire. Au moment où l'on permet à la circulation
de se rétablir, les vaisseaux se dilatent et cette même partie, privée de sang tout à l'heure, en semble gorgée et devient turgide.

Vous observerez une turgescence analogue sur la face de
pendus morts depuis vingt-quatre ou trente-six heures, et
dont vous serez appelés à constater l'état. La figure est
rouge et turgide, mais nous nous trouvons ici en présence
d'un phénomène dû à la putréfaction et dont je vous ai
déjà parlé, la circulation posthume. Le même pendu peut
avoir été blanc alors qu'il était accroché, et il est devenu
bleu une fois qu'il a été dépendu.

Un certain nombre d'auteurs ont eu l'occasion de voir des
pendus qui étaient restés longtemps suspendus. M. Tourdes,
en particulier, a donné l'observation d'un individu qui était
resté pendu dix jours, au mois de juillet : la face était pâle,

émaciée, ratatinée ; le corps, au contraire était boursouflé, livide et en pleine putréfaction gazeuse.

On trouve dans cette observation de M. Tourdes une confirmation de la vérité de ce que je vous ai dit sur les phénomènes de la putréfaction.

Tous les auteurs ont noté que les yeux étaient atteints d'exorbitisme. J'avoue que ce caractère m'a peu frappé dans les cas où j'ai eu l'occasion d'intervenir. Ravel, l'auteur de la collection de dessins que je viens de vous montrer, vivait encore il y a quelques années. J'ai voulu savoir de lui si les pendus de Mazas présentaient de l'exorbitisme. Il m'a répondu qu'il n'avait pas conservé l'impression qu'il en fût ainsi. Le fait n'a donc qu'une minime importance.

Mashka a noté l'existence d'une ecchymose bleuâtre des paupières : il dit l'avoir constatée 20 fois sur 153 pendus ; je l'ai trouvée moi-même 2 fois, et bien nettement. Ne concluez pas de la présence de ces ecchymoses palpébrales à un coup de poing reçu, à une violence exercée avant la mort.

On trouve également des épanchements sanguins dans l'intérieur de l'œil, on a noté la luxation du cristallin.

M. Tourdes a beaucoup insisté sur la dilatation de la pupille. Mais nous savons que c'est là un phénomène qui précède immédiatement la mort, quelle que soit la façon dont on meurt, ce n'est pas un signe particulier à la pendaison.

Les auteurs qui ont assisté à des pendaisons judiciaires en Autriche ont constaté qu'il se produisait parfois une hémorrhagie par le conduit auditif externe. Mashka a cru être le premier qui ait noté le fait. Il existe deux observations antérieures à la sienne. L'une est de Littré, l'autre de Ogston, d'Édimbourg. Tous deux ont trouvé une déchirure du tympan de l'une des oreilles avec refoulement des lambeaux en dehors.

Comment expliquer la production d'une lésion de ce genre ? Lorsqu'un individu se pend de haut et que la corde

serre tout à coup la gorge, il peut se faire un reflux d'air
par les trompes d'Eustache et l'oreille moyenne, assez violent pour briser le tympan. Je n'ai jamais recherché, jusqu'ici, le fait dans mes autopsies.

L'état de la *bouche* des pendus a joué dans les contro-
verses des médecins légistes un grand rôle. On a prétendu
que les lèvres devenaient bleues. Hofmann avoue qu'il n'a pas
pu saisir une seule fois, au moment de la mort, un changement
de nuance sur les lèvres d'un pendu. Les lèvres deviennent
bleues, après la mort, c'est un phénomène de putréfaction.

Pour la *langue*, c'est bien autre chose.

On a échafaudé sur les positions que la langue peut occuper, dans la pendaison, une série de théories. Ambroise
Paré, qui a été un grand médecin légiste, a dit que la langue
était toujours projetée hors de la bouche. Cette opinion a
été acceptée et a fait loi jusqu'à Tardieu.

Tardieu s'est insurgé contre l'idée trop absolue des anciens médecins légistes et il a soutenu que la langue ne
sortait pas toujours de la bouche. La discussion devint
interminable. On a prétendu que l'expulsion de la langue au
dehors de la bouche était due à la pression du lien quand il
était placé au-dessus du larynx : l'os hyoïde était refoulé en
arrière, contre le pharynx, et la langue était projetée au
dehors. Il ne faut pas attribuer à ce signe une importance
qu'il n'a pas.

Dans les observations qui me sont personnelles, je n'ai
trouvé la langue sortie de la bouche qu'une fois : il s'agissait
d'un cas où le plein de l'anse était placé sur le côté du cou.
Chez tous les autres pendus que j'ai observés la langue était
restée dans la cavité buccale.

Dans la moitié des cas, dit au contraire M. Tourdes, la
langue pend hors de la bouche.

Tardieu pensait que si un pendu succombait lentement, sa
langue devenait turgescente et finissait par être expulsée ;
d'autres médecins légistes attribuaient cette expulsion à l'action seule du lien.

Orfila, dans les nombreuses expériences qu'il a instituées sur le cadavre, n'a jamais réussi à faire sortir la langue de la bouche, quelle qu'ait été la position qu'il ait donnée au lien.

Il y a donc là quelque chose qui peut nous faire penser que c'est pendant la vie que la langue, passant à travers les arcades dentaires, est projetée au dehors : mais nous ne pouvons rien affirmer. Nous savons que chez quelques pendus la langue sort et qu'elle ne sort pas chez d'autres, mais nous ne saurions donner la raison de ces différences, et nous devons donc, ici encore, nous tenir sur une grande réserve.

Enfin, Messieurs, le fait suivant a souvent étonné les médecins légistes : on trouve quelquefois sur les lèvres et dans la bouche de la spume sanguinolente, de l'écume bronchique. Comment cela est-il possible, si les voies aériennes sont fermées? On a cherché à élucider le problème; voici l'explication que Hofmann a cru pouvoir donner. Hofmann pense que l'on n'a pas à faire à de l'écume bronchique, mais à une hypersécrétion des glandes salivaires et à l'expulsion par pression du contenu des glandes sous-maxillaires; s'il y a des efforts, des convulsions, la spume se bat en écume; il s'y mêle des gouttelettes de sang, pour peu qu'il y ait une érosion légère des muqueuses buccales.

Il ne me semble pas qu'il en soit ainsi; cette écume sort non seulement par la bouche, mais quelquefois par le nez; l'hypothèse d'une hypersécrétion salivaire est inadmissible quand il s'agit des fosses nasales. De plus cette spume paraît bien être analogue à celle que l'on trouve dans les bronches.

Il n'y a donc pas, au moment de la mort, une occlusion de la trachée et du larynx suffisante pour empêcher le reflux de l'écume bronchique.

Les *joues* peuvent être le siège d'érosions que vous devrez noter, comme toutes celles que vous pourrez rencontrer sur le crâne ou sur le cou. Elles ont pour cause les frottements contre la paroi à laquelle est attaché le point de suspension.

L'*examen du cou*, l'examen du sillon surtout, est capital
pour le médecin légiste. Avant de l'aborder, je veux vous
dire deux mots d'un fait que beaucoup d'auteurs ont signalé :
c'est l'élongation du cou des pendus.

Tardieu insiste beaucoup sur un fait qui l'a frappé lorsqu'il examinait, à Londres, au musée Tussaud, la collection
reproduite en cire des têtes et des cous des suppliciés anglais.
Tous ces pendus semblaient avoir un cou démesurément long,
et Tardieu s'est demandé si ce n'est pas à la manière dont on
pend les condamnés en Angleterre que l'on devait attribuer
cette élongation. Mais il n'y avait là qu'une apparence : car
les mensurations auxquelles il s'est livré, ne lui ont pas
permis de constater une différence réelle avec la longueur
normale.

Il peut y avoir une simple apparence, Messieurs : mais
l'élongation peut être réelle. En Angleterre l'impulsion
donnée par le bourreau au pendu est telle que lorsque celui-ci
tombe dans le vide, la tête peut être séparée du tronc. Il est
donc possible que les vertèbres du cou, sans être tout à fait
séparées, soient simplement dissociées, écartées et, dans ce
cas, l'élongation du cou est possible.

L'empreinte laissée par le lien sur le cou d'un pendu, le
sillon, mérite une attention toute particulière ; mais il faut
tout d'abord écarter une cause d'erreur qui, bien qu'assez
grossière, peut cependant donner lieu à des méprises
graves et assez fréquentes, puisqu'à Paris même les médecins chargés de la vérification des décès les commettent
dix à vingt fois par an, lorsqu'ils sont chargés de constater
la mort d'une personne grasse ou d'un enfant nouveau-né.

Lorsque le cadavre d'une personne grasse est couché sur
un lit, la tête inclinée sur la poitrine, le cou présente un certain nombre de plis plus ou moins prononcés ; au début de
la putréfaction la peau se cyanose légèrement sur ses parties
saillantes, mais là où les plis sont en contact les uns avec
les autres, elle reste blanche. Le médecin de l'état civil arrive
vingt-quatre heures après le décès, soulève la tête et aperçoit

des sillons blanchâtres sur le cou. S'il a soin de relever la tête en arrière sur l'oreiller et s'il repasse deux heures après, ces prétendus sillons auront disparu parce que les plis se seront effacés.

Chez les enfants, dont le panicule graisseux est sous-cutané, l'existence de ces plis est fréquente, lorsque la tête est placée sur un oreiller, penchée en avant; chez eux l'épiderme est mince, facile à éroder, et il suffit du plus léger frottement pour donner naissance à un sillon parcheminé qui donne l'illusion d'un sillon de strangulation. Vous pouvez répéter l'expérience autant de fois que vous le voudrez, donnez un coup d'ongle sur le cou du cadavre d'un nouveauné; le lendemain vous aurez un sillon transparent et parcheminé.

Le sillon varie beaucoup dans ses caractères. Il est en rapport avec la nature du lien, et de ce chef, l'imagination des suicidés se donne toute carrière. Les individus se pendent à l'aide d'une corde dure et plus ou moins large, d'une cravate, d'un mouchoir, d'une chemise, d'une sangle, d'une ceinture, d'une jambe de pantalon, d'un fil de fer, d'un fil de cuivre, d'une branche d'arbre. Au point de vue du résultat final, tous ces procédés sont bons, mais au point de vue de la trace laissée sur le cou par le lien, ils présentent des différences considérables.

Quand la corde est simple, il y a un sillon unique et à peu près régulier; si la corde a fait deux fois le tour du cou, il peut y avoir deux sillons non parallèles; si le lien est unique, il peut également y avoir deux sillons, mais ils sont parallèles : c'est le cas, observé par Tardieu, d'un individu qui s'est pendu à l'aide d'une ceinture en cuir ayant 24 millimètres de hauteur, un peu usée, dont les bords étaient saillants et dont la partie centrale était un peu excavée.

Lorsqu'un individu se pend, il ne place pas la corde tout de suite à l'endroit qu'elle occupera au moment même de la pendaison; il la passe simplement autour du cou; si le lien est un peu serré, il appuiera d'abord au-dessous du larynx, puis en remontant au-dessus du larynx il s'arrêtera sous le maxillaire ; il peut ainsi y avoir deux sillons, et il n'y a eu cependant qu'un tour de corde, mais celle-ci a dérapé à un moment donné.

On s'imagine volontiers lorsqu'un individu se pend, qu'il passe sa tête à travers un nœud coulant, faisant un cercle complet autour du cou. Il est très rare au contraire de constater l'existence d'un sillon complet, annulaire. Mashka sur 153 observations de pendus ne l'a trouvé que 17 fois.

On se pend avec les liens les plus divers et les liens n'appuient pas également partout : les liens ne forment pas toujours des nœuds coulants, ils peuvent être noués en rosette, ne présenter même qu'une anse simple.

Si l'individu s'est pendu à l'aide d'une corde, nous constaterons la présence du sillon sur le cou, dans la région sus-hyoïdienne ; puis il remonte le long des maxillaires, s'élève derrière les apophyses mastoïdes et là nous en perdons la trace. En cherchant avec soin on trouve quelquefois une plaque à l'endroit où le sillon devrait se continuer : c'est l'empreinte du nœud, qui a pesé là avec une certaine insistance.

Ainsi que je vous l'ai dit tout à l'heure, la variété du lien donne au sillon l'aspect le plus variable. L'empreinte est quelquefois nulle ; ce fut le cas chez une vieille femme qui se pendit à l'aide d'un bas de laine [1]. L'absence de sillon peut singulièrement embarrasser le médecin légiste et faire naître dans son esprit l'idée d'un crime ayant précédé la pendaison. C'est ainsi qu'est née une erreur médico-légale des plus regrettables : vous vous rappelez ce petit jockey que l'on trouva, à Rouen, pendu dans un grenier, les pieds reposant sur un tas de grains (fig. 14). Le lien qui avait servi à la pendaison était un foulard, passant en anse sous le menton et qui n'avait évidemment pu laisser une grande trace sur le cou. Le médecin légiste commis dans l'affaire a soutenu,

(1) Comparez avec l'observation 6.

et ceci se passait vingt ans après la mort du prince de Condé. que pour amener la mort il fallait que la pendaison fût complète et que le lien fît complètement le tour du cou. C'était une erreur de sa part, et cette erreur entraîna la condamnation de l'individu qu'on avait soupçonné d'avoir assassiné le petit jockey.

D'autres faits, bizarres, doivent être signalés. M. Tourdes raconte que deux fois il a constaté l'interruption du sillon chez des individus à longue barbe, la corde passant en avant de celle-ci.

Siège du sillon. — Ce que je vous ai dit tout à l'heure doit vous faire comprendre que dans l'immense majorité des cas le sillon se trouve au-dessous du maxillaire. Hofmann dans sa statistique a noté que 127 fois le sillon était au-dessus du larynx, 26 fois sur le larynx même et 6 fois, en dessous : dans l'un de ces derniers cas, chez une vieille femme, c'était un goitre volumineux qui avait empêché le lien de remonter.

Je dois vous rappeler que la peau est mobile sur les organes sous-jacents, qu'elle glisse de bas en haut au moment où, par la suspension, le lien remonte sur le cou, et qu'elle reprend sa place et ses rapports normaux, au moment où la suspension cesse, quand le corps est étendu sur la table de l'amphithéâtre.

Le sillon peut présenter de grandes variétés, suivant que le plein de l'anse siège sous le menton, sur le côté ou en arrière ; l'empreinte est complète dans le point qui supporte le poids du corps et incomplète aux extrémités de l'anse.

La direction du sillon est tantôt oblique, tantôt perpendiculaire, par rapport à l'axe du cou. Elle ne doit donc pas entrer dans la définition de la pendaison. Et voici pourquoi : Vous vous rappelez le schéma que je vous ai montré au début de ces leçons ; dans la pendaison, la direction du lien est oblique à la ligne verticale figurant le cou ; dans la strangulation, elle est perpendiculaire à cette ligne, c'est-à-dire horizontale (1).

(1) Voy. p. 30.

Eh bien ! l'individu qui s'est pendu, à genoux, au bec de gaz de sa cellule (fig. 21), présentait autour de son cou un sillon absolument circulaire et perpendiculaire à son axe, comme cela a lieu dans la strangulation. D'autre part, Caussé d'Albi a raconté le fait d'un individu qui après avoir passé un lien autour de son cou, a engagé son pied dans un nœud fait à l'extrémité libre de la corde et s'est ainsi étranglé : le sillon était oblique, comme dans la pendaison. Le fait de Caussé est d'ailleurs unique.

Il faut encore considérer la *largeur* du sillon ; elle peut, en effet, fournir quelques renseignements sur la nature et le volume du lien : il en est de même de sa *profondeur :* un fil de fer ou de cuivre, une ficelle, une corde tressée donneront une empreinte profonde et marquée, qui peut aller, ainsi que je vous l'ai dit, jusqu'à la section de la peau ; un mouchoir, un foulard, une chemise, donneront un sillon large et peu apparent.

La *couleur* et la *consistance* du sillon varient suivant la durée de la pendaison. Lorsqu'un individu n'est resté suspendu qu'un quart d'heure environ, le sillon est mou et blanc : puis il durcit et prend une couleur chamois : c'est qu'à son niveau la peau devient cornée, parcheminée, transparente à la lumière : sa consistance s'accentue de plus en plus et le sillon prend l'apparence jaunâtre du parchemin.

Ces modifications se font rapidement : aussi deux experts peuvent-ils se trouver en contradiction devant les magistrats. A quelques heures d'intervalle les deux experts pourront constater, l'un, un sillon blanc et mou, l'autre, un sillon parcheminé et jaunâtre. Ces divergences seraient d'ailleurs facilement expliquées devant un tribunal dans le cas où l'on tiendrait à les relever et à les reprocher aux experts.

Devergie a rapporté un fait de ce genre : les observations des deux experts avaient été prises à trois heures de distance.

Messieurs, au point de vue de la couleur du sillon, Devergie a beaucoup insisté sur un point auquel il est impossible de reconnaitre la valeur qu'il y attachait.

Devergie attribuait une grande importance à la congestion de la lèvre supérieure du sillon ; si elle était saillante et violacée, il estimait qu'il y avait eu congestion du cerveau, stase du sang, difficulté de la circulation de retour ; il en concluait que l'individu avait été suspendu pendant la vie.

C'est une erreur. Quand dans une région quelconque il se fait une congestion pendant la vie, elle ne persiste pas sur le cadavre.

Cette congestion, réelle parfois, doit être interprétée : on peut la rapporter à un phénomène de putréfaction ; elle peut aussi n'être qu'apparente. Quand la suspension a été prolongée longtemps, le sillon est parcheminé ; la peau laisse par transparence apercevoir les muscles sous-jacents et prend alors un aspect bleuâtre.

Ne pouvant pas interpréter les faits comme avait essayé de le faire Devergie, les auteurs allemands ont prétendu trouver, à la loupe, de petites ecchymoses ponctuées dans les lèvres du sillon : je les ai cherchées, Messieurs, mais si elles existent, ces ecchymoses sont si peu accentuées que je ne crois pas que nous puissions en faire un signe certain, d'autant plus qu'on les trouve, après la mort, dans tous les endroits du corps où la vascularisation est énergique.

Enfin, Messieurs, il faut disséquer le cou et regarder le sillon par transparence ; la peau est comme condensée, elle est feutrée ; en la retournant vous constaterez que le tassement du peaucier et du tissu cellulaire sous-cutané constitue une *ligne argentée* : interposez-la à la lumière, elle a la transparence de la corne.

C'est un phénomène intéressant, mais il se produit aussi bien après la mort que pendant la vie. Orfila et Desprès, qui ont multiplié les expériences, ont constaté que, sur tous les cadavres qu'ils avaient pendus, le sillon présentait ces mêmes caractères au bout de quatre ou cinq heures. Les expériences de M. Descoust ont confirmé bien des fois devant vous, à la Morgue, celles d'Orfila.

Vous voyez, Messieurs, quelle légende s'est faite, depuis

Ambroise Paré, autour du sillon que laisse le lien sur le cou
des pendus, au point de vue des caractères que je vous cite
l'un après l'autre. On a prétendu aussi que chez un individu,
pendu haut et court et projeté dans le vide, il se produisait
de nombreuses ecchymoses sur et sous la peau du cou : ces
suffusions sanguines sont excessivement rares, elles sont
petites, peu nombreuses, à peine visibles à la loupe. Orfila
a constaté leur existence une fois, Hofmann deux fois.
M. Tourdes deux fois sur soixante-dix cas.

Il y a un autre fait beaucoup plus important, et sur lequel
j'appelle toute votre attention, car vous ne le trouverez nulle
part, dans aucun livre ; nous l'avons constaté presque toujours dans nos autopsies ainsi que MM. Vibert et Descoust :
c'est la présence d'une *ecchymose rétropharyngienne*. Cette
ecchymose se produit, derrière le pharynx, en avant de la
colonne vertébrale : elle est due à la pression exercée par le
larynx violemment projeté en arrière contre la paroi pharyngienne et aux contusions provoquées par les secousses convulsives qui accompagnent la mort par pendaison : il se fait
alors par contusion du larynx, un froissement de la muqueuse pharyngienne, et dans le tissu cellulaire sous-jacent
une ecchymose dont la largeur, l'épaisseur et la grandeur
sont fort variables. Tantôt réduite aux dimensions d'une
pièce de cinq francs, cette ecchymose peut être étendue de la
base du crâne au médiastin. Il faut, dans une expertise,
toujours la rechercher.

Vous aurez beau suspendre des cadavres, jamais vous
ne produirez une ecchymose rétropharyngienne. Nous avons
donc là un signe probant, un signe certain que la pendaison
a eu lieu pendant la vie. Ce signe a échappé à Tardieu, il a
échappé à Devergie, il est à peine mentionné par M. Tourdes.

Certains médecins légistes ont parlé de lésions des muscles du cou. Les auteurs allemands les ont décrites avec
beaucoup de soin. Je ne les ai pas souvent constatées. Le
sterno-mastoïdien peut être le siège de ruptures partielles,
accompagnées de suffusions sanguines ; quelquefois on ne

P. BROUARDEL. — La Pendaison.   7

trouve que de très légères déchirures, sans épanchement de sang.

Quoi qu'il en soit, les ruptures du sterno-mastoïdien ont été constatées 11 fois sur 50 ; on a noté la rupture des muscles de la nuque, des régions sus- et sous-hyoïdienne.

Coutagne a signalé un cas dans lequel il s'était fait une hémorrhagie à l'intérieur de la capsule de la glande sous-maxillaire.

J'arrive, Messieurs, à la *rupture de la membrane interne des artères carotides*. La découverte de ce fait remonte à plus de soixante ans.

Dès 1828, Amussat avait décrit la déchirure de la carotide comme un des signes de la pendaison. Devergie, Tardieu et d'autres auteurs ont attaché fort peu d'importance à cette lésion. L'école allemande au contraire, considère la rupture des carotides comme une règle ; elle se produirait 80 fois sur 100.

J'ai été très frappé, au moment où Hofmann a publié la première édition de son *Traité de médecine légale*, de voir qu'il paraissait admettre que la rupture de la tunique interne des carotides était un fait si fréquent.

Je ne l'ai que peu observée. Coutagne, de Lyon, l'a notée dans la moitié des cas ; M. Lacassagne 4 fois sur 23 ; moi-même je ne l'ai constatée que chez le quart des pendus soumis à mon examen.

Un médecin de Vienne, M. Peham (1), a examiné 300 pendus. Il semble que dans les pays où on pratique encore la pendaison, les exécutions soient plus fréquentes que dans ceux où l'on y a renoncé pour les remplacer par des exécutions sanglantes.

Il a dans 186 cas recherché la déchirure de la membrane interne des carotides : il l'a trouvé 15 fois ; c'est une proportion de 8 p. 100 ; c'est, à peu de chose près, celle qui résulte

(1) Peham, *Vierteljahrschrift f. gericht. Medicin*, t. VIII, p. 176-192.

des observations de M. Lacassagne et des miennes : elle est,
dans tous les cas, bien loin de celle qu'admettent les auteurs
de Berlin.

Le siège de ces ruptures à peu près constant. est au-dessous de la bifurcation des carotides. M. Peham a constaté
8 fois la rupture de la tunique interne de l'une des carotides.
3 fois celle des deux carotides. 2 fois celle de la carotide interne. 2 fois celle de la carotide externe.

La tunique interne est seule rompue, la rupture se traduit
par un petit sillon sanguin, qu'il faut rechercher avec le
plus grand soin et les plus grandes précautions, sans se
servir des pinces. On constate au-dessous de la bifurcation
une petite ligne horizontale, légèrement dentelée. colorée
par un peu de sang ; quelquefois des gouttelettes de sang.
ont pénétré à travers la fissure et infiltrent la tunique
moyenne.

Quelle cause peut-on assigner à ces ruptures? On a pensé
que chez les vieillards les déchirures se faisaient plus facilement et plus fréquemment. parce que les artères sont atteintes
d'athérome ou d'artério-sclérose. Eh bien ! non ; des vieillards
ont été pendus l'un avait 84 ans et n'ont pas eu de rupture des carotides ; en revanche, chez un gamin de 18 ans,
on a constaté la déchirure des deux carotides primitives, et
certes, il n'était pas athéromateux. L'explication, basée sur
l'âge des individus, ne saurait donc prévaloir.

Il est possible que la forme du lien exerce quelque influence. Faut-il invoquer la projection très violente du corps,
ainsi qu'elle a lieu dans les exécutions capitales. en Angleterre?
Là encore la statistique nous donne une réponse négative.

On a beaucoup discuté sur la fréquence des *fractures de
l'os hyoïde :* je ne vous donnerai pas de statistiques ; je dirai
seulement que M. Lacassagne en a constaté deux cas, sur
23 pendus qu'il a examinés. Je ne suis pas éloigné de croire que
l'on a pu prendre, pour des fractures, des luxations de l'os
hyoïde dont les articulations avec les cornes sont très mobiles.

Nous nous trouvons en présence d'affirmations tout aussi contradictoires à propos des *fractures du larynx*. Il y a vingt ans encore on était persuadé que les fractures du larynx n'existaient pas ; depuis, on en a trouvé, les uns ont voulu en faire un signe constant, les autres lui ont dénié toute valeur. Qu'y a-t-il de vrai dans ces divergences d'opinion?

Remer sur 101 cas qu'il a examinés a constaté 1 fois une fracture du larynx ; Coutagne sur 40 cas, l'a notée 8 fois.

Il n'est pas rare de trouver des *fractures des apophyses du cartilage thyroïde:* je n'ai jamais vu de fracture du larynx. Dans un procès récent, celui de la Blancarde, qui va probablement se dérouler à nouveau dans quelques semaines il a été beaucoup discuté pour savoir si l'accusée, une jeune fille, avait pu casser le larynx de sa maîtresse en l'étranglant. Je n'ai jamais pu casser un larynx d'adulte en serrant à travers les parties molles. M. Descoust, plus fort que moi, y parvient presque toujours. Ce n'est donc pas chose aussi aisée qu'on l'a dit aux assises ; mais la femme qu'on avait trouvée étranglée était vieille, elle pouvait avoir le larynx ossifié, et dans ce cas, la rupture est plus facile. Il ne me paraît pas que ce dernier point ait été suffisamment éclairci dans le procès de Marie Michel.

Mais il n'en est pas de même pour les apophyses du cartilage thyroïde qui, elles, se fracturent assez facilement.

Dans tous les cas, lorsque vous reconnaîtrez une fracture du larynx avec un épanchement sanguin dans le foyer de la fracture, vous en conclurez que la pendaison a été exécutée pendant la vie.

Lorsque le larynx n'est pas fracturé, il peut être déplacé, surtout si le plein de l'anse est placé latéralement. MM. Rendu et Homolle m'ont communiqué l'observation d'un homme qui s'était pendu à l'aide d'un cordon de tirage de rideaux (1) ; le cordon s'étant cassé, cet homme est tombé à terre ; il a été rappelé à la vie, mais a été atteint d'hémiplégie et est mort

(1) Obs. 12.

six jours après. Chez cet homme, le larynx était dévié et il a été impossible de lui faire reprendre sa position normale ; on se trouvait probablement en face d'une sub-luxation avec déchirure de la membrane thyro-hyoïdienne.

On a signalé des *lésions des vertèbres*. Je ne sais de quelle manière s'exécutait la pendaison, en Italie, mais Morgagni, lorsqu'il en parle, dit : *cervices frangere* (briser les vertèbres). Hofmann n'a jamais constaté de fractures des vertèbres : j'ai observé le fait une fois (1).

État des poumons. — M. Tourdes (2) a consacré six ou huit grandes pages à la description des poumons, chez les pendus. Je ne comprends pas l'intérêt qu'il y attache. Il dit que sur 52 pendus dont il a fait l'autopsie, il a trouvé les poumons affaissés 31 fois, et non affaissés 16 fois.

Dans les autopsies, dès qu'on ouvre la poitrine, les poumons s'affaissent, à moins qu'ils ne soient retenus par des adhérences. Chez les noyés, les poumons, gorgés d'eau, ne s'affaissent pas.

M. Tourdes a également noté l'engouement de la base des poumons : c'est un phénomène de putréfaction dont il ne faut pas attribuer l'origine exclusivement à la pendaison. M. Lacassagne et Coutagne ont observé cet état particulier du poumon auquel le premier a donné le nom d'*œdème carminé;* enfin on a constaté quelquefois de l'emphysème sous-pleural.

Je vous ai parlé des ecchymoses sous-pleurales et sous-péricardiques : on les note rarement chez les adultes. M. Tourdes a dans quatre cas trouvé des aliments dans les bronches : M. Tourdes est resté fidèle à l'ancienne théorie de l'asphyxie, il signale le fait, il ne s'y arrête pas, il le trouve inexplicable.

Si en effet l'occlusion de la trachée et du larynx est abso-

<hr>

(1) Observation 2.
(2) Tourdes, art. PENDAISON, du *Dict. encyclopédique des sciences médic.*

lue, complète, comment une partie du bol alimentaire a-t-elle pu refluer de l'estomac dans les bronches ? Si cette occlusion est incomplète, si l'obstruction des carotides, des jugulaires et des vertébrales joue dans le mécanisme de la mort par pendaison le rôle que nous lui avons attribué, ce réflexe s'explique tout naturellement : n'est-il pas curieux de voir les adversaires d'une théorie fournir à ceux qui la défendent les arguments nécessaires à sa confirmation ?

Caractères du sang. — Le sang est liquide ; le cœur renferme quelquefois de petits caillots : ce sont là des caractères dont il est difficile de déduire une application médico-légale.

Intestins. — Il se fait dans les parois intestinales quelque chose de très curieux. Chez un pendu, alors même qu'il ne serait resté accroché que deux ou trois heures, on trouve à la surface de la muqueuse de l'estomac, de l'intestin et surtout du jéjunum des ecchymoses, des rougeurs en assez grand nombre et quelquefois tellement accentuées qu'elles ont éveillé l'attention de médecins légistes qui ont cru qu'un empoisonnement ou une tentative d'empoisonnement avait précédé la suspension. Ces rougeurs ne sont pas dues à la putréfaction, ce ne sont pas des lividités cadavériques ; elles ont une grande analogie avec les taches dont je vous signalai l'an dernier la présence dans l'intestin, après une intoxication par l'oxyde de carbone.

Lésions des centres nerveux. — On a noté la congestion des centres nerveux dans quelques cas ; cette congestion me paraît due surtout à la putréfaction. Devergie, Brodie, ont trouvé la moelle tantôt anémiée, tantôt hyperhémiée.

Y a-t-il, Messieurs, un seul signe qui vous permette de conclure à la pendaison pendant la vie, parmi tous ceux que je viens de vous énumérer? Je vous ai, chemin fai-

sant. éclairé sur leur valeur en médecine légale. Vous devez
en retenir absolument un certain nombre, car ceux-là constituent par leur ensemble, si vous les constatez, un faisceau
de signes suffisant pour arrêter votre conviction : ce sont
l'ecchymose rétropharyngienne, la déchirure de la membrane interne de la carotide, l'épanchement sous-périosté
de la fracture de l'os hyoïde, la concordance de la coloration de la face avec la position du lien.

Questions médico-légales. — J'aborde maintenant,
Messieurs, la *discussion des questions médico-légales*.

Vous ne pourrez pas toujours résoudre les questions qui
vous seront posées dans les termes mêmes de l'ordonnance
qui vous commet. Le juge d'instruction vous demandera si la
pendaison est le résultat d'un homicide, d'un suicide ou d'un
accident.

La première question que vous avez à examiner est celle-
ci : « L'individu a-t-il été suspendu vivant ou alors qu'il était
déjà mort ? » et cette question n'est pas toujours facile à
résoudre.

Devergie disait que la congestion d'une des lèvres du
sillon fournissait la preuve nécessaire. unique, que la pendaison avait eu lieu pendant la vie : car cette congestion est
un phénomène vital. qui ne peut se produire après la mort.
Hofmann, Casper, M. Tourdes, Maschka, ont adopté l'idée de
Devergie. C'est une erreur, les congestions survenues pendant la vie ne persistent pas ; elles disparaissent comme
l'exanthème de la rougeole ou de la scarlatine, après la
mort du malade.

Tardieu était plus près de la vérité quand il disait que la
congestion du sillon donnait l'indication du temps pendant
lequel l'individu avait été suspendu. La congestion des lèvres du sillon est un phénomène de putréfaction, je vous l'ai
déjà dit. Dès que celle-ci s'établit, la lèvre inférieure du
sillon devient bleuâtre.

Lorsque je vous ai décrit l'ecchymose rétropharyngienne, due à la pression violente du larynx sur le pharynx, je vous ai dit que la présence de cette ecchymose prouvait que le pendu vivait au moment de la suspension. Mais on vous objectera qu'Orfila avait produit des ecchymoses sur des cadavres, alors que la mort remontait déjà à une heure ou une heure et demie. Le fait est vrai, Messieurs, mais dans certaines limites. On peut dire que sur le corps d'un individu qui vient de mourir, il est possible de produire encore pendant vingt ou vingt-cinq minutes des ecchymoses à peu près pareilles à celles qui se forment pendant la vie.

J'appelle votre attention sur ce fait et voici pourquoi : la production d'ecchymoses est possible tant que le cœur continue à battre ; nous savons que chez un pendu le cœur peut battre encore une dizaine de minutes, quelquefois davantage, alors que la mort paraît déjà établie ; on peut à ce moment, mais à celui-ci seulement, produire des ecchymoses, c'est-à-dire des épanchements sanguins dans le tissu cellulaire, autour d'un vaisseau rompu, car à chaque ondée sanguine envoyée par le cœur, une partie du sang s'écoulera à travers la déchirure des vaisseaux.

Voulez vous un exemple ? Un cocher est sur son siège. Son cheval s'emballe ; le cocher, violemment projeté en avant, va frapper de la poitrine contre le brancard d'une lourde voiture. Il est tué sur le coup et son corps ne présente pas une seule ecchymose. Pourquoi ? Le cœur était rompu, coupé en deux, et il n'a par conséquent pu envoyer une seule ondée sanguine dans les capillaires et les vaisseaux après leur rupture.

Il est évident que si le cœur continue à battre après la mort, la production d'une ecchymose rétropharyngienne est possible, mais cette ecchymose sera peu large et peu accentuée. On peut comprendre d'ailleurs que si la pendaison a dû servir à cacher un crime, il est bien difficile que l'individu ait été suspendu très rapidement après la mort, parce qu'au moment où les préparatifs, les opérations préalables nécessités par cette pendaison sont terminés, le cœur de la victime a cessé de battre depuis longtemps.

J'en dirai autant des hémorrhagies intramusculaires, des déchirures de la carotide avec suffusions sanguines.

On a beaucoup discuté également sur la présence ou l'absence de spume sanguinolente dans la trachée. Lorsque l'asphyxie est lente à se produire, il se passe, dans le poumon, un phénomène analogue à celui que nous observerons dans la strangulation : le poumon se congestionne, une spume sanguinolente s'accumule dans les bronches et dans la trachée. Si la mort est rapide, la production de cette spume est imperceptible ; elle est nulle, si la mort a lieu par inhibition. Vous noterez, dans votre rapport, la présence de la spume, mais n'allez pas plus loin ; rappelez-vous ce que je vous en ai dit en parlant du mécanisme de la mort.

Vous noterez aussi la congestion de la face et sa coloration, mais vous n'en tirerez pas de conclusion absolue ; on ne peut encore affirmer, d'après cette coloration, qu'un individu a été pendu de telle ou telle manière.

Il faut relever avec soin les traces de violences sur le corps, et ici je vous mets en garde contre les érosions des mains, des jambes, des pieds, dues aux battements des membres et à leurs frottements contre le mur ou des objets avoisinants.

Le juge d'instruction vous demandera de *préciser le moment de la mort*. Je ne saurais vous conseiller trop de prudence dans votre réponse, et vous allez comprendre pourquoi. On trouve un individu pendu ; on suppose qu'il y a eu crime. Si vous dites que cet individu est resté pendu durant huit, dix, vingt-quatre ou quarante-huit heures, ce ne sera plus la même personne qui sera suspectée. Votre rapport conclut à une suspension de dix heures : L'individu que l'on soupçonnait avoir commis le crime peut prouver un alibi, il est relâché.

Sur quels éléments pourrez-vous vous appuyer pour répondre au juge d'instruction ?

D'abord sur la *rigidité cadavérique*. On a prétendu que les pendus se refroidissaient très lentement ; c'est surtout en Allemagne que cette théorie a été émise. Il semblerait au contraire qu'un individu exposé à l'air de tous les côtés doit se refroidir plus vite que s'il était couché dans un lit, abrité sous des couvertures. Il y a donc là un fait à vérifier, mais j'avoue que la constatation n'a guère d'importance ou d'application à la médecine légale.

Nous savons que lorsqu'un homme en pleine santé succombe à une mort violente, la rigidité cadavérique commence deux à quatre heures après la cessation de la vie, et qu'elle débute par la mâchoire inférieure, les pouces, les avant-bras. Mais si l'individu est dans un état cachectique qui termine en général l'évolution de la phtisie ou du cancer, la rigidité se montre beaucoup plus tard et quelquefois après vingt-quatre heures seulement.

De même que les cachexies, les températures excessives retardent la rigidité cadavérique.

La raideur de la mâchoire se manifeste en général la deuxième, la troisième ou la quatrième heure après la mort ; retenez ce fait, mais souvenez-vous que la rigidité débute par le cœur, dès qu'il a cessé de battre, et par les vésicules séminales. Vous aurez là, si vous êtes appelés assez tôt, un élément précieux d'appréciation.

J'appelle encore votre attention sur une autre donnée : Pour une raison, sur laquelle je ne reviens pas, la liqueur séminale s'écoule hors de l'urèthre. Cette liqueur séminale contient des zoospermes, doués de mouvements. On s'est demandé pendant combien de temps, après la mort, ces zoospermes conservaient leurs mouvements et si nous pouvions, de ces constatations, tirer quelque renseignement utile.

Les observations ont donné des résultats très variables, suivant les auteurs. Les uns ont vu les mouvements spontanés des zoospermes cesser au bout de quinze heures, les autres prétendent qu'ils ont persisté soixante heures encore après la mort. Et puis, il faut dans cette question, tenir compte d'autres éléments. Duplay, le père du professeur de clinique chirurgicale de l'Hôtel-Dieu, s'est livré autrefois à d'intéressantes études sur l'époque où les zoospermes disparaissaient de la liqueur séminale. Il a fait ses recherches chez les Invalides : il a trouvé des zoospermes chez tous, même chez un vieillard de quatre-vingts ans : il est probable que pour celui-là, les mouvements des zoospermes n'auraient pas persisté soixante heures après sa mort.

Vous voyez que vous ne retirerez pas grande lumière de cette recherche; mais vous devez la faire, si le juge d'instruction vous demande de préciser le moment de la mort : si vous ne la faisiez pas, on vous reprocherait aux assises d'avoir négligé un des éléments propres à éclairer l'enquête.

J'arrive, Messieurs, à la question médico-légale, que l'on retrouve constamment : l'*état de la digestion*. On est en général persuadé, dans le monde et même au Palais, que les matières retrouvées dans l'estomac doivent indiquer l'époque de la mort. C'est une erreur.

Tout le monde ne digère pas de la même façon ; chez les uns la digestion se fait très vite, chez d'autres elle est au contraire très lente. Je me rappelle avoir soigné avec Lasègue une jeune fille qui mourait d'inanition; elle ne gardait aucun aliment; nous parvînmes à lui faire prendre une côtelette de porc grillée, qu'elle digéra fort bien. et elle suivit ce régime pendant trois mois, avec succès. Je ne crois pas qu'il y ait beaucoup de personnes bien portantes dont l'estomac s'accommoderait, pendant si longtemps, d'un menu pareil. Chacun digère à sa façon.

De plus, selon leur espèce, les aliments sont digérés plus ou moins vite. Le riz, qui constitue la principale nourriture des Hindous, reste très longtemps dans l'estomac; il trompe la faim; il est à peine attaqué par les liquides gastriques dix ou douze heures après qu'il a été ingéré ; d'autres aliments, au contraire disparaissent de l'estomac avec une rapidité extraordinaire ; l'alcool et surtout le café sont dans ce cas.

Avant l'Exposition de 1889, alors que le Champ-de-Mars était encore inoccupé, un homme, a peu près gris, rencontre dans un café borgne avoisinant l'École militaire trois ou quatre individus, eux aussi pris de boisson ; ils font connaissance et prennent du café. On le trouve, mort, au milieu du Champ-de-Mars, ses camarades avaient disparu; la police s'enquiert, et apprend que des individus ont pris du café dans tel établissement; on porte le corps à la Morgue et on demande l'autopsie immédiate. Il n'y avait plus de café dans l'estomac; il n'a même pas été possible de déceler la présence de la caféine.

Le vin blanc disparaît très vite, le vin rouge est retrouvé plus facilement, à cause de sa matière colorante.

Supposez qu'une personne ait pris un repas ordinaire : deux œufs, un beefsteak, des pommes de terre frites ; elle meurt deux ou trois heures après le repas; on ne retrouve plus de beefsteack dans son estomac; on constatera la présence des œufs et de quelques pommes de terre; si la mort était survenue huit heures après le repas, on ne trouverait plus d'aliment reconnaissable.

Il faut aussi mettre en ligne de compte les dispositions individuelles.

Vous direz : « L'individu avait l'estomac vide, il n'avait pas mangé depuis plusieurs heures. »

Ou bien : « Nous avons trouvé dans l'estomac un verre à peu près de matière liquide, provenant de la fin de la digestion d'un repas pris six à huit heures avant la mort. »

Si dans le contenu de l'estomac vous trouvez des aliments que vous puissiez reconnaître, des feuilles de salade, des haricots, par exemple, vous noterez le fait.

En général, on peut admettre qu'un estomac est débarrassé de la viande, deux à trois heures après son ingestion. C'est là tout ce que vous pouvez dire; ne posez donc pas de conclusions fermes et surtout n'affirmez pas que le dernier repas pris remonte à telle heure précise ; vous pouvez, à la rigueur, admettre que la digestion remonte à telle ou telle heure ; vous répondez ainsi jusqu'à un certain point à la question qui vous est posée.

Vous devrez, dans votre rapport, noter l'état du sillon, son aspect parcheminé, sa direction, sa profondeur ; vous devrez préciser la nature du lien et la place occupée par le nœud.

Enfin, vous mentionnerez les hypostases, que vous rechercherez aux jambes, dans les poumons, dans les intestins.

La troisième question que vous posera le juge d'instruction est celle-ci : *Y a-t-il eu suicide, homicide, ou accident ?*

Ici, Messieurs, je commencerai par vous citer quelques exemples. Le plus connu est celui de Calas, dont vous trouverez l'histoire exposée par Voltaire (1). Calas a été victime d'une erreur judiciaire que l'on reproche encore quelquefois aux médecins légistes. Je dois à ce propos vous mettre en garde contre ce que j'appellerai les *circonstances morales*, circonstances qui peuvent vous induire en erreur.

Le cas de Calas est celui-ci : Jean Calas était négociant à Toulouse, il était protestant et il avait plusieurs enfants. L'ainé de ses fils, Marc-Antoine, avait abjuré sa religion et était devenu catholique ; il ne semble pas qu'il y ait eu dans la famille Calas des sentiments exagérés de fanatisme, car la vieille servante qui avait élevé tous les enfants était une fervente catholique.

Marc-Antoine Calas avait vingt-huit ans, et n'avait pas réussi dans ses affaires. Un jour il vient dîner chez son père, avec un de ses amis ; tout d'un coup, il quitte la table et traverse la cuisine où il dit à la bonne : « J'ai la tête en feu. » Cependant on ne s'occupe pas de lui, sur le moment ; deux heures après, son ami s'inquiète ; on cherche Marc-Antoine et on le trouve pendu à un bâton placé sur le haut des battants entr'ouverts d'une double porte ; à côté de lui, sur une

(1) Observation 4.

chaise, étaient son habit et son gilet, soigneusement pliés. L'ami pousse des cris, les voisins arrivent, se bousculent, et le cadavre tombe à terre ; tout d'un coup une voix crie : « Calas a tué son fils ! »

C'est ce cri, poussé par quelqu'un dans la foule, qui a amené l'arrestation de Jean Calas. On prétendit que, ne pouvant supporter l'idée de l'abjuration de son fils, il l'avait tué. Jean Calas fut condamné et exécuté.

Pourquoi fut-il condamné ? Messieurs, la médecine légale est, fort heureusement, innocente de cette erreur judiciaire. Car c'est la déposition du bourreau qui entraîna la conviction des juges. On a posé au bourreau la question suivante : « Peut-on se pendre soi-même de la façon dont le fils Calas s'est pendu ? » Le bourreau a répondu : « Non ». Les juges, pensant que le fanatisme religieux avait pu pousser Jean Calas à tuer son fils, le condamnèrent.

Voici un autre exemple : Il arrive, assez souvent dans les prisons, et quelquefois dans les collèges ou les lycées, que des prisonniers ou des enfants ont voulu faire une tentative de suicide pour attendrir, ceux-là leurs juges, ceux-ci un professeur qui les avait punis. Malheureusement la tentative de suicide peut mal finir : Un lycéen est mis au cachot, il prépare sa mise en scène, il fait un nœud à sa bretelle et l'accroche à un clou au moment où on lui apporte son déjeuner ; il passe la tête dans l'anse de la bretelle et se pend ; il n'avait pas pensé à l'inintelligence du domestique chargé de lui apporter son repas. Cet homme se garde bien de dépendre l'enfant, il court chercher le proviseur. Quand celui-ci arrive en toute hâte, il était trop tard.

Je ne reviens pas sur les épidémies de suicide : je vous ai parlé longuement des jeunes filles de Milet, et des Invalides qui se pendaient dans leur guérite ; il est inutile de nous y appesantir de nouveau.

Vous ne devrez pas tenir compte de ces faits, en tant que preuves : mais vous devez en être prévenus, vous devez vous souvenir qu'ils sont possibles.

Il faut également s'inquiéter des *commémoratifs*. Il existe des familles où l'on se pend de père en fils. Je connais une grande ferme près d'Étampes. où le grand-père s'est pendu laissant sept fils et quatre filles : sur ces onze enfants. dix se sont pendus, les petits-fils eux-mêmes se sont pendus ; il ne reste qu'un survivant de cette famille, il a soixante-huit ans et il a dépassé l'âge où l'on se pendait dans sa famille.

Vous devrez vous informer s'il n'y a pas eu de tentatives antérieures de suicide. Ces tentatives antérieures peuvent être invoquées en faveur de l'hypothèse du suicide. mais on ne doit pas y ajouter trop d'importance. ce ne sont que des preuves d'ordre moral.

Enfin, Messieurs, il faut que vous puissiez expliquer au juge d'instruction. sinon dans votre rapport, du moins dans les conversations que vous aurez avec lui, l'étrangeté de certaines tentatives. Les alcooliques ont, sous ce rapport, une fertilité d'inventions et une persistance dans l'idée. vraiment étonnantes.

Lasègue a rapporté le fait suivant : C'était peu après les journées de Juin : un factionnaire était placé près du canal Saint-Martin : il entend du bruit près de sa guérite ; il regarde et il trouve une femme prise de boisson en train de se pendre au gond d'un volet de la maison contre laquelle était appuyée la guérite : il la chasse, la voit s'éloigner et tourner le coin d'une rue. A ce moment elle essaye de se pendre au bouton d'une sonnette. Le concierge intervient et la chasse encore. elle se pend pour la troisième fois à l'autre extrémité de la rue, et cette fois-ci elle n'est pas dérangée.

Chez l'alcoolique, en ivresse aiguë, la spontanéité d'une idée est remarquable ; la mise à exécution de cette idée, à peine formée, suit immédiatement, sans qu'il ait seulement le temps de réfléchir. On trouve déjà cet état particulier chez l'homme légèrement gris : il amuse parce que ses saillies ont quelque chose d'imprévu et d'incohérent qui provoque le rire. Chez l'alcoolique l'idée du suicide ou même du crime surgit tout d'un coup, et l'acte est accompli sur l'heure, avec une férocité souvent extraordinaire sans qu'il lui en reste, un souvenir. Toutes les fois qu'en médecine légale vous vous trouverez en présence d'un acte incompréhensible parce qu'il a été accompli sans raison et sans discernement, vous devrez songer à l'alcoolisme.

La pendaison est, du reste, un genre de suicide qui semble avoir été inventé à l'usage des alcooliques, des enfants et en général de toutes les personnes dont l'intelligence est bornée ; la simplicité des procédés justifie cette préférence.

Un charcutier et sa femme réveillonnent très gaiement avec des amis ; ils vont se coucher, et pendant que la femme se déshabille, son mari se pend.

Alors que j'étais interne à l'hôpital Saint-Antoine, je fus témoin du fait suivant, bien curieux. On dorait à ce moment les coqs du soubassement et les piques qui décorent la grille de la colonne de la Bastille. Tout autour du piédestal, on avait étendu, pour protéger le travail des doreurs, une tente en toile. Un individu se jette du haut de la colonne, tombe sur la toile, rebondit, est projeté sur le sol et, sans s'être fait aucun mal dans sa chute, ramasse sa casquette, se relève et se sauve. On court après lui, on l'arrête ; il dit qu'il est garçon marchand de vin, et on le relâche.

Cet homme était un alcoolique. Je fus témoin non de la chute, mais de l'arrestation. Quelques jours après, je fus fort étonné de le revoir, ici-même, à la Faculté, en qualité de garçon d'amphithéâtre. Il est resté seize ans à la Faculté, il n'a plus fait de tentative de suicide. Je l'ai interrogé avec grand soin : il n'a jamais pu me dire pourquoi il s'était jeté du haut de la colonne de la Bastille : l'idée a surgi subitement dans son esprit, et il l'a exécutée aussitôt, sans se donner le temps de la réflexion.

La pendaison peut-elle être le résultat d'un accident? Évidemment. On connaît l'histoire des matelots descendant dans les cordages d'un navire, dont la tête est prise accidentellement dans un nœud et qui meurent ainsi ; je vous ai parlé

d'acrobates anglais qui se pendaient en public, se faisaient
dépendre à un signal convenu et dont quelques-uns sont
morts au cours de leurs expériences.

Enfin la pendaison accidentelle est fréquente chez les enfants : on cite le cas d'une petite fille qui voyant son frère
faire de la gymnastique, voulut l'imiter et eut le cou pris
dans une corde formant comme un nœud coulant ou un anneau.

Au point de vue de la criminalité, je n'ai pas à insister sur
ces pendaisons accidentelles.

Je m'étendrai plus longuement sur ce que j'appellerai les
tentatives complexes. Quelques exemples vous feront comprendre immédiatement ce qu'il faut entendre par cette dénomination.

Lorain[1] a cité le cas d'un individu qu'on trouva pendu
à l'espagnolette d'une fenêtre de sa chambre; le cadavre de
son fils était étendu au pied du lit, la tête couverte de plaies.
L'homme pendu avait au moins soixante coups de couteau,
il en était lardé. L'idée d'un crime surgit aussitôt. L'enquête a prouvé qu'aucun des coups de couteau dont le
corps du pendu était criblé ne pénétrait au delà du tissu
cellulaire sous-cutané : de plus, toutes ces blessures avaient
leur siège sur la partie antérieure du corps, dans des régions
facilement accessibles à la main de la personne elle-même ;
on retrouva le tisonnier, encore maculé de sang, qui avait
servi à assommer le fils.

Les deux hommes avaient eu une violente discussion, au
cours de laquelle le père avait frappé son fils, puis désespéré
de l'avoir tué, il avait essayé de se donner la mort en se
frappant avec un mauvais couteau; ne réussissant pas, il
s'était pendu.

Tardieu raconte un fait non moins intéressant : On trouve
un individu, pendu ; il a une plaie de tête, son visage, ses
mains, la corde, le sol, sont inondés de sang. L'hypothèse

(1) Observation 3.

d'un crime se présente tout naturellement. On pense que cet homme a été tué, puis pendu pour dépister les soupçons. L'enquête se poursuit, et l'on trouve des traces de pas allant de la maison où le corps a été trouvé à un puits appartenant au voisin. Ce puits n'avait pas de corde ; on demande à cet homme pourquoi son puits était dépourvu de corde, il affirme au contraire qu'il y en avait une, et il reconnaît que c'est la corde de son puits qui a servi à la pendaison du voisin.

On put reconstituer le suicide. L'individu avait essayé de se tuer, en se frappant à la tête. Ne réussissant pas, il alla chercher la corde du puits voisin et se pendit.

Dans des cas de ce genre vous vous heurterez souvent aux arguments de la contre-partie : N'est-ce pas le voisin qui a tué cet homme, vous objectera-t-on ?

M. Lacassagne a fait l'autopsie d'un homme qui s'est pendu après s'être tiré, sans succès, six coups de pistolet dans la tête.

Moi-même j'ai fait l'autopsie d'un individu qui s'était suicidé en se jetant dans la Seine et qui avait dû faire auparavant des tentatives infructueuses de mettre fin à ses jours, car j'ai trouvé deux balles de revolver dans sa tête.

Vous trouverez relatée dans beaucoup d'auteurs, et surtout dans Taylor, l'histoire d'individus qui ont voulu se suicider en absorbant du poison. La mort ne venant pas assez vite, ou les douleurs devenant trop vives, ils se sont pendus, mettant ainsi fin, d'un seul coup, à leur vie et à leurs souffrances.

Le docteur de Rosen, d'Odessa, a publié un cas d'autant plus curieux qu'il s'agit d'un suicide à deux. Un jeune homme de vingt-un ans et une jeune fille de dix-sept ans ont été trouvés pendus dans une chambre d'hôtel de la façon suivante : ils avaient attaché ensemble un napperon et un fichu de laine noire ; à chaque extrémité ils avaient fait un nœud coulant ; puis ils avaient jeté le lien ainsi constitué par-dessus le battant d'une porte. Ils montèrent sur une chaise, se passèrent au même moment le nœud coulant autour du cou, et renversèrent la chaise. La figure 30, faite d'après

une photographie que Hofmann a bien voulu m'envoyer,
montre la position des deux corps au moment où l'on pénétra dans la chambre.

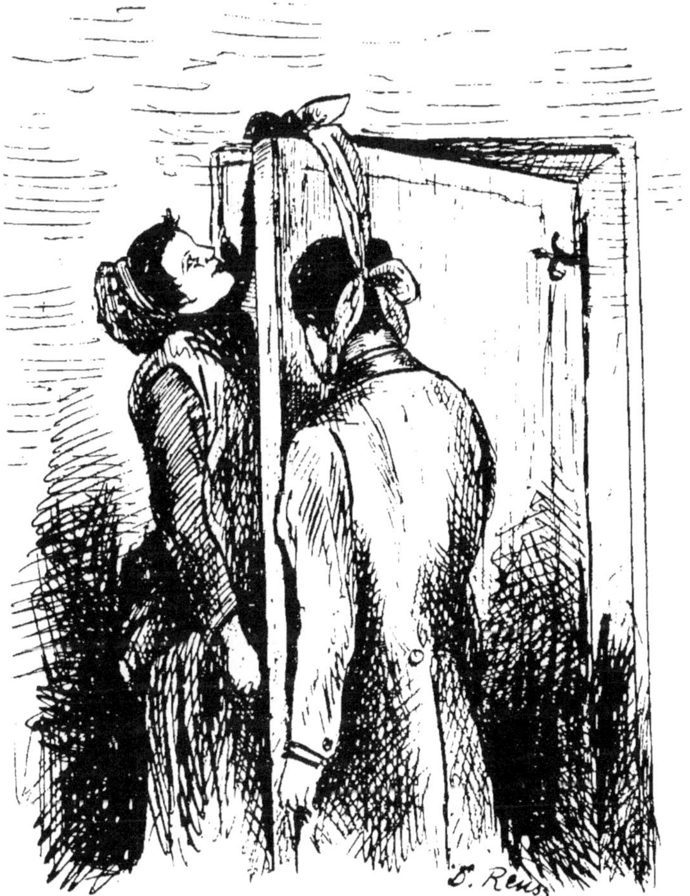

Fig. 30. — Suicide d'un jeune homme et d'une jeune fille, au moyen
d'un lien jeté par-dessus le battant d'une porte.

Dans une lettre que l'on retrouva sur un meuble, les deux
jeunes gens avaient déclaré qu'ils avaient essayé d'abord
de s'empoisonner avec du vinaigre dans lequel ils avaient fait

macérer des rognures de cuivre et des allumettes chimiques,
puis de s'asphyxier à l'aide d'un réchaud ; aucun de ces moyens
n'ayant réussi, ces deux désespérés ont eu recours à la pendaison. et celle-ci n'a pas trompé leur attente.

Il y a, dans tous ces faits, un ensemble de circonstances
souvent difficiles à interpréter. Quelquefois on constate sur le
corps des pendus des traces de violence qui peuvent avoir une
certaine valeur pour l'interprétation, mais dont il faut se mé-
fier cependant. En effet, un ivrogne se fait très facilement lui-
même, en se heurtant contre les murs, en tombant par terre,
des violences dont la trace pourrait vous induire en erreur.

Deux étudiants invitent deux dames à dîner : ils avaient
à peine fini le potage que l'une des deux femmes devient
insupportable et les étudiants la ramènent chez elle en la
tenant chacun sous un bras, comme font les gardiens de
la paix quand ils conduisent un malfaiteur au poste. Le
lendemain, on la trouve noyée dans le canal Saint-Martin ;
la police constate que les bras de cette femme sont couverts d'ecchymoses et elle envoie le corps à la Morgue : Ces
ecchymoses, avons-nous dit, ne prouvent pas que cette fille
ait été jetée dans le canal ; elles ont pu être faites avant.
L'enquête a démontré en effet que les étudiants avaient ramené cette femme chez elle et l'avaient quittée ; qu'elle avait
dormi, et furieuse, à son réveil, de constater qu'elle avait
été abandonnée, elle était allée se jeter à l'eau. Cette fille a
agi sous l'influence de l'ivresse, comme un alcoolique.

Dans un certain nombre de cas, a-t-on dit, la pendaison
est consécutive à un meurtre. J'ai étudié les différents cas où
les choses se sont en effet passées ainsi ; j'ai acquis la conviction que ce n'est pas au moyen des signes de la pendaison
que nous connaissons, mais par les circonstances concomi-
tantes seules, que l'on est arrivé à découvrir la vérité.

Un matelot, raconte Casper, est tué d'un coup de couteau
dans un lupanar ; les femmes lavent le corps, lui mettent une
chemise propre, cousent les lèvres de la plaie afin d'empêcher l'écoulement du sang et pendent le cadavre, essayant

ainsi de faire croire à un suicide. Ce n'est qu'au moment de la mise en bière que le médecin de la police en entr'ouvrant la chemise, découvrit la plaie de la poitrine : le cœur était perforé.

Tardieu rapporte le fait suivant où l'assassinat a été démontré par une circonstance toute fortuite également. On trouve une vieille femme pendue ; les voisins, interrogés, racontent qu'à plusieurs reprises cette femme avait dit qu'elle en avait assez de la vie, qu'elle était fatiguée de vivre. etc. Elle pouvait donc paraître avoir nourri des idées de suicide. Cependant le médecin chargé de vérifier le décès. constate sur le bas de la jupe de cette femme des taches de cendres : il s'étonne, examine le sol de la pièce. constate que le carreau est soigneusement lavé, mais que dans les joints. il y a un peu de cendre : il ne donne pas le permis d'inhumer. réclame l'autopsie qui est pratiquée ; cette vieille femme avait la bouche remplie de cendres. La fille et le gendre sont arrêtés. et ils finissent par avouer qu'ils avaient étouffé leur mère en lui appliquant la face sur un tas de cendres pour ne pas nourrir plus longtemps une bouche inutile.

C'est donc une circonstance accessoire et toute fortuite qui a mis, dans ce cas, sur la trace du crime.

Enfin, Messieurs, il semble assez difficile de pendre un individu qui ne s'y prête pas. Lorsque la force musculaire de l'individu qu'il s'agit de pendre est à peu près égale à celle de l'individu qui veut commettre le crime la chose est à peu près impossible ; elle n'est réalisable que lorsque la force de l'assassin est de beaucoup supérieure à celle de la victime.

Hofmann cite le cas d'un tailleur de Vienne qui pendit successivement ses cinq enfants, dont le plus jeune avait un an et le plus âgé neuf ans. Quelquefois le meurtrier réussit parce qu'il agit par surprise : Tardieu cite un rebouteur de Rouen, qui guérissait les rhumatismes et qui a été pris dans les circonstances suivantes : un jour, à l'audience de la police correctionnelle, il avise un vieillard qui boitait ; il le fait

parler, lui dit qu'il peut le guérir et qu'il ira le voir le soir
même ; il lui recommande seulement de se munir à l'avance
d'un clou et d'une corde. Le vieillard réfléchit à la proposi-
tion, prend peur et avertit le commissaire de police. Lorsque
le rebouteur arrive chez lui, il est arrêté. L'enquête a prouvé
que ce rebouteur avait ainsi pendu cinq ou six personnes, du
suicide desquelles tout le monde avait été persuadé jusque
là. Il fut condamné et exécuté.

Messieurs, je n'ai plus à vous citer que deux faits :

Il y a quelques années, on savait que les cochers, rentrant
du dépôt à minuit ou une heure du matin, avaient leur paye
dans la poche. Une bande de vauriens s'était associée pour
les dévaliser. Elle opérait surtout rue Ordener, où se trouve
un dépôt important de la Compagnie des voitures. Ces individus se servaient d'une sorte de lasso qu'ils lançaient vivement
autour du cou de leur victime et qu'ils chargeaient ensuite
sur leur épaule.

Une série de meurtres ont été ainsi perpétrés. Les compagnies ont pris des mesures ; dès qu'on a su que les cochers
ne portaient plus, le soir, leur recette du jour avec eux, les
attaques ont cessé.

Il en a été de même à Londres.

La dernière tentative de pendaison criminelle dont j'aie à
vous parler est celle dont Gabrielle Bompard et Eyraud se sont
rendus coupables : elle n'a pas réussi d'ailleurs, en tant que
tentative de pendaison.

Vous avez encore présents à la mémoire les détails de
l'affaire.

La chambre avait une alcôve fermée par un rideau, en
avant duquel se trouvait une chaise longue. Au-dessus de
cette chaise longue, Eyraud et Gabrielle Bompard avaient fixé
une poulie dans laquelle jouait une corde munie d'un mousqueton, dissimulée le long du rideau et revêtue, afin que
Gouffé ne pût pas l'apercevoir, d'une étoffe pareille à celle
du rideau. Gabrielle Bompard avait même pris le soin de
nouer la branche mobile du mousqueton, afin qu'il n'y eût

pas, à un moment donné, de cliquetis susceptible d'effaroucher Gouffé.

Eyraud se tenait derrière le rideau, prêt à tirer sur la corde, dès que Gabrielle, dans un moment physiologique que je n'ai pas besoin de vous décrire, aurait passé la cordelière de sa robe de chambre nouée en anneau autour du cou de Gouffé. Eh bien! les choses ne se sont pas passées ainsi que l'avaient pensé les deux complices, une circonstance imprévue interrompit la scène préparée et Gouffé n'a pas été pendu, il a été étranglé.

Vous voyez donc, Messieurs, que si on peut pendre un enfant, un homme en état d'ivresse, en un mot un individu qui ne peut pas se défendre, il est difficile de pendre un adulte un peu vigoureux. C'est là un point qu'il ne faut pas perdre de vue, dans les affaires où vous serez commis.

Rappelez-vous, enfin, que la pendaison est un mode de suicide très fréquent et très généralisé et que ce n'est que très rarement que l'on observe des pendaisons criminelles.

OBSERVATIONS ET EXPERTISES MÉDICO-LÉGALES

1. Pendaison. — Assassinat du sieur M..., affaire de la rue de Rambuteau. — 1° AUTOPSIE APRÈS EXHUMATION. — Je soussigné, Paul Brouardel, commis par M. Pauffin, juge d'instruction, en vertu d'une ordonnance, en date du 18 novembre 1884, ainsi conçue :

« Vu la procédure commencée contre X... à l'occasion de la mort d'E. M... trouvé accroupi dans un coin de sa chambre au-dessous d'un clou assez solidement fixé au mur et près d'une assez forte ficelle cassée. Il y aurait autour du cou, la trace de la ficelle.

« La chemise est tachée.

« Attendu la nécessité de constater judiciairement l'état où se trouve en ce moment le cadavre et de faire l'autopsie. Le défunt est mort le 15 ou le 16 octobre et a été enterré à Etrœungt (Nord, arrondissement d'Avesnes).

« Ordonne qu'il y sera procédé par M. Brouardel, lequel après avoir reconnu l'état où se trouve le cadavre et fait l'autopsie, dira la cause de la mort.

« Ci-joint certificat de M. le Dr Demarle qui pourra être appelé par M. Brouardel s'il le juge à propos.

« J'envoie à Avesnes les instructions nécessaires.

« Il faudra examiner notamment la corde, le clou et une mèche de cheveux trouvée près du défunt. »

Serment préalablement prêté, ai procédé à cette autopsie le 27 novembre 1884 (42 jours après la mort).

I. *Autopsie du sieur M...* — Le cadavre est placé dans un cercueil en sapin, lui-même renfermé dans un double cercueil en plomb et en chêne, sur le couvercle duquel se trouvent une petite plaque de plomb portant l'inscription : III, 1283-1884 ; puis une plaque de cuivre sur laquelle est gravé : Eugène M..., cinquante ans, 15 octobre 1884. Ces cercueils sont parfaitement intacts, celui de chêne est légèrement déprimé à la partie médiane, dans le sens de la longueur. Le cadavre est complètement habillé, il est revêtu d'un paletot en drap noir, dans les poches duquel nous trouvons deux bouts de crayon et un morceau de gomme; d'un gilet noir, d'un pantalon noir, d'une paire de chaussettes violettes, d'une chemise portant attachée à la face interne du pan antérieur, un morceau de même étoffe, présentant un grand nombre de taches muco-purulentes.

Le cadavre est celui d'un homme paraissant âgé de cinquante ans environ. La putréfaction est extrêmement avancée, elle n'a pas la forme gazeuse, mais celle de la macération ; l'épiderme se détache très facilement, il s'enlève par lambeaux. La peau du menton parait avoir été rasée de frais.

A la région antérieure du cou, au-dessous de la pomme d'Adam, se trouve sur la peau la trace d'un sillon, mesurant environ 3 millimètres de hauteur, obliquement dirigé d'avant en arrière et de bas en haut. Ce sillon est incomplet et sa trace se perd à la région postérieure du cou.

Sur la peau de la région dorsale de la main droite, au niveau de la tête des deuxième et quatrième métacarpiens, se trouve une petite ecchymose de un centimètre de diamètre environ.

La peau de la région dorsale de la main gauche qui recouvre le troisième métacarpien présente deux ecchymoses et une petite érosion ressemblant à un coup d'ongle. On constate une petite érosion analogue sur la peau qui recouvre l'interstice du premier et du deuxième métacarpien.

Par la pression du canal de l'urèthre il ne s'écoule aucun liquide anormal.

L'anus est largement ouvert, il n'est pas souillé par des matières fécales.

On ne constate actuellement aucune autre trace de violence sur les différentes parties du corps.

Il n'y a pas d'épanchement sanguin sous le cuir chevelu. Les os du crâne ne sont pas fracturés. La dure-mère présente au niveau du pariétal droit une petite tumeur de la grosseur d'un pois. Le pariétal droit est très aminci à ce niveau, c'est-à-dire à 3 centi-mètres environ en arrière de la suture fronto-pariétale et 1 centi-mètre de la suture bi-pariétale. Le cerveau s'écoule en bouillie à l'ouverture du crâne.

Les os de la base du crâne ne sont pas fracturés.

Il n'y a pas de corps étranger dans l'arrière-bouche.

Les tuniques des artères carotides ne sont pas déchirées et il n'y a pas d'ecchymose rétro-pharyngienne.

L'œsophage et la trachée contiennent quelques débris de matières alimentaires.

Les plèvres renferment beaucoup de liquide teinté en rouge par transsudation de la matière colorante du sang. Il n'y a ni adhérences pleurales, ni ecchymoses sous-pleurales. Les poumons sont putréfiés, congestionnés, ils ne contiennent pas de tubercules.

Le péricarde est vide. Il n'y a pas d'ecchymoses sous-péricardiques. Les cavités du cœur sont vides de sang. Les valvules sont saines.

L'estomac contient environ 250 grammes de matières alimentaires non digérées, parmi lesquelles on distingue des haricots rouges, des pommes de terre, des choux, etc.

Le foie est petit et paraît sain. La vésicule biliaire ne contient pas de calculs.

La rate est petite et saine.

Les reins sont mous, petits et sains. Ils se décortiquent très facilement.

Les intestins paraissent sains et ne présentent pas de coloration particulière.

La vessie est vide.

Discussion. — *Quelle est la cause de la mort?* — Malgré la putréfaction du cadavre, on distinguait nettement le siège du sillon sur le cou, les ecchymoses et érosions de la face dorsale des mains.

Les traces anatomiques laissées par une corde placée autour du cou sont les mêmes, que la pendaison ait été effectuée pendant la vie ou après la mort pour simuler un suicide. Toutefois ici la direction et la position du lien sont celles que l'on trouve d'ordinaire dans la pendaison suicide : plein de l'anse en avant, obliquité du sillon de bas en haut et d'avant en arrière, sillon disparaissant à la partie postérieure du cou au moment où les extrémités de la corde vont se réunir au niveau du nœud.

Sur le cadavre de M... le sillon cutané est un peu au-dessous de la saillie de la pomme d'Adam (cartilage thyroïde). Ce siège est noté une fois sur cinq environ. Il faut remarquer que lorsque la suspension a lieu, la peau est tirée en haut par le lien qui n'est arrêté dans son ascension que par la saillie de la mâchoire inférieure. Le lien entraîne la peau dans ce mouvement ascendant et, lorsque la suspension cesse, la peau redescend. Le siège du sillon sur le cadavre ne donne pas une idée exacte de la position du lien suspenseur pendant la vie.

La direction et le siège du sillon ne contredisent donc pas l'hypothèse d'un suicide.

Les ecchymoses et érosions des faces dorsales des deux mains peuvent faire soupçonner l'existence d'une lutte ayant précédé ou accompagné l'acte de la suspension. Je me suis rendu sur les lieux, et l'employé du commissaire de police qui était présent au moment où le cadavre a été découvert, m'a donné tous les renseignements désirables.

L'endroit où fut trouvé le corps de M.... accroupi au-dessous d'un clou, est près d'un angle de muraille, de la saillie de la cheminée et d'une petite porte d'armoire, couverte de papier, dont les bords sont formés par une lame de zinc. L'employé de M. le commissaire m'a affirmé que cette porte était entr'ouverte et que, au-dessous du clou auquel M... se serait suspendu, le papier de tenture était usé et le plâtre à nu. Lors de notre visite, le 30 novembre, l'appartement avait été remis à neuf.

Or, on sait que la pendaison est accompagnée de mouvements convulsifs pendant lesquels les mains et les pieds heurtent et frottent la paroi à laquelle le corps est accoté. Dans le peuple, on dit que *les pendus tambourinent*.

Les ecchymoses et les érosions de la face dorsale des mains peuvent avoir été produites dans ces mouvements convulsifs par des chocs et des frottements contre le mur dénudé de son papier, le bord saillant de l'armoire ou l'angle de la cheminée.

Leur présence ne contredit donc pas non plus l'hypothèse d'une pendaison suicide.

Rappelons que, comme dans la mort par pendaison, il n'y avait pas de caillots de sang dans les cavités du cœur, que les bases des poumons étaient fort congestionnées, enfin que dans la trachée il y avait quelques débris alimentaires. Or, dans la mort par asphyxie, quelle qu'en soit la cause, les convulsions du diaphragme expulsent les matières de l'estomac, les font refluer dans le pharynx, et lorsqu'un lien empêche que les matières vomies trouvent issue par la bouche, celles-ci pénétrent dans les voies aériennes.

Nous n'avons trouvé aucune autre trace de violence, ni externe, ni interne. Sur ces derniers points nous devons faire une réserve, la putréfaction était trop avancée pour que nous puissions affirmer qu'il n'en a pas existé de superficielles, devenues inappréciables par la décomposition du corps.

Des constatations relatées ci-dessus, nous concluons :

1° Aucune des lésions trouvées sur le cadavre de M... n'est contraire à l'hypothèse d'une pendaison suicide ;

2° Les érosions et ecchymoses trouvées sur les faces dorsales des mains peuvent résulter des chocs contre la muraille, provoqués par les convulsions ultimes ;

3° M... était atteint d'une blennorrhagie aiguë. Si on n'a pas retrouvé de pus dans le canal de l'urèthre au moment de l'autopsie, ce fait est dû à la putréfaction. Mais les taches du linge cousu au pan antérieur de la chemise ne laissent aucun doute sur l'existence de cette affection ;

4° Les matières non encore digérées trouvées dans l'estomac du cadavre doivent faire penser que la mort a eu lieu plus de deux heures après le dernier repas et probablement moins de quatre heures après ce repas. Mais ce ne sont là que des limites approximatives, la rapidité de la digestion varie en effet très notablement pour chaque personne.

II. *Examen des scellés.* — *Scellé n° 3.* — « Bouts de ficelle mesurant 36 centimètres de longueur qui auraient servi au sieur M... pour se pendre.

« Le commissaire de police,
« Illisible. »

Dans une petite boîte en carton nous trouvons deux bouts de ficelle mesurant chacun 19 centimètres de longueur. L'un de ces bouts de ficelle ne porte aucun nœud ; l'une de ses extrémités présente une ligne de section parfaitement nette, et l'autre a été aux deux tiers sectionnée et le reste arraché. Cette ficelle, qui mesure environ 4 millimètres de diamètre porte quelques petites taches sanguines.

L'autre bout de ficelle, de même longueur et de même grosseur, porte à sa partie moyenne un nœud coulant simple ; de sorte que des deux extrémités de cette ficelle, l'une est constituée par une anse et l'autre est nettement sectionnée. Sur les différentes parties de cette ficelle et notamment sur le nœud, nous constatons la présence de taches de sang, assez épaisses en certains points, pour former des croûtelettes de sang desséché.

Conclusions. — La grosseur de cette ficelle est parfaitement en rapport avec les dimensions du sillon constaté sur le cou du sieur M.... Il est très possible d'admettre que cette ficelle a pu servir à la pendaison, mais il est probable qu'une partie de cette corde a disparu.

La présence de taches de sang sur cette ficelle peut être due au transport, par les mains des personnes qui ont relevé le corps de M..., du sang qui souillait son visage, sur la ficelle elle-même.

Scellé unique couvert. — « 1° Une canne en jonc, à pomme en os, brisée à un endroit où elle a déjà été raccommodée par deux clous, et dont la pomme présente la trace d'un éclat ; 2° un mouchoir couleur cachou ; 3° une paire de gants en peau noire ; 4° une clé ; 5° un gland en soie pour parapluie ; 6° quelques cheveux ; 7° un crampon, — déposés par le sieur M... (Nous avons placé les cheveux et l'éclat de la pomme de canne dans une boîte en carton.

Le commissaire de police,
« Illisible. »

1º La canne est en jonc, garnie à l'une de ses extrémités d'une pomme en os, réunie au corps de la canne, par une rondelle en cuivre : l'autre extrémité a été sectionnée avec un couteau et ne porte pas de dé en métal, comme cela s'observe sur toutes les cannes. Elle mesure 81 centimètres de longueur, et présente une fracture incomplète à 33 centimètres comptés à partir de la pomme. Les fragments ont été réunis à l'aide de plusieurs clous. A l'extrémité libre se trouvent deux clous, placés à angle droit, c'est-à-dire que l'un est perpendiculaire à l'autre. La pomme de cette canne a été cassée, et l'éclat qui se trouve sous le même scellé se rapporte exactement à la partie enlevée. Cet éclat peut résulter d'une chute récente.

2º Le mouchoir de couleur cachou porte à l'un de ses coins une marque de blanchisseuse, E. M., au fil rouge. Il présente de nombreuses croûtes adhérentes au tissu et paraissant constituées par des mucosités nasales desséchées.

3º La paire de gants en peau noire est en assez mauvais état, et ne présente rien de particulier à noter. Chaque gant porte deux boutons.

4º Une clé d'appartement, simple et un peu rouillée.

5º Un gland en soie, dont l'extrémité libre est terminée par une belière en métal verni noir, et servant à maintenir réunies les branches d'un éventail.

6º Dans une petite boîte ronde, en carton, nous trouvons, enveloppés dans un papier, quelques cheveux et un morceau en os, d'éclat, de la pomme de canne. Puis isolément un clou à crochet.

Les cheveux placés dans cette petite boîte ont une longueur variable. Sur douze mensurations auxquelles nous nous sommes livré, nous avons constaté que les plus longs mesuraient 155 millimètres et les plus courts 90 millimètres. Nous avons comparé ces cheveux à ceux que nous avons prélevés sur le cadavre du sieur M..., et pour cela nous avons pris dix cheveux du scellé que nous avons pliés en deux, tordus et fixés sur une feuille de papier en A ; nous avions donc de cette façon une petite mèche de vingt cheveux. D'un autre côté nous avons pris vingt cheveux du sieur M..., que nous avons fixés de la même façon en B. Par comparaison nous constatons que la nuance est à peu de chose près analogue.

Un cheveu du scellé et un du sieur M... ont été montés dans de la glycérine et placés sur une lame de verre recouverte d'une petite lamelle. Nous avons disposé ces cheveux de façon à pouvoir examiner les deux extrémités des cheveux placés sous scellé et l'extrémité libre du cheveu du sieur M.... Le tout a été porté sous le champ du microscope et examiné à un grossissement de 500 diamètres.

7° Le crampon est un clou à crochet en fer brut, dont l'une des branches mesure 2 centimètres de hauteur et l'autre 4 centimètres et demi. Cette dernière, terminée en pointe, porte des traces de plâtre dans une étendue de 17 millimètres environ, en partant de l'extrémité. Ce clou ne présente rien de particulier, et étant solidement fixé dans un mur, il peut certainement maintenir suspendu par une ficelle, le corps d'un homme comme celui du sieur M...

Conclusions. — 1° Les cheveux placés sous scellés présentent à l'examen microscopique des différences notables avec ceux que nous avons prélevés sur le cadavre du sieur M.... Il est probable que ce sont des cheveux de femme.

2° Le clou à crochet, s'il était assez solidement fixé, pourrait certainement supporter le corps d'un homme.

3° Les autres objets placés sous le même scellé ne présentent rien de particulier à noter.

L'examen microscopique a démontré que le diamètre des cheveux placés sous scellé était un peu inférieur à celui des cheveux du sieur M... Les extrémités des cheveux du scellé présentent une ligne de section plus ou moins oblique. Cette terminaison des extrémités indique que ces cheveux ont été coupés à une époque peu éloignée du moment de leur chute.

Conclusions. — 1° Par leur longueur et leur épaisseur les cheveux placés sous scellé paraissent être des cheveux de femme.

2° Un seul caractère permettrait d'élever un doute sur ce point: l'extrémité des cheveux de femme n'est pas semblable à celle des cheveux d'homme. En effet, chez les femmes, les cheveux sont terminés en pinceau, parce qu'ils sont très rarement coupés, et chez les hommes ils présentent une ligne de section parfaitement nette. Or, dans le cas actuel, les cheveux du scellé que nous avons examinés présentent leurs extrémités taillées en biseau. Il faut donc admettre que ces cheveux ont été coupés. Mais il faut ajouter que certaines femmes, dans le but de donner à leur chevelure plus de force et plus de longueur, coupent assez fréquemment l'extrémité de leurs cheveux, et quelques-unes pratiquent cette opération presque tous les mois.

3° Les cheveux du scellé diffèrent notablement des cheveux du sieur M....

2º EXAMEN DU SIEUR B... SOUPÇONNÉ D'AVOIR ASSASSINÉ M... — Je soussigné, Paul Brouardel, commis par M. Pauffin, juge d'instruction, en vertu d'une ordonnance, en date du 24 décembre 1884, ainsi conçue :

« Vu la procédure commencée contre B... Pierre-Marie, détenu.

« Inculpé d'avoir assassiné M....

« Attendu la nécessité de constater judiciairement l'état où se trouve en ce moment le sieur B....

« Ordonnons qu'il y sera procédé par M. Brouardel, lequel après avoir reconnu l'état où se trouve le sieur B..., dira s'il a eu après le 15 octobre des égratignures profondes, notamment aux mains et à la joue droite. »

Serment préalablement prêté, ai procédé à l'examen du sieur B..., le 26 décembre 1884.

Le sieur B..., Jean-Marie, âgé de vingt-quatre ans, est d'une taille moyenne et paraît assez vigoureux. Cet homme nous déclare avoir habituellement une bonne santé. Il a eu la variole en 1879. Cette affection a laissé sur le visage du sieur B... les stigmates de son passage, la face est en effet couverte de cicatrices de boutons de variole.

A l'âge de dix ans, il aurait été victime d'un accident qui a nécessité l'amputation des trois derniers doigts de la main droite.

Depuis environ deux jours, le sieur B... déclare avoir eu des crachements de sang, mais l'auscultation et la percussion de la poitrine ne révèlent l'existence d'aucun bruit anormal.

Nous ne constatons actuellement sur les différentes parties du corps, notamment aux mains et au visage, ni croûtes, ni écorchures ni traces de violence.

Les organes génitaux ne sont le siège d'aucune affection vénérienne. Le canal de l'urèthre ne présente pas d'écoulement anormal.

Le sieur B... n'aurait ni pituites le matin, ni cauchemars la nuit, on ne constate pas de tremblements des mains et de la langue.

Conclusions. — 1º Le sieur B... ne présente, aujourd'hui 26 décembre, sur les différentes parties du corps, et notamment à la face et aux mains, aucune trace de violences, érosions, égratignures, etc.

2º Il n'est pas actuellement atteint d'affection vénérienne, syphilitique ou blennorrhagique.

3º EXAMEN DE LA FILLE P..., ACCUSÉE DE COMPLICITÉ DANS L'ASSASSINAT DE M... — Je soussigné, Paul Brouardel, commis par M. Pauffin, juge d'instruction, en vertu d'une ordonnance, en date du 23 décembre 1884, ainsi conçue :

« Vu la procédure commencée contre B..., Élisa P..., détenus.

« Inculpés d'avoir étranglé M...

« Attendu la nécessité de constater judiciairement l'état où se trouvent en ce moment les inculpés.

« Ordonnons qu'il y sera procédé par M. Brouardel; lequel après avoir reconnu l'état où se trouvent les inculpés....

« 1° Les cheveux de femme doivent être ceux de la fille P...;

« 2° Les gants doivent être ceux de la fille P...;

« 3° Je cherche l'éventail auquel manque le gland saisi;

« 4° La ficelle est une ficelle des halles servant au commerce des fleurs;

« 5° La fille P... a eu des ecchymoses, notamment une non guérie au cou;

« 6° Elle doit avoir une blennorrhagie, ainsi que B... »

Serment préalablement prêté, ai procédé à ces divers examens.

A. — La femme F..., née Élisa P..., est âgée de trente ans. Elle est d'une taille moyenne et paraît vigoureuse. Elle nous déclare avoir toujours eu une excellente santé. Cette femme aurait eu quatre enfants, mais un seul, une petite fille, serait actuellement vivante et âgée de trois ans et demi environ.

Nous ne constatons actuellement aucune trace de violences sur les différentes parties du corps, notamment sur la peau du cou, de la face et des mains.

L'examen des organes génitaux de cette femme nous démontre qu'ils sont sains. La membrane hymen n'est plus représentée que par des caroncules myrtiformes. Le canal de l'urèthre n'est le siège d'aucun écoulement anormal. Les ganglions inguinaux ne sont pas tuméfiés. Les différentes parties de la vulve ne sont souillées par aucune mucosité ou écoulement anormal.

B. — Nous avons coupé, sur le devant de la tête de cette femme, une mèche de cheveux que nous avons examinée au microscope et comparée aux cheveux placés sous scellés. Le procédé employé est le même que celui que nous avons décrit dans un de nos précédents rapports. C'est-à-dire qu'un cheveu du scellé et un de ceux pris sur la tête de cette femme ont été montés dans de la glycérine, sur une plaque de verre, et recouverts d'une petite lamelle. Le tout a été placé sous le champ du microscope et examiné à un grossissement de 500 diamètres environ. L'examen microscopique nous a montré que le diamètre des cheveux était le même, c'est-à-dire qu'ils présentaient exactement la même grosseur, seulement ceux de la femme P... diffèrent de ceux du scellé de deux façons, les premiers sont beaucoup plus clairs, moins foncés que ceux du scellé, et dans toute leur longueur nous ne constatons pas la présence de moelle, alors que dans les cheveux placés sous scellé l'on remarque, par places, des fragments de moelle.

Conclusions. — 1° La femme F...., née Élisa P..., ne porte aujourd'hui, 27 décembre, aucune trace de violences sur les différentes parties du corps;

2° Elle n'est atteinte d'aucune affection vénérienne, syphilitique ou blennorrhagique :

3° Les cheveux que nous avons pris sur sa tête ne présentent pas les mêmes caractères que ceux placés sous scellé. Ils n'ont comme caractère commun que l'épaisseur. Les cheveux du scellé n'appartiennent donc pas à la femme Élisa P...

4° DÉTERMINATION DE LA DATE ET DE LA CAUSE DE LA MORT DE M... — Je soussigné, Paul Brouardel, commis par M. Pauflin, juge d'instruction, en vertu d'une ordonnance, en date du 29 décembre 1884, ainsi conçue :

« Vu la procédure commencée contre B..., détenu.

« Inculpé d'avoir étranglé M...

« Ordonnons que M. Brouardel, serment préalablement prêté en nos mains, s'expliquera sur les points suivants :

« M. Demarle a constaté : 1° le nez bouffi; 2° les fesses non meurtries, comme si M... avait été posé et n'était pas tombé lourdement; 3° du sang sur la chemise et à droite du défunt sur le parquet; 4° le cadavre étendu sur un lit. Donc la rigidité cadavérique n'existait pas encore, puisque le cadavre avait été trouvé accroupi dans un coin à angle droit, à 8 heures du soir, et M. Demarle l'a vu à 9 heures et demie; 5° le clou et la ficelle semblent démontrer l'impossibilité d'un suicide. M. Rivière, architecte, 16, rue de l'Université, fait à ce sujet des expériences. — Prière de conférer tous trois ensemble. »

Par une seconde ordonnance, en date du 25 février, M. Pauffin ajoute les renseignements suivants : « Il est certain que le 15 octobre 1884, à 3 heures, M... est rentré chez lui et n'en est plus sorti même pour dîner. Par conséquent, les haricots rouges sont ceux de son déjeuner.

« Le 16 octobre, à 8 heures du soir, on le trouve accroupi, le nez sanguinolent, mais le suintement était expressément cadavérique.

« Étant données ces deux constatations, à quel jour, à quelle heure remonte la mort? »

Serment préalablement prêté et après avoir eu une réunion avec MM. Demarle et Rivière, je réponds comme suit aux questions contenues dans les ordonnances précédentes :

Époque de la mort. — Lorsque M. le Dr Demarle a vu le cadavre de M..., le 16 octobre 1884, à 9 heures et demie du soir, il était sur un lit et il n'y avait pas de rigidité cadavérique. Celle-ci pouvait ne pas avoir commencé ou être déjà finie ; la durée de la rigidité, après une mort violente, ne dépasse pas d'ordinaire vingt-quatre à trente-six heures, chez les personnes peu vigoureuses.

A ce moment il sortait des narines du cadavre un liquide sanguinolent, qui avait taché la chemise de M... Ce suintement ne se fait que lorsque la décomposition commence, et il paraît d'autant plus vite que les poumons ont été congestionnés, ainsi que cela se voit dans les asphyxies quelle que soit leur nature.

Il résulte de ces deux constatations que *lorsque M. le Dr Demarle a vu le cadavre de M..., la mort devait dater de vingt-quatre à trente-six heures.*

La présence de haricots rouges dans l'estomac, prouve que M... est mort quelques heures, trois ou quatre heures probablement, après le repas dans lequel il avait ingéré ces haricots. S'il est établi qu'on lui ait servi ces haricots au déjeuner du 15 et que M... ne soit pas sorti le soir après 3 heures, ces renseignements concorderaient avec ceux fournis par l'examen cadavérique fait par M. Demarle, *c'est-à-dire que M... serait mort le 15 octobre, vers 4 ou 5 heures de l'après-midi* (si le déjeuner a eu lieu à midi ou 1 heure).

Circonstances relatives à la position du corps. — On ne saurait tirer de l'absence de meurtrissures des fesses, aucune conclusion. Si M... a été posé en ce lieu après avoir été tué, il ne l'a été qu'après sa mort, de même si M... est tombé sur les fesses, par rupture de la corde et après sa mort par pendaison, de toute façon, au moment où il s'est trouvé assis sur le plancher, il était mort et la chute ne pouvait plus produire ni ecchymose, ni suffusion sanguine dans le tissu cellulaire sous-cutané.

Les taches de sang sur le parquet n'ont pas été examinées au microscope, il est possible que ce ne soient que des taches de mucus sanguinolent sorti de la bouche et tombées sur le parquet au moment où on a déplacé le corps.

L'examen du clou et de la ficelle démontre-t-il l'impossibilité d'un suicide ?

Lors de notre conférence, les expériences faites par M. Rivière tendaient à faire admettre l'impossibilité pour le clou, dans les conditions où il était fixé dans la muraille, de supporter le poids d'un corps humain.

L'importance de ce fait nous a conduit à prier M. Rivière de pratiquer de nouvelles expériences. Nous n'en connaissons pas le résultat. Mais il est évident que M. Rivière, comme architecte, est beaucoup plus compétent que nous pour apprécier la résistance qu'offre un clou planté dans une muraille suivant des inclinaisons diverses.

5° Nouvel examen de B... — Je soussigné, Paul Brouardel, commis par M. H. Pauflin, juge d'instruction, en vertu d'une ordonnance, en date du 24 mars 1885, ainsi conçue :

« Vu la procédure contre B... (Pierre-Marie), inculpé d'avoir étranglé M... le 15 octobre 1884 vers 4 ou 5 heures.

« Attendu la nécessité de constater judiciairement si la chute d'une suspension a pu produire les égratignures constatées par les témoins le 16 au matin sur la joue droite de B...

« Ordonnons qu'il y sera procédé par M. Brouardel, docteur en médecine, serment préalablement prêté en nos mains.

« Lequel après avoir assisté à la saisie de la suspension et aux explications des témoins sur la nature et la place des égratignures, dira si la chute de la suspension saisie a pu produire les égratignures. »

Serment préalablement prêté, me suis transporté, le 29 mars 1885, au n° 143 de la rue Saint-Martin, où en présence de M. le juge d'instruction et des témoins j'ai fait les constatations suivantes :

Des déclarations du sieur P... (interrogatoire du 8 avril 1885) et de celles faites en notre présence par la même personne lors du transport du 29 mars au n° 143 de la rue Saint-Martin, il résulte que le 16 octobre 1884 B... portait : deux égratignures sur la joue droite et de petites égratignures au ras de la mâchoire, formant comme une petite virgule.

B... déclare qu'il avait une bosse au front, des égratignures sur la joue droite, mais pas d'égratignure sous la mâchoire. Il explique la présence des égratignures de la joue par la chute d'une suspension, lui échappant au moment où pour la décrocher il était monté sur une table. Le fumivore ébréché lui aurait érodé la joue.

Pour juger la valeur de ces explications, M. le juge d'instruction a demandé à B... lui-même de se placer dans les conditions où il se trouvait lorsque les égratignures se seraient faites.

Quand B... est monté sur la table sa tête touche le plafond, le fumivore se trouve au niveau des épaules. En admettant que la suspension ait glissé dans sa main au moment où il la décrochait, les bords du fumivore ne pouvaient frôler que son gilet ou sa manche. Si après ce mouvement de descente, B..., pour s'opposer à la chute, a brusquement relevé la suspension, le fumivore n'a pu atteindre même la partie inférieure du cou (la cravate), car le mouvement de relèvement de la main était nécessairement limité par la rencontre du plafond.

Les épreuves multipliées auxquelles l'explication fournie par B... a été soumise en notre présence n'ont toutes donné que des résultats négatifs.

Conclusion. — Les égratignures constatées par le témoin P... sur la joue et sous la mâchoire de B... le 16 octobre 1884, ne peuvent avoir été produites, comme l'explique celui-ci, par les bords du fumivore de la suspension glissant dans ses mains, alors qu'il était monté sur la table pour la décrocher.

2. Pendaison. Nœud sous le menton. Fracture de la 5ᵉ cervicale. Plaie de tête. Ecchymoses de la peau des bras. Suicide. — Je soussigné, Paul Brouardel, commis par ordonnance de M. Bresselle, juge d'instruction, serment préalablement prété, ai procédé le 15 mars 1878 à l'examen et à l'autopsie du cadavre de la veuve B..., pour rechercher les causes de la mort.

Le cadavre est celui d'une femme âgée de soixante-huit ans environ, de petite taille et d'une corpulence moyenne.

La rigidité cadavérique est très prononcée, il n'existe encore aucune trace de décomposition. Sur les épaules et le haut du corps et le dos, la peau est le siège de quelques lividités cadavériques.

La face est pâle, les lèvres non colorées, la langue ne fait pas saillie entre les dents.

A l'examen extérieur du corps, on note des lésions dans trois régions : le cou, la tête et aux membres supérieurs, bras, avant-bras et mains.

1° *Autour du cou*, on voit un sillon parcheminé d'une largeur moyenne de 5 millimètres. Il est plus marqué et plus profond à la partie postérieure du cou. En avant, il est moins déprimé, mais il se relève sous le menton, de façon à former un angle dont le sommet se trouve à un centimètre du bord de la mâchoire inférieure. L'ensemble de ce sillon est donc obliquement dirigé de haut en bas et d'avant en arrière. Les bords ne sont le siège d'aucune congestion appréciable.

Au sommet de l'angle placé sous le menton se trouvent trois empreintes, qui diffèrent par leur forme et leur couleur. Celle du milieu, placée au sommet de l'angle, un peu à droite de la ligne médiane, a une forme quadrangulaire assez régulière, elle est parcheminée, légèrement ecchymotique sur son bord droit, elle a 8 millimètres dans son plus grand diamètre.

A 3 millimètres au-dessous et à droite de cette empreinte médiane, s'en trouve une seconde plus large, elle a 2 centimètres en hauteur et en largeur. Elle est parcheminée, non ecchymotique.

Ces deux premières empreintes ont ce caractère particulier d'être toutes deux un peu concaves.

La troisième empreinte a une couleur noire, elle est placée à gauche, à un centimètre de distance de l'empreinte médiane et un peu plus bas que celle-ci. Elle est presque triangulaire, une des bases du triangle est tournée vers la ligne médiane, son bord supérieur est convexe, son bord inférieur rectiligne. Sa surface est légèrement convexe et non concave comme celle des deux empreintes précédemment décrites.

En appliquant autour du cou du cadavre la corde à l'aide de laquelle la veuve B... était suspendue, on parvient à couvrir le sillon circulaire et à comprendre la disposition et la forme des diverses empreintes. La corde entourait deux fois le cou ; les deux tours de corde étaient maintenus par un double nœud coulant. Cette disposition d'un double nœud coulant est celle qui existe encore sur la corde qui nous a été remise par M. le commissaire.

La saillie formée par chacun des nœuds s'applique l'une dans l'empreinte médiane, l'autre dans l'empreinte droite. La plaque noire placée à gauche résulte d'un pincement de la peau du cou entre lês deux tours de la corde.

Le tissu cellulaire qui double le sillon circulaire du cou et les deux empreintes parcheminées n'est pas infiltré de sang, celui qui double l'empreinte noire contient un peu de sang extravasé.

L'épiderme de la région placée au-dessous du sillon sur la ligne médiane du cou présente quelques éraillures très superficielles. Elles ont été produites probablement par le frottement rude de la corde et son glissement avant qu'elle ne fût définitivement fixée sous le menton.

2° *Sur la peau du crâne*, on trouve une plaie longitudinale rectiligne, à bords nets, ayant un petit éclatement transversal de 1 à 2 millimètres à son angle postérieur. Elle siège au niveau de la partie postérieure du pariétal droit, à 3 centimètres de la ligne médiane. Elle est dirigée d'arrière en avant. Elle intéresse toute l'épaisseur du cuir chevelu. Elle mesure 3 centimètres au niveau de la surface cutanée, elle ne mesure que 15 millimètres à sa face profonde. Le périoste du pariétal est rompu, détaché de l'os, mais la surface osseuse ne laisse apercevoir aucun sillon, aucune trace d'incrustation due au passage d'un instrument tranchant ou piquant. Le tissu cellulaire qui entoure la plaie est le siège d'une ecchymose diffuse.

3° *Les membres supérieurs* portent tous deux des lésions disséminées en diverses régions. A la face externe des bras dans des points qui correspondent au bord externe du muscle biceps, on trouve sept ou huit petites taches légèrement bleuâtres ; en les incisant on constate que le tissu cellulaire qui les double est le siège d'une infiltration sanguine. Ces petits foyers de sang ont des dimensions qui ne dépassent pas pour les plus grands 5 ou 6 millimètres de diamètre. Ils sont un peu plus nombreux au bras gauche qu'au bras droit. Leur couleur est rouge, ils sont récents.

A quelques centimètres au-dessus de l'articulation radio-carpienne droite existe une tache jaune verdâtre, assez large, semblable à une ecchymose datant de quelques jours. Le sang qui infiltre le tissu cellulaire en ce point est plus altéré que celui des ecchymoses des bras.

Les mains sont le siège de quelques excoriations. Sur la première phalange de l'index de la main droite, on voit une tache rouge ayant 15 millimètres dans son plus grand diamètre, elle est due à la perte récente de l'épiderme. Sur la dernière phalange de l'annulaire droit on voit une érosion de la peau. A la main gauche on constate également la présence de quelques érosions au niveau des phalanges, moins marquées que les précédentes.

La paume des mains, les ongles, n'offrent rien de particulier.

Les autres parties de la peau ne sont le siège d'aucune lésion, notamment les yeux, les oreilles, le nez, la bouche, etc.

Des matières fécales durcies sortent par l'anus. Celui-ci n'est pas déformé. Le mucus contenu dans le vagin ne renferme pas de spermatozoïdes.

Examen des parties profondes. — Les os du crâne ne sont pas fracturés. L'encéphale et ses enveloppes sont légèrement congestionnés, mais sains.

La cavité buccale, le pharynx, ne présentent rien de notable.

La muqueuse du larynx est le siège d'une petite suffusion sanguine.

Les poumons sont dans leur état normal, sans adhérences pleurales. On y dénote quelques vésicules d'emphysème interlobulaire et quelques rares ecchymoses sous-pleurales.

Le cœur ne contient pas de caillots, il renferme un peu de sang fluide, les valvules sont saines.

Le foie, les reins, les organes génitaux ne présentent aucune lésion.

La muqueuse de l'estomac est le siège de trois petites suffusions sanguines, les intestins ne sont pas congestionnés.

Dans le tissu cellulaire rétropharyngien, en avant de la colonne vertébrale, on trouve une ecchymose large de 5 à 6 centimètres, longue de 8 à 9 centimètres. En disséquant la région on trouve une fracture du corps de la cinquième vertèbre cervicale. Cette fracture est transversale, sans déplacement, avec un écartement de 2 millimètres environ à sa face antérieure. Dans le canal médullaire, au niveau de la fracture, il existe une petite ecchymose beaucoup moins étendue que celle de la face antérieure.

Pas d'autre ecchymose dans le tissu cellulaire du cou. Les carotides ne sont pas déchirées.

Discussion. — Les lésions de la région du cou, le sillon et les empreintes résultent de la constriction de la peau par un lien suspenseur. La fracture de la cinquième vertèbre cervicale s'explique par la position du nœud, l'angle le plus élevé formé par la corde se trouvant sous le menton a fortement relevé la tête et l'a renversée en arrière, imitant aussi l'ancien procédé du bourreau de Paris, procédé par lequel se produisaient souvent des fractures ou des luxations de la colonne vertébrale. Notons de plus que dans la vieillesse la substance osseuse se raréfie, rend les fractures plus faciles à effectuer, et que l'âge de cette femme permet de comprendre cette lésion même sans qu'il y ait eu de grande violence exercée.

La pendaison a eu lieu pendant la vie, ainsi que le prouve l'ecchymose prévertébrale.

La plaie du cuir chevelu est le résultat d'une contusion. La différence de son étendue à la surface extérieure (3 centim.), à la surface interne 1 cent. 1/2), l'absence de toute marque, de tout sillon à la surface de l'os sous-jacent, écartent l'hypothèse d'une plaie par un instrument tranchant ou piquant. L'examen de la chambre dans laquelle on a trouvé la veuve B.... pendue, nous a montré que en un point placé au pied du lit, près de la commode dont deux tiroirs étaient entr'ouverts, il existe une tache de sang ayant 7 à 8 centimètres de diamètre, et que plusieurs cheveux gris lui sont encore adhérents. Autour de cette tache assez large, on trouve des gouttelettes de sang qui ont jailli sur la commode et sur le pied du lit. C'est en tombant en ce point que la veuve B... s'est fait cette plaie, soit que la tête ait rencontré l'angle d'un des tiroirs, soit qu'elle ait frappé directement le sol. En ce cas la peau a éclaté, serrée qu'elle était entre le crâne agissant comme masse projetée et le carreau de la chambre formant un obstacle résistant. Nous avons sur des cadavres reproduit des plaies identiques comme largeur et comme proportion des dimensions de l'ouverture externe et interne en frappant la tête à l'aide d'un battoir de blanchisseuse.

Les ecchymoses des bras occupent d'une façon à peu près symétrique la région externe des deux bras, elles sont multiples, petites, ressemblant plus à des pinçons qu'aux ecchymoses plus larges et plus épaisses que produit l'application d'une main vigoureuse pendant une lutte. On peut sur soi-même en croisant les bras et en se pinçant simultanément la peau des bras, arriver à reproduire des ecchymoses occupant identiquement le siège qu'elles avaient chez la veuve B...

Conclusions. — 1° La pendaison a eu lieu pendant la vie, ainsi que le prouvent l'ecchymose prévertébrale et les excoriations des mains.

2° La fracture de la colonne vertébrale s'explique par l'application du nœud du lien suspenseur sous le menton, et par l'âge de la femme.

3° La plaie de tête est le résultat d'une chute dont on peut préciser dans la chambre le lieu exact.

4° Les ecchymoses des bras ont été faites par les doigts de la veuve B..., convulsivement serrés autour des bras pendant les angoisses qui ont précédé la détermination suicide.

5° La mort est le résultat d'un suicide par pendaison.

3. Pendaison à l'aide d'une branche d'arbre. Suicide. — *Autopsie faite le 20 avril 1879.* — Adulte de trente-cinq ans environ, pendu avec une branche de noisetier, formant anse et maintenue par des morceaux de mouchoir.

Le plein de l'anse passait sur le sommet du cartilage thyroïde : le sillon est assez large du côté droit du cou ; à gauche on trouve quelques empreintes seulement sous l'oreille et le menton.

Le sillon de la peau est un peu ecchymosé, peu parcheminé, ne présente pas de suffusion sanguine dans le tissu cellulaire et les muscles. Rien dans les carotides et les jugulaires.

Le cerveau n'est pas très congestionné ; quelques suffusions sanguines sous-arachnoïdiennes. On trouve une injection des fines ramifications de la pie-mère, qui se décortique très bien. Rien dans le bulbe ni l'aqueduc de Sylvius.

La luette est verticale.

Rien dans le pharynx ; pas d'ecchymoses prévertébrales.

Mucosités dans le larynx.

Les poumons sont adhérents à gauche par le sommet et à droite par la base. Pas d'ecchymoses sous-pleurales.

Un peu de liquide dans le péricarde.

Le cœur est vide.

Rien dans l'estomac.

L'intestin est rouge, en grande partie par imbibition.

Une gomme syphilitique sur la face antérieure et la partie inférieure de la jambe droite.

4. Suicide de Marc-Antoine Calas 1 . — Jean Calas, âgé de
soixante-huit ans, exerçait la profession de négociant, à Toulouse,
depuis plus de quarante années, et était reconnu, de tous ceux
qui ont vécu avec lui, pour un bon père. Il était protestant ainsi
que sa femme et tous ses enfants, excepté un qui avait abjuré
l'hérésie et à qui le père faisait une petite pension. Il paraissait si
éloigné de cet absurde fanatisme qui rompt tous les liens de la
société, qu'il approuva la conversion de son fils Louis Calas, et
qu'il avait depuis trente ans chez lui une servante, zélée catholique,
laquelle avait élevé tous ses enfants.

Un des fils de Jean Calas, nommé Marc-Antoine, était un
homme de lettres; il passait pour un esprit inquiet, sombre et
violent. Ce jeune homme ne pouvant réussir ni à entrer dans le
négoce, auquel il n'était pas propre, ni à être reçu avocat, parce
qu'il fallait des certificats de catholicité qu'il ne put obtenir, réso-
lut de finir sa vie et fit pressentir ce projet à un de ses amis ; il se
confirma dans sa résolution par la lecture de tout ce qu'on a jamais
écrit sur le suicide.

Enfin un jour le 13 octobre 1761 , ayant perdu son argent au
jeu, il choisit ce jour-là même pour exécuter son dessein. Un ami
de la famille et le sien, nommé Lavaisse, jeune homme de
dix-neuf ans, connu par la candeur et la douceur de ses mœurs,
fils d'un avocat célèbre de Toulouse, était arrivé de Bordeaux la
veille; il soupa par hasard chez les Calas. Le père, la mère, Marc-
Antoine leur fils aîné, Pierre leur second fils, mangèrent ensemble. Après le souper, on se retira dans un petit salon; Marc-
Antoine disparut ; enfin, lorsque le jeune Lavaisse voulut partir,
Pierre Calas et lui étant descendus, trouvèrent en bas, auprès du
magasin, Marc-Antoine en chemise, pendu à une porte et son
habit plié sur le comptoir: sa chemise n'était pas seulement dérangée; ses cheveux étaient bien peignés : il n'avait sur son corps
aucune plaie, aucune meurtrissure. On ne lui trouva, après le
transport du cadavre à l'hôtel de ville, qu'une petite égratignure
au bout du nez et une petite tache sur la poitrine, causée par
quelques inadvertances dans le transport du corps.

On ne décrira point la douleur et le désespoir du père et de la

1 Voltaire, *Traité sur la tolérance à l'occasion de la mort de Jean
Calas Nouveaux Mélanges philosophiques, historiques*, etc., II° partie.
Édition de 1772, t. XXXII, p. 30 .

mère, leurs cris furent entendus des voisins. Lavaisse et Pierre Calas, hors d'eux-mêmes, coururent chercher des chirurgiens et la justice. Pendant qu'ils s'acquittaient de ce devoir, le peuple de Toulouse s'attroupait autour de la maison. Quelque fanatique de la populace s'écria que Jean Calas avait pendu son propre fils Marc-Antoine. Ce cri répété fut unanime en un moment; d'autres ajoutèrent que le mort devait le lendemain faire abjuration, que sa famille et le jeune Lavaisse l'avaient étranglé par haine contre la religion catholique.

La famille Calas, la servante catholique, Lavaisse furent mis aux fers... Il paraissait impossible que Jean Calas, vieillard de soixante-huit ans, qui avait depuis longtemps les jambes enflées et faibles, eût seul étranglé et pendu son fils, âgé de vingt-huit ans, qui était d'une force au-dessus de l'ordinaire. Comment tous ensemble auraient-ils pu étrangler un jeune homme aussi robuste qu'eux tous, sans un combat long et violent, sans des cris affreux, qui auraient appelé tout le voisinage, sans des coups réitérés, sans des meurtrissures, sans des habits déchirés?

Il était évident que, si le parricide avait pu être commis, tous les accusés étaient également coupables, parce qu'ils ne s'étaient pas quittés d'un moment; il était évident qu'ils ne l'étaient pas; il était évident que le père seul ne pouvait l'être; et cependant l'arrêt condamna ce père seul à expirer sur la roue.

Revenons sur quelques détails (1) : « Le souper avait eu lieu sur les sept heures et ne fut pas fort long. Lorsque nous fûmes au dessert, ce malheureux enfant, je veux dire mon fils aîné Marc-Antoine, se leva de table, comme c'était la coutume, et passa à la cuisine, qui est auprès de la salle à manger au premier étage. La servante lui dit: « Avez-vous froid, M. l'aîné? chauffez-vous; » il lui répondit : « Bien au contraire, je brûle; » et sortit. Nous restâmes encore quelques moments à table. Environ sur les neuf heures trois quarts à dix heures, M. Lavaisse prit congé de nous et descendit avec Pierre (2). »

« Marc-Antoine Calas était mécontent de sa situation, il était sombre, atrabilaire et lisait souvent des ouvrages sur le suicide. Lavaisse avant le souper l'avait trouvé dans une profonde rêverie; la mère s'en était aussi aperçue. Ces mots : « Je brûle, » répondus à la servante qui lui proposait d'approcher du feu, sont d'un grand

---

(1) *Pièces originales concernant la mort des sieurs Calas et le jugement rendu à Toulouse (Ibid.*, p. 96).

(2) *Extrait d'une lettre de la dame veuve Calas*, 15 juin 1762.

poids. Il descend seul en bas après souper. Il exécute sa résolution funeste. Son frère, au bout de deux heures, en reconduisant Lavaisse, est témoin de ce spectacle. Tous deux s'écrient, le père vient; on dépend le cadavre : voilà la première cause du jugement porté contre cet infortuné père. Il ne veut pas d'abord dire aux voisins, aux chirurgiens : « Mon fils s'est pendu, il faut qu'on le traîne sur la claie et qu'on déshonore ma famille. » Il n'avoue la vérité que lorsqu'on ne peut plus la celer... Quand le père et la mère en larmes étaient, vers les dix heures du soir, auprès de leur fils Marc-Antoine déjà mort et froid, ils s'écriaient, ils poussaient des cris pitoyables, ils éclataient en sanglots, et ce sont ces sanglots, ces cris paternels qu'on a imaginé être les cris mêmes de Marc-Antoine Calas, mort deux heures auparavant; et c'est sur cette méprise qu'on a cru qu'un père et une mère qui pleuraient leur fils mort, assassinaient ce fils... De très mauvais physiciens ont prétendu qu'il n'était pas possible que Marc-Antoine se fût pendu. Rien n'est pourtant si possible. Le père, en arrivant sur le lieu où son fils était suspendu, avait voulu couper la corde, elle avait cédé d'elle-même, il crut l'avoir coupée. Il se trompa sur ce fait inutile devant les juges, qui le crurent coupable 1. »

« M. Lavaisse et Pierre descendent, mais quel spectacle s'offre à eux. Ils voient la porte du magasin ouverte, les deux battants rapprochés, un bâton fait pour serrer et assujettir les ballots passés au haut des deux battants, une corde à nœuds coulants et mon malheureux frère suspendu en chemise, les cheveux arrangés, son habit plié sur le comptoir : que faire? laissera-t-on le corps de son fils sans secours? Le père embrasse son fils mort; la corde cède au premier effort parce qu'un des bouts de bâton glissait aisément sur les battants et que le corps soulevé par le père n'assujettissait plus ce billot... Pour comble de malheur, le capitoul, prévenu par ces clameurs, arrive sur le lieu avec ses assesseurs et fait transporter le cadavre à l'hôtel de ville. Le procès-verbal se fait à cet hôtel au lieu d'être dressé dans l'endroit même où l'on a trouvé le mort... Enfin un chirurgien nommé Lamarque est nommé pour ouvrir l'estomac de mon frère, et pour faire rapport s'il y a trouvé des restes d'aliments. Son rapport dit que les aliments avaient été pris quatre heures avant sa mort. Il se trompait évidemment de deux. Il est clair qu'il voulait se faire valoir en prononçant quel temps il faut pour la digestion que la diversité des tempéraments rend plus ou moins lente. Cette petite er-

(1) *Extrait d'une lettre de Donat Calas à sa mère*, 21 juin 1762.

reur d'un chirurgien devait-elle préparer le supplice de mon
père (1). »

« On peut juger de mon horrible surprise quand je vis mon
frère suspendu en chemise aux deux battants de la porte de la
boutique qui donne dans le magasin. Je poussai des cris affreux,
j'appelai mon père : il descend éperdu ; il prend à bras-le-corps
son malheureux fils en faisant glisser le bâton et la corde qui le
soutenaient ; il ôte la corde du cou en élargissant le nœud... Je
vole chez le chirurgien, je ne trouve que le sieur Gorse, son garçon, et je l'amène avec moi. Le chirurgien Gorse lui tâte le pouls
et le cœur ; il le trouve mort et déjà froid ; il lui ôte son tour de cou
qui était de taffetas noir ; il voit l'impression d'une corde et prononce qu'il est étranglé. Sa chemise n'était pas seulement froissée,
ses cheveux arrangés comme à l'ordinaire et je vis son habit pro-
prement plié sur le comptoir. Mon père, dans l'excès de la douleur, me dit : « Ne va pas répandre le bruit que ton frère s'est défait
lui-même, sauve au moins l'honneur de ta misérable famille. » Mais
sur le conseil d'un ami de la maison, Lavaisse et moi nous allons
prévenir la justice... Le capitoul avait mandé le sieur La Tour,
médecin, et les sieurs Lamarque et Perronet, chirurgiens. Ils visitèrent le cadavre en ma présence, cherchèrent des meurtrissures
sur le corps et n'en trouvèrent point. Ils ne visitèrent point la
corde : ils firent un rapport secret seulement de bouche au capitoul ; après quoi on nous mena tous à l'hôtel de ville ; on prit le
cadavre et les habits qui furent portés aussi à l'hôtel de ville... Le
capitoul, l'assesseur, le procureur du roi et l'avocat du roi étaient
venus quelques jours après notre détention, avec un expert, dans
la maison où mon frère Marc-Antoine était mort ; quel était cet
expert, pourra-t-on le croire ; c'était le bourreau. On lui demanda
si un homme pouvait se pendre aux deux battants de la porte du
magasin où j'avais trouvé mon frère. Ce misérable, qui ne connais-
sait que ses opérations, prétendit que la chose n'était pas praticable. C'était donc une affaire de physique. Hélas ! l'homme le moins
instruit aurait vu que la chose n'était que trop aisée (2). »

Le sieur David, capitoul de Toulouse, avait consulté le bourreau sur la manière dont Marc-Antoine Calas avait pu être pendu,
et ce fut l'avis du bourreau qui prépara l'arrêt, tandis qu'on négli-
geait l'avis de tous les avocats.

(1) *Mémoire de Donat Calas pour son père, sa mère et son frère.*
(2) *Déclaration de Pierre Calas,* 23 juillet 1762.

5. Assassinat d'un fils par son père. Suicide de ce dernier. Coups de couteau. Pendaison. Observation par le Dr Paul Lorain. — Je soussigné Paul Lorain, docteur en médecine, agissant en vertu d'une ordonnance en date du 24 décembre 1858 de M. Vial, juge d'instruction, près le tribunal de première instance du département de la Seine, et après serment prêté, ledit jour me suis transporté avec ce magistrat et avec M. Genreau, substitut, à Boulogne, afin de procéder à l'examen des cadavres des sieurs S... père et fils et rechercher la cause de leur mort.

De cet examen et de toutes les constatations auxquelles je me suis livré à ce sujet résulte ce qui suit :

Le lieu où habitaient les sieurs S... père et fils et où se trouvent leurs cadavres qui n'ont point été déplacés est une maisonnette en briques n'ayant qu'un rez-de-chaussée, située au fond d'un jardin clos de mur, à la distance de 12 ou 15 mètres d'une maison habitée par plusieurs locataires et donnant sur la rue. Il existe en outre, attenant à cette maison, un corps de bâtiment habité, en retour sur le jardin et distant de 4 ou 5 mètres seulement de la maisonnette où sont les deux cadavres. L'appartement des S... se compose de deux pièces au rez-de-chaussée, ayant chacune une fenêtre avec persienne donnant sur le jardin et faisant face à la maison principale, on entre par une porte située à l'extrémité Nord. Cette porte est également doublée d'une persienne. L'un des battants de cette persienne est fermé. Du jardin et de la maison qui est en face, on ne peut voir ce qui se passe dans l'appartement. Derrière la persienne, en entrant on trouve une porte vitrée toute grande ouverte. A terre est le cadavre de S... père, ayant encore autour du col une partie de la corde à laquelle on l'a trouvé pendu et qui a été dénouée et coupée par les personnes qui ont fait les premières constatations. Au haut de la persienne, du côté qui est fermé, à l'avant-dernière palette, est attaché l'autre bout de la corde, et l'on voit sur cette palette une entaille dans le bois, attestant qu'un corps lourd y a été suspendu.

En entrant dans cette première pièce où est étendu le cadavre qui a été tiré à terre par les personnes qui ont coupé la corde, on voit une mare de sang; le cadavre en est couvert des pieds à la tête : les jambes en sont complètement teintes. Cette chambre est étroite et assez encombrée, on y voit une table couverte de pots de fleurs, une commode, une sorte de garde-manger et un billot monté sur trois pieds. Auprès de ce billot, on trouve un gros merlin à fendre le bois, rouge de sang depuis le fer jusqu'à l'extrémité du manche, un couperet de boucher en fer également teint de sang, un couteau de table pointu et un bistouri également ensanglanté ; des gouttes de sang nombreuses se voient sur le billot.

La seconde chambre, dont la porte faisant face à la porte d'entrée est ouverte, est beaucoup plus grande ; elle contient deux lits parallèlement situés aux deux extrémités ; une cheminée fait face à la fenêtre ; le lit le plus éloigné de l'entrée est celui de S... fils : il est défait et taché de sang. Le cadavre de S... fils est étendu à terre entre le lit et la fenêtre, les pieds étant vers le milieu de la chambre, et tournés du côté de la porte d'entrée ; ce cadavre repose sur une couche épaisse de sang coagulé.

La chambre présente le plus grand désordre. Dans l'espace qui sépare les deux lits, devant la cheminée et plus près du lit de S... fils, on voit des chaises renversées et tachées de sang et des vêtements jetés pêle-mêle, une pelle à feu brisée et maculée de sang, des pincettes où se voient des taches de sang, une bûche également ensanglantée. Le lit est défait et les couvertures ont été entraînées à terre, les draps sont ensanglantés ; du sang se voit le long du bois du lit et sur le carreau.

L'autre côté de la chambre où est placé le lit de S... père présente un autre aspect. Le lit est à peine défait et l'on n'y voit ni tache de sang ni trace de lutte.

Sur la cheminée, près de ce lit, est un chandelier en fer... des taches de sang se voient sur le chandelier et sur la chandelle, soit que le sang ait rejailli sur cet objet, soit plutôt qu'une main ensanglantée s'y soit appliquée. Il y a également un peu de sang sur le globe de la pendule qui repose sur la cheminée. Si l'on jette un coup d'œil sur les cadavres, on s'assure, à première vue, qu'une lutte terrible a eu lieu et que S... fils a été assassiné..., il a le crâne enfoncé et la face broyée... S... père est couvert de sang et porte de nombreuses blessures, mais ces blessures sont d'une toute autre nature, aucune d'elles n'était immédiatement mortelle, toutes ont pu être faites par lui-même.

Nous examinerons successivement les deux cadavres, après quoi, tirant parti de l'état des lieux, de la nature des instruments de meurtre, des traces de lutte, nous reconstituerons autant que les faits constatés nous le permettront, l'événement dont nous voyons ici les résultats.

S... fils est un homme d'une trentaine d'années, de taille moyenne, ayant au genou gauche une tumeur blanche qui le faisait boiter et le rendait impropre à soutenir une lutte à bras-le-corps. Ses bras sont forts, on conçoit qu'il ait pu opposer à son agresseur une résistance assez vigoureuse, malgré son manque d'agilité (l'examen du genou gauche nous a montré une tumeur blanche ancienne avec destruction de tout le condyle interne du fémur).

On nous a dit que cet homme était idiot, nous avons trouvé en effet, dans son lit un mouchoir déchiqueté avec les dents... Certains idiots mâchonnent sans cesse.

Il n'y a pas trace de putréfaction et la mort parait remonter à la soirée du mercredi 22 décembre. Le corps est vêtu d'une chemise, d'un gilet de laine et d'une camisole en drap, les jambes sont nues, il repose sur le dos, un peu incliné sur le côté droit. Les membres sont roides, convulsés. Il n'existe sur le tronc, le cou et les jambes, aucune blessure... Sur les deux bras un peu au-dessous des épaules, au même niveau se voient deux larges ecchymoses toutes récentes indiquant qu'une pression violente y a été exercée comme si cet homme avait été maintenu serré par deux mains vigoureuses, pendant un temps assez long... Ces plaies contuses au niveau desquelles il n'existe aucune déchirure, ni souillure des vêtements, nous semblent ne pouvoir s'expliquer que de cette façon... Les mains et les poignets portent des traces de lutte; on y voit des déchirures, des éraillures, des plaies faites avec les ongles... Sur le dos de la main droite est une plaie profonde qui a mis à nu les tendons ; cette plaie est transversale, à bords nets et parait produite par un instrument tranchant manié avec force, la main étant *fixée;* il est probable que ce coup aura été porté alors que S... fils cherchait à garantir sa tête.

La face est méconnaissable par suite des plaies nombreuses dont elle est le siège et de l'enfoncement qu'elle a subi. Les lèvres sont fendues verticalement, les dents détachées sortent de la bouche, les mâchoires cassées en petits fragments ne tiennent plus et peuvent être extraites avec les doigts, le nez est cassé et enfoncé, les orbites sont fracassées, les yeux contus ; la peau est comme hachée... Le cuir chevelu est déchiqueté, il existe plusieurs fractures du crâne avec enfoncement, et un large épanchement de sang sur le cerveau.

Parmi ces plaies, les unes sont profondes et nettes et ont été faites avec un instrument tranchant, manié avec une grande force. Cet instrument, c'est le couperet de boucher, lequel est tout couvert de sang, où adhérent des parcelles d'os, et comme semé de cheveux que nous reconnaissons être ceux de S. fils...

Les autres plaies sont contuses et ont déchiré et non coupé, enfoncé et non fendu le crâne et la face, elles ont été produites avec le merlin, instrument lourd, massif, sur lequel nous trouvons comme sur le couperet des cheveux de S... fils.

Aucune trace de coup de couteau n'existe sur le cadavre.

De toutes ces plaies, il n'en est pas une que l'on puisse supposer avoir été produite par la main même de S... fils.

Donc aucun doute ne peut exister : cet homme a été assommé à coups de couperet et de merlin, après une lutte préliminaire dont nous retrouvons les traces aux bras. Il a paré les premiers coups avec ses mains et, une fois à terre, il a été frappé à outrance par une main qui ne comptait plus les coups et s'acharnait sur le cadavre. La lutte préliminaire a pu durer quelques minutes; les premiers coups portés à la face et à la tête ont été tels, que S... fils a dû être rapidement abattu, jeté à terre, étourdi, incapable de crier et de se défendre.

Où a commencé la lutte? sur le lit de S... fils. C'est là que le sang a commencé à couler. Il était nu et couché, il s'est levé ou est tombé de son lit Il y a assez de sang sur le bois de lit et sur les draps pour qu'on puisse affirmer qu'il était déjà blessé gravement quand il est tombé ou descendu de son lit. Les vêtements jetés et roulés en désordre à terre, les chaises renversées, le sang qui a jailli sur la pendule, la bûche tachée de sang, la pelle brisée avec une cassure *nette et récente*, les pincettes ensanglantées, indiquent que S... fils a résisté, s'est débattu, s'est cramponné aux meubles; peut-être a-t-il été frappé avec la pelle, peut-être est-ce lui qui a frappé? Ensuite, il est allé tomber là où nous le trouvons. Il s'est pour cela glissé le long de son lit et n'a pas franchi le milieu de la chambre, tout s'est passé dans la partie de la chambre où est son lit.

S... père a été trouvé mort, pendu à une corde attachée à la persienne de la porte d'entrée. La corde a été dénouée, on s'est assuré que tout secours était désormais inutile et nous trouvons son cadavre étendu comme nous l'avons dit, dans la pièce d'entrée. Le corps est celui d'un homme d'environ soixante-dix ans, d'une taille assez élevée, bien constitué et vigoureux. Sa mort paraît remonter à la même date que celle de S... fils. Il n'y a pas de putréfaction, il existe encore un peu de raideur cadavérique. Le corps n'est vêtu que d'une chemise qui est, par devant, souillée de sang, du haut en bas. On voit nettement le sillon que la corde a tracé autour du cou; ce sillon est profond et atteste une suspension qui a duré plusieurs heures; la langue est en partie sortie de la bouche; la face est un peu cyanosée, et si elle ne l'est pas davantage, c'est que cet homme a perdu, par ses blessures, beaucoup de sang.

La corde à laquelle il était pendu est forte, et a de 6 à 7 millimètres de diamètre. Le corps a été trouvé pendu, les pieds ne touchant pas terre, mais reposant sur le barreau inférieur d'une chaise sur laquelle S... père serait monté pour se pendre. Il n'y a rien là d'invraisemblable, car un homme peut se pendre étant à genoux ; d'ailleurs, il est possible que les pieds se soient instinctivement appuyés sur ce barreau dans les derniers moments de l'agonie. Il y a du reste des raisons de penser que la mort a été très rapide, et est peut-être survenue par le fait d'une syncope.

Il existe du sang tout le long de la corde, ce qui donne de suite à penser que la corde a été attachée par une main ensanglantée. Le cadavre avait la face tournée vers la chambre, et il était présumable que l'homme se pendant dans cette situation avait dû instinctivement étendre les bras devant lui et les projeter à droite et à gauche : or nous trouvons, à droite à la hauteur voulue, sur la porte vitrée, d'une part, de l'autre sur le côté non fermé de la persienne à gauche, des traces sanglantes, comme si des mains ensanglantées y avaient été appliquées.

Le cadavre est couvert de sang sur toute la partie antérieure, le sol est imprégné de sang sur une large surface, et il est évident qu'il y a eu hémorrhagie très abondante et que la suspension n'a pas été la seule cause de la mort. La sécheresse des poumons et l'absence de tout engouement nous font penser que la suspension a été la cause déterminante de la mort, qui est survenue très rapidement et par une syncope.

Le sang écoulé provient de 115 blessures environ, qui existent sur le corps de S... père : 1 sur le cuir chevelu, 3 au cou, 38 sur le devant de la poitrine, 70 au bas-ventre et 3 aux parties génitales ; ce chiffre de 115 blessures est arbitraire, c'est *un minimum*, il existe des blessures complexes telles que celle du cuir chevelu, qui supposent de nombreux coups portés en un même endroit.

Nous pensons qu'on pourra, par le spécimen suivant, avoir une idée exacte de la nature de ces blessures.

Si nous considérons l'apparence de la région ombilicale, on voit l'ombilic, et tout autour des plaies d'un petit diamètre, les unes profondes, le plus grand nombre superficielles et faites par une main hésitante, qui frappe toujours au *même point à petits coups redoublés*, et tantôt lance le coup profondément, tantôt le retient pour ainsi dire et n'effleure que l'épiderme : c'est ainsi que les choses se passent le plus souvent lorsqu'on se frappe soi-même. *Toutes ces plaies sont transversales*, ce qui a lieu lorsqu'un homme porte la main sur lui-même, parce qu'alors la lame de l'instrument est horizontale ; toutes ces plaies ont été faites *en piquant*, ce qui ne suppose qu'un mouvement brusque facile à exécuter et qui n'est point arrêté par la douleur, et non en coupant, etc... Toutes les plaies du ventre et de la poitrine ont les mêmes caractères. De celles qui existent au-devant de la poitrine, aucune n'a pénétré profondément à cause du sternum. Au ventre, plusieurs de ces plaies pénètrent dans le péritoine, mais n'ont lésé aucun organe important. Aucune grosse veine n'a été ouverte.

Toutes ont été faites avec le bistouri retrouvé sur le billot.

Les plaies des parties génitales sont également transversales, situées en arrière des bourses et telles que S... père a pu et a dû se les faire lui-même ; leur direction, leur siège, leur peu de profondeur en sont la preuve. Ces plaies ont été faites probablement avec le couteau de table mal emmanché et peu tranchant que nous avons signalé. Il en est de même d'une des trois plaies du cou qui est assez large et irrégulière. Les deux autres ont été faites avec le bistouri, elles sont toutes trois exactement sur la ligne médiane, transversales et situées de telle sorte qu'il a fallu que les trois coups fussent frappés presque au même point, la tête étant renversée en arrière, ainsi que cela a lieu lorsqu'un homme se frappe lui-même. L'une de ces plaies pénètre dans la trachée-artère dont le premier anneau est divisé. Les autres ont coupé les veines superficielles du cou et donné lieu à une hémorrhagie abondante.

Une plaie d'une autre nature existe sur le sommet de la tête. Cette plaie a 8 centimètres de long sur 4 de large ; le cuir chevelu est arraché en ce point et le crâne est à nu ; parallèlement à cette blessure en est une qui n'a pas de largeur, mais qui a la même longueur, blessure nette et faite avec un instrument tranchant et lourd. De tous les instruments trouvés dans la chambre, le couperet est le seul avec lequel nous ayons *pu reproduire une plaie semblable* en faisant des essais sur la tête du cadavre. D'ailleurs, nous trouvons sur le couperet à l'angle le plus rapproché du manche une mèche de cheveux gris que nous reconnaissons appartenir à S... père.

La portion du crâne que cette plaie a mise à nu, porte six ou sept sillons longitudinaux parallèles, très rapprochés les uns des autres et attestant le passage répété dans la même direction d'un instrument tranchant, très lourd, manié avec peu de force et d'arrière en avant. A ces signes, on reconnaît que ce n'est pas une main étrangère qui a frappé et que S... cherchant à s'ouvrir la tête d'une main mal assurée, ne s'est fait qu'une plaie du cuir chevelu et n'a pu entamer le crâne malgré des tentatives nombreuses, mais impossibles.

Pour se frapper le ventre, il avait pris la précaution de relever sa chemise. car ce vêtement ne porte pas de traces de déchirures à ce niveau. Il est probable que pour se frapper à la tête, il s'est appuyé sur le billot que nous retrouvons ensanglanté.

Ces blessures sont toutes sans exception sur la ligne médiane du corps, à tel point que depuis la plaie de la tête jusqu'aux bourses en passant par la poitrine et le ventre, il ne s'en est pas égaré une seule en dehors.

Pas une seule plaie aux bras, aux mains, à la figure, aux jambes, aux épaules, aux côtés du cou, du tronc, ni par derrière, pas une plaie verticale ou oblique sur le corps, pas un coup qu'il n'ait pu se *porter lui-même, pas une seule plaie mortelle;* toutes horizontales, très rapprochées les unes des autres, faites par une main pressée d'agir et en même temps timide, tels sont les caractères généraux de toutes ces blessures.

Ainsi blessé et perdant son sang, mais ne le perdant pas vite, parce qu'aucun gros vaisseau n'avait été ouvert, S... père était en état de monter sur une chaise, d'attacher une corde à une persienne et de se pendre.

Si nous considérons les blessures du père et celles du fils, nous voyons qu'elles ont été faites par la même main, non celle d'un assassin, qui ne fait pas de blessures inutiles et frappe où il faut, mais celle d'un fou furieux qui frappe sans mesure, sans cesse, à perdre haleine, avec une profusion insensée.

Si maintenant nous cherchons, par la pensée, à reconstruire le passé, voici ce que nous sommes fondé à regarder comme la version se rapprochant le plus de la vérité :

S... fils était un idiot méchant, il a eu dispute avec son père; il était d'abord dans son lit, son père était couché ou allait se coucher, il a couru sur son fils et des coups ont été échangés, une lutte a eu lieu, les pincettes, la pelle à feu ont servi à cette lutte, les meubles et les vêtements ont été jetés à terre. Longtemps contenu, serré aux bras, S... fils s'est dégagé, S... père alors a frappé avec le couperet, puis avec la hache et a tué son fils sans avoir reçu lui-même aucune blessure. Il s'est acharné sur le corps de son fils, puis fou de fureur, il a pour s'enlever la vie, frappé pour ainsi dire à toutes les portes de l'économie, il a voulu se couper le cou, s'ouvrir le ventre, se percer le cœur, se couper les testicules, se casser la tête, et de guerre lasse, il s'est pendu et a enfin trouvé la mort.

La lutte entre le père et le fils n'a peut-être duré que quelques minutes, et comme le fils était idiot, il a bien pu crier, ce qui était son habitude, mais il est possible qu'il n'ait pas appelé au secours, ce qui expliquerait comment les voisins ne sont pas intervenus.

6. Pendaison. Pas de sillon. Ecchymoses sous-pleurales. —
Je soussigné, Paul Brouardel, commis par M. Dupont, substitut de
M. le procureur de la République, en vertu d'une ordonnance, en
date du 4 août 1880, ainsi conçue :

« Vu les articles 32 et 43 du code d'instruction criminelle et le
procès-verbal dressé le 4 août par M. le commissaire de police du
quartier de Necker, constatant l'envoi à la Morgue du cadavre de
la femme G.., boulevard de Grenelle, 56.

« Commettons M. le Dr Brouardel, à l'effet de procéder à l'autopsie du cadavre, de rechercher les causes de la mort et de constater tous indices de crime ou délit. »

Serment préalablement prêté, ai procédé à cette autopsie.

Autopsie de la femme G... faite le 5 août 1880. — *Aspect extérieur.* — Le cadavre est celui d'une femme de cinquante ans, grande
et paraissant assez vigoureuse. La putréfaction cadavérique n'est
pas commencée ; la rigidité cadavérique est encore très marquée.

La langue est située derrière les arcades dentaires et n'est pas
tuméfiée, les conjonctives ne sont pas ecchymosées ; les orifices
des narines et de la bouche ne contiennent pas de mousse, de
sang ou d'autres liquides. — Le cou ne présente pas de sillon,
d'ecchymoses nettement limitées, ni de traces d'amincissement
avec parcheminement de la peau, mais on voit sur la région antérieure du cou une large plaque rouge avec quelques petits sillons
plus pâles. Cette plaque se confond avec les lividités cadavériques
qui occupent la face postérieure du cou. Le reste du corps ne
porte pas de marques de violences. L'anus n'est pas souillé par
des matières fécales.

Ouverture du corps. — Les parois du crâne sont intactes. Le cerveau est sain.

Il n'existe pas d'ecchymoses dans le tissu cellulaire sous-cutané
et dans les muscles du cou. Il n'y a pas d'épanchement dans la
gaine des carotides ; ces vaisseaux sont absolument intacts.

Le larynx et la trachée sont sains et ne contiennent pas trace
d'écume.

Les poumons sont un peu adhérents au thorax sur quelques
points ; ils sont couverts d'ecchymoses sous-pleurales abondantes
et très nettes, même dans les points où il n'existait aucune adhérence. Ces organes sont congestionnés ; toutes leurs parties
surnagent dans l'eau ; ils ne présentent pas de tubercules, ni d'autres lésions.

Le cœur contient du sang liquide, mais pas de caillots ; les valvules sont saines ; l'aorte légèrement athéromateuse.

L'estomac renferme un peu de liquide ; ses parois sont saines.

Les intestins paraissent également sains ; mais quelques anses du jéjunum et de l'iléon sont le siège d'une congestion intense, occupant une longueur de quelques centimètres.

Le foie est fortement cirrhosé, il est globuleux, présente un grand nombre de bosselures saillantes et dures, spécialement sur sa face inférieure ; on aperçoit de nombreuses travées fibreuses. Son poids est de 1 620 grammes.

La rate est assez volumineuse et parait saine.

Les reins sont très congestionnés, cette hyperhémie occupe presque également les deux substances corticale et médullaire, et atteint aussi la muqueuse des calices et des bassinets qui est finement injectée. La capsule est fortement adhérente à la substance corticale qui est elle-même ramollie et presque pulpeuse.

Conclusions. — 1° La mort de la femme G... est le résultat d'une constriction exercée autour du cou à l'aide d'un lien, large et mou tel qu'une serviette. Cette constriction peut résulter soit d'une pendaison, soit d'une strangulation.

2° Le corps ne porte aucune trace de violence, cette circonstance peut faire admettre plutôt la mort par pendaison que par strangulation.

3° L'état du foie et des reins de la femme G... démontre que cette femme avait des habitudes d'alcoolisme ancien.

7. Pendaison. — Je soussigné, Paul Brouardel, commis par M. Feuilloley, substitut de M. le Procureur de la République, en vertu d'une ordonnance, en date du 23 janvier 1882, ainsi conçue :

« Vu les articles 32 et 43 du code d'instruction criminelle et le procès-verbal dressé le 22 janvier 1882 par M. le commissaire de police du quartier de Necker constatant l'envoi à la Morgue du cadavre du nommé Gustave R..., trouvé pendu dans l'atelier du sieur P...

« Commettons M. le Dr Brouardel, à l'effet de procéder à l'autopsie du cadavre, de rechercher les causes de la mort et de constater tous indices de crime ou délit. »

Serment préalablement prêté, ai procédé à cette autopsie le 24 janvier 1882.

Le corps est celui d'un jeune homme âgé de seize ans, grand et très vigoureux pour son âge. La putréfaction est à peine commencée et la rigidité cadavérique a complètement disparu. Sur le corps, principalement sur la face postérieure et les parties déclives, on voit un grand nombre de sugillations cadavériques.

La corde, qui nous est présentée comme étant celle dont le

jeune R... se serait servi pour se pendre, est une corde à deux brins et présente plusieurs morceaux réunis par une ficelle un peu plus mince.

La face est très congestionnée et il sort par la bouche une mousse écumeuse et sanguinolente qui se répand sur presque toute la face.

Les oreilles sont très congestionnées, l'oreille droite est plus rouge que la gauche.

Les conjonctives sont très injectées. Les iris sont de couleur rousse.

La langue est placée en arrière des arcades dentaires sans être nettement appliquée sur elles.

On ne constate pas de piqueté hémorrhagique sur la surface du corps.

La verge est un peu congestionnée et le canal de l'urèthre est sain.

On ne trouve pas de traces de violences sur les différentes parties du corps.

A la région du cou, nous remarquons un sillon assez large et parcheminé, beaucoup plus marqué à la région postérieure du cou qu'à la région antérieure et dont la direction générale est de bas en haut et d'arrière en avant. Dans la région comprise en avant entre les deux muscles sterno-mastoïdiens, le sillon est à peine marqué. Sous le menton nous trouvons une plaque parcheminée, produite très probablement par le nœud de l'anse, le plein se trouvant alors placé à la région postérieure.

Le tissu cellulaire sous-cutané du crâne est très congestionné, et présente quelques ecchymoses sous-épicrâniennes.

Les os du crâne ne sont pas fracturés, ils sont encore très souples. Le cerveau n'est pas congestionné, les méninges sont un peu injectées et se décortiquent très bien. On ne constate pas de lésions du quatrième ventricule, du cervelet et du bulbe. Les sinus sont remplis de sang liquide.

A la partie antérieure de la trachée au-dessous du corps thyroïde, nous trouvons une suffusion sanguine. La dissection de la partie antérieure du cou nous permet de constater que les veines jugulaires et les artères carotides ne sont pas déchirées.

Nous trouvons des mucosités sanguinolentes finement aérées dans la trachée et des matières de vomissements dans l'œsophage.

Les plèvres ne renferment pas de liquide et les poumons n'ont pas d'adhérences pleurales.

Sur la surface des poumons on trouve quelques petites plaques

d'emphysème sous-pleural, de nombreuses ecchymoses punctiformes et à la partie postérieure quelques suffusions sanguines.
La partie supérieure des poumons est crépitante et nage, la partie inférieure est très congestionnée, mais les fragments nagent
également.

Dans le péricarde on trouve un peu de liquide séro-sanguinolent. Le cœur est vide de sang et de caillots et présente à sa surface quelques ecchymoses sous-péricardiques. Les valvules sont
saines.

L'estomac contient des débris alimentaires au milieu desquels
on reconnaît du lait, mais les matières sont trop altérées pour
qu'on puisse en déterminer exactement la nature.

Le foie un peu congestionné n'est pas très gros et paraît sain.
La vésicule biliaire ne contient pas de calcul.

La rate très volumineuse n'est pas diffluente.

Les reins sont très congestionnés, mais se décortiquent très
facilement.

Les intestins ne sont pas très congestionnés, et paraissent sains.

Le petit bassin ne contient pas de liquide.

La vessie est vide et paraît saine.

Conclusions. — 1° La mort du sieur R... est le résultat d'une
pendaison ;

2° Le corps ne porte aucune trace de violences.

8. Tentative de pendaison. Suicide. Homicide ? . — Je soussigné, Paul Brouardel, commis par M. Soleau, juge d'instruction,
en vertu d'une ordonnance, en date du 27 février 1883, ainsi
conçue :

« Vu la procédure commencée contre Louis-Léon D..., trente-
neuf ans, détenu.

« Inculpé d'avoir commis une tentative d'homicide volontaire
sur la personne de sa femme, blanchisseuse à Boulogne, et cela
à l'aide de pendaison.

« Attendu la nécessité de constater judiciairement l'état où se
trouve en ce moment la femme D...

« Ordonnons qu'il y sera procédé par M. Brouardel, docteur en
médecine, lequel après avoir reconnu l'état où se trouve la
femme D..., déterminera s'il y a eu tentative d'homicide, ou de
suicide de la part de cette femme, et s'expliquera sur les causes
de ces blessures, ainsi que sur les conséquences qu'elles pourront avoir. »

Serment préalablement prêté, ai procédé à l'examen de cette
femme le 10 mars 1883.

Cette femme, convoquée une première fois le 5 mars, ne s'est pas rendue à notre appel, et ce n'est que le 10 mars, après avoir écrit au commissaire de police de Boulogne, que nous avons pu procéder à son examen.

La femme D... est âgée de trente-sept ans ; elle n'est pas très grande, mais paraît assez vigoureuse. Elle nous déclare jouir

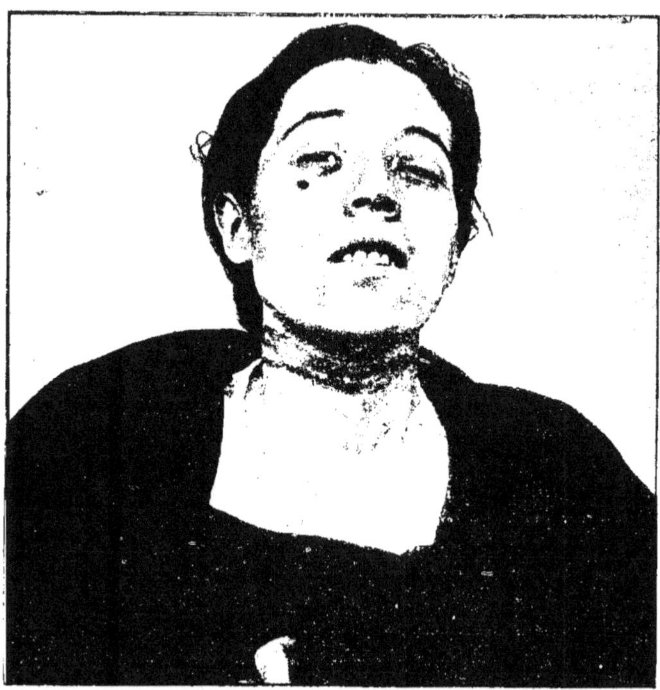

Fig. 31. — Tentative de pendaison. Survie. (On voit sur les parties latérales du cou deux lignes parallèles, séparées par un espace de peau un peu plus foncé, qui ne sont autres que l'empreinte de la corde.)

habituellement d'une bonne santé et n'avoir jamais été malade. Elle a eu sept grossesses, dont deux fausses couches. L'attentat dont elle aurait été victime remonterait au 18 février 1883. Elle nous déclare que son mari après lui avoir passé une corde autour du cou, l'aurait suspendue à l'espagnolette de la croisée. Elle serait restée environ sept minutes (?) dans cette position, les pieds touchant le sol et sans avoir perdu complètement connaissance. Elle aurait entendu ce qui se disait autour d'elle, mais elle était hors d'état de parler ou crier. Cet attentat aurait eu lieu un dimanche matin et le lendemain elle aurait pu reprendre son métier de blanchisseuse.

Actuellement nous constatons sur les parties latérales du cou, deux lignes parallèles, séparées l'une de l'autre par un espace de peau un peu foncé, de 1 centimètre environ, obliquement dirigées, d'avant en arrière, de bas en haut et partant, sur la face antérieure du cou, du niveau de la saillie du cartilage thyroïde (pomme d'Adam), pour aller se perdre en arrière, vers la nuque (fig. 31). A la partie postérieure du cou, ces deux lignes cessent d'être visibles et c'est au niveau de cette région que devait se trouver le nœud de la corde. La femme D... n'accuse aucune douleur en cette région, notamment à la face antérieure du cou.

On ne constate aucune trace de violences sur les autres parties du corps.

Cette femme est enrouée, mais cet enrouement serait habituel. elle n'a pas eu de congestion pulmonaire après cette tentative de pendaison.

Conclusions. — 1° La femme D... porte sur les régions antérieure et latérales du cou les traces d'un sillon paraissant résulter d'une tentative de pendaison ;

2° Cette tentative incomplète n'a pas eu et n'aura pas de conséquences graves pour la santé de cette femme ;

3° La durée de sept minutes pendant laquelle cette femme déclare avoir été suspendue est probablement une estimation erronée du temps réel ;

4° Cette femme ne porte sur aucune des autres régions du corps des traces de violences.

9. Suicide par pendaison, un tour du lien passant par la bouche. Soupçon d'homicide. Observation médico-légale du professeur Ed. R. von Hofmann, de Vienne. — Anna S..., âgée de vingt-quatre ans, femme d'un ouvrier verrier, a des habitudes alcooliques.

Le 12 juillet, au matin, elle était tellement ivre que, partie pour aller chercher du bois dans la forêt avec d'autres femmes, elle resta en route, couchée par terre.

On la revit entre 4 et 5 heures du soir dans la cour de sa maison. Mais entre 6 et 7 heures, le même soir, son mari la trouva pendue à un plafond qu'elle n'avait pu atteindre qu'en s'aidant d'une échelle. Elle était morte, et on ne coupa la corde que le lendemain.

Le 13 juillet, le Dr X... examina le cadavre et ne constata aucune trace de lutte. Il ne remarqua que deux sillons de strangulation, l'un très marqué passant par la bouche, l'autre plus superficiel, autour du cou. Ces deux sillons remontaient obliquement jusque derrière les oreilles.

Du sang s'écoulait par la bouche et par les oreilles.

La rumeur publique accusa le nommé S... d'avoir tué sa femme.

Autopsie médico-légale faite le 14 juillet par les Drs X... et G... — Des angles de la bouche part en ligne droite un sillon qui se dirige en arrière, à 1 centimètre et quart environ du lobule de l'oreille. Ce sillon, large de 1 centimètre, ne laisse sourdre à la coupe aucune gouttelette de sang provenant du tissu cellulaire sous-cutané.

A droite, ce sillon est plus long de 3 centimètres qu'à gauche. Derrière les oreilles il change d'aspect, devient bleu foncé, laisse voir à la coupe une hémorrhagie (extravasation sanguine) dans le tissu conjonctif sous-cutané. Le sillon devient de moins en moins profond et finit par disparaître. On le perd à la partie postérieure sur une longueur de 5 centimètres. Derrière les angles de la mâchoire inférieure, le sillon se dirige en haut.

De la partie supérieure du cartilage thyroïde s'élève, à droite et à gauche, un second sillon d'un demi-centimètre de large, qui se dirige vers les apophyses mastoïdes, où il disparaît. Il est bleu foncé, et à la coupe, ne laisse voir aucune hémorrhagie dans le tissu cellulaire sous-cutané.

Au niveau du sillon, la peau et le tissu cellulaire sous-cutané sont normaux.

Conclusions de l'autopsie. — La femme S... est morte asphyxiée par strangulation.

Le sillon, produit pendant la vie, qui passe par la bouche, montre que Anna S... a eu devant la bouche un objet plus ou moins dur, tel qu'un lien, un linge ou tout autre objet, qui a été fortement serré jusqu'à ce que la mort s'ensuivit. Le fait que la femme S... était, le jour de sa mort, en état d'ivresse, qu'on l'a trouvée la bouche libre, les membres inférieurs pliés et touchant le sol, est conforme à cette hypothèse ; et l'absence d'extravasation sanguine dans le tissu cellulaire sous-cutané vient à l'appui de cette opinion.

Le mari fut accusé conformément à ce rapport. Il déclara qu'il fut d'abord si effrayé en trouvant sa femme pendue, qu'il ne remarqua pas comment était sa bouche. Il appela à son secours un équarisseur. Celui-ci se souvient que les genoux de la femme S... étaient pliés à tel point qu'elle était presque assise sur ses talons. Il résulte d'ailleurs des dépositions de l'équarisseur et d'autres témoins, que le lien passait par la bouche et le cou.

Le tribunal demanda l'avis de la Faculté de médecine, qui fit le rapport suivant, rédigé par le professeur Hofmann :

Rapport médico-légal. — L'hypothèse de l'assassinat de Anna S... pourrait reposer sur deux points :

1° Le corps n'était pas suspendu librement, mais il était presque agenouillé ;

2° Non seulement il y avait un sillon autour du cou, mais il y en avait un autre qui passait par la bouche, sur les joues et remontait derrière les oreilles.

A propos du premier point, il est utile de faire remarquer que les personnes qui se suicident par pendaison ne sont pas toujours suspendues librement. On les trouve parfois dans les positions les plus diverses, suivant la longueur du lien et la hauteur du point d'attache. Tantôt elles sont agenouillées, tantôt elles sont assises, tantôt elles sont couchées, soit sur le dos, soit sur le côté. Presque toujours, dans les suicides, les individus touchent le sol avec la pointe ou la plante des pieds, mais le reste de leur corps n'en tire pas moins sur la corde qu'il suffit à tendre.

Il ressort de la déposition des témoins qu'il en a été ainsi pour Anna S..., puisqu'elle touchait le sol de la pointe des pieds et non par ses genoux.

Elle s'est bien pendue ; sa position s'explique par le peu d'élévation du point de suspension, qui n'était qu'à 1^{m},72 du sol, et par la longueur du lien, qui avait 3 mètres.

L'existence de deux sillons, dont l'un, traversant la bouche, et l'autre, passant sur le cou, a été constatée par les témoins. Il n'y a donc pas lieu de croire qu'ils aient été faits après coup, c'est-à-dire *post mortem*, par une main étrangère.

La femme S... a pu se placer le lien dans la bouche, elle-même, soit de propos délibéré, soit par inadvertance, dans son empressement à en finir avec la vie. Une fois pendue, elle n'aurait pu le changer de place, car elle avait perdu connaissance à la suite de la compression des vaisseaux du cou.

Le fait que dans l'un des sillons existait une extravasion sanguine sous-cutanée et qu'il n'en existait pas dans l'autre, a pu faire croire que le premier avait été fait pendant la vie et le second après la mort seulement.

Dans la pendaison, au contraire, les sillons sont d'ordinaire sans réaction ; si le sillon supérieur est aussi prononcé et s'accompagne d'une ecchymose, cet effet n'est dû qu'à la compression des joues, sur le plan résistant formé par les maxillaires. Cette ecchymose indique bien que le lien était appliqué contre la peau et qu'on n'a rien interposé sous lui pour assurer l'occlusion des voies aériennes.

On ne peut invoquer l'état d'ivresse d'Anna S... pour établir l'impossibilité où elle aurait été de se pendre ; car, en admettant qu'elle fût ivre le matin, elle avait eu largement le temps de se dégriser, et les personnes qui la virent le soir, affirment qu'il ne lui restait rien de son ivresse.

D'autre part, on sait combien il est difficile pour une seule personne de pendre un adulte, même s'il n'oppose aucune résistance, sans que celui-ci porte des traces de violences. On sait encore que le mari s'était surmené et fatigué dans les derniers temps, qu'il avait même dû prendre quelques jours de repos : aussi doit-on d'autant moins l'incriminer.

Enfin, la pendaison est une des formes les plus fréquentes du suicide, chez les alcooliques surtout.

Pour toutes ces raisons, l'on doit admettre que la femme S... s'est suicidée.

10. Pendaison-suicide, compliquée de blessures à la tête. Distinction du suicide et de l'homicide, observation de M. le Dr Alf. Riembault, médecin à l'Hôtel-Dieu de Saint-Étienne (1). — Le 7 juin 1866, dans la commune de Saint-Genis-Terrenoire, nous avons été commis à l'effet d'examiner le cadavre du nommé D..., Jean-Marie, âgé de cinquante-trois ans, trouvé la veille pendu, dans un grenier, et de rechercher si la mort est le fait d'un suicide ou d'un meurtre.

A 500 mètres environ du bourg de Saint-Genis, à l'endroit où la route fait un coude, se trouve une agglomération de bâtiments exposés, par leur situation, aux regards de tous les lieux environnants. Le procureur impérial, le juge d'instruction, le juge de paix de Rive-de-Gier, le maire de Saint-Genis étant présents, nous avons été introduits dans une écurie inoccupée appartenant au corps de bâtiment situé dans la partie la plus déclive de l'agglomération mentionnée.

Dans un coin de cette écurie (à gauche en entrant), un escalier très roide, composé de huit marches, conduit à un grenier. Sur

(1) Alfred Riembault, *Question médico-légale de la distinction du suicide et de l'homicide. Exemple remarquable de pendaison-suicide compliquée de blessures à la tête (Annales d'hygiène publique et de méd. légale,* 2e série, t. XXVII, p. 164-174).

deux de ces marches, on remarque quelques gouttes de sang. Dans le grenier, gît sur le plancher un cadavre dont le visage et les vêtements sont ensanglantés. A une grosse poutre située presque au faîte et au milieu du grenier, pend une corde de fort calibre, dont l'extrémité libre, fraîchement coupée, est distante de 3 mètres et demi du sol. M. le maire nous a dit : que le cadavre de D... était pendu à cette corde, qui par ses ordres avait été coupée la veille au soir. Parallèlement à cette poutre et à 1 mètre de distance, une échelle en forme de perchoir, c'est-à-dire composée d'un seul montant bifurqué à 1 décimètre de sa base et traversé de distance en distance par un bâton, était appuyée contre le mur. Elle a été trouvée dans l'état où nous l'avons vue nous-même par les premières personnes qui sont entrées dans le grenier après la mort de D... Elle présentait des taches de sang sur ses deux faces.

Le plancher du grenier était souillé d'une grande quantité de sang, dans la partie située immédiatement sous la corde.

Une hachette trouvée à quelque distance de l'échelle était teinte de sang du côté tranchant et du côté opposé, fait en forme de marteau. Sur le côté tranchant, on remarquait que la moitié inférieure seule était maculée de sang, de débris d'os, de cheveux, tandis que la partie supérieure en était exempte.

A côté de la hachette se trouvaient un habit-veste, reconnu pour être celui de D..., soigneusement plié, taché de sang au col et à la doublure du dos, et un chapeau de paille noire ayant également appartenu à D..., contenant à l'intérieur du sang séché et des débris osseux.

Après avoir noté ces diverses observations, nous avons lié, très soigneusement, sur une petite échelle, le cadavre, qui gisait sur le plancher, et nous l'avons transporté, à travers la fenêtre, dans une cour; nous nous sommes livré aux recherches que nous allons relater.

Le cadavre était vêtu d'un gilet, d'une chemise, d'un gilet de flanelle, d'un pantalon et de gros souliers. Ces vêtements étaient souillés de sang, notamment vers la partie médiane du corps. La supposition, le corps étant placé verticalement, d'un flot de sang sortant du sommet de la tête penchée sur la poitrine et coulant, suivant les lois de la pesanteur, rend bien compte des taches observées sur les vêtements et notamment sur les pointes des deux souliers.

On n'observait, du reste, aucun désordre dans les vêtements, nulle déchirure. Les manches de la chemise retroussées jusqu'aux coudes, étaient symétriquement et régulièrement arrangées; aucun bouton n'était arraché.

Dans la poche droite du pantalon, nous avons trouvé un petit paquet de ficelle et au-dessous un couteau dont la pointe (2 centimètres environ), dans toute sa largeur, était tachée de sang; le manche était intact. L'intérieur de la poche ne contenait nulle trace de sang; à l'ouverture seulement on notait une petite tache, qui semblait avoir été produite par le frottement d'un corps ensanglanté.

Un mouchoir de couleur appartenant à la victime, noué derrière la tête, recouvrait tout le crâne jusqu'au front inclusivement, et du côté droit masquait l'œil; il était imbibé de sang et comme empesé.

Après avoir dépouillé le cadavre de ses vêtements, nous avons recherché s'il présentait des traces de blessures ou de contusions. Excepté à la tête, il n'en présentait aucune; on voyait du sang aux deux mains qui en étaient teintes, à la face, qui en était couverte, à la partie antérieure de la poitrine, au ventre, au pubis, et sur la cuisse droite. Le sang venait de la tête et avait coulé vers les parties déclives; cela était rendu évident d'une part par le lavage des parties maculées qui étaient saines, d'autre part par la continuité du flot et par l'aspect des gouttelettes séchées dans le trajet et présentant une forme bombée et dont la convexité était dirigée en bas.

Nous avons enlevé le mouchoir qui recouvrait le crâne, il n'offrait aucune déchirure, aucune coupure; nous avons alors observé sur la portion supérieure et antérieure gauche du crâne, à la réunion de l'os frontal et de l'os pariétal, une vaste plaie, mesurant d'avant en arrière 13 centimètres, large en certains endroits de 11 centimètres, en d'autres de 6 centimètres, laissant dans la plus grande étendue de sa surface le crâne à nu. La peau a été hachée.

Cette plaie offre aux regards un mélange de sang desséché, de tissu musculaire déchiré, de débris d'os et de lambeaux fibreux du péricrâne, qui échappe à la description.

Au centre de cette plaie, c'est-à-dire vers la partie supérieure de la suture fronto-pariétale droite, on note qu'une portion du crâne, partagée en plusieurs fragments de forme oblongue et dont le grand diamètre dirigé dans le sens même de la suture fronto-pariétale est de 6 centimètres et le petit de 2 et demi, est détachée et enfoncée dans la cavité crânienne. Tout autour on observe des entailles (on en compte neuf distinctement) qui ont été produites par un instrument tranchant et lourd et qui présentent un parallélisme d'une grande régularité.

La calotte du crâne a été enlevée avec la scie et préparée de façon à être conservée; ce qui me dispense d'une plus longue description.

Le fragment d'os enfoncé dans la cavité du crâne n'a point déchiré la dure-mère, qui est très épaisse, de sorte que le cerveau ne présente, à l'endroit correspondant à la fracture des os, aucune lésion, ni déchirure, ni contusion appréciable.

Le cerveau est gorgé de sang noir, les méninges semblent épaissies. La face est couverte de sang; les yeux sont saillants, les lèvres sont bleuâtres et tuméfiées; la langue bleue et gonflée fait saillie et dépasse les lèvres. Au cou, on observe un sillon en rapport avec le calibre de la corde qui nous a été montrée, et avec laquelle la pendaison a été effectuée. La peau du sillon est brune, sèche, comme parcheminée; le tissu cellulaire sous-jacent présente une teinte *blanc argentin*; les poumons, le foie, la rate, sont gorgés de sang noir; les cavités droites du cœur contiennent du sang noir fluide; les cavités gauches sont vides.

D... est mort d'asphyxie par pendaison. Sans doute la plaie du crâne eût été suffisante pour produire la mort, mais non immédiatement. Le cerveau n'était pas lésé; tout au plus était-il comprimé sur un point, et cette compression, susceptible de produire de graves désordres, eût été compatible avec la vie organique, au moins pendant un certain temps, quelques heures au moins. D'ailleurs l'état des organes parenchymateux gorgés de sang noir, la saillie des yeux, la couleur bleue des muqueuses, etc., tout prouve que la mort a eu lieu par asphyxie.

D..., avant sa pendaison, avait perdu du sang, on en trouve sur l'escalier qui mène de l'écurie au grenier, près d'un puits, sur la partie supérieure de l'échelle; mais c'est pendant qu'il avait la corde au cou qu'a été produite la grande blessure qui a enfoncé le crâne. Car c'est dans l'endroit situé précisément sous la corde qu'on remarque une mare de sang. Il est d'un autre côté certain qu'auparavant des coups de tranchant de hache avaient été portés sur le crâne, puisque le mouchoir qui recouvrait la plaie ne présente pas de coupure.

Comment expliquer ces faits ?

L'étude des lieux, des vêtements, des lésions observées sur le cadavre, les renseignements qui nous ont été fournis, nous conduisent à admettre que les choses se sont passées de la manière suivante :

Le 6 juin, avant midi, D..., résolu à se donner la mort, pénètre dans un lieu abandonné où il ne court pas le risque d'être dérangé, dans un grenier inoccupé. Là il se frappe de son couteau. Il renonce bientôt à cet instrument qu'il juge insuffisant; il le remet dans sa poche et s'attaque avec le tranchant d'une hachette, sur le côté droit du crâne. Après s'être mutilé affreusement sans être parvenu à se donner la mort, il va chercher un autre moyen d'en finir. Il est résolu à se pendre, il lui faut une corde, le grenier n'en contient pas ; alors, tant pour arrêter le sang qui ruisselle sur la face et les yeux et le gêne pour l'exécution de son projet, que pour ne pas attirer l'attention des faucheurs du voisinage ou des gens qui pourraient l'apercevoir des environs, il s'applique autour de la tête son mouchoir de poche, met par-dessus son chapeau, descend les huit marches de l'escalier dont nous avons parlé, et, soit en allant, soit en revenant, le tache de quelques gouttes de sang. Il se rend dans une cour faisant partie du corps de bâtiment voisin, s'approche d'un puits qui s'y trouve, sans doute dans l'espoir d'y trouver une corde ; là il perd du sang. Trompé dans son attente, il se rend, en homme qui connait les lieux, dans un réduit où le locataire a coutume de déposer divers ustensiles, sacs, cordes, etc. ; là il perd encore quelques gouttes de sang et revient au grenier où a été trouvé son cadavre : muni d'une corde, s'aidant de l'échelle-perchoir, il fixe cette corde à une poutre et répand quelques gouttes de sang sur l'une des faces de l'échelle ; puis, pour s'ôter toute chance de salut, il éloigne l'échelle, la change de place, l'applique contre le mur, dans la position où nous l'avons vue, mais de telle sorte que la face antérieure devient postérieure, c'est ce qui explique la présence du sang sur les deux faces. En effet, tous ces préparatifs terminés, D... se dépouille de son chapeau et de son habit qu'il plie soigneusement, s'arme encore de la hachette, monte de nouveau, et pour la dernière fois, quelques degrés de l'échelle qu'il souille de sang, passe la tête dans le nœud coulant et se porte alors sur le crâne, avec la hachette, du côté en forme de marteau, un coup terrible. Il en résulte une commotion cérébrale ; le corps s'affaisse, la pendaison a lieu ; la hache s'échappe de ses mains ; le sang s'épanche sur la face, les habits, les souliers.

Au premier abord, les désordres épouvantables du crâne éloignent l'idée d'un suicide. Cependant toute autre explication que celle que nous venons de donner, et qui est basée sur l'étude des faits, semble tout à fait impossible.

Examinons l'hypothèse d'un meurtre.

D... était grand, doué d'une vigueur peu commune et capable d'opposer une énergique résistance à des agresseurs. Où aurait-il été assommé ? Dans le grenier et alors qu'il était pendu, car on ne pourrait expliquer autrement l'existence de la mare de sang existant sous la corde, et la grande quantité de sang qu'on a notée sur les pointes des souliers.

Dans ce cas, il faut supposer qu'il a été entraîné dans ce grenier abandonné, désert, d'un accès très difficile. Là on l'aurait assommé, puis pendu, et alors un dernier coup de hache aurait enfoncé le crâne.

Examinons ces points différents : Il n'a pas été entraîné dans le grenier; car, nous l'avons déjà noté, il n'y a aucune trace de lutte nulle part ; les habits de D... sont intacts et dans un ordre parfait ; les manches de chemise, retroussées symétriquement, ne présentent pas un pli défait ou déplacé. Y aurait-il été attiré ? Ce grenier était abandonné, obscur, peu fait pour causer d'affaires. On ne se rend pas compte des motifs qui auraient pu être allégués pour le faire tomber dans un piège de cette nature : mais enfin supposons-le attiré dans le grenier, que va-t-il se passer? on l'attaque avec une hache. La nature des blessures indique que la victime fut complaisante ; car neuf entailles voisines les unes des autres présentent un parallélisme remarquable. Si ce n'est pas la main de D... qui les a faites, on s'explique mal leur siège sur un même point ; on s'explique plus mal encore leur parallélisme; frappé de coups non mortels, D... aurait dû chercher instinctivement à s'y soustraire, en baissant la tête, en se détournant, en se protégeant de ses bras. Rien de tout cela n'a eu lieu, puisque la hache attaque neuf fois le crâne au même endroit, et neuf fois y produit des entailles parallèles comme la hache d'un bûcheron paisible aurait pu faire sur le tronc d'un arbre.

De plus, armons-nous de la hachette et faisons le geste de frapper un individu à la tête avec le côté tranchant. nous verrons que c'est le milieu ou la partie supérieure du tranchant qui porte : faisons le geste de nous frapper nous-même sur la partie supérieure de la tête, nous remarquerons que c'est la partie inférieure qui porte. Or la hachette n'est teinte de sang qu'à la partie inférieure du tranchant.

Notons que c'est du côté droit de la tête qu'est la blessure, côté où D... pouvait le mieux développer sa force pour se frapper et où instinctivement devait se diriger sa main armée de la hachette. Notons aussi que la tête était le siège d'atroces douleurs, comme nous le dirons plus loin, et que souvent les individus qui se suicident pour échapper à leurs souffrances, s'attaquent volontiers à la partie qui en est le siège ; c'est ainsi que nous avons vu deux hommes atteints de cancers intestinaux, chercher la mort en s'éventrant.

Poursuivons : D..., aux premiers coups, a été commotionné, il a perdu connaissance, supposons-le un instant. C'est le moment que les malfaiteurs vont choisir d'abord pour lui envelopper la tête d'un foulard et pour le pendre ensuite.

Singulière idée! Il semble qu'ils eussent dû bien plutôt songer à en finir ; mais enfin continuons notre supposition : comment vont-ils faire pour le pendre? avec les moyens disponibles la chose nous

a paru impossible. Les pieds de D... pendu étaient à 50 centimètres du sol; il eût donc fallu monter le corps à une hauteur de
2ᵐ,30; à l'aide de quoi? à l'aide du perchoir. Nous avons expérimenté ce genre d'échelle. Nous avions bien de la peine, sans
être chargé du moindre fardeau, ayant nos deux mains disponibles, à nous y tenir en équilibre, et nous croyons qu'il est impossible qu'un homme (car deux ne pourraient se tenir en même
temps sur l'échelle-perchoir), si vigoureux qu'il soit, puisse monter à la hauteur de 2ᵐ,30 un cadavre pesant de 75 à 80 kilogrammes, sur un perchoir peu stable à base mobile, s'y maintenir en
équilibre et avoir en outre la libre disposition de ses mouvements
de façon à pouvoir passer la tête de ce cadavre dans le nœud coulant. Je ne sais si mes explications sont convaincantes, mais ce que
je puis assurer, c'est que les personnes qui ont vu l'état des lieux,
ont été convaincues comme nous de l'impossibilité de cette manœuvre.

L'a-t-on pendu en lui mettant le nœud coulant au cou et en tirant
pour le hisser l'autre bout de la corde, la poutre servant de poulie?
Mais alors la corde, en frottant contre la poutre, y aurait creusé
un sillon : on n'en observe pas. En outre, la corde est attachée à
la poutre par un nœud fait de telle sorte qu'il est serré par la
traction opérée sur le bout inférieur.

Poursuivons encore notre supposition qui est déjà manifestement controuvée par les faits : D... est pendu ; à quoi bon ce dernier coup qui enfonce le crâne et qui donne lieu à cet épanchement
de sang qui inonde la figure, les vêtements, les souliers de la victime, et enfin le plancher?

On aurait compris que les malfaiteurs se fussent assurés du résultat de la pendaison, en tirant sur les pieds, par exemple; on ne
conçoit pas l'idée d'un coup de marteau sur le crâne d'un pendu,
qui était inutile et qui ne pouvait avoir d'autre résultat que
d'éveiller l'idée d'un crime.

Il faut rappeler ici ce que nous avons noté au commencement
de ce rapport, à savoir, que le lieu où se trouve le bâtiment qui
a servi de scène au drame qui nous occupe, est situé de telle façon,
qu'on le voit de tous les alentours; ajoutons que dans le voisinage on fauchait des prés, et que par conséquent des malfaiteurs,
ayant à redouter d'être vus et surpris, avaient toutes sortes de
motifs d'en finir rapidement, et l'on ne comprendrait pas ce
luxe de détails inutiles, si je puis m'exprimer ainsi, que nous venons d'exposer.

L'explication que nous venons de donner, et qui est basée
sur l'étude que nous avons faite de tout ce qui concerne cette

affaire, rend compte de tout, ce nous semble, surtout si l'on ajoute
que D... n'avait pas d'ennemis connus ; qu'il était au contraire
aimé et estimé de tout le monde ; que le lucre n'a pu être le mobile
d'un crime ; il n'avait ni argent, ni valeurs sur lui ; il n'avait pas
de rentes viagères. Disons enfin que D... est d'une famille qui
compte quinze ou seize fous, parmi lesquels plusieurs se sont
donné la mort

D... lui-même était malade ; il était en traitement pour des
maux de tête ; il était affreusement triste, se plaignait que ses
affaires allaient mal, tandis qu'elles étaient au contraire pros-
pères ; on l'a entendu gémir sur ses douleurs et dire : « Oh ! ma
tête, ma pauvre tête, qu'est-ce qu'il y a dans ma tête ? On ne
saura jamais ce que je souffre. »

Quoi qu'il en soit, les blessures de D... étaient horribles, et
l'on aurait peine à croire qu'un homme pût ainsi se mutiler,
sans les faits qui sont rapportés et qui témoignent de la fureur
à laquelle sont en proie certains malheureux atteints de mono-
manie suicide.

Nous citerons pour exemple un fait qui a quelque lointaine
analogie avec celui de D..., et que nous empruntons à Briand et
Chaudé [1] :

Un individu, après s'être fait de profondes entailles au cou,
s'ouvre l'artère et la veine brachiales gauches ; en un instant il
est inondé de sang, et, ainsi mutilé, il a encore la force de
se mettre au cou une corde qui déchire les plaies et de se pendre
à un clou.

Conclusion. — Suivant notre opinion, la mort de D... est le fait
d'un suicide.

**11. Deux cas de mort criminelle. Pendaison pour simuler un
suicide,** par le Dr E. LAFARGUE, médecin expert assermenté près
les tribunaux de Bordeaux [2]. — *Première observation.* — Le
20 juillet 1873, je fus requis par la justice à l'effet de me transporter à Gujan-Mestras, près Arcachon, pour procéder à l'examen
et à l'autopsie du cadavre de P. D..., âgé de soixante-quatre ans,
trouvé pendu à un arbre.

P. D.... habite le bourg de Mestras, il est célibataire et vit seul
dans sa maison. Il élève des abeilles à 2 kilomètres de son habitation, dans la lande, au milieu des pins. Le rucher est isolé

[1] Briand et Chaudé, *Manuel complet de médecine légale*. 10e édition.
Paris, 1880.

[2] Lafargue, *Deux cas de mort criminelle* (Annales d'hygiène publique
et de médecine légale, 1885, t. XIII, p. 455.

de toute habitation ; il est borné par un mur de plus de 1 mètre de hauteur.

On communique dans le rucher par une seule porte ; près de celle-ci, adossées au mur, sont construites deux petites cabanes en planches, recouvertes de tuiles ; devant ces constructions se trouvent plusieurs arbres.

Sous un chêne, en face de la porte d'entrée du rucher, se trouve le cadavre de D...., pendu par la tête aux branches de cet arbre dont le tronc n'a que 1^m,50 de hauteur et dont les branches forment parasol.

Ce cadavre est comme assis au pied du chêne, la tête coiffée, pour ainsi dire, par un masque dont se servent les apiculteurs pour aborder les abeilles, avec cette différence que le treillage du masque se trouvait sur le crâne du cadavre, tandis que la toile recouvrait la figure.

Une corde double, à nœud coulant, suspendait la tête de B.... en passant dans la bouche, sur les deux joues et au haut du cou postérieurement ; sur la figure, la toile du masque était sous la corde ; et, entre elles, j'ai trouvé deux feuilles de pin desséchées et un fragment d'herbe encore vert.

Le bassin du cadavre reposait sur le sol, mais la corde de suspension était très tendue, mesurant 70 centimètres au-dessus de la tête.

Le bras droit descendait le long du corps, la main appuyée sur le sol.

Le bras gauche était à demi fléchi, le coude éloigné du torse, l'avant-bras sur le ventre ; la main sous la bretelle gauche, sous la ceinture du pantalon.

La cuisse droite est éloignée en avant de l'axe du corps, la jambe fléchie et le pied chaussé d'un sabot, sous la cuisse gauche.

La jambe gauche est fléchie, le pied est déchaussé.

La corde qui suspendait le cadavre était fortement attachée aux premières branches du chêne et présentait des traces de sang ; le tronc de l'arbre en offrait aussi.

Les vêtements qui recouvrent le cadavre ne sont ni dérangés, ni déchirés de force. Ils sont tachés de sang.

J'ai fait complètement déshabiller le cadavre. Commencement de putréfaction, cheveux gris et épais.

Blessure irrégulière du cuir chevelu, de 3 centimètres d'étendue, à bords contus et meurtris, dirigée de haut en bas, située derrière et au-dessus de l'oreille gauche, avec ecchymose des tissus voisins.

Contusion et ecchymose profonde à la partie postérieure du crâne, région occipitale, un peu à droite de la ligne médiane, s'étendant jusqu'à la région temporale. J'ai incisé, disséqué et enlevé le cuir chevelu de ces régions et j'ai constaté un vaste épanchement sanguin occupant la région occipito-temporale droite, avec *fractures* multiples de l'occipital et enfoncement des fragments osseux dans la substance cérébrale.

Après avoir enlevé la boîte crânienne avec précaution, j'ai constaté un vaste épanchement de sang en caillots dans l'intérieur du crâne, sur le cerveau, occupant en nappe épaisse les parties supérieure et inférieure de cet organe.

La substance cérébrale était contuse, déchirée et meurtrie sous l'os occipital fracturé.

Ecchymose des paupières, du nez et de la joue gauche.

Je constate un sillon de la peau, partant de la joue droite, au-dessus de l'oreille, se dirigeant vers la commissure des lèvres, se continuant à la commissure gauche, se dirigeant vers l'angle inférieur de la mâchoire inférieure et finissant sur le cou, un peu après l'oreille gauche.

La peau de ce sillon n'est ni parcheminée ni ecchymosée, il n'y a pas même de changement de couleur de la peau ; les tissus sous-jacents ne sont pas ecchymosés; le tissu cellulaire n'est pas tassé. Le bout de la langue sur lequel reposait la corde est noir et un peu ecchymosé.

Les tissus superficiels ou profonds des parties antérieure et latérales du cou ne sont pas ecchymosés. Le larynx et la trachée n'offrent rien à noter.

L'estomac est presque vide: il ne contient qu'une cuillerée environ d'un liquide roussâtre.

Les organes de la poitrine et du ventre n'offrent rien de particulier.

La verge n'est pas en état de demi-érection. Pas de traces de sperme à l'orifice du canal uréthral.

Conclusions. — I. Le sieur P. D.... est mort par suite des coups portés à la partie postérieure du crâne, à l'aide d'un corps dur, lourd et contondant.

II. Ces coups très violents ont produit les désordres profonds que j'ai constatés sur le crâne et dans le cerveau (blessure, ecchymoses, fractures, épanchements de sang extra et intra-crânien, meurtrissures du cerveau). La mort a dû être comme instantanée.

III. Il y avait longtemps que D.... avait pris son dernier repas quand il a reçu la mort.

IV. Rien sur les habits ni sur le cadavre n'indique une lutte corps à corps.

V. D... a été pendu après avoir reçu la mort ; la légère ecchymose du bout de la langue tendrait à faire penser que cet homme conservait un reste de vie quand il a été pendu.

Dans ce fait, il n'était pas difficile au médecin de renseigner la justice sur la véritable cause de la mort de D.... C'était un assassinat certain, suivi de vol ; et la pendaison, grossièrement exécutée, n'avait été faite que pour simuler un suicide impossible.

Mais il est des cas où l'expert ne peut pas juger aussi facilement et renseigner la justice sur la véritable cause de la mort. Le fait suivant en donnera la preuve.

Deuxième observation. — Le 20 janvier 1884, M. le procureur de la République de Bordeaux ayant reçu une dépêche télégraphique de M. le juge de paix du canton de Belin, lui annonçant que la veuve D... avait été trouvée pendue dans son domicile, M. le procureur, dis-je, décida qu'un transport de justice aurait lieu dans la commune de Saint-Magne, au domicile de cette femme.

La famille D..., composée de la veuve D..., âgée de soixante-dix ans, et de ses deux fils, âgés de quarante-deux ans et de trente-neuf ans, habitait une petite maison assez isolée au milieu des pins, dans un lieu appelé *Désert*, à une distance assez éloignée d'un village peu populeux.

Une pièce assez grande, de forme carrée, servait de chambre à coucher et de cuisine : cette chambre n'était pas plafonnée. La charpente de la toiture repose et est soutenue par trois poutres ; c'est à une de ces poutres que la veuve D... a été trouvée pendue ; cette poutre est distante du sol de *deux mètres soixante-quatre centimètres*.

Au milieu de cette poutre existaient trois grands clous anciennement et solidement enfoncés dans le bois, séparés les uns des autres de 45 centimètres.

Une corde, relativement volumineuse, servant à attacher les vaches, était sept à huit fois enroulée autour de ces clous, en allant de l'un à l'autre, en passant tantôt au-dessus, tantôt au-dessous de chaque clou.

Ce va-et-vient commençait au clou de gauche en laissant pendre un petit bout de la corde et finissait au clou du milieu, par un nœud très solide, puis laissait pendre un bout de corde terminé par un œillet, distant du sol de 1^m,60.

C'est à cette extrémité de la corde que le cadavre de la veuve D...
a été trouvé pendu avec un nœud coulant.

La corde fut coupée par l'un des fils et le cadavre fut laissé sur
le carreau jusqu'à l'arrivée des magistrats de Bordeaux.

Le cadavre de la veuve D... fut placé dehors sur une table où
je procédai à la nécropsie.

Les vêtements qui recouvraient le corps n'étaient pas dérangés ;
ils n'étaient pas déchirés de force : seulement un *anneau* en fil qui
attachait le corsage de la robe, devant le cou, était cassé de frais.

Examen extérieur du cadavre. — J. P..., veuve D..., est âgée
de soixante-dix ans, elle est petite de taille. 1ᵐ,55. du sillon du
cou aux pieds 1ᵐ,33, très maigre, très voûtée, torse peu volumineux, membres très grêles. descente de matrice : celle-ci pend
de la vulve entre les cuisses, en une tumeur de la grosseur
d'une tête d'enfant à terme. Rigidité des membres, lividités cadavériques très étendues dans les parties les plus déclives du corps.
Quelques traces commençantes de putréfaction sur le ventre, ma-
nifestées par une couleur verdâtre de la peau des flancs.

Les yeux sont fermés, la bouche est close ; les lèvres sont mouil-
lées par de la salive.

Les avant-bras sont un peu fléchis ; les doigts sont crispés et
presque fermés.

Les membres inférieurs sont étendus.

Sur la joue gauche, je constate, au bas de la pommette, *deux
blessures*, de 1 à 2 centimètres d'étendue, recouvertes de croûtes
rougeâtres, en grande voie de cicatrisation.

Entre ces deux blessures séparées l'une de l'autre de 3 centimètres, je constate une petite ecchymose récente, de couleur violacée, intéressant les premières couches de la peau.

Sur le pouce droit, face dorsale, je constate une ecchymose de
la peau, de 1 centimètre de diamètre.

Sur cette même main, face dorsale, ecchymose semblable.

Enfin, sur le poignet du même côté, j'en observe une autre semblable aux deux précédentes.

Sur le dos de la main gauche, je constate une ecchymose noirâtre, de 1 centimètre de diamètre, intéressant l'épaisseur de la
peau.

C'est avec un soin soutenu que j'examine le cou de la veuve
D....

Sur les parties antérieure et latérales je ne constate aucun
vestige d'écorchure ni d'ecchymose et pas la plus légère trace
d'un sillon transversal. Dans ces régions la peau est à l'état le
plus normal.

A la partie postérieure du cou, je constate la trace d'une ecchymose transversale, de couleur violacée, s'étendant du niveau et au-dessous de l'apophyse mastoïde à l'autre du côté opposé, en passant par la nuque, partie postérieure. Cette ecchymose transversale est plus marquée du côté droit que dans les autres régions.

Les premières couches de la peau sont seules ecchymosées ; le tissu cellulaire sous-jacent n'est pas tassé.

Je constate quelques cicatrices peu étendues plus ou moins anciennes sur la tête, sur le tronc et sur les jambes ; sur ces dernières, quelques-unes des cicatrices sont aussi recouvertes de croûtes grisâtres.

Examen intérieur du cadavre. — Crâne. — Après avoir coupé les cheveux, j'ai incisé, disséqué et enlevé le cuir chevelu. Pas de traces d'ecchymoses. Les os sont intacts.

J'ai enlevé la voûte crânienne avec précaution. Les sinus sont gorgés de sang noir liquide. Les vaisseaux des enveloppes cérébrales sont pleins de sang liquide, ainsi que ceux du cerveau. Les méninges sont un peu épaissies, le cerveau est ferme ; chaque tranche de cet organe présente un *piqueté* sanglant très manifeste. Pas d'épanchement sanguin dans les ventricules.

Le cervelet est très injecté de sang.

Le nœud vital est à l'état normal ; pas de luxation des vertèbres. Les vaisseaux de la moelle sont gorgés de sang noir liquide.

Face. — La peau de la face n'est pas cyanosée ; les yeux sont fermés, sans ecchymoses des paupières ni du globe de l'œil. Les pupilles sont à l'état normal. Le nez n'est ni aplati, ni ecchymosé. Les lèvres sont fermées ; la langue n'est pas prise entre les mâchoires. La muqueuse de l'arrière-gorge est un peu rouge, sans taches d'ecchymoses, ni de sang.

Cou. — Mon attention s'est principalement portée sur cette partie du corps.

Après avoir mis un billot sous la nuque, pour faire tendre la peau du cou, je me suis assuré de nouveau qu'il n'existait pas le plus léger vestige de sillon strangulatoire sur les parties antérieure et latérales de cette région. L'épiderme était même intact.

J'ai incisé la peau de ces régions et je l'ai disséquée. Je n'ai trouvé au-dessous d'elle aucune trace d'ecchymoses dans le tissu cellulaire sous-cutané ou profond ; il était à l'état le plus normal, c'est-à-dire qu'il ne présentait pas cet aspect comprimé, exsangue et desséché que l'on trouve quelquefois chez les pendus.

J'ai ensuite disséqué les muscles qui occupent superficiellement et profondément ces régions et je n'ai rien constaté d'anormal chez eux : pas de déchirures, pas d'ecchymoses.

Les veines jugulaires et toutes celles du cou, intactes dans leurs tissus, étaient gonflées par du sang noir et liquide. Les artères carotides ne présentaient pas ces petites lésions (extravasations sanguines) que les auteurs signalent dans certains cas de pendaison.

Le larynx et la trachée-artère n'étaient ni contus ni fracturés, la muqueuse de ces deux organes était seulement un peu rouge, humide et injectée de sang. Je dois rappeler ici que le sillon ou mieux l'ecchymose strangulatoire constatée à la partie postérieure seule du cou n'atteignait que les premières couches de la peau. Le tissu cellulaire sous-jacent et profond n'était ni desséché ni comprimé.

Poitrine. — Pas de traces d'ecchymoses sur la poitrine. J'ai ouvert cette cavité. Pas d'épanchement dans la cavité pleurale. Les poumons sont crépitants, sans ecchymoses sous-pleurales ; un peu congestionnés, par plaques ; ils offraient ce qu'on appelle une hypérémie ou surabondance de sang dans quelques parties de leurs tissus. La partie postérieure de ces organes était de couleur très foncée par imbibition de sang (hypostase).

Le cœur, d'un volume normal, avait son ventricule droit plein de sang liquide et noir.

Tous les vaisseaux qui partent du cœur ou qui y arrivent sont gorgés de sang noir liquide.

Abdomen. — Les parois du ventre n'offrent rien à noter. L'estomac est plein d'aliments ayant subi un commencement de digestion : j'y reconnais du pain, du fromage croûte-rouge et quelques rares fragments de viande. Le reste du tube digestif est à l'état normal. Le foie est congestionné. Les reins et la rate n'offrent rien à noter.

De ces constatations soigneusement faites je formulai les conclusions suivantes :

Conclusions. — I. La veuve D... porte sur plusieurs parties du corps des *traces anciennes* de cicatrices peu profondes. Elle porte aussi *deux blessures* légères sur la joue gauche remontant à peu de jours et en voie de cicatrisation.

Enfin, je constate des traces récentes d'*ecchymoses* sur une joue, sur les deux mains et sur un poignet.

II. L'état de congestion et d'hypérémie des poumons, l'état congestionnel du cerveau et de ses enveloppes, la consistance liquide et la couleur noire du sang, indiquent que la veuve D... est morte asphyxiée par un empêchement mécanique à l'entrée et à la sortie

de l'air des voies respiratoires, une ou deux heures après avoir
mangé.

III. Rien sur le cadavre n'indique que cette femme soit morte
asphyxiée par pendaison.

En effet, l'absence sur les parties antérieure et latérales du cou
de tout sillon strangulatoire, l'absence sur les tissus superficiels
et profonds de ces régions de toutes traces, même légères, que
devait laisser un lien dur comme une corde, tout éloigne l'idée
d'une asphyxie par pendaison.

La légère ecchymose transversale de la partie postérieure du
cou, faite évidemment par la corde de suspension, prouve que
cette femme était encore en vie lorsqu'elle a été pendue.

Mais ce sillon ecchymotique ne peut pas expliquer la mort de
cette femme par la pendaison, cette région ne renfermant ni les
canaux des voies respiratoires, ni les gros vaisseaux sanguins,
dont la compression amène la mort par asphyxie, lorsque le lien
passe devant le cou et le comprime.

IV. La mort de cette femme est-elle le résultat d'un suicide ou
d'un crime ?

Je regrette de n'avoir pas vu la veuve D... encore pendue. La manière dont la corde était passée autour du cou aurait certainement
contribué à pouvoir répondre catégoriquement à cette question.

Cependant, en se rappelant que la veuve D... est morte asphyxiée et que rien sur le cadavre n'indique une asphyxie par
pendaison ;

En se rappelant encore les traces légères d'ecchymoses constatées sur une joue et sur les mains, puis la déchirure d'un anneau
d'un vêtement, près du cou ;

Enfin, après avoir vu l'*art* avec lequel la corde de suspension
avait été sept à huit fois enroulée autour des clous de la poutre,
la hauteur de celle-ci (2^m,64) comparée à la petite taille de cette
femme, à sa faiblesse, à son âge avancé et à ses infirmités ;

En se rappelant, dis-je, toutes ces circonstances, on est obligé
de croire à un crime et d'éloigner l'idée d'un suicide.

On est conduit ainsi à penser que la veuve D... a été étouffée
d'abord avec précaution pour ne pas laisser de traces extérieures ;
et qu'ensuite elle a été pendue ayant encore un reste de vie.

Ces conclusions, jointes aux données fournies à la justice par
l'autorité locale sur les mauvais traitements que depuis longtemps
la femme D... subissait de la part de ses deux fils et sur leur cupidité révoltante, déterminèrent les magistrats à faire arrêter aussitôt les deux fils D..., comme coupables d'avoir volontairement
donné la mort à leur mère.

L'un, J. D..., est mort à la maison d'arrêt, trois mois après son arrestation.

L'autre, P. D..., a passé devant la cour d'assises de la Gironde, le 10 mai 1884, et a été condamné aux travaux forcés à perpétuité.

12. Tentative de suicide par pendaison. Compression très prédominante de la moitié gauche du cou. Contracture généralisée. puis limitée au côté gauche; hémiplégie droite avec aphasie. Encéphalo-méningite aiguë au cinquième jour. Mort le sixième jour. Observation due à MM. Rendu et Homolle. — M. X..., soixante-seize ans, a toujours passé pour un hypocondriaque ; aussi loin que vont les souvenirs des personnes qui l'entourent, on se rappelle l'avoir entendu parler de suicide. Depuis quelques années et surtout depuis deux ans, après la mort de sa femme, sa disposition mélancolique est devenue plus prononcée en même temps que son intelligence a très notablement baissé. Le cercle de ses préoccupations habituelles s'est beaucoup rétréci et elles ont pris un caractère absurde. Ses deux filles sont très névropathiques.

Un premier projet de suicide est déjoué, la corde qu'il avait fixée à la ferrure de sa fenêtre est découverte et enlevée.

La tentative de suicide qui fut cause de la mort eut lieu quelques semaines plus tard.

Le lundi.... après avoir passé la soirée comme d'habitude et fait sa partie, M. X... se retire vers 11 heures dans sa chambre, qui est contiguë à celle de Mᵐᵉ X.... sa fille ; la porte de communication reste ouverte comme de coutume, Mᵐᵉ X... ayant toujours la crainte de quelque accident.

A minuit et demi, Mᵐᵉ X..., qui n'était pas endormie et n'avait rien remarqué qui pût mettre sa défiance en éveil, entend un grand bruit comme celui d'un corps qui tombe : elle trouve M. X... affaissé sur les genoux et en apparence privé de vie. Le cou est entouré d'une corde qui s'est rompue. M. X... s'était pendu au moyen d'un cordon de tirage de rideaux, semblable à celui qu'on avait trouvé la première fois, et suspendu de même à la ferrure de la même fenêtre ; le cordon était vieux et sa rupture avait déterminé la chute.

La corde enlevée, on reconnut bientôt que M. X... vivait encore.

M. le Dʳ Rendu, qui le vit une heure et demie après l'accident, constata les faits suivants :

M. X... était couché, dans le coma le plus complet, la face congestionnée, violacée et vultueuse. La respiration était embarrassée et stertoreuse ; la déglutition paraissait fort difficile et une partie de la salive s'écoulait par la commissure des lèvres. La bouche était serrée, et il fut à peu près impossible de l'explorer ; la langue parut plus volumineuse qu'à l'ordinaire et il n'y eut pas moyen de la tirer hors des arcades dentaires.

Le cou présentait un sillon circulaire qui aboutissait, du côté gauche, au niveau de la partie moyenne du larynx, en dessinant un trajet exactement transversal : puis, à partir du larynx, il s'infléchissait brusquement et remontait vers la branche droite du maxillaire pour arriver au voisinage de l'apophyse mastoïde. Il semblait donc résulter de cette disposition que le cordon, d'abord noué circulairement autour du cou, avait glissé par le fait du poids du corps et s'était trouvé arrêté à droite par la saillie du maxillaire inférieur. Grâce à cette circonstance, la carotide droite se trouvait évidemment moins comprimée que la carotide gauche, et la circulation profonde avait pu encore s'effectuer.

Le larynx se trouvait donc serré par le cordon à peu près à la partie inférieure du cartilage thyroïde : à la pression, il ne paraissait pas fracturé ni déformé, il était seulement un peu douloureux. On eût dit qu'il était luxé. Son axe n'était plus dans la ligne médiane du cou, et il formait un angle aigu tourné en haut et à gauche : il dépassait certainement de 2 à 3 centimètres la ligne médiane de ce côté.

Les caractères du sillon n'étaient pas tout à fait identiques à droite et à gauche. A gauche, là où la constriction avait été plus forte, il existait, non seulement de la rougeur, mais un petit pointillé ecchymotique, limité exactement au fond du sillon ; à droite, il n'y avait pas d'ecchymose, mais seulement de la rougeur et une dépression très accentuée des téguments. Autour, la peau formait un bourrelet prononcé qui faisait paraître encore plus considérable la tuméfaction des parties molles.

Tels étaient les signes physiques constatables au niveau du cou. Mais une particularité qui frappait à première vue, c'était une rigidité générale et une contracture qui immobilisait dans la flexion forcée les deux membres supérieurs. Les jambes étaient également rigides, mais dans l'extension. Les mâchoires étaient contracturées. Les pupilles contractées (autant qu'il m'en souvient). La sensibilité nulle.

L'auscultation révélait des râles dans la poitrine et surtout un râle guttural très bruyant. Le cœur battait rapidement, mais régulièrement.

Il était évident que ce qui dominait c'était la congestion cérébrale, accusée par la teinte vineuse des téguments et par la saillie des veines du cou et de la face; bien qu'il y eût plus d'une heure que l'accident fût arrivé, ces phénomènes persistaient avec une grande netteté.

Une saignée de 500 grammes environ fut pratiquée, séance tenante : des ventouses sèches avaient déjà été appliquées par un médecin mandé en toute hâte.

Sous l'influence de la saignée, il parut sur le moment se faire un peu de détente, cependant la teinte violacée des téguments diminua d'intensité, et la respiration devint moins stertoreuse. A la fin de la saignée, la contraction commença à être moins absolue, mais le coma persista et le malade ne reprit nullement connaissance.

Cependant, une heure après il y avait une amélioration sensible : les téguments étaient plutôt pâles et la peau moite : il n'y avait plus que passagèrement de la contracture à droite, mais elle persistait obstinément à gauche.

M. X... parut dormir d'un sommeil assez calme, à partir de 4 heures du matin.

Le mardi matin le malade donne quelques signes de connaissance et, par instant, il suit du regard les personnes qui l'approchent. Les membres du côté gauche sont en état de contracture permanente, avec flexion modérée des divers segments du membre supérieur, le membre supérieur est dans l'extension ; la déviation faciale est peu considérable. Rotation de la tête peu marquée, douteuse même vers la gauche. De temps en temps, en dehors de toute excitation, les membres sont agités de secousses convulsives toujours peu nombreuses et peu étendues; les muscles de la face présentent des mouvements de même nature.

Le côté droit est manifestement paralysé, sans être dans un état de résolution et de flaccidité complètes ; de temps en temps, il est, comme le côté gauche, le siège de petites contractions cloniques.

Le pouls, ample et brusque, est peu résistant; il y a 96 à 100 pulsations par minute. Le choc précordial est fort et très brusque; la régularité des battements est parfaite. Le rythme respiratoire est normal; quelques râles ronflants se perçoivent, surtout à gauche.

La trace laissée par la corde est très marquée sur la moitié gauche du cou; elle se voit à 2 centimètres et demi au-dessous de l'angle du maxillaire et de là se dirige obliquement en haut et vers la ligne médiane, qu'elle croise à peu près exactement au niveau de la saillie du cartilage thyroïde; à droite elle se porte vers l'angle du maxillaire. Dans ce point la pression a été beaucoup moindre, et la trace de la corde est à peine visible.

Le mercredi, l'hémiplégie droite est peu marquée ; cependant pendant le sommeil la commissure labiale droite est encore soulevée par le passage de l'air expiré. La roideur des membres du côté gauche n'existe presque plus. Le malade, qui n'avait pas dit une parole, essaie de parler ; il est certainement aphasique ; un grand nombre de mots paraissent lui échapper et il fait quelques confusions.

Le pouls présente les mêmes caractères (84 p.) ; la peau est un peu chaude (38° sous l'aisselle).

Le malade crache avec peine des mucosités visqueuses qui semblent venir du pharynx. La respiration se fait bien ; les râles ronflants qu'on entendait la veille, à gauche en particulier, ont même disparu.

L'oreille gauche est très rouge (paralysie vaso-motrice ?).

Il n'y a aucun trouble oculo-pupillaire.

On remarque beaucoup plus nettement que la veille une déviation du larynx, qui était masquée par un certain degré de tuméfaction. Tout le larynx est comme luxé sur le plan que forme la partie antérieure du rachis et est porté en masse vers la gauche. Lavement, sulfate de quinine, bromure de potassium.

Le mercredi, il y a un mieux notable, la connaissance est revenue en partie ; le malade reconnaît la plupart des personnes qui l'entourent ; il parle assez correctement, mais il persiste un peu d'aphasie et le malade s'irrite de ne pouvoir pas s'expliquer. Il revient volontiers aux sujets qui l'occupaient avant l'accident. Il n'a aucune notion de ce qui lui est arrivé. Il a une grande répugnance à prendre les aliments liquides qu'on lui présente ; il avale mal.

Le jeudi, la parole est revenue ; le malade est assez tranquille ; il demande seulement à se lever et divague un peu en parlant.

Le vendredi matin, il est sans fièvre, mais la nuit a été un peu agitée. Il ne veut pas rester au lit, on l'habille et il passe quelques heures dans un fauteuil. Dans l'après-midi, il commence à s'agiter ; il parle beaucoup, refuse de prendre des aliments ; il garde dans la bouche les boissons qu'on lui présente et en faisant effort pour parler il s'étrangle à chaque cuillerée. Le soir, il a la peau chaude, le pouls fréquent (100-104). Il ne reste pas un instant en repos ; ses bras et ses jambes sont constamment en mouvement, il s'irrite, refuse de boire, demande à se lever, ses paroles sont beaucoup plus incohérentes.

Après un lavement de chloral il a quelques heures de calme, puis l'agitation recommence.

Elle dure toute la journée du samedi : la parole est incohérente et souvent peu intelligible ; les membres s'agitent sous les couvertures ; la connaissance s'obscurcit de plus en plus. On observe de la roideur de la nuque et un peu de renversement de la tête en arrière.

Cependant, la respiration n'est pas notablement embarrassée le matin. Le soir, la peau est chaude, la respiration n'est pas accélérée ; il n'y a pas d'engouement pulmonaire, mais de temps en temps les mouvements respiratoires diminuent notablement d'amplitude et il y a même par intervalles de courtes pauses, sans que les désordres présentent nettement le caractère du phénomène dit de Cheyne-Stokes.

Vers les 4 heures et demie la respiration s'arrête définitivement au dire des personnes qui l'entourent et l'observent de très près ; à 6 heures, état de mort apparente. Absence complète de respiration ; absence de pulsations radiales ; immobilité absolue et pâleur cadavérique. Il semble y avoir un peu de raideur des membres ; la tête est renversée, la bouche entr'ouverte.

A la région précordiale on perçoit quelques rares battements sensibles à la main et à l'oreille.

La respiration artificielle avec introduction dans la bouche d'un tube à dégagement d'oxygène n'amène aucune modification.

A 6 heures et demie, il me semble entendre encore une ou deux fois un battement du cœur.

La mort survient sans convulsions.

13. Suicide par pendaison, par M. le Dr HURPY, de Dieppe (1). — Nous soussigné, Hurpy (Albert), docteur de la Faculté de médecine de Paris, demeurant à Dieppe, sur la réquisition de M. le procureur de la République, serment préalablement prêté, nous sommes transporté hier, 24 juin, vers 4 heures de l'après-midi, en la commune de Gueures, canton de Bacqueville, à l'effet d'examiner le cadavre de la veuve H..., âgée de soixante-dix-sept ans, trouvée morte le matin même dans des circonstances particulières pouvant éveiller l'idée d'une intervention criminelle.

En effet, la veuve H... qui, avant-hier soir encore, vivait en bonne santé dans sa maison composée d'un rez-de-chaussée, sise à 150 mètres environ du centre de la commune et 25 ou 30 mètres à peine des habitations voisines, était, à 7 heures hier matin,

(1) Hurpy, *Suicide par pendaison* (*Annales d'hyg. publ. et de méd. légale*, 1881, t. VI, p. 359).

étendue morte dans sa cuisine, le cou passé dans le nœud coulant d'une corde d'emballage longue de 1^m,20, d'un diametre de 0^m,004, dont l'autre extrémité était fortement attachée par un nœud coulant au pied carré d'une lourde table à 0^m,43 seulement du sol (fig. 32). Dans la pièce à côté, à usage de chambre à coucher, le lit ouvert, non en désordre, donnait à penser que sa propriétaire s'y était momentanément couchée. De l'armoire entr'ouverte s'échappait une fumée épaisse que dégageaient des linges et lai-

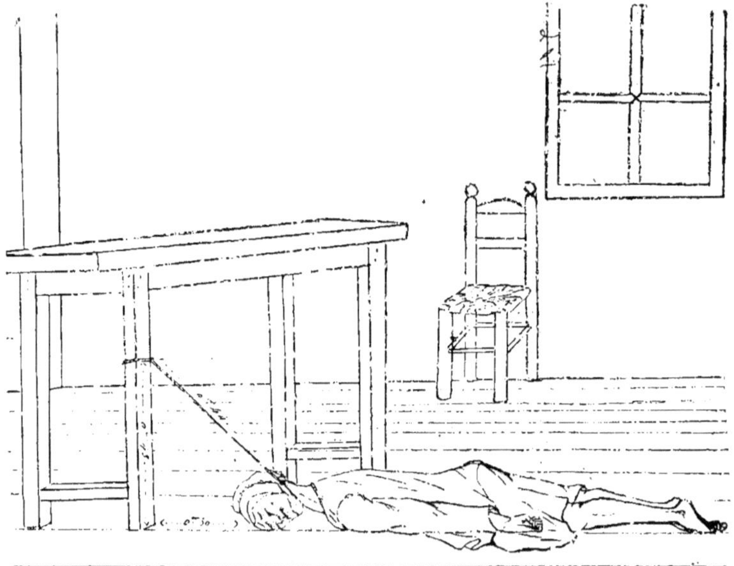

Fig. 32. — Suicide par pendaison.

nages auxquels une lanterne renversée avait vraisemblablement communiqué le feu.

Que s'était-il passé ? La veuve H... avait-elle été victime d'un crime ? Etait-elle étranglée ou pendue ? La mort avait-elle été déterminée d'une autre façon avant que le meurtrier ait eu l'idée de placer le cadavre dans cette attitude peu commune de pendaison ou de strangulation ? Qui avait allumé cette lanterne et l'avait mise dans l'armoire ? Que signifiait ce commencement d'incendie ? Quelle relation pouvait-il exister entre le fait de l'incendie et celui de la mort ?

Cherchant à enregistrer la constatation des faits matériels qui pouvaient se soustraire à un examen ultérieur, nous avons écarté tout d'abord les circonstances morales propres à nous éclairer, mais dont la connaissance devait plus tard nous faire interpréter les faits au cas où ceux-ci n'auraient pas suffisamment parlé d'eux-mêmes pour entraîner notre conviction.

I. — L'attitude du corps a, dès l'instant, frappé notre attention. Celui-ci, vêtu d'une camisole et d'une chemise ni déchirées, ni même en désordre, reposait sur le sol par son plan antérieur. Il était allongé, les bras étendus le long du tronc, les pouces fléchis et recouverts par les doigts fléchis également. Les deux mains en pronation touchaient le sol par leur face dorsale. Les cuisses, les jambes et les pieds étaient aussi dans l'extension. La tête coiffée d'un bonnet et tournée à gauche dans un mouvement de demi-rotation reposait à terre sur la pommette de la joue droite.

D'après le récit d'un témoin dont l'authenticité nous a été démontrée dans la suite de nos recherches, le cou était pris dans le nœud coulant d'un lien en grosse corde d'emballage dont l'autre extrémité avait été attachée comme nous l'avons dit au pied d'une lourde table à 0^m,43 du sol. Cette corde ayant été coupée en deux endroits près du cou du cadavre par ce même témoin qui, au moment de la découverte du corps, espérait encore pouvoir rappeler la femme H... à la vie, il nous a été impossible de nous rendre compte par nous-même de la façon dont le nœud coulant avait été fait.

En mesurant les trois bouts de la corde nous avons obtenu comme longueur totale 1^m,20. Retirant de cette longueur totale : 1° 0^m,40 pour l'anse dans laquelle le cou était passé ; 2° 0^m,24 pour l'anse entourant le pied de la table ; et 3° 0^m,12 environ pour les œillets des nœuds coulants, il restait 0^m,44 représentant la distance du nœud du cou au nœud de la table. De cette façon, le sommet de la tête ne se trouvait qu'à une distance de 0^m,30 de la partie inférieure du pied de la table.

II. — La rigidité cadavérique était générale et, quand nous avons retourné le corps sur le dos, nous avons remarqué que le sol, au niveau des organes urinaires, était imprégné d'une large tache résultant d'une émission d'urine arrivée dans les derniers moments de l'agonie.

III. — Après avoir déshabillé le cadavre, nous avons cherché avec soin s'il existait des traces de violences ; nous n'en avons trouvé aucune. La face, livide et légèrement tuméfiée, offrait sur la joue gauche une traînée sèche de sang qui s'était échappé des narines pendant l'agonie. Les yeux à moitié ouverts n'étaient pas proéminents et la langue ne faisait pas saillie hors de la bouche.

IV. — Notre examen de la surface extérieure du corps a surtout porté sur le cou où nous avons constaté les particularités suivantes :

Un sillon à fond nettement parcheminé, ainsi que nous avons pu nous en assurer par la dissection des tissus, existait à la hauteur du cartilage thyroïde en avant et remontait obliquement sur les régions latérales du cou. Nous avons cherché en vain à le poursuivre en arrière au point où le nœud coulant existait. Il résulte du reste du témoignage cité plus haut que le lien n'était pas appliqué sur les tissus à cet endroit et qu'il en était séparé par un certain intervalle dans lequel on avait librement passé le couteau pour le couper. Le sillon parfaitement en rapport avec le volume de la corde n'était donc pas perpendiculaire à l'axe du cou ; au contraire, il formait avec lui un certain angle de 45°, et prouvait par cette direction que la traction exercée sur l'anse de la corde n'avait pas été dirigée transversalement comme dans la strangulation. La direction de cette force ou de cette résistance était plutôt sur le prolongement de l'axe du cou que perpendiculairement à lui. De plus, l'état parcheminé de la peau prouvait que le lien avait été pendant longtemps après la mort fortement appliqué sur les parties molles et qu'il avait dû être toujours dans le même état d'extension depuis la mort jusqu'au moment où le cadavre a été découvert dans l'attitude déjà décrite.

L'ensemble de ces circonstances nous permettait déjà de penser que la mort de la veuve H... avait eu pour cause l'application du lien autour du cou et qu'elle avait eu lieu en cet endroit.

Il restait à démontrer par l'autopsie comment ce lien avait agi ; s'il avait agi par le mécanisme de la strangulation simple, c'est-à-dire par un arrêt progressif de la respiration et simultanément par un effet compressif du sang dans le système vasculaire du cerveau ou bien s'il avait agi par le mécanisme de la pendaison, c'est-à-dire si son application avait intercepté rapidement du même coup la respiration et le retour de la circulation cérébrale.

V. — La face légèrement tuméfiée n'offrait point de pointillé ecchymotique apparent ; mais celui-ci était très abondant dans le tissu cellulaire sous-conjonctival des deux yeux, à la muqueuse des ailes du nez et à la face interne des lèvres.

La peau du crâne était soulevée par des varicosités larges et très prononcées sur le trajet d'une tempe à l'autre suivant une ligne représentée sur le squelette par la suture fronto-pariétale. Il n'y avait ni ecchymose, ni égratignure, ni trace de violence d'aucune sorte, sur les téguments péricrâniens.

Le crâne ouvert par le procédé ordinaire ne nous a présenté

non plus aucun enfoncement. fracture ou fêlure dans aucune de ses parties. Les sinus de la dure-mère et les vaisseaux de la pie-mère étaient gorgés de sang. Mais les cavités ventriculaires et la substance cérébrale ne nous ont offert rien de particulier à noter en dehors d'un état général manifeste de congestion. Les hémisphères étaient symétriques.

VI. — Les parties profondes du cou ont été ensuite l'objet de toute notre attention. Nous n'y avons rencontré ni infiltration sanguine inter-musculaire. ni fracture des cartilages, ni aplatissement de la trachée, ni luxation des vertèbres cervicales.

La tête étant dans un état de flexion. le lien avait porté par le plein de son anse sur la région moyenne du corps thyroïde. Au-dessus du sillon. la peau violacée indiquait la gêne apportée à la circulation de retour. Même état des parties molles des muqueuses à l'intérieur; elles étaient manifestement congestionnées au-dessus du point d'application du lien.

VII. — Le larynx et la trachée ne renfermaient aucune trace de mucosités spumeuses sanguinolentes.

VIII. — Les poumons remplissaient la poitrine; ils étaient fortement engorgés surtout en avant à cause de l'attitude du corps et la face antérieure du poumon gauche était le siège d'un emphysème à larges cellules. Cet emphysème ne ressemblait en rien aux plaques d'aspect pseudo-membraneux d'emphysème circonscrit et superficiel de la strangulation ordinaire. Il était du reste généralisé dans ce poumon et nous a paru de date ancienne. Nous n'avons pas trouvé d'ecchymoses sous-pleurales, ni sous-péricardiques, ni à l'origine des gros vaisseaux comme dans la mort par suffocation.

Le cœur était normal, vide de sang à gauche et renfermant seulement un caillot cruorique de peu d'importance dans le ventricule droit.

Les organes abdominaux passés en revue l'un après l'autre ne nous ont offert que deux particularités dignes d'intérêt :

IX. — L'estomac renfermait une soupe au pain incomplètement digérée avec un fragment de radis, et la vessie très peu d'urine.

S'il est évident, d'après l'examen dans lequel nous sommes entré, que la veuve H... est morte par la corde, il est plus difficile de donner à ce genre de mort la véritable appellation médico-légale qui lui convient. En effet, un lien appliqué autour du cou peut déterminer la mort de deux façons, ou par strangulation ou par pendaison. Malheureusement, malgré la haute autorité des médecins légistes qui ont affirmé que chacun de ces deux genres de mort avait ses lésions propres, pathognomoniques, reconnais-

sables à l'autopsie, l'expérience a enregistré depuis des faits déjà
nombreux dans lesquels une distinction certaine, exclusivement
basée sur la nature des lésions constatées, devient absolument
impossible. Dans le cas dont il s'agit, nous aurions en faveur de
la pendaison l'attitude relative des membres, l'absence des lésions
pulmonaires appartenant en propre à la strangulation, c'est-à-
dire les plaques pseudo-membraneuses d'emphysème circonscrit,
la mousse sanguinolente de la trachée et des grosses bronches ;
mais nous aurions par contre en faveur de la strangulation les
nombreuses ecchymoses sous-conjonctivales et sous-muqueuses
de la bouche et des narines que nous avons signalées.

Peut-être y aurait-il lieu de rechercher dans l'attitude spéciale
du corps pendant l'action de la corde et après la mort les causes
qui ont donné à cette mort un cachet anatomo-pathologique spécial ; on aurait ainsi l'explication de la coïncidence des lésions
communes à la pendaison et à la strangulation.

Mais si les lésions cadavériques ne sont pas de nature à montrer
quel a été le mécanisme réel de la mort, l'application du lien, sa
direction, ses points d'attache, la forme spéciale de son empreinte
sur les tissus et surtout l'attitude du corps nous autorisent à penser qu'il y a eu pendaison partielle dans le sens médico-légal
du mot.

Ce point établi, voyons qui a pu être l'auteur de la pendaison.

Tout d'abord l'attitude respective des membres qui est bien
celle des pendaisons ordinaires et l'absence de toute trace de violence nous ont rendu l'hypothèse d'un crime peu probable. En
effet, il semble difficile d'admettre qu'un meurtrier soit venu coucher cette femme par terre, lui ait passé un lien autour du cou et
l'ait tirée ensuite par les mains et les pieds pour hâter la mort
et déterminer l'attitude cadavérique constatée, sans que la victime
ait au moins fait quelques mouvements automatiques plus ou
moins violents qui eussent laissé des traces de violences ou du
désordre dans les vêtements.

La position bizarre et au moins fort extraordinaire du corps, si
elle n'est pas unique, nous semble, plus fortement peut-être
qu'aucun autre argument, prouver la pendaison suicide, car dans
l'hypothèse d'un crime, il faudrait admettre que la pendaison
ayant eu lieu ailleurs, le cadavre eût été apporté là, couché à
terre et attaché au pied de la table. Dans ce cas l'auteur du crime
aurait volontairement changé une position normale de pendaison
en une position anormale inusitée, inconnue, capable de rendre
l'hypothèse du suicide presque invraisemblable.

Pour ce qui est du commencement d'incendie allumé par la

lanterne renversée dans l'armoire, nous y voyons la preuve morale de l'absence d'une main étrangère. Si, en effet, l'incendie avait eu pour but de faire disparaître le cadavre ou de soustraire aux yeux de la justice des lésions compromettantes, l'auteur du crime n'aurait pas manqué de porter ou de laisser le corps dans le lit et de mettre le feu à la paillasse.

Enfin, le dernier argument qui nous paraît devoir dissiper tous les doutes, s'il pouvait en rester, est l'état des facultés mentales de la veuve H... Il est établi d'une façon indubitable par des témoignages nombreux, désintéressés et authentiques, que cette malheureuse femme était en proie au délire de la persécution. On la voyait allumer sa lanterne ou sa chandelle en plein jour et chercher des objets, des papiers et de l'argent qu'elle avait cachés pour les soustraire à la cupidité de voleurs imaginaires. Cette sollicitude absorbait son esprit au point que souvent elle invoquait le secours de ses enfants, tantôt pour l'aider à cacher son argent, tantôt pour l'aider à le retrouver.

Quoi d'étonnant alors que sous l'empire de ces conceptions délirantes elle se soit crue persécutée la nuit du 23 au 24 juin, qu'elle ait fait des recherches dans son armoire, qu'elle en ait fouillé les tiroirs, qu'elle ait oublié sa lanterne dans l'endroit dangereux où elle a communiqué le feu et que, dans un accès de désespoir facile à comprendre avec une telle disposition d'esprit, elle se soit donné la mort par un moyen qui révélerait en elle une altération profonde des facultés mentales et une volonté arrêtée de se détruire?

Conclusion. — Nous croyons donc que la mort de la veuve H... ne reconnaît pas d'autre auteur qu'elle-même et qu'elle s'est suicidée par la pendaison sous l'influence du délire de la persécution dont l'enquête a démontré qu'elle était atteinte.

DEUXIÈME PARTIE

LA STRANGULATION

Messieurs,

L'étude de la strangulation sera singulièrement facilitée par celle que j'ai faite devant vous, de la pendaison. Au point de vue médico-légal, à celui surtout de l'examen et de l'enquête, la strangulation se rapproche beaucoup de la pendaison. Par d'autres côtés elle a de grandes analogies avec la suffocation.

C'est à Tardieu que revient l'honneur d'avoir séparé en groupes distincts la *pendaison*, la *strangulation* et la *suffocation*, réunies jusque-là dans des descriptions communes. Il a opéré une véritable révolution et rendu un réel service à la médecine légale.

Lorsqu'un magistrat se trouve en présence d'un cas de pendaison, l'idée de suicide se présente immédiatement à son esprit ; dans un cas de strangulation, au contraire, l'idée d'homicide surgit aussitôt.

Cette présomption est légitime et cependant le suicide par strangulation existe, il y en a un certain nombre d'exemples.

Définition. — Il est difficile de bien définir le sujet. Je vous épargne les différentes définitions qui ont eu cours successivement ; j'arrive de suite à celle de Tardieu.

Pour Tardieu, la *strangulation*, entendue dans le sens

médico-légal, *est un acte de violence qui consiste en une cons-*
triction exercée directement soit autour, soit au-devant du
cou et ayant pour effet, en s'opposant au passage de l'air,
de suspendre brusquement la respiration et la vie.

Quant à moi je dirai, en modifiant la définition de Tardieu :

La strangulation est une constriction qui a pour effet, par
une action mécanique, de s'opposer au libre passage de l'air
et parfois de la circulation cérébrale.

Vous savez, par ce que je vous ai dit du mécanisme de la mort dans la pendaison, pourquoi je fais intervenir dans cette définition la circulation cérébrale ; je ne reviens pas sur les expériences dont je vous ai, précédemment, relaté les résultats.

Quand Tardieu a définitivement séparé les unes des autres la pendaison, la strangulation et la suffocation, M. Tourdes a accepté cette séparation, mais il a fait entrer dans le cadre de la strangulation les accidents causés par le goitre suffocant et par les corps étrangers de la trachée et de l'œsophage. Nous n'irons pas jusque-là, Messieurs. Ces accidents, qui ne sont provoqués par aucune violence exercée autour du cou, doivent être étudiés avec la suffocation.

Historique. — L'étude historique de la strangulation ne nous retiendra pas longtemps. Elle a été admirablement faite par M. Tourdes [1]. M. Tourdes est remonté aux temps les plus reculés.

Le premier exemple connu de strangulation est fourni par l'Ancien Testament : Josué fit étrangler les rois tombés en son pouvoir.

Dans l'ancienne Rome, la strangulation était un supplice réservé aux patriciens ; c'est ainsi que les complices de Catilina furent étranglés par faveur spéciale.

En France, Louis le Hutin fit étrangler sa femme, Margue-

[1] Tourdes, *Dictionnaire encyclopédique des sciences médicales,* art. STRANGULATION.

rite de Bourgogne, soupçonnée d'adultère, à l'aide d'une serviette, disent les uns, au moyen de ses cheveux, disent les autres.

C'est encore par grâce spéciale qu'au moyen âge, dans les autodafés où l'on brûlait les Juifs, on étranglait avant de les jeter sur le bûcher, ceux de ces malheureux qui s'étaient convertis au dernier moment et avaient abjuré, pour ainsi dire, *in extremis*. Les condamnés obstinés au contraire étaient brûlés vifs.

En Chine, lorsqu'un dignitaire de la cour a encouru la disgrâce de l'empereur, celui-ci lui envoie un cordon de soie avec lequel il est tenu de s'étrangler.

Enfin, dans certains pays, en Espagne, par exemple, la strangulation est le mode officiel des exécutions judiciaires ; elle porte le nom de *supplice du garrot*. Le condamné est assis sur une chaise, appuyé contre un poteau placé derrière lui. On passe autour de son cou un cercle d'acier fixé à ce poteau et muni d'une vis qui, en se serrant, étrangle le supplicié.

Mécanisme de la mort. — Nous devons diviser, d'une façon assez nette, au point de vue du mécanisme de la mort, la strangulation en deux groupes, suivant qu'elle est effectuée à l'aide d'un lien ou à la main.

Strangulation par un lien. — Au point de vue médico-légal, le mécanisme de la mort dans la strangulation à l'aide d'un lien, est le même que pour la pendaison. Je n'ai pas à revenir sur les expériences de Hofmann que je vous ai exposées dans tous leurs détails. Rappelez-vous seulement que, lorsqu'on exerce une constriction autour du cou et qu'on mesure l'intensité de cette constriction, à la pression de 2 kilogrammes le sang ne revient plus par les veines jugulaires, qu'à la pression de 5 kilogrammes, il ne passe plus par les carotides, qu'à la pression de 15 kilogrammes, la trachée n'est plus perméable et qu'enfin, à la pression de 30 kilogrammes les vertébrales elles-mêmes ne laissent plus rien passer. L'intensité de la pression, qu'elle soit exercée par le corps lui-même, comme dans la pendaison, ou par une corde passée autour du cou, comme dans la strangulation, est identique.

J'ajoute que, dans la réalité, les choses se passent beaucoup plus brutalement que dans les expériences d'Hofmann, que les phénomènes se succèdent très rapidement, presque simultanément, et que la pression exercée par la personne qui étrangle peut, si cette personne est un peu vigoureuse, atteindre brusquement 45 à 50 kilogrammes. J'ai vérifié le fait avec M. Descoust.

M. Tamassia combat cette théorie et M. Tourdes, qui hésite à accepter l'interprétation que Hofmann a tirée de ses expériences, se range à son avis.

Tamassia a opéré sur un chien la ligature de toutes les artères du cou, à l'exception des artères vertébrales, et ce chien a survécu vingt-cinq jours.

Dans les expériences que j'ai faites avec M. Descoust, j'ai constaté qu'un chien mourait au bout de cinq minutes quand un lien était appliqué sur la trachée, au bout de vingt minutes si le lien ne comprimait que les gros vaisseaux.

Il est facile, Messieurs, d'expliquer ces divergences. Les chiens qui ont servi aux recherches de Tamassia sont des dogues de grande taille. Chez ces gros chiens, les carotides sont petites et les artères vertébrales sont au contraire fort volumineuses. Chez l'homme au contraire les carotides sont énormes et les vertébrales fort petites. Il n'y a, dès lors, aucun parallélisme à établir entre les espèces au point de vue du mécanisme de la mort par constriction du cou. Les chiens de Tamassia ont pu survivre vingt-cinq jours, ils se trouvaient dans la situation d'un homme auquel on aurait lié les vertébrales sans toucher aux carotides.

On a beaucoup discuté, Messieurs, sur le lieu d'application du lien, au point de vue de la plus ou moins grande rapidité de la mort. Cette discussion n'a plus aucune importance pour nous. Que le lien soit appliqué au-dessus du larynx, sur le larynx, au-dessous du larynx, le résultat est le même : il y a diminution, puis suppression du passage de l'air et de la circulation du sang.

En Espagne, on applique le garrot au-dessus du larynx ; on provoque ainsi l'ascension, le refoulement de la base de la langue, qui vient s'appliquer contre la voûte du pharynx, et empêcher complètement la pénétration de l'air dans la trachée.

Tel est, théoriquement, le mécanisme de la mort. Il est nécessaire à ce propos, de vous rappeler quelques-unes des expériences de Faure, parce qu'elles peuvent vous servir à combattre certaines idées erronées qui sont quelquefois invoquées aux assises.

C'est ainsi qu'il semble naturel de croire, lorsque la constriction de la trachée empêche l'air de passer par le larynx, que l'individu qu'on étrangle ne peut pas proférer un cri. C'est une erreur. Cet individu peut crier, parce que l'oblitération du larynx n'est pas complète.

Faure a pris un dogue de forte taille ; le saisissant brusquement, il lui a lié la gorge en serrant le lien au maximum, d'un coup ; pendant cinquante-cinq secondes exactement, l'animal n'a pas bougé ; au bout de ce temps, *il a poussé des cris aigus*, et il a succombé en quatre minutes dans d'affreuses convulsions. Il est évident que l'obstruction n'était pas complète, qu'une certaine quantité d'air a encore pu pénétrer dans les poumons, et que cette quantité d'air était assez forte pour que le chien ait pu pousser des cris pendant deux ou trois minutes.

Eh bien, Messieurs, il y a là une cause d'erreur regrettable. En voici un exemple :

Il y a quelques années un homme était accusé d'avoir étranglé, la nuit, sa femme ou sa maîtresse, je ne me souviens pas exactement. Une voisine dit avoir entendu, cette nuit-là, cette femme pousser des cris. Le médecin légiste chargé de l'enquête, déclare qu'il est impossible qu'une personne qu'on étrangle puisse proférer un cri. On est venu me chercher à

la Faculté, sans que je sache quoi que ce soit de l'affaire, on
m'a amené aux assises et là on m'a demandé s'il était possible ou non qu'un individu qu'on étrangle pût crier. Je me
suis souvenu de l'expérience de Faure et j'ai affirmé la possibilité du fait.

D'ailleurs l'occlusion complète de la trachée n'est pas nécessaire pour amener la mort. On meurt, alors même que
de petites quantités d'air peuvent encore arriver au poumon.
C'est ce que prouve la deuxième expérience de Faure, dont
l'importance est considérable, parce qu'elle donne la clef de
bien des faits.

Faure, après avoir trachéotomisé un gros chien, adaptait
à la trachée un tube de Broca. Vous connaissez tous, je pense,
ce petit appareil muni d'une soupape, qui permet de réduire
progressivement le calibre de l'orifice de la canule. Lorsque
le calibre était réduit de moitié, l'animal succombait exactement dans les mêmes conditions que dans la première expérience; il suffit donc que la quantité d'air qui arrive aux
poumons soit réduite à la moitié de la quantité normale,
pour que cette réduction devienne incompatible avec la vie.

La troisième expérience de Faure n'est qu'une modification de la précédente; il plaçait dans la trachée un tube de
caoutchouc ayant, sauf l'épaisseur du caoutchouc, les dimensions de la trachée. Si ce tube avait 0^{m},80 de long, l'animal mourait, parce que les efforts qu'il était obligé de faire
pour faire pénétrer l'air à travers ce tube jusqu'à ses poumons suffisaient à en diminuer l'apport dans des proportions considérables.

Strangulation à la main. — Lorsque la strangulation
s'opère à l'aide de la main, le mécanisme de la mort est tout
différent.

Quelques-uns d'entre vous ont été appelés à comprimer
l'aorte abdominale, dans un cas d'hémorrhagie utérine, ou
l'artère fémorale, qu'il se soit agi de mettre en usage la méthode de Broca pour le traitement de l'anévrysme, ou sim-

plement d'une amputation de la cuisse. Lorsqu'on fait un effort ainsi prolongé, lorsqu'on maintient la compression pendant trois à quatre minutes, il arrive un moment où la main est inconsciente de l'effort produit.

Eh bien! quand un individu en étrangle un autre, à la main, il se passe quelque chose d'analogue. La main du meurtrier se déplace tout le temps, elle ne reste pas appliquée sur les carotides; l'effort du meurtrier se concentre surtout sur le larynx, la trachée. Les professionnels de la strangulation, les artistes en ce genre, à l'époque où il existait des bandes d'étrangleurs organisées, cherchaient surtout à repousser avec le pouce et l'index, le larynx et la langue vers la voûte palatine ; ils oblitéraient ainsi les voies aériennes et leur victime mourait assez rapidement.

Pour que ces efforts réussissent, il faut que certaines conditions soient réunies : Il faut que la victime se laisse faire et que le meurtrier jouisse de l'entière liberté de ses mouvements : même dans ce cas, la mort ne survient qu'au bout de huit à dix minutes. Il est impossible que la main du meurtrier puisse maintenir sa pression pendant tout ce temps. Elle se déplace au contraire à chaque instant, et nous trouvons les traces de ces déplacements successifs sur la peau du cou et dans les tissus profonds.

On a fait intervenir d'autres causes : on a parlé de l'excitation des nerfs laryngés, des nerfs pneumogastriques. Vous trouverez dans tous les auteurs, l'histoire de cet Anglais qui prétendait arrêter en partie les battements de son cœur en appuyant son ongle sur le trajet des pneumogastriques. Il est possible que cette compression joue un rôle dans la strangulation à la main, mais il est impossible que ces nerfs soient comprimés pendant toute la durée de l'acte.

D'ailleurs, avant que Brown-Séquard ait établi la théorie de l'inhibition, Claude Bernard, Rosenthal, Paul Bert, avaient mis en lumière l'arrêt du cœur à la suite de l'excitation des nerfs laryngés supérieurs. Hofmann avait fait à ce propos une expérience très élégante. Il trachéotomisait un chien, le laissait reposer après l'opération, puis au moment où il exerçait une forte pression sur le larynx de l'animal, celui-ci mourait subitement.

Enfin, Messieurs, il peut y avoir mort subite par inhibition à la suite de l'excitation des nerfs laryngés ou seulement de l'excitation de la peau de la région sus-hyoïdienne.

Conditions médico-légales dans lesquelles s'accomplit la strangulation. — Je crois, Messieurs, qu'il est fort difficile de sauter à la gorge de quelqu'un et de l'étrangler ; il faut cependant excepter les cas d'inhibition comme celui du gamin, dont je vous ai déjà parlé, qui cherchant à attraper le larynx saillant d'une vieille marchande de tabac, comme il aurait attrapé un papillon, et le saisissant brusquement, détermina la mort subite de la débitante. Ces faits sont rares. Nous pouvons admettre que lorsqu'un individu adulte a des moyens de défense, on ne l'étrangle pas facilement.

Le cas type de la faiblesse de la victime, c'est la strangulation des nouveau-nés, dont je ne m'occuperai pas pour le moment, car elle forme un chapitre de l'histoire des infanticides que j'étudierai plus tard avec vous.

Lorsqu'il s'agit d'adultes, il faut, pour que la strangulation réussisse, que l'individu ait été surpris. Les victimes sont habituellement des femmes, des pédérastes, des alcooliques, qui étaient sans défiance et sans défense.

Vous vous souvenez sans doute du nom de Dumollard ? Cet individu, à Lyon, accostait les bonnes qui cherchaient une place, leur promettait un emploi, chargeait leur malle sur ses épaules, les conduisait hors de la ville, dans un bois, où il les étranglait. Comment procédait-il ? Par surprise. Le résultat des autopsies de ces femmes a toujours été le même. Toutes avaient reçu un coup sur la tête, latéralement ou un peu en arrière, ayant déterminé une ecchymose dans la région pariétale, derrière l'oreille. Dumollard opérait donc en deux temps : il frappait sa victime par derrière et lui enlevait ainsi ses moyens de défense ; puis il l'étranglait. C'est un procédé analogue à celui qu'on a désigné, en chirurgie, sous le nom d'*anesthésie préalable*.

Tel est encore le cas de ce charretier (1), âgé de trente-quatre ans, vigoureux, qui fut étranglé il y a quelques années, par un gamin de dix-huit ans. Ce charretier, passant boulevard de Grenelle avec une voiture, fut pris d'un besoin subit. Il avisa une maison dont l'allée était ouverte, il y entra, défit son pantalon et s'accroupit. Un jeune rôdeur, âgé de dix-huit ans, l'aperçoit, jette autour de son cou une cravate et l'étrangle dans la position même où il se trouvait, sans qu'il ait pu faire un mouvement pour se défendre.

C'est également par surprise qu'a été étranglé le petit garçon qui portait un cache-nez, aux bouts flottants, dont le corps fut retrouvé sous des sacs, sur la berge de la Seine, et dont je vous ai raconté l'histoire en vous parlant des ecchymoses ponctuées des épaules (2).

Les choses se sont passées de même, dans le cas des cochers revenant la nuit du dépôt des voitures, à moitié étranglés, à moitié pendus, à l'aide d'un lasso, par une bande qui infestait la rue Ordener.

Aux Indes, les Thugs, qui étranglaient leurs victimes par fanatisme religieux, car ils voulaient détruire le genre humain, opéraient, eux aussi, par surprise.

Des Anglais importèrent ces procédés à Londres : ils y ont commis tant de crimes, ils y ont répandu une telle terreur, qu'il a fallu que le Parlement votât contre eux une loi spéciale de répression.

De tous ces faits nous pouvons conclure qu'en dehors de la surprise la strangulation semble être extrêmement difficile à exécuter, à moins que la victime ne soit en état d'ivresse, car alors elle est sans défense.

Les *violences* que l'on constate sur le corps des victimes sont à peu de choses près toujours les mêmes et portent d'abord sur la tête.

(1) Voir observation 12.
(2) Voir observation 2.

Tardieu, commis dans l'affaire de Mme de Caumont La Force, constata qu'elle avait le nez brisé. La duchesse avait été étranglée par son jardinier qui, avant d'accomplir son crime et pour réduire sa victime à l'impuissance, avait commencé par lui asséner un formidable coup de poing au milieu du visage.

Dans une des premières affaires où je fus commis, je me suis trouvé en présence d'un fait semblable :

Une vieille dame, Mme Crémieux [1], qui n'avait plus bien sa tête à elle, introduisait chez elle des gamins de quinze à vingt ans ; il se passait alors des choses extraordinaires sur lesquelles je n'ai pas besoin d'insister. Un jour, l'un de ces jeunes drôles applique sur la tête de cette femme un vigoureux coup de poing; les fibres du muscle temporal étaient déchirées, infiltrées de sang. Mme Crémieux tombe à la renverse, se fait une ecchymose de la région occipitale, son peigne d'écaille se casse et les dents pénètrent dans le cuir chevelu : voyant la femme par terre, le gamin l'étrangle, la vole et se sauve.

Mme Crémieux avait une denture défectueuse, il y existait de nombreux vides ; je fis mouler ses mâchoires, et c'est grâce à cette précaution, que je vous signale en passant, que le petit Hodister fut pris en Belgique : il portait sur sa main les stigmates des dents de la veuve Crémieux qui l'avait mordu, le moulage de la mâchoire s'adaptait exactement à ceux-ci.

La mort peut être quelquefois très rapide, ainsi que je vous l'ai dit en vous rappelant le cas de la marchande de tabac, succombant au moment même où le petit garçon saisissait son larynx. Je ne reviens pas sur les faits de ce genre.

Dans les affaires de strangulation, le meurtre est la plupart du temps commis avec l'intention de voler ou de violer la victime. Mais nous avons eu à faire à d'autres cas, dont il

1 Voir observation 21.

faut vous parler, et à propos desquels il est nécessaire de vous mettre en garde contre une exagération de sentiment.

Le 5 juin 1882, dans un asile d'aliénés, des infirmiers ennuyés, agacés par les cris que poussait un aliéné, essayent de le faire taire, le bousculent ; l'un d'eux saisit le fou à la gorge, et celui-ci meurt étranglé.

Peut-être, et c'est une supposition que je fais, y a-t-il eu là une inhibition ?

L'émotion dans la presse fut énorme, j'ajoute qu'elle était légitime.

Je ne sais si vous avez jamais visité un asile d'aliénés, et surtout si vous avez mis le pied dans le quartier des agités. Vous avouerez, avec moi, que l'on a bien de la peine à garder son sang-froid, au milieu de ces fous qui hurlent, qui crient, qui se démènent sans trève ni cesse. Il n'y a pas, en général, de gens plus doux que les gardiens auxquels est confiée la surveillance des agités; mais le milieu dans lequel ils passent leur existence finit par réagir sur eux et provoque chez ces hommes un état nerveux particulier et des accès d'impatience, quelque peu excusables.

J'ai insisté sur ces faits, aux assises, sans tenter néanmoins de disculper les infirmiers.

J'aborde maintenant l'étude du *suicide* par strangulation.

Jusqu'au début du siècle on a cru que le suicide par strangulation était impossible, on le croyait trop douloureux et trop difficile.

Le premier fait qui ait donné lieu à une discussion est la mort du général Pichegru (1). Vous savez que Pichegru, après avoir remporté un certain nombre de victoires, fut accusé de trahison et enfermé à la Conciergerie. Un matin on le trouva mort dans son cachot, étranglé avec sa cravate; un morceau de bois de 45 centimètres de long était passé dans les plis de la cravate et avait fait l'office de

(1) Voir observation 1.

garrot. Pendant les mouvements de torsion, ce morceau de bois avait produit sur la joue droite, près de l'oreille, une estafilade de 5 à 6 centimètres de longueur.

Les premiers médecins appelés à déterminer les causes de la mort n'osèrent se prononcer. On commit de nouveaux experts qui ne furent pas complètement d'accord avec les premiers. Chaussier, qui était un médecin légiste éminent et qui a laissé de remarquables rapports médicaux-légaux, donna un avis que l'on peut tenir pour définitif. Il conclut à la possibilité du suicide.

Ceux d'entre vous que ce problème historique intéresserait pourront consulter le rapport des premiers et des seconds experts et surtout le rapport extrèmement curieux de Chaussier qui apprécie en termes fort sévères la valeur des deux premières expertises.

Il semble qu'à cette époque les mœurs médicales étaient plus âpres, plus brutales qu'elles ne le sont aujourd'hui. Pas un médecin expert n'oserait, aujourd'hui, critiquer d'une façon aussi cruelle le rapport de l'expert qui l'aurait précédé.

A ce propos, je vous recommande de toujours garder dans la rédaction de vos rapports, la plus grande modération. Si, à l'audience, vous avez une discussion avec un confrère ou la défense, toute expression dépassant légèrement la mesure vous sera reprochée. Plus vos explications auront été calmes et modérées, plus elles feront d'impression sur les jurés et sur les magistrats.

Le premier, Chaussier a donc établi que l'on pouvait se suicider en s'étranglant. L'avenir lui donna raison : les faits se sont multipliés depuis et ne laissent plus aucun doute à cet égard.

En 1831, Jacquier, de Troyes, avait déjà pu réunir 17 observations de suicide par strangulation. Dans les pays où la strangulation est le mode de supplice légal, comme en Espagne, les suicides par strangulation sont communs; ils sont relativement fréquents en Italie. Quoiqu'ils soient rares en

France, nous en connaissons un certain nombre, accomplis dans des circonstances souvent bien singulières.

Les médecins aliénistes, et en particulier Brierre de Boismont, en ont observé un certain nombre de cas. Je ne vous en citerai qu'un, raconté par Brierre de Boismont : Une jeune fille riche, mélancolique, ayant des idées de suicide, qu'elle avait plusieurs fois essayé de mettre à exécution, était en traitement dans la maison dirigée par Brierre de Boismont. Elle avait avec elle une servante, chargée de la surveiller et qui ne la quittait ni jour, ni nuit. La surveillance de cette fille s'est-elle relâchée un instant? la gardienne s'est-elle endormie? Quoi qu'il en soit, la jeune fille s'est étranglée, dans son lit, avec une lanière arrachée de sa chemise, et dans laquelle elle avait passé un petit bâton, sans qu'un cri, une convulsion ou un mouvement aient attiré l'attention.

Dans un cas signalé par Rendu, une jeune fille paralysée du bras droit s'est étranglée, à l'hôpital, dans son lit, avec un lambeau détaché de sa chemise, qu'elle serra autour de son cou de la main gauche, la seule dont elle eût conservé l'usage.

Le suicide par strangulation est donc possible ; il en existe des exemples et il faut se souvenir de ces faits quand on se trouve en présence d'un cas de strangulation.

La strangulation peut être *accidentelle ;* ce sont en général des enfants qui s'étranglent, par accident, en jouant avec une ficelle au bout de laquelle est attaché un poids quelconque. S'ils se passent cette ficelle autour du cou, le poids peut se retourner, se placer derrière le dos et l'enfant meurt étranglé.

Il est plus rare de voir des adultes s'étrangler accidentellement. Je puis cependant vous citer deux cas : Un fort de la Halle charge un sac de farine sur son dos, il l'attache autour de son cou à l'aide d'une ficelle : le sac glisse en arrière et l'homme meurt étranglé.

Le second cas est tout récent : Au buffet de la gare de Lyon, les garçons du café furent fort surpris, en arrivant le matin, de trouver un de leurs camarades étranglé sur une chaise dans la salle du buffet. Ce garçon avait été chargé du service de nuit : fatigué, pris de sommeil, il avait attaché sa serviette au dossier de sa chaise, puis il avait passé son cou dans l'anse ainsi formée et s'était endormi. Il est évident que pendant son sommeil il a fait quelques mouvements qui ont resserré la serviette autour de son cou et il est mort étranglé.

Différents modes de strangulation. — On peut étrangler quelqu'un de diverses manières ; je n'insisterai que sur certains points qui ont une grande importance et qu'il ne faut pas perdre de vue dans une enquête médico-légale.

Toutes les variétés de liens peuvent servir à la strangulation ; il faut que vous vous rendiez compte de la nature du lien et que vous constatiez la façon dont le nœud a été fait : je vous ai dit, en vous parlant de la pendaison, de quel grand secours l'examen du nœud peut être dans la suite de l'expertise. Il faut donc vous saisir du lien, chaque fois que vous le pourrez.

Autrefois, lorsqu'il trouvait un individu étranglé et qu'il avait constaté la mort, le commissaire de police défaisait le lien qui avait servi à la strangulation ; il devenait dès lors impossible de faire certaines constatations, capitales au point de vue de l'enquête.

En 1882, j'ai pu obtenir du parquet une réforme à ce sujet : une circulaire envoyée à tous les commissaires leur prescrit de ne jamais toucher au nœud et de couper simplement le lien, en cas de nécessité absolue.

Quelquefois le lien était perdu et c'est pourtant grâce à la connaissance de sa nature qu'il a été possible, dans deux affaires, de retrouver le meurtrier. L'assassin de la veuve Garneray fut pris parce que l'on trouva dans sa poche un bout de corde semblable à celle qui avait servi à perpétrer le crime.

Vous avez, tout récemment, lu le procès de l'assassin de
la petite Neu. Cet individu fut condamné, malgré ses dénégations, parce que la corde qui avait servi à étrangler la
petite Neu était identique au cordon de tirage d'un store
que le meurtrier avait dans sa chambre.

Il faut vous mettre en garde, cependant, contre des causes
d'erreur possibles. Les ficelles, les cordes se ressemblent.
La ficelle d'un pain de sucre est absolument pareille chez
tous les épiciers; le cordon de tirage d'un store ressemble à
peu près à tous les cordons de tirage servant au même
usage. Bien plus, des corps de métier différents emploient
les mêmes ficelles.

Ne vous avancez donc pas trop dans vos conclusions et ne
donnez pas à cette similitude une valeur trop grande.

Je vous citerai, à ce propos, le fait suivant :

Il y a onze ans, en province, un homme est inculpé d'une
tentative d'assassinat; un expert est commis. On trouve
dans la poche de cet homme un couteau. Le juge d'instruction demande à l'expert si les blessures de la victime ont été
faites avec ce couteau. L'expert répond que les dimensions
de la lame correspondent à celles des plaies et que, évidemment, c'est de ce couteau que l'assassin s'est servi.

L'individu inculpé est maintenu en prison et l'affaire continue. Sur ces entrefaites la victime, qui avait survécu à ses
blessures, a un abcès ; on incise cet abcès et on en retire la
lame d'un couteau qui s'était brisée au moment où l'assassin
avait frappé.

L'expert s'était laissé induire en erreur par une similitude
fortuite et il avait eu tort de conclure de cette similitude à
l'identité.

Laissez-moi vous signaler encore un autre point. Lorsqu'un individu étranglé a cinq ou six tours de ficelle autour
du cou, on en déduit volontiers qu'il a été assassiné. C'est
une erreur. Lorsqu'un individu étourdi par un premier coup
porté sur la tête est tombé par terre, il est extrêmement difficile de passer plusieurs tours de ficelle autour de son cou.

Il faut alternativement soulever et abaisser la tête et ces manœuvres sont incompatibles avec la rapidité qu'exige un crime. Pour qu'il y ait meurtre, un seul tour suffit, à condition que la ficelle soit solide, que le nœud soit bien fait et que l'effort soit donné avec vigueur. La présence de plusieurs tours de corde autour du cou plaide beaucoup plus en faveur d'un suicide.

Il est souvent difficile de se rendre compte du *degré de constriction*.

Deux cas peuvent se présenter en effet : dans l'un, la corde est peu serrée, pas plus que ne l'est par exemple un faux col un peu étroit. Il se produit alors un peu de congestion de la face, parce que les jugulaires sont comprimées ; cette congestion va en augmentant, non pas parce que le lien se resserre davantage, mais uniquement parce que les jugulaires et les tissus du cou se gonflent de plus en plus.

Si, au contraire, le lien est très serré, la congestion se fait ou ne se fait pas, mais dans tous les cas, après la mort, il se produit un relâchement du cou, et le lien ne paraît plus serré. Dès que la putréfaction commence, le lien opère une nouvelle constriction, considérable cette fois, parce qu'elle s'oppose à la circulation posthume due à la putréfaction. Cette constriction donne naissance à un sillon souvent très prononcé et qui peut s'enfoncer dans les chairs jusqu'à une profondeur de un centimètre à un centimètre et demi.

On vous demandera également aux assises s'il faut une grande vigueur pour étrangler quelqu'un, s'il est nécessaire d'employer les deux mains, etc. Rappelez-vous ce que je vous ai dit à ce propos : on étrangle un nouveau-né en comprimant le cou avec deux ou trois doigts; pour étrangler un adulte, les deux mains doivent entrer en action.

N'insistez pas, dans votre réponse, sur le degré de vigueur que le meurtrier a pu déployer.

Rappelez-vous aussi que la mort, dans la strangulation, est accompagnée de convulsions qui peuvent produire sur les bras, les mains, les jambes, des ecchymoses et des érosions.

Lorsque la mort est le résultat d'une inhibition, vous ne trouverez aucune lésion.

Questions médico-légales. — Les questions qui vous seront posées par les magistrats sont celles que j'ai passées en revue à propos de la pendaison.

Voici la première : *La mort a-t-elle pour cause la strangulation?* — Dans votre réponse vous tiendrez compte des renseignements donnés, du degré de vigueur ou de faiblesse de l'agresseur et de la victime ; vous rechercherez les conditions de surprise, et noterez l'état du lien et du nœud.

La seconde question est plus embarrassante : le juge vous demandera *si la mort arrive rapidement dans la strangulation ?*

Messieurs, dans certains cas, la mort arrive très vite, elle tarde longtemps dans d'autres. Je vous ai cité plusieurs fois le cas du petit garçon, sautant après le larynx d'une vieille marchande de tabac comme il aurait sauté après un papillon, et tâchant de l'attraper. Au moment où il le saisit, la femme tombe morte, sans pousser un cri, sans proférer une plainte; son mari, qui se trouvait de l'autre côté d'une simple cloison, n'avait rien entendu.

Les choses se passent-elles ainsi d'habitude ? Non, Messieurs, qu'il s'agisse d'une strangulation par un lien ou d'une strangulation à la main, la lutte est beaucoup plus longue. Si la victime est un adulte, les personnes qui ont entendu des cris, le bruit de battement des pieds, au moment des convulsions, estiment, lorsqu'elles sont interrogées, la durée de la scène à dix minutes, quelquefois à un quart d'heure. C'est une lutte très longue, même pour l'individu qui assassine. J'ai reçu sous ce rapport des confidences que je n'ai pas révélées aux assises, car j'aurais abusé de la confiance d'un inculpé, et celles-ci auraient augmenté la réprobation qu'il inspirait.

Au Palais-Royal (1), dans la galerie Montpensier, une femme est assassinée dans sa boutique. L'assassin m'a avoué que la lutte avait duré vingt minutes et il n'était pas seul. Il avait un complice qui maintenait les jambes de la victime serrées avec une courroie, pendant que lui-même cherchait à l'étrangler.

Je sais bien que l'appréciation exacte du temps est bien difficile et qu'il ne faut jamais en accepter l'évaluation comme absolument certaine. Cependant nous n'ignorons pas que dans la pendaison, où la possibilité de reprendre haleine n'existe pas, la mort arrive quelquefois très lentement. Dans la strangulation, dans la strangulation à la main surtout, la victime peut encore de temps en temps faire arriver de l'air dans ses poumons. Il est donc possible que la lutte dure dix minutes, peut-être un quart d'heure.

De plus, nous ignorons s'il n'y a pas eu inhibition et par conséquent mort subite. Aussi lorsqu'on nous pose la question, nous ne pouvons répondre que d'une façon un peu vague et insister sur les différences de temps résultant du mécanisme de la mort. Je ne crois pas que nous soyons autorisés à dire que la lutte a pu se prolonger pendant quinze minutes, car nous n'en sommes pas certains et cette affirmation non justifiée aggraverait la situation de l'inculpé.

Lésions extérieures. — Je passe d'abord en revue les *signes communs aux deux procédés de strangulation.*

Il faut rechercher avec soin les traces de violences extérieures, sur la tête surtout et en particulier aux tempes. Le meurtrier assène en général un coup violent sur la tête de sa victime pour l'étourdir et l'empêcher de se défendre.

La victime était debout, elle tombe et d'autres lésions sont la conséquence de la chute. Les individus portent quelquefois des contusions aux deux coudes, sur la région dorsale. Ces lésions sont dues à la chute brusque en arrière; je les

(1) Observation 5.

ai nettement constatées chez une vieille femme (1) étranglée par Hodister, Mme Crémieux, dont le peigne s'était cassé et dont les dents s'étaient enfoncées dans le cuir chevelu.

Ce n'est pas tout : après avoir constaté les traces de violences exercées sur la victime, vous pouvez être appelés à constater la trace de violences chez le meurtrier. Lesquelles ? A moins que le premier coup porté par l'assassin ait absolument mis l'individu qu'il veut étrangler hors d'état de se défendre, il y a lutte entre la victime et le meurtrier. La victime a deux moyens de défense : la bouche et les mains.

Au moment où l'assassin comprime d'une main le larynx et le refoule violemment contre le fond du pharynx, il place la main sur la bouche de la victime pour étouffer ses cris. On comprend que celle-ci cherche à se défendre et morde souvent, profondément, la main du meurtrier.

Hodister, le jeune assassin de Mme Crémieux, a été mordu à la main. Après avoir accompli son crime, il alla se faire panser par un pharmacien du voisinage. Quelques heures après, ce pharmacien apprend qu'une femme a été étranglée dans le quartier ; il pense qu'il y a peut-être une relation entre ce crime et les blessures du jeune homme auquel il a donné ses soins ; il raconte les faits à M. Jacob, alors chef de la sûreté.

J'avais été commis dans l'affaire et je fis immédiatement mouler les mâchoires de Mme Crémieux, dont la denture présentait des défectuosités absolument caractéristiques. Hodister, qui avait passé la frontière, est arrêté en Belgique sur un vague soupçon, les moulages sont envoyés à Bruxelles : ils s'adaptaient exactement aux blessures constatées sur les doigts d'Hodister : il y avait là une signature difficile à protester.

La strangulation, en dehors de l'infanticide dont je ne m'occupe pas en ce moment, s'exerce surtout sur les femmes, d'abord parce qu'elles sont moins vigoureuses et ensuite

____

(1) Observation 21.

par l'isolement dans lequel se trouvent forcément les filles
dans leur exercice professionnel. Aussi les ongles jouent-ils,
dans la défense des victimes, un très grand rôle. Il en est de
même des pédérastes.

Une fille, de mauvaise vie, est étranglée à Melun ; l'assassin est recherché, sans succès. Le juge d'instruction rencontre
dans la rue un individu qui a la figure toute griffée, il le suit,
et quand il rencontre un gendarme le fait arrêter. L'individu,
interrogé, nie toute participation au crime. S'il a des égra-

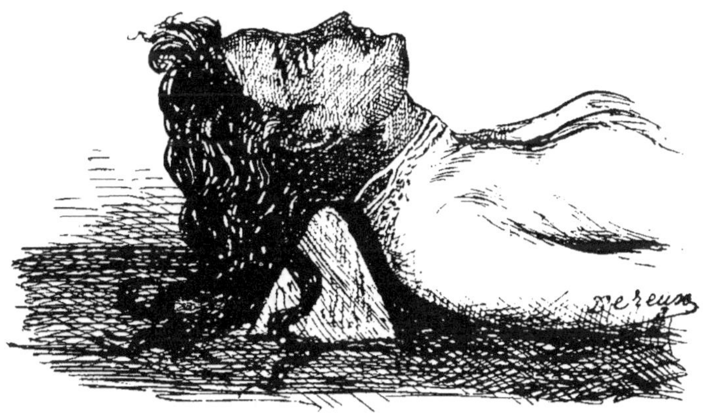

Fig. 33. — Suicide par strangulation au moyen d'un lien.

tignures sur le visage, c'est qu'il a passé à travers une haie ;
mais ses vêtements ne sont pas déchirés et, du reste, il ne
peut retrouver la haie à travers laquelle il aurait passé. Il
finit par avouer que c'est lui qui a étranglé la fille.

Vous pouvez trouver des traces de violences sur d'autres
parties du corps. Ainsi dans le crime de la rue Fontaine où
une femme fut assassinée par un individu qu'on n'a jamais
retrouvé, on constata sur le corps de la victime une ecchymose ronde, de la largeur d'une pièce de cinq francs, sous la
clavicule, et une autre, un peu plus petite, au-dessus du
pubis.

La distance qui séparait ces deux ecchymoses était exactement celle qui sépare le genou de la pointe du soulier chez une personne de petite taille.

La couleur de la face est en rapport avec l'état de la circulation. Dans certains cas la face est pâle, dans d'autres elle est bleue (fig. 33). Tardieu dit que dans la strangulation à la main la face est plus pâle que dans la strangulation au moyen d'un lien. Le fait n'a pas été vérifié.

Tardieu insiste davantage sur le piqueté hémorrhagique qui se montre plus abondant qu'à la suite de la pendaison, sur la face (fig. 34), les conjonctives, le cou, les épaules, le thorax. Il faut rechercher ce piqueté, mais il ne faut pas conclure de sa présence seule à un crime, car on le retrouve chez les personnes qui ont eu le mal de mer, chez les enfants, après une forte quinte de coqueluche, chez les épileptiques, après une attaque.

Je vous rappellerai, à ce sujet, une affaire qui a failli donner lieu à une erreur judiciaire et dans laquelle Tardieu intervint.

Une nuit, rue du Bac, des gardiens de la paix trouvent ouverte la porte de la boutique d'un horloger ; ils entrent et se trouvent en présence d'un cadavre. Le médecin, appelé le lendemain matin à déterminer les causes de la mort, constate dans son rapport qu'il a trouvé sur les épaules et la face un piqueté hémorrhagique. L'hypothèse d'une strangulation se fait jour.

Or, la même nuit, on avait arrêté, une heure environ après que les agents eurent constaté la mort de l'horloger, une bande de cambrioleurs dans cette même rue du Bac ; on crut tenir les assassins ; on les interroge séparément et tous les trois firent la même réponse : Ils avouèrent avoir pénétré, par la porte ouverte, dans la boutique de l'horloger et s'être retirés précipitamment dès qu'ils aperçurent le cadavre. En poursuivant son enquête, Tardieu apprit que cet horloger était sujet à de fréquentes crises d'épilepsie : il avait succombé pendant une attaque.

L'état de la *langue* est très discuté par les auteurs. D'après

FIGURE 31.

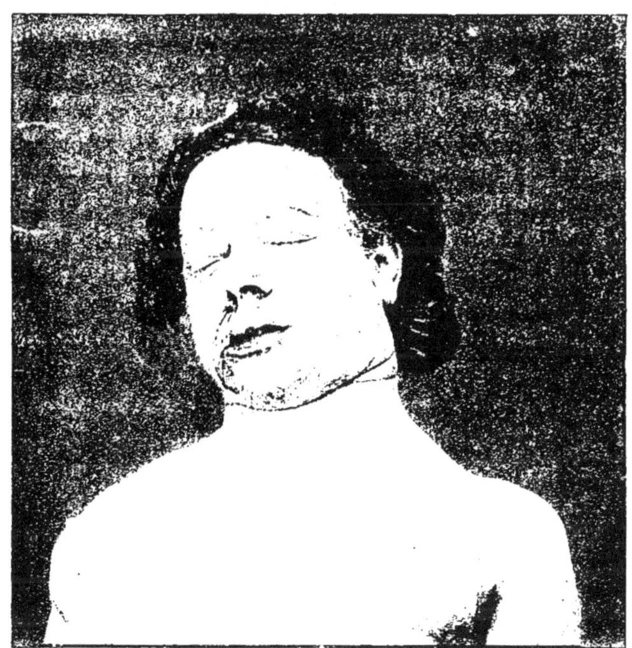

Femme étranglée au moyen d'un lien. — Plaie superficielle au niveau
du sourcil gauche. Infiltration du tissu cellulaire de la paupière gauche,
tuméfaction du tissu cellulaire et de la peau des lèvres, du cou et de
la face. Piqueté hémorrhagique sur la face.

les uns elle serait saillante, projetée hors de la bouche ; d'après les autres elle serait placée derrière les arcades dentaires. Dans les cas, très nombreux, que j'ai eu l'occasion d'examiner, je n'ai jamais trouvé la langue expulsée au dehors, quand la putréfaction n'était pas commencée. Elle était ou serrée entre les dents ou si exactement appliquée contre elles qu'elle en gardait l'empreinte.

Les narines et la bouche laissent s'écouler une spume, semblable à de l'écume bronchique, souvent rosée et sanguinolente. La présence de cette spume a donné lieu, quelquefois, à des erreurs singulières. Tardieu en raconte une qui mérite d'être rappelée, parce qu'elle montre que certains de nos confrères, devenus médecins experts malgré eux, ont une confiance en eux-mêmes vraiment trop grande. Tout médecin peut être appelé à faire une expertise ; il ne peut se soustraire à son devoir, lorsqu'il a été commis, mais il devrait au moins, s'il n'est pas préparé à la mission qui lui est imposée, se rendre compte de son insuffisance et demander conseil à des confrères plus instruits.

On trouve, à Versailles, le cadavre d'un individu, portant un sillon autour du cou et des narines duquel s'écoulait une spume rougeâtre. Deux experts sont commis pour rechercher la cause de la mort. Sans ouvrir le crâne, sans faire une autopsie complète, ils concluent à une apoplexie cérébrale, parce que, selon eux, la présence d'une spume sanguinolente et d'un sillon autour du cou étaient les signes habituels de l'apoplexie. Tardieu fut chargé d'une nouvelle expertise, et rectifiant celle des premiers experts, il conclut à un assassinat par strangulation.

J'arrive maintenant aux constatations particulières à chacun des deux procédés de strangulation.

S'agit-il du *procédé par un lien*, vous aurez à rechercher l'existence du sillon (fig. 35). En étudiant la pendaison (1),

(1) Voir p. 29.

FIGURE 25.

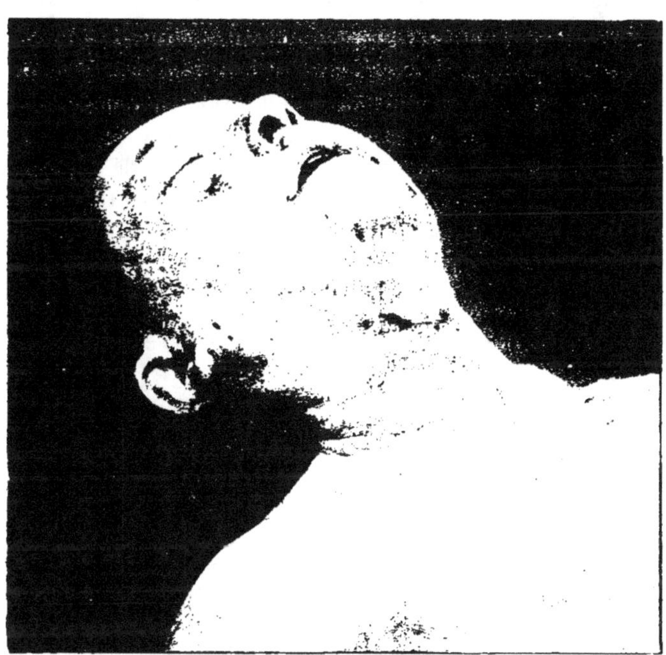

Femme étranglée à l'aide d'un lien. — Existence de sillons sur le cou.
Nombreux stigmates onguéaux sur la peau de la face et du cou. (Obs. 3.)

j'ai appelé votre attention sur deux figures schématiques par lesquelles M. Durand-Fardel différenciait le mode d'application du lien dans la pendaison et la strangulation. Oblique, par rapport à l'axe vertical du cou, dans la première, le lien est au contraire à peu près horizontal et perpendiculaire à cet axe, dans la seconde. Je vous ai dit, et je le répète, qu'il ne fallait pas faire de la direction du lien, une règle absolue, car certains pendus ont présenté un sillon absolument horizontal et perpendiculaire à l'axe du cou, et d'un autre côté, Caussé d'Albi a rapporté le fait d'un individu qui, après s'être passé le nœud coulant d'une corde autour du cou, en avait attaché le bout libre à son pied et s'était étranglé en tirant sur la corde. Le sillon était oblique et absolument pareil à celui qu'on trouve dans la pendaison.

J'insiste plus particulièrement sur les deux caractères suivants : On pense, au premier abord, que le sillon doit être continu ; ce n'est pas absolument exact. Une partie du vêtement, le col de la chemise ou même du gilet sont quelquefois interposés entre le lien et la peau. L'individu peut mourir et ne présenter qu'un sillon très imparfait. M. Tourdes a noté que chez deux individus très barbus, le lien avait été placé par-dessus la barbe et il n'a pas été possible de constater, chez eux, sur la région antérieure du cou, l'existence d'un sillon.

La continuité du sillon est plus marquée chez les gens gras que chez les personnes maigres.

D'un autre côté on insiste beaucoup sur le nombre des sillons, indiquant que la corde a fait plusieurs fois le tour du cou. On a parfois conclu, de la multiplicité des tours, à la presque certitude d'un crime. C'est l'opinion inverse qui est la vraie. Ainsi que je vous l'ai dit, il est facile à un individu, qui est debout, d'enrouler plusieurs fois un lien autour de son cou. Mais quand l'individu est couché par terre, alors même qu'il est sans connaissance, la chose est bien plus difficile ; il faut soulever la tête à plusieurs reprises, afin d'appliquer les tours de lien successifs, et ce sont là des ma-

FIGURE 36.

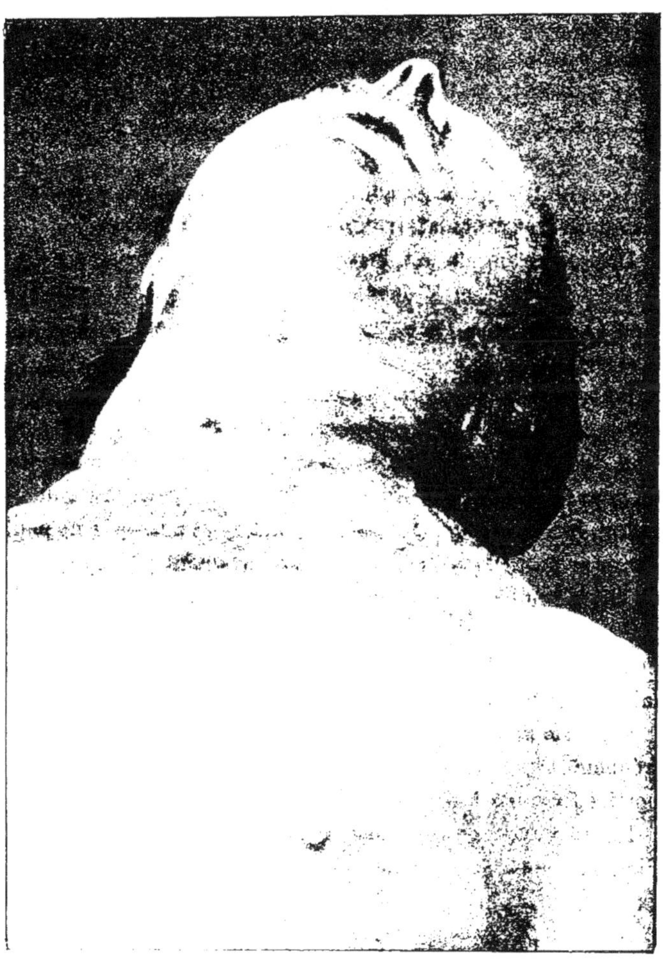

Femme étranglée à l'aide d'un lien. — Érosions superficielles de l'épiderme au niveau de l'union de la peau du cou avec celle du menton, déterminées par l'empreinte d'une courroie. Taches ecchymotiques sur le haut de la poitrine. (Obs. 5.)

nœuvres incompatibles avec la rapidité avec laquelle doit
opérer un assassin, qui a peur d'être surpris.

Le sillon de la strangulation n'a pas les mêmes caractères
que celui de la pendaison. Il n'est pas parcheminé, il est pâle.
Dans le sillon de la pendaison la peau est comme tassée, le
tissu cellulaire sous-cutané est condensé et présente, quand
on le soulève, cet aspect caractéristique que l'on a appelé la
lame d'argent.

Vous ne trouverez aucun de ces caractères en examinant le
sillon de la strangulation. Pourquoi cette différence?

Dans la strangulation, lorsque le lien est appliqué, il est au
début très serré, mais après la mort, avant que la putréfaction n'intervienne, les tissus se décongestionnent et le lien se
desserre.

Dans la pendaison au contraire, le corps continue à peser
sur le lien, même après la mort, et de telle façon que la tension devient de plus en plus forte : le lien comprime de plus
en plus la peau et le tissu cellulaire. Enfin, dans la strangulation, le lien est serré à l'aide des mains et personne ne peut
serrer ni assez longtemps, ni assez fortement pour produire
un sillon semblable à celui de la pendaison.

Selon la nature du lien le sillon peut manquer ou être à
peine marqué. Un foulard, un cache-nez, un bas de laine ne
laissent guère de traces sur le cou.

Les *ecchymoses* autour du cou (fig. 36) sont beaucoup plus
fréquentes que dans la pendaison : elles ne semblent pas répondre toujours à des contusions directes.

Il peut y avoir des *érosions* sur la peau du cou et du visage.
Pichegru avait sur l'une des joues une érosion que les
experts ont constatée; plusieurs d'entre eux concluaient à
l'assassinat. Le bâton trouvé dans la cravate du général n'y
aurait donc été passé qu'après coup : aussi prétendaient-ils
que l'érosion de la joue était due à l'action d'un révulsif,
tel qu'un sinapisme appliqué après la mort, dans le but de
faire croire à un frottement de ce bâton sur la joue.

Il me reste à vous signaler une cause d'erreur : les gens

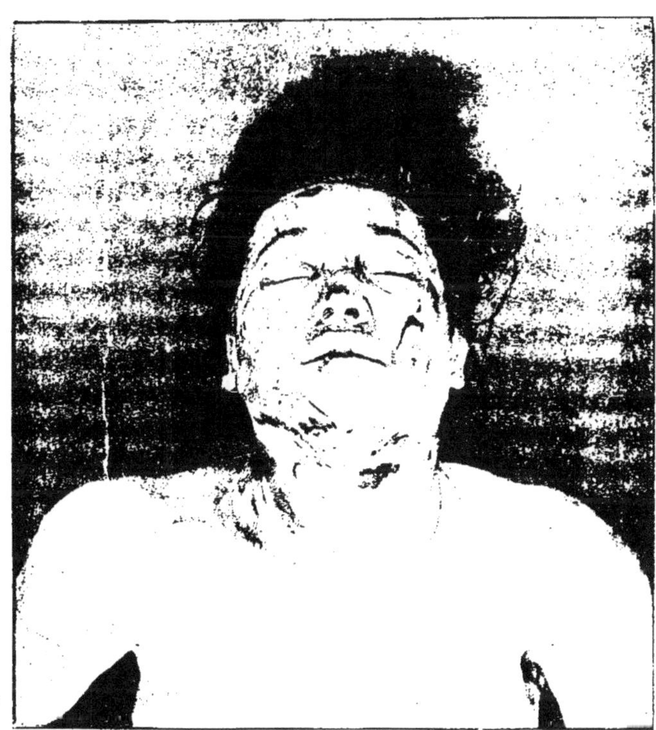

Femme étranglée à la main. — Érosions onguéales multiples sur la face
et le cou. (Obs. 18.)

obèses ont, comme vous avez pu l'observer, un sillon graisseux incomplet autour du cou, qui peut en imposer au premier abord et faire croire à un sillon de strangulation. Il en
est de même chez les enfants gras. J'ajoute que, chez les nouveau-nés, il faut toujours penser aux circulaires du cordon
ombilical. Il suffit de signaler ces causes d'erreur, je n'y insiste pas davantage.

Dans la *strangulation à la main*, les lésions sont bien
plus multiples et plus spéciales. Cela tient à la manière
même dont les choses se passent. Sauf le cas de faiblesse
excessive de la victime, comme lorsqu'il s'agit d'un enfant,
sauf encore le cas où la victime succombe brusquement dès
la première étreinte, par inhibition, la scène dure quelquefois dix et même quinze minutes. Il est impossible de garder
la main à la même place, pendant un temps si long. La main
se déplace constamment, elle ne reste pas appliquée sur le
larynx, elle comprime en outre les parties latérales du cou,
sur lesquelles les doigts, les ongles s'impriment. Ces lésions
siègent surtout à la région sus-hyoïdienne, au niveau du
larynx, sur la face, près du nez, autour de la bouche. Elles
sont en général très nombreuses, il n'est pas rare d'en
compter une soixantaine.

On a souvent parlé du stigmate onguéal ; on a décrit des
coups d'ongle qui avaient tant de millimètres de longueur
sur tant de millimètres de largeur. Cela est exact (fig. 38 et
39), mais cette constatation ne peut guère s'appliquer qu'à
l'ongle du pouce. Le pouce, en effet, reste seul à peu près
immobile ; les autres doigts se déplacent et ne laissent pas
d'empreinte nette. Lorsque la victime transpire, qu'elle est
grasse ou mieux encore si c'est un enfant encore couvert
de son enduit sébacé, les doigts glissent continuellement.

On peut parfois reconnaître l'assassin d'après la trace qu'a
laissée son ongle, mais c'est un cas exceptionnel. Le stigmate
onguéal a une forme courbe à sa base, surmontée par
une plaque à sommet mousse plus prononcée à la partie

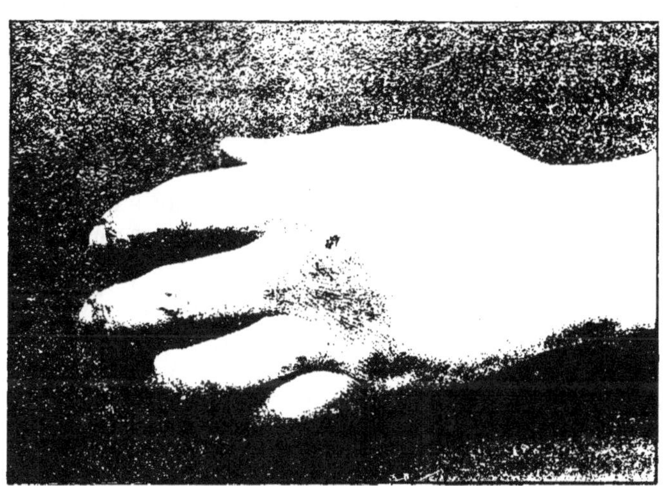

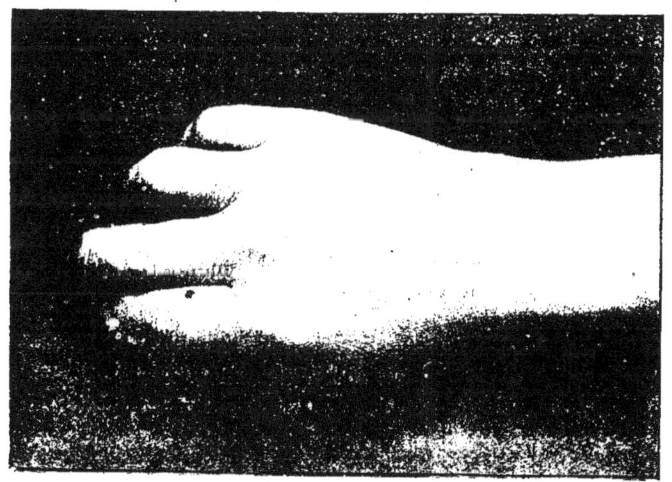

Figures 38 et 39. — Crime de la rue Saint-J... — Mains de la victime; sur la face dorsale des mains et des doigts, stigmates onguéaux de l'assassin et taches ecchymotiques montrant que la victime a été vigoureusement maintenue. (Obs. 18.)

médiane caractérisant le glissement du bord de l'ongle.

Ces érosions onguéales ne sont pas toujours très faciles à constater; si vous êtes appelés dix ou vingt minutes après la mort, vous aurez infiniment de peine à les trouver ; mais si vous procédez à un second examen, que le juge d'instruction ne vous refusera jamais, dix à douze heures après le décès, vous les verrez parfaitement. Ces érosions onguéales ont alors un aspect jaunâtre et parcheminé, elles sont souvent ecchymotiques, et, au point de vue des suffusions sanguines, ces ecchymoses présentent un caractère curieux (fig. 35, 36, 37).

Si l'ongle a été appliqué sur des parties molles qui ne reposent sur aucun tissu osseux, souvent il n'y a pas de suffusion sanguine dans le tissu cellulaire sous-cutané. Mais lorsque la constriction s'est exercée sur du tissu cellulaire placé au-dessus d'une région osseuse, il se produit une suffusion sanguine au-dessous du derme. Cette suffusion affecte, sur une coupe, la forme triangulaire, la pointe répondant à la peau et la base s'ouvrant à la surface de l'os. Ce sont en effet les portions de tissu les moins élastiques qui se déchirent le plus facilement.

Nous avons pu constater, sur le cou et la face de Mme Crémieux, de nombreux stigmates onguéaux. Deux seulement avaient déterminé des suffusions sanguines : ils siégeaient au niveau du maxillaire inférieur et de l'os malaire.

Ces ecchymoses doivent être soigneusement recherchées à l'autopsie.

Un charcutier de Paris, âgé de trente-sept ans, ayant fait fortune, se retire dans les environs de Dieppe. Un soir il emmène sa bonne à la pêche aux crevettes. Des femmes du pays les aperçoivent tous les deux dans l'eau, à la tombée de la nuit, et d'après leur attitude, se disent : « Voilà un homme qui noie une femme. » Elles se cachent, et lorsque le charcutier retourne chez lui, elles le suivent pour savoir où il demeure, puis elles préviennent le maire; celui-ci se

rend chez le charcutier, il lui demande ce qu'est devenue sa
bonne. Le charcutier s'embarrasse dans ses réponses, on l'arrête et le lendemain le corps de la bonne est retrouvé sur la
grève. L'expert fit malheureusement une autopsie très
incomplète, mais les médecins légistes qui intervinrent ensuite se trouvèrent en présence d'une lésion qui les intri-
gua beaucoup : le menton de cette femme était parsemé
d'érosions pointillées, et la peau était à ce niveau doublée
de petites suffusions sanguines : le meurtrier avait appuyé
sur le sable de la grève, le menton de sa victime, et ce
sont les grains de sable qui, en comprimant la peau et
le tissu cellulaire sous-cutané contre le plan osseux du
menton, avaient déterminé une suffusion sanguine et l'éclatement du derme [1].

Quand la personne étranglée est faible, quand elle ne se
défend pas, il n'y a que peu d'érosions. Chez la petite Michel, âgée de douze ans et demi, que son père étrangla après
l'avoir violée, nous n'avons pu constater que quelques petites
érosions rassemblées en triangle, au-devant du larynx, et la
trace de l'ongle du pouce [2].

Enfin, Messieurs, le juge d'instruction sera parfois amené
à vous poser une question un peu embarrassante : « La main
du meurtrier peut-elle *déteindre* sur la victime ? » Il paraîtrait
à première vue possible que la main d'un individu exerçant
habituellement un métier dans lequel les mains offrent une
coloration caractéristique, puisse imprimer sur le cou de
la victime une souillure particulière. Mais il ne saurait être
question dans ce cas que de souillures, dues à des matières
solides, pulvérulentes et colorées, telles que celles qui sa-
lissent les mains des plâtriers, des forgerons, des charbon-
niers, des mouleurs en cuivre, etc.

Il n'y a pas lieu de compter trop sur ce signe.

Tardieu, dans une de ses expertises, l'a recherché sans
succès.

[1] Observation 28.
[2] Observation 27.

Moi-même j'ai dû m'en occuper une fois. Il s'agissait d'un petit forgeron de dix-huit à vingt ans qui était inculpé d'avoir étranglé quelqu'un. La victime avait une tache noire sur la figure ; le juge d'instruction voulut savoir si cette tache n'était pas la signature du meurtrier, dont la main aurait déteint sur le visage de sa victime.

Le forgeron était enfermé à Mazas ; je fis nettoyer avec soin une de ses mains. Elle ne me parut pas moins noire que l'autre, qui n'avait pas subi de lavage ; je coupai alors avec un scapel un lambeau d'épiderme et je l'examinai au microscope. L'épiderme était incrusté de parcelles de fer et de charbon qui lui donnaient son aspect noir et crasseux particulier. Je ne pense pas que, dans ce cas-là du moins, la main ait pu déteindre.

Vous pouvez aussi, Messieurs, vous trouver en présence d'accidents imprévus dans leurs détails. Une vieille dame (1) de soixante-dix-neuf ans habitait, rue du Pont-Neuf, avec une bonne à laquelle elle avait accordé sa confiance. La servante n'était pas sans savoir que sa maîtresse lui léguait quelques milliers de francs par testament. Elle trouvait sans doute que la vieille dame vivait trop longtemps. Un jour un régiment défile dans la rue ; elle entraîne sa maîtresse à la fenêtre ouverte et essaye de la jeter sur le pavé. La vieille dame résiste, revient dans la chambre, et la bonne essaye de l'étrangler ; mais, comme elle poussait des cris terribles, elle lui enfonce la main si violemment dans la bouche qu'elle arrache la luette. Des voisins accourent, la bonne est arrêtée et la vieille dame a guéri.

M. Fredet, médecin expert à Clermont-Ferrand, a rapporté le fait suivant (2) : Il est appelé à constater la mort d'un homme qui avait succombé une heure après que, dans une rixe, un individu lui avait serré le cou assez violemment.

L'autopsie fut faite et amena la découverte d'un abcès de l'épiglotte. La tentative de strangulation n'avait pas pro-

(1) Observation 29.
(2) Observation 35.

voqué, en une heure, la formation de cet abcès, et elle n'était pas, par conséquent, la cause de la mort.

Lésions internes. — Elles sont mieux connues que dans la pendaison ; elles sont bien plus nombreuses dans la strangulation à la main que dans la strangulation à la ficelle.

Ce sont d'abord des *suffusions sanguines* qui siègent à l'intérieur du tissu cellulaire, autour du cou. Elles ont souvent la grosseur de lentilles ou de petits pois ; on les trouve plus souvent dans le tissu cellulaire qui double la région sus-hyoïdienne et le muscle sterno-mastoïdien, que sous la peau : elles sont tantôt disposées en nappes, tantôt en noyaux.

Dans une affaire qui se déroulait aux assises d'Angoulème (1) et où je fus commis, j'eus l'occasion de discuter la valeur de ces suffusions sanguines. Il s'agissait d'un gendre, gros fermier, qui devait servir une rente viagère à sa belle-mère. Un jour celle-ci fut trouvée sous une pile de bois qui semblait s'être écroulée sur elle. Le gendre déclara que sa belle-mère avait été tuée par la chute des bûches. Le médecin légiste qui examina le corps constata qu'il n'y avait aucune trace de violence, mais qu'il existait le long de la trachée quelques érosions sans coup d'ongles bien marqués (le gendre portait les ongles très courts), et dans le tissu cellulaire une multitude de suffusions sanguines qui formaient de véritables nappes dans la gaine des vaisseaux ; enfin il y avait une ecchymose rétro-pharyngienne.

Aux assises un médecin appelé par la défense soutint que toutes ces lésions avaient pu être produites par la chute des madriers ; il s'appuyait sur cette affirmation, au moins étrange, que, quand des madriers tombent de haut, ils produisent des lésions plus minimes que quand ils tombent de plus près.

Je n'ai pas admis cette théorie, Messieurs, et j'ai soutenu qu'il s'agissait bien, dans l'espèce, d'un cas de strangulation.

(1) Observation 26.

Ce fut aussi l'avis des jurés, et le gendre, qui avait été inculpé, fut condamné.

Les ecchymoses peuvent s'étendre aux muscles pectoraux.

Les lésions du cou que nous venons d'étudier sont presque constantes, il en est d'autres qui sont moins fréquentes : ce sont les *fractures du larynx* et *de l'os hyoïde*. Il faut, Messieurs, bien s'expliquer sur cette question des fractures du larynx, car vous pouvez être appelés à vous prononcer aux assises, et, en ce moment même, à propos de l'affaire de la Blancarde qui sera jugée à nouveau dans quelques semaines, une discussion est pendante à ce sujet.

Lorsqu'un individu est encore jeune, bien entendu je ne parle pas ici des nouveau-nés, le larynx est souple, cartilagineux, bien entouré de parties molles ; il est très difficile de le briser. Même chez un individu qui a atteint l'âge adulte, qui a vingt-cinq à trente ans, les fractures du larynx ne sont pas faciles à réaliser. Il faut prendre le larynx à deux mains, le presser comme on comprimerait une amande pour la casser, et s'y reprendre souvent à plusieurs fois avant de produire une fracture.

Dans l'affaire de la Blancarde, Marie Michel, une jeune fille de dix-huit ans, s'est accusée d'avoir étranglé sa bienfaitrice ; le larynx a été fracturé. A l'audience les avis ont été partagés. Des médecins ont dit que les fractures du larynx étaient faciles et fréquentes ; d'autres ont soutenu, au contraire, qu'elles étaient rares et difficiles à produire. D'autres médecins légistes, consultés par les avocats, ont donné leur opinion par correspondance. Permettez-moi, Messieurs, d'ouvrir à ce propos une parenthèse. Quand un avocat vous demandera votre avis par correspondance, pesez avec le plus grand soin les termes de votre réponse. Il est possible que l'avocat, pour les besoins de la cause, ne lise pas, à l'audience, votre lettre en son entier. Il est possible qu'il en passe sous silence certaines phrases, dont l'omission dénaturera le sens de votre consultation.

En thèse générale, s'il est très difficile de briser le larynx

d'individus jeunes, rien n'est plus aisé au contraire que de
fracturer le larynx d'un vieillard, quand il commence à
s'ossifier, et c'est ce que les experts du procès de la Blancarde n'ont peut-être pas suffisamment mis en lumière.

D'un autre côté, les apophyses de la partie postérieure du
cartilage thyroïde se brisent facilement, et il ne faut pas
confondre la fracture de ces apophyses avec celle du cartilage
lui-même ; je n'ai pas constaté une seule fois une fracture du
cartilage cricoïde ou du cartilage thyroïde dans son corps
même, chez un adulte, après une tentative de strangulation
soit à la main, soit à la ficelle : mais j'ai vu souvent des fractures des apophyses thyroïdes et de l'os hyoïde.

Vous devrez procéder ensuite avec le plus grand soin à
l'*examen de la muqueuse pharyngienne ;* j'insiste sur cet examen, parce qu'il vous permet de constater l'existence de
l'ecchymose rétro-pharyngienne dont je vous ai déjà parlé à
propos de la pendaison. J'ai souvent retrouvé cette ecchymose,
notamment chez la domestique d'un horloger du Palais-
Royal, que son mari avait étranglée.

L'ecchymose rétro-pharyngienne peut être très limitée : elle
est quelquefois énorme, ainsi que je vous l'ai dit, et s'étend
jusqu'au médiastin.

Il existe en outre, tant que la putréfaction n'a pas commencé, un pointillé hématique sur le larynx et la trachée ;
mais vous aurez rarement l'occasion de le constater, car dans
l'immense majorité des cas. les autopsies médicales ne sont
pratiquées que lorsque la putréfaction s'est déjà établie.

Enfin l'on trouve quelquefois, sous la muqueuse du larynx,
du sang extravasé en nappe, témoignant des violences
exercées.

On a noté quelquefois la *rupture de la tunique interne des
carotides,* dans la strangulation à la ficelle. Mashka dit l'avoir
observée une fois dans un cas de strangulation à la main.

Des discussions passionnées se sont élevées pour savoir si
oui ou non, il y avait de la spume dans les bronches et la
trachée.

Les uns, avec Morgagni qui avait déjà constaté ce caractère, ont soutenu qu'il y avait toujours, dans la strangulation, une écume plus ou moins colorée, parfois sanguinolente, dans les bronches. Les autres, au contraire, ont déclaré qu'il n'y en avait jamais. Les deux opinions adverses s'appuyaient du reste sur des observations.

La vérité est qu'il y a souvent de la spume dans les bronches, et cette spume, quelquefois blanche, est le plus ordinairement rosée, presque sanguinolente dans certains cas. Il y en a peu chez les nouveau-nés, chez les individus qui ont été étranglés sans grandes violences. Mais si la victime s'est débattue pendant un certain temps et si la mort a tardé, il y aura de la spume et elle sera colorée. Il y a là une relation de cause à effet sur laquelle j'insiste avec intention. On a même trouvé, dans la trachée et les bronches, du sang pur.

Au point de vue de l'*examen des poumons*, nous avons deux points importants à noter :

Je ne vous parle que fort peu de la congestion des poumons; au moment où vous pratiquerez l'autopsie, la putréfaction aura le plus souvent fait son œuvre. Vous vous trouvez alors en présence d'un engouement des poumons *post mortem*, que vous ne pouvez différencier d'une congestion qui se serait produite pendant la vie.

Vous constaterez de l'emphysème pulmonaire, qui a son siège vers les lobes antérieurs et au niveau des bords du poumon. Il se manifeste sous forme de petites plaques soulevant la plèvre; il est dû à des ruptures alvéolaires qui ont laissé pénétrer l'air sous la plèvre et qui ont été causées par les efforts violents d'inspiration de la victime. Vous rechercherez aussi avec le plus grand soin les noyaux d'apoplexie pulmonaire; ils sont rares dans la pendaison, très rares dans la suffocation; ils n'existent pas comme noyaux visibles à l'œil nu dans la submersion. On les trouve surtout dans les cas de strangulation à la main. Leur étendue varie de la largeur d'une pièce de vingt centimes aux dimensions d'une pièce de cinq francs.

Comment faut-il expliquer leur production? On a dit que lorsqu'un individu fait de violents efforts pour respirer, il peut, tout aussi bien qu'il rompt ses alvéoles pulmonaires, déchirer les tuniques des petits vaisseaux pulmonaires : la rupture de ces vaisseaux déterminerait la production des noyaux apoplectiques.

C'est possible, mais il y a autre chose : les individus qui ont échappé à une tentative de strangulation ont de l'aphonie comme les pendus qui ont survécu à leur pendaison. Cette aphonie paraît être en rapport avec des froissements du pneumogastrique et du nerf laryngé supérieur.

En 1870, pendant le siège de Paris, les mobiles qui campaient dans les fossés, étaient pris de frissons, devenaient aphones, et entraient à l'hôpital pour se faire soigner. Ils étaient atteints de bronchite ; peu après leur arrivée à l'hôpital ils s'endormaient, puis au bout de quelques heures ils se réveillaient, les voies respiratoires encombrées de spume bronchique. Ils étaient pris de catarrhe suffocant, rapidement mortel. A l'ambulance de Javel, dont j'étais chargé, j'ai constaté que tous avaient des noyaux apoplectiques dans les poumons. Cette constatation, faite par moi à l'ambulance de Javel, M. Ranvier, qui avait un service au Val-de-Grâce, l'avait faite de son côté.

L'aphonie dont souffraient ces malheureux nous avait surtout frappés. Nous avons fait des expériences sur des animaux : nous avons sectionné les pneumogastriques chez des chiens que nous avons ensuite ouverts : ils avaient tous, dans leurs poumons, des noyaux apoplectiques.

Je me suis déjà expliqué devant vous sur la valeur des *ecchymoses sous-pleurales et sous-péricardiques ;* je n'y reviens pas. Tardieu 1), dans sa XIIe et sa XIIIe observation, cite deux cas de strangulation où ces ecchymoses étaient manifestes ; dans la XIIe il y avait strangulation par un lien. Rappelez-vous que ces ecchymoses

(1) Tardieu. *Étude médico-légale sur la pendaison, la strangulation et la suffocation,* 2e édit. Paris, 1879.

existent dans quelques cas et qu'il faut les rechercher.

État du cœur. — Les ecchymoses sous-péricardiques sont rares ; le cœur est rempli d'un sang fluide et noir, quelquefois on y trouve de petits caillots.

Le *cerveau* est congestionné.

Au point de vue médico-légal nous ne pouvons tirer aucune donnée de ces diverses constatations.

La strangulation et la suffocation sont ordinairement combinées, parce que le meurtrier pour étouffer les cris de la victime, place la main sur sa bouche et réalise ainsi l'occlusion des voies respiratoires, telle qu'elle est nécessaire pour amener la suffocation.

Lorsque j'ai étudié la pendaison devant vous, j'ai beaucoup insisté sur la distinction, nécessaire à faire, entre la pendaison pratiquée pendant la vie et la suspension faite après la mort pour dépister la justice et faire croire à un suicide, alors qu'il y a eu réellement un assassinat. Ici, c'est tout autre chose. Lorsqu'on se trouve en présence d'un cas de strangulation, la première idée qui surgit est celle d'un crime. Les cas de simulation sont rares, mais il faut songer à leur possibilité ou à des apparences parfois trompeuses.

Tardieu (1) et Devergie ont été commis dans une affaire de ce genre.

Le 30 janvier 1851, on avait trouvé, enfermé dans une malle, envoyée de Châteauroux, le cadavre d'un individu nommé Poiriée-Desfontaines. Le corps était replié sur lui-même, la tête au fond dans un angle, les cuisses et les jambes fléchies ; une ficelle assez forte, tournée autour du cou, passait derrière le dos et se rattachait à la cuisse. On crut d'abord à une strangulation. Il n'en était rien. Tardieu et Devergie constatèrent que la mort était due à une fracture du crâne ; le corps n'avait été ainsi ligotté par le meurtrier, qu'afin de le faire tenir dans la malle.

Une question médico-légale bien plus difficile à ré-

(1) Tardieu, *Étude médico-légale sur la pendaison, la strangulation et la suffocation*, 2ᵉ édit. Paris, 1879, p. 227.

soudre est la simulation d'une strangulation incomplète.
Ce sont précisément les strangulations auxquelles on
échappe qui donnent lieu à des simulations de crimes qu'il
est difficile de dépister. Il faut donc que vous sachiez distinguer une tentative de strangulation pour pouvoir répondre aux questions du juge d'instruction; j'ajoute immédiatement que, pour laisser quelques traces, la tentative doit
être sérieuse.

Il y a quelques années [1], une femme prétendit qu'elle avait
été surprise dans sa cuisine par deux individus, dont l'un
aurait tenté de l'étrangler, pendant que l'autre s'emparait
d'une vingtaine de mille francs déposés dans le coffre-fort. Le
mari porta plainte. Je fus commis avec M. Descoust. Nous
ne pûmes constater aucun signe de strangulation. Il ne nous
fut pas difficile de démontrer que cette histoire avait été
inventée à plaisir par la femme et son amant, de complicité
avec le mari. L'argent fut retrouvé.

La tentative de strangulation est souvent surajoutée à
d'autres tentatives criminelles, telles que le viol et le
vol.

Ainsi que nous l'avons vu dans la pendaison, dès que le
lien qui serre le cou de la victime est écarté, la face devient
très rouge, congestionnée, turgide ; en même temps, elle se
couvre d'un piqueté hémorrhagique, qui se manifeste
également sur les conjonctives, et qui a une réelle valeur.

Du côté du cou, il subsiste une certaine tuméfaction; il y a
une douleur, quelquefois assez vive, qui dure assez longtemps.
Il y a de la dysphagie. On constate la présence d'ecchymoses
sous-cutanées. Lorsque l'individu a survécu deux ou trois
jours, ces ecchymoses n'ont pas les mêmes caractères que
celles dont vous constatez l'existence après la mort. Il y a
épanchement sanguin, par conséquent coloration noirâtre
de la peau, d'abord circonscrite ; mais l'ecchymose s'étend

____

[1] Observation 33.

peu à peu, se diffuse, et en même temps elle change de couleur, passant du noir au bleu, puis au vert et au jaune. Ces ecchymoses ne paraissent pas toujours le premier jour, mais souvent le second ou le troisième. Elles sont bien plus larges, bien plus étendues, bien plus diffuses que les ecchymoses que vous constaterez sur le cadavre d'un individu mort à la suite d'une tentative de strangulation ; vous y trouverez plus facilement l'empreinte du pouce, tandis que, lorsqu'un individu a succombé, ce sont surtout les stigmates onguéaux qui prédominent.

Enfin on a noté, chez les personnes qui ont survécu, la production d'un phlegmon des parties contuses ; mais c'est un phlegmon qui ne s'accompagne pas de fièvre et qui ne suppure pas. Je dirai volontiers que c'est une fluxion : le tissu cellulaire s'infiltre en effet de sérosité ou même de sang, à la suite de la violence qu'il a subie, et c'est pendant la période de résorption que cette fluxion apparaît ; mais je le répète, il n'y a pas de suppuration.

Au point de vue des *troubles nerveux*, il faut particulièrement insister sur l'*aphonie*. Elle est constante dans les tentatives poussées un peu loin ; elle est complète. Presque tous les individus qui ont simulé une tentative de strangulation, ont traduit aphonie par mutisme. Les gens aphones peuvent parler sans faire résonner leur larynx, ils se font admirablement comprendre : à aucun moment ils ne sont muets et à aucun moment ils n'ont d'aphasie.

L'aphonie peut persister huit, dix et même quinze jours, suivant l'intensité des violences subies par le larynx.

Je vous ai dit qu'il y avait de la dysphagie.

On a constaté quelquefois, mais beaucoup moins souvent que chez les individus qui ont survécu à une tentative de pendaison, de l'amnésie, et cette perte totale du souvenir de ce qui a précédé ou suivi la tentative de strangulation, embarrasse toujours le juge d'instruction, qui est tenté d'y voir une simulation.

Il y a ordinairement perte de connaissance ; celle-ci peut

se prolonger deux et même trois jours ; il y a là une sorte
d'état de demi-commotion, accompagnée de troubles nerveux divers ; des convulsions, des crises hystériformes peuvent éclater pendant les quelques jours qui suivent.

Enfin, même lorsque les individus ont échappé à l'acte,
la mort peut survenir au bout de deux, trois ou huit jours,
par congestion pulmonaire, comme dans la pendaison.

Comment utiliserons-nous ces données en présence d'une
accusation dans le genre de celle-ci :

C'était sous le second Empire. Une jeune fille habitant les
environs de Paris, appartenant à une famille riche et distin-
guée, ayant même des relations dans le monde diploma-
tique, rentre un jour chez elle, très émue. Elle explique par
gestes qu'elle veut parler et qu'elle ne le peut pas ; elle est
atteinte de mutisme. On lui donne de quoi écrire, et alors
elle raconte qu'elle a été surprise dans la rue par un individu qui lui a sauté à la gorge et qui lui a donné deux coups
de poignard. Elle avait, en effet, dans le corsage et le corset deux trous paraissant provenir de coups de couteau.
Elle expliquait, en outre, qu'elle avait dû être attaquée par
vengeance, parce qu'elle avait découvert un complot tramé
contre la vie de l'empereur Napoléon III.

Une enquête est ordonnée, mais le juge d'instruction n'est
pas convaincu de la réalité de l'agression, il s'imagine
qu'il se trouve en présence d'une simulatrice.

Tardieu est chargé de l'expertise, et, immédiatement il reconnaît la supercherie. Il dit, dans la conversation, sans s'a-
dresser directement à la jeune fille, que l'aphonie, à la suite
des tentatives de strangulation, ne dure, en général, que deux
jours. Trente heures après, la jeune fille parlait. Tardieu
alors la pria de revêtir le corset et la robe troués par les
coups de poignard. Quelque effort que fit la jeune fille,
il ne lui fut pas possible de faire correspondre les cou-
pures pratiquées dans ces deux vêtements. Elles ne con-
cordaient pas, parce qu'elles avaient été faites séparément.

Mlle X... dut avouer sa supercherie.

C'est là un cas type.

Dans l'affaire Armand et Roux, les choses étaient plus compliquées et les passions politiques avaient contribué à les envenimer. M. Armand était à la tête du parti catholique de Montpellier ; il n'était pas très aimé de ses concitoyens. Le 7 juillet 1863, à huit heures du soir, on trouva dans la cave de sa maison, son domestique, nommé Maurice Roux, étendu sur le sol, à demi étranglé. Une ficelle faisait huit à dix fois le tour du cou, mais les chefs n'étaient pas arrêtés par un nœud. Les pieds étaient attachés à la hauteur des chevilles par un mouchoir marqué aux initiales de M. Armand. Les mains étaient liées derrière le dos, mais d'une façon assez lâche.

Cet homme râlait et son pouls était faible, au dire du premier médecin qui fut appelé. Un deuxième médecin constata, une demi-heure plus tard, que le pouls était normal et que Roux respirait bien.

Le juge d'instruction, le procureur impérial interrogent l'accusé ; il fait signe qu'il ne peut parler, il est atteint de *mutisme* et il écrit sa déposition. Il accuse son maître M. Armand d'avoir voulu l'assassiner, parce qu'il aurait dit que sa maison était une sale baraque. Il aurait été surpris par M. Armand dans la cave où il chargeait du bois, à sept heures du matin ; M. Armand, en l'apostrophant, lui aurait asséné un coup de bûche derrière la tête et aurait ensuite essayé de l'étrangler, après l'avoir ligotté.

M. Armand est arrêté : il fait neuf mois de prison préventive. L'enquête se poursuit, le premier médecin commis constate derrière le cou de Maurice Roux, une petite écorchure au niveau de l'insertion du trapèze. Les experts se laissent prendre au roman inventé par Roux, ils n'insistent pas sur l'aphonie qui suit toujours les tentatives de strangulation ; ils la confondent, eux aussi, avec le mutisme.

La condamnation de M. Armand semblait certaine quand, fort heureusement, ses défenseurs consultèrent Tardieu ; et, à ce propos, vous pouvez juger jusqu'à quel point les pas-

sions politiques étaient surexcitées, par le fait suivant :
Lorsqu'on apprit à Montpellier qu'un des avocats de la ville
s'était chargé de la défense de M. Armand, la populace
pilla sa maison. L'affaire, pour cause de suspicion légitime,
fut transférée de la cour d'assises de l'Hérault à celle des
Bouches-du-Rhône.

Tardieu parvint à dépister la supercherie de Maurice Roux :
je ne puis que vous renvoyer au remarquable rapport de
l'éminent médecin légiste, que vous trouverez tout au long
dans son *Étude médico-légale sur la pendaison, la strangulation et la suffocation*. Il est trop long pour que je vous le
lise ici ; je ne vous en indiquerai que les points principaux ;
tel qu'il est, il peut être considéré et il restera comme un
chef-d'œuvre dans l'histoire de la médecine légale.

Tardieu démontra d'abord qu'il était facile de se lier les
mains de la façon dont celles de Roux avaient été liées, et il
répéta l'expérience devant la Cour. Le serrurier Jean Servent,
qui avait dégagé les liens de Roux, dit dans sa déposition :
« Les mains étaient placées derrière le dos, attachées l'une à
l'autre par une corde de 6 millimètres de diamètre. La main
droite était retenue par dix tours et chaque tour par un
nœud. La corde qui enroulait ce poignet était très serrée.
L'autre main était retenue par une corde qui faisait trois fois
le tour du poignet, et par un seul nœud. Une seule corde
reliait les deux mains ; la longueur de cette corde était celle
d'un doigt. »

Rien n'est plus commun que de voir des suicidés qui se
lient les mains, parce qu'ils se défient de l'énergie et de la
constance de leur résolution ; plusieurs des individus qui se
sont pendus à Mazas et dont je vous ai montré les dessins
se sont liés les mains : personne, à coup sûr, ne les avait
aidés.

Il ne fut pas difficile non plus à Tardieu de démontrer
que lorsqu'un individu en étrangle un autre il ne passe pas
six ou dix fois la ficelle autour du cou de sa victime. L'assassin ne multiplie pas les tours de ficelle, il se contente

d'une constriction directe, violente et assez énergique pour amener la mort. De plus, cette ficelle n'était pas nouée ; « ce qui, dit Tardieu, ne pourrait s'expliquer que par cette circonstance, que le meurtrier aurait serré très fort, de façon à n'avoir pas besoin d'assujettir ce lien, la strangulation ayant été opérée d'un seul coup. Or les marques de cette constriction très forte, qui seraient restées profondément empreintes sur la peau du cou, font précisément défaut. »

Le coup porté au niveau de l'insertion du trapèze aurait, lui aussi, dû donner naissance à une ecchymose, et il n'y en a pas eu. La place était en outre fort mal choisie, s'il s'agissait d'étourdir la victime.

Roux a prétendu que c'est à sept heures du matin que son maître l'aurait frappé. Il fut retrouvé à huit heures du soir, quand la cuisinière descendit à la cave pour y chercher du vin. Or, il savait fort bien que M. Armand soupait à huit heures et que la bonne descendait tous les jours à la même heure dans la cave pour y chercher du vin.

C'est peu avant cette heure qu'il a fait sa tentative de strangulation, et non pas le matin. Il n'est pas resté douze heures à demi étranglé. Tous les témoins ont affirmé que le lien qui entourait le cou de Roux était très serré : cette assertion est parfaitement exacte. Rappelez-vous ce que je vous ai dit plus haut : le resserrement du lien autour du cou résulte du gonflement spontané qui s'opère dans les parties molles du cou sous l'influence d'une constriction d'abord modérée, mais qui s'accroît graduellement. Vous connaissez tous ce sentiment de gêne d'abord léger et presque insignifiant que l'on ressent quand on met un faux col un peu étroit; peu à peu la face et le cou se congestionnent, la gêne augmente, devient insupportable et l'on est obligé de déboutonner son col.

Roux, qui n'avait probablement pas serré la ficelle très fortement, a subi un commencement d'asphyxie, et a failli devenir la victime de sa tentative de simulation.

M. Armand fut acquitté.

Il n'y avait pas trois semaines que cette affaire avait été jugée, lorsqu'une jeune fille qui habitait rue de Lourcine fut trouvée dans la même situation que Roux. Elle accusa son maître d'avoir voulu l'étrangler parce qu'elle n'avait pas voulu accepter certaines propositions. Ici encore la simulation put être démontrée, ainsi que dans le cas d'une vieille femme dont Lorain a rapporté l'observation.

Je ne crois pas qu'il y ait eu depuis cette époque des strangulations aussi bien simulées. Elles avaient été mises à la mode par l'affaire Armand. La mode a passé. Elle reviendrait peut-être si un procès retentissant frappait de nouveau l'imagination des simulateurs.

Dans tous les cas, il est nécessaire que vous sachiez que les individus qui veulent faire une simulation de ce genre sont assez au courant de toutes les discussions qui ont lieu aux assises : elles sont reproduites par les journaux ; ils peuvent même avoir lu quelque livre traitant des questions médico-légales : mais souvenez-vous aussi qu'ils ne savent pas faire la différence entre l'aphonie et l'aphasie, et c'est grâce surtout à cette erreur que vous les démasquerez.

OBSERVATIONS ET EXPERTISES MÉDICO-LÉGALES.

I. — Strangulation à l'aide d'un lien.

1. — Cas de mort attribuée à un suicide par strangulation.
— *Le général Pichegru* (1). — Le général Ch. Pichegru était depuis
quelque temps détenu à la tour du Temple, au rez-de-chaussée. Le
15 germinal an XII (5 avril 1804), on l'avait vu bien portant, on lui
avait servi le soir à souper, comme à l'ordinaire, et sur les
dix heures du soir on avait fermé la porte de sa chambre dont on
avait ôté la clef. Le factionnaire de garde assurait l'avoir entendu
tousser et cracher plusieurs fois sur les trois heures et demie du
matin.

Le 16 germinal (6 avril) au matin, lorsque le gardien Popon, sur
les sept heures, vint allumer son feu, il ne l'entendit ni ne le vit
remuer, et craignant qu'il ne fût arrivé quelque accident, il alla
prévenir le concierge Fauconnier, qui se rendit auprès de Ponsard,
colonel de gendarmerie, avec lequel il alla avertir le citoyen Thu-
riot, juge chargé de l'instruction; on envoya chercher le commissaire de police de la division du Temple, qui, après avoir été introduit dans la chambre avec deux chirurgiens, Soupé et Fleury,
rédigea un procès-verbal où il constata :

« Qu'il avait trouvé gisant sur un lit un cadavre du sexe masculin paraissant âgé de quarante à quarante-cinq ans (suit la description de l'individu). Ce cadavre avait autour du col une cravate
de soie noire dans laquelle était passé un bâton de la longueur
d'environ 40 centimètres et de 4 à 5 centimètres de circonférence,
lequel bâton faisant tourniquet autour de ladite cravate, était
arrêté par la joue gauche sur laquelle il reposait par l'un de ses
bouts et ce qui avait produit un étranglement suffisant pour
donner la mort. »

(1) Chaussier, *Recueil de mémoires, consultations et rapports sur divers
objets de médecine légale*, Paris, Th. Barrois, 1824, et *Recueil des pièces
authentiques relatives au suicide de l'ex-général Pichegru*, 28 pages,
in-8°.

Aucune autre constatation sur la position du cadavre, l'état du lit, de la chambre, etc., n'a été consignée.

Rapport des experts. — Sur le vu de ce procès-verbal, le tribunal criminel spécial du département de la Seine chargea une commission composée de cinq de ses membres de se rendre au Temple pour constater si ledit Ch. Pichegru s'est suicidé la nuit dernière, et recueillir les renseignements relatifs à cet événement, et on nomma cinq chirurgiens et un médecin pour procéder à la visite du corps, et constater la cause de la mort, lesquels après s'être conformés à l'ordonnance (environ douze heures après la mort présumée) :

« Ont unanimement déclaré qu'ils s'étaient tous portés à ladite tour du Temple et avaient été conduits par le concierge à la chambre où était Charles Pichegru, ex-général ;

« Qu'ils y avaient trouvé sur *un lit* un cadavre qu'ils avaient reconnu être du sexe masculin ;

« Que l'homme mort leur avait paru âgé de quarante à quarante-cinq ans ;

« Que sa taille était d'un mètre soixante-dix-huit centimètres ;

« Qu'il avait les cheveux brun foncé, les sourcils de même couleur, arqués, le front large et chauve, les yeux gris bleu clair, le nez long, gros, épaté à son extrémité et creux à sa racine, la bouche moyenne, le menton rond et gras, le visage plein et brun, la tête forte, la poitrine large, les cuisses et jambes grêles en proportion du buste ;

« Qu'après avoir examiné toute l'habitude du corps dudit cadavre, ils avaient remarqué une impression circulaire au col, large d'environ deux doigts, et plus marquée à la partie latérale gauche ;

« Qu'il y avait strangulation ; qu'elle avait été faite à l'aide d'une cravate de soie noire fortement nouée, dans laquelle *on avait* passé un bâton, ayant 45 centimètres de long et 5 de pourtour, et qu'*on avait* fait de ce bâton un tourniquet, avec lequel ladite cravate avait été serrée de plus en plus, jusqu'à ce que ladite strangulation fût effectuée ;

« Qu'ils avaient ensuite remarqué que ledit bâton se trouvait reposé, par un de ses bouts, sur la joue gauche, et qu'en le tournant avec un mouvement irrégulier, il avait produit sur ladite joue une égratignure transversale d'environ 6 centimètres, s'étendant de la pommette (1) à la conque de l'oreille gauche ;

« Que sa face était *ecchymosée*, les mâchoires serrées et la langue prise entre les dents ;

(1) Il y a par erreur *pommelle* dans l'imprimé.

« Que l'*ecchymose* s'étendait sur toute l'habitude du corps;

« Que les extrémités *étaient froides*, les muscles et les doigts des mains fortement contractés;

« Qu'ils estimaient, d'après la position dans laquelle ils avaient trouvé le corps, et les observations qu'ils avaient faites et dont ils venaient de rendre compte, que l'individu dont ils avaient visité le cadavre et que le concierge leur avait dit être celui de l'ex-général Pichegru, *s'était étranglé lui-même*.

« Et ont signé : Didier, Soupé, Bousquet, Brunet, Fleury (chirurgiens), et Lesvignes (médecin). »

Rapport d'autopsie. — Le lendemain, 17 germinal, le corps fut transporté dans une salle du tribunal et les mêmes experts procédèrent à l'ouverture du corps. Voici la teneur de leur procès-verbal, qui fut déposé sur le bureau du tribunal (1) :

« Nous soussignés... nous sommes transportés salle du tirage des jurés, dépendante du tribunal spécial de la Seine, pour, en exécution du jugement rendu hier soir par ledit tribunal, qui nous nomme à cet effet, procéder à l'ouverture du corps de Charles Pichegru, ex-général, qui *s'est suicidé*, et constater l'état des parties internes;

« Et après avoir fait ladite ouverture, en présence des deux juges et du substitut du commissaire, commis, par jugement de ce jour, pour y assister et à tous les actes qui en devaient être la suite;

« Avons observé que tous les vaisseaux du *cuir chevelu* étaient gorgés de sang, la surface de la dure-mère injectée, le sinus longitudinal supérieur gorgé, surtout à sa partie inférieure et postérieure;

« Que la dure-mère était *légèrement adhérente* et présentait une ossification dans le repli qui forme la fault (*sic*) du cerveau;

« Qu'il y avait une *adhérence entre cette membrane et la superficie du cerveau;*

« Que la surface intérieure du cerveau était gorgée de sang, que la partie moyenne et supérieure du cerveau répondait aux adhérences précitées et présentait une surface muqueuse parsemée de petites glandes lymphatiques, desquelles découlait une matière blanchâtre.

« Que la surface du cerveau était de couleur ordinaire;

« Qu'il n'y avait rien de particulier dans les ventricules, si ce n'est que le plexus choroïde était d'un rouge plus foncé;

« Qu'il y avait une hydatide à la *partie supérieure de la protubérance annulaire;*

______

(1) *Recueil*, p. 20, et suiv.

« Que le cervelet n'offrait rien de particulier ;

« Qu'il y avait une graisse considérable dans le bas-ventre ;

« Que les intestins présentaient une couleur d'un jaune brun ;

« Que l'intérieur de l'estomac était *phlogosé*, mais sans érosion

« Que la vessie, les reins et autres viscères étaient dans l'état naturel ;

« Que les *deux lobes du poumon* étaient gorgés de sang ;

« Que le péricarde était sain ;

« Que l'œsophage dans toute sa longueur était parfaitement sain *jusqu'à l'endroit du col où la strangulation s'est effectuée ;* pourquoi nous continuons de penser que Charles Pichegru, ex-général, s'est *suicidé* par les moyens que nous avons indiqués dans le rapport du jour d'hier.

« Fait au Palais de Justice, en la salle ci-dessus indiquée, où nous avons opéré. — A Paris, le 17 germinal an XII.

« Signé : Lesvignes, Didier, Bousquet, Brunet, Fleury et Soupé. »

Resumé des observations de Chaussier. — Chaussier, dans la critique très acerbe qu'il fait de ces deux rapports, reproche d'abord aux experts d'avoir d'emblée adopté l'idée du suicide, suggérée par le commissaire de police, et de n'avoir appuyé cette idée sur aucune constatation sérieuse : *Dans le premier rapport en effet, qui consiste uniquement dans la description de la visite extérieure du corps, il semblerait que les experts ont* TOUT BONNEMENT *suivi la direction qu'on leur indiquait et adopté la prévention qu'on leur inspirait.*

« Dans le premier rapport, fait le 16 germinal, les experts donnent un signalement très détaillé de la forme apparente du sujet, ce qui était ici fort inutile et étranger à leurs fonctions : mais, ils négligent entièrement l'objet vraiment médical, ils ne parlent ni de l'état des yeux et des paupières, ni de la position ou attitude dans laquelle ils ont trouvé le corps : ils se bornent à dire qu'il était *sur un lit,* sans indiquer s'il était nu, recouvert ou habillé, et quelle était la disposition des choses environnantes.

« Ils disent avoir *remarqué une impression circulaire autour du col,* et dans un article subséquent ils font mention d'*une cravate de soye noire fortement liée dans laquelle on avait passé un bâton ;* mais avant de parler de cette impression circulaire sur le col, l'ordre exigeait certainement que l'on eût d'abord fait une description exacte de la manière dont cette cravate était disposée et nouée autour du col ; il était aussi nécessaire de déterminer si cette impression circulaire se trouvait à la partie supérieure, moyenne ou inférieure du col ; et quel était son enfoncement et surtout sa couleur. Ils disent bien que cette impression observée sur le col était *plus marquée à la partie latérale gauche*, mais cette apparence, qui a frappé les experts, dépendait-elle du changement de la couleur ou des plicatures de la peau ? Une ligature serrée et conservée pendant quelques heures autour d'une partie d'un cadavre, y forme une dépression plus ou moins profonde, mais n'en retire pas la couleur. »

Chaussier reproche ensuite aux experts d'avoir confondu l'ecchymose et la lividité ; ils ont remarqué que la face était ecchymosée et que l'ecchymose s'étendait sur tout le corps ; il est évident qu'ils ont voulu dire que la peau avait une teinte violacée, livide, brunâtre, ce que l'on observe souvent dans la strangulation, mais ils ne pouvaient parler d'une extravasation ou infiltration du sang dans le tissu cellulaire, qui constitue l'ecchymose.

Il constate que les experts ont consigné le *refroidissement des extrémités* et la contraction des muscles et des doigts des mains ; mais ils n'ont pas recherché si le tronc ne conservait pas encore un certain degré de température, et si les muscles du col et du tronc n'avaient point encore acquis la raideur cadavérique.

Abordant l'examen du second rapport, Chaussier s'étonne que les experts n'aient pas cru devoir indiquer, en peu de mots, quel était, à l'époque de cette seconde visite, l'état du cadavre, et noter de quelle façon on avait procédé à l'ouverture des cavités splanchniques. Il se demande si les experts ont considéré comme choses anormales, quant au contraire elles existent toujours chez l'adulte, l'adhérence de la dure-mère à la face interne des os du crâne ; la connexion de la partie supérieure et moyenne du cerveau, surtout dans le voisinage du sinus longitudinal, avec la dure-mère au moyen de la pie-mère et de l'arachnoïde, enfin la présence de petites glandes lymphatiques, arrondies et blanchâtres, dans la méninge.

« *L'intérieur de l'estomac était phlogosé, mais sans érosion*, continue Chaussier ; mais la phlogose de l'estomac, quelque légère qu'on veuille la supposer, est une affection grave, douloureuse, qui produit de grands changements dans la physionomie, dans l'état des fonctions, et comme cette affection peut être déterminée par un poison, des experts, qui dans la visite d'un cadavre trouvent l'*intérieur de l'estomac phlogosé*, doivent examiner avec le plus grand soin l'état de ce viscère, la nature, la quantité des substances qu'il contient ; ils doivent prendre des informations exactes sur le régime habituel du sujet, sur les circonstances qui ont précédé sa mort ; il faut recueillir toutes les substances contenues dans l'estomac, puis plonger celui-ci dans l'eau, le laver afin de s'assurer si les vaisseaux qui rampent à sa surface sont engorgés. Les experts ne paraissent pas avoir fait toutes ces considérations, ils n'en parlent pas dans leur rapport.

« Enfin, ils rapportent que *l'œsophage était parfaitement sain, jusqu'à l'endroit du col où la strangulation s'est effectuée*. Ce point était le plus important, exigeait des détails circonstanciés, et les experts laissent entièrement ignorer quel était dans cet endroit le mode d'altération de l'œsophage, quelle était son étendue et comment ils l'ont reconnue. Remarquons à ce sujet que l'œsophage ne commence qu'à la partie inférieure du larynx, un peu au-dessous de la partie moyenne du col, qu'il est appuyé sur le corps des vertèbres du col et protégé par diverses parties molles. Ainsi, il ne pouvait y avoir contusion, ecchymose, altération à l'œsophage sans que les parties molles qui le recouvrent n'en présentassent au moins quelques vestiges. De plus, la ligature que l'on dit avoir servi à la strangulation devait être placée au-dessous du larynx : ces objets si importants sont entièrement oubliés dans le rapport, auraient-ils donc échappé à l'attention des six experts ? »

Arrivant ensuite aux conclusions des rapports, Chaussier considère ces deux questions : « L'individu dont il s'agit a-t-il été étranglé ou s'est-il étranglé lui-même ? »

« La solution de la première question appartenait entièrement aux experts. Eux seuls pouvaient et devaient démontrer d'après les phénomènes qui ont été reconnus dans la visite, que la strangulation a été la seule et véritable cause de mort : Mais le compte que les experts rendent de leurs observations est inexact, incomplet, erroné dans quelques points, obscur dans d'autres, et s'il n'existait pas dans l'ensemble des circonstances d'autres motifs particuliers, on pourrait, avec raison, contester qu'il y ait eu strangulation, parce qu'on ne trouve point dans le rapport l'indication de tous les signes caractéristiques de ce genre de mort. »

La réponse à la seconde question est beaucoup plus délicate et plus importante. La manière dont la strangulation a été opérée diffère essentiellement des procédés habituels à ce genre de suicide. « Il est possible, sans doute, que par le procédé qu'on indique, un homme qui en a la ferme volonté, s'étrangle lui-même ; cependant dans ce cas, l'impression faite par la cravate doit être peu marquée sur les muscles du col et encore moins sur l'œsophage. Mais il est possible aussi que le crime ait été commis par un autre, et comme dans les deux cas les effets sont presque absolument les mêmes, les experts peuvent bien assurer que dans l'un et l'autre la mort a été produite par strangulation, parce qu'ils en trouvent les preuves certaines dans le cadavre, mais ils ne doivent point prononcer qu'il y a eu suicide, parce que l'examen seul du cadavre ne peut leur en fournir la certitude. Ils peuvent tout au plus ajouter dans leur rapport, que d'après les circonstances particulières qui leur ont été communiquées ou qu'ils ont recueillies, il leur paraît probable que l'individu s'est lui-même procuré la mort. »

2. Strangulation à l'aide d'un cache-nez. — Je soussigné, Paul Brouardel, commis par ordonnance de M. E. Desjardins, substitut de M. le procureur de la République, à l'effet de procéder à l'autopsie du cadavre de B... (Julien), âgé de dix ans, serment préalablement prêté, ai procédé le 29 février 1879, à l'autopsie du cadavre de cet enfant, à l'effet de rechercher les causes de la mort et de constater tous indices de crime ou délit.

Le cadavre est celui d'un enfant, assez vigoureux, paraissant âgé d'une dizaine d'années. Les dents incisives du maxillaire supérieur de la première dentition sont tombées, celles qui doivent les remplacer ont percé la gencive.

La rigidité cadavérique a presque complètement disparu, la putréfaction n'est pas commencée.

Sur le front, la partie inférieure du cou, et la région supérieure et antérieure de la poitrine, la peau présente une couleur rouge, pointillée par une quantité innombrable de fines ecchymoses sanguinolentes. Ces plaques de rougeur ne sont pas diffuses, elles sont très nettement délimitées. Au front elles occupent la région médiane et sont disposées en forme de stries verticales, de 1 centimètre environ, séparées par des lignes blanches de même largeur.

Au cou les lignes pointillées sont obliques de haut en bas et de gauche à droite, mais elles n'ont pas la netteté des lignes du front.

Sur la région antérieure et supérieure de la poitrine, la plaque de rougeur est sans lignes analogues, mais elle s'arrête brusquement et suit une direction générale oblique de haut en bas et de gauche à droite.

Les autres régions du corps ne présentent rien d'analogue, et sur aucun point, notamment sur les bras, on ne constate ni ecchymose, ni contusion.

Les paupières sont gonflées, les conjonctives palpébrales sont tachées d'ecchymoses si nombreuses qu'elles sont presque couleur de sang.

Les lèvres sont bleues, la langue est appliquée contre la face postérieure des arcades dentaires, sa muqueuse est intacte. Les gencives sont blanches, non ecchymotiques.

Les muscles de la région antérieure de la poitrine contiennent un grand nombre de petites suffusions hémorrhagiques.

Le tissu cellulaire sous-épicrânien ne renferme pas d'ecchymose. Le périoste du pariétal droit et de la moitié droite du frontal sont criblés de fines ecchymoses. Le tissu osseux de cette région est lui-même très congestionné.

Les os du crâne ne sont pas fracturés.

Les sinus de la dure-mère sont remplis d'un sang noir, non coagulé. Les vaisseaux de la pie-mère sont injectés et dessinent de fines arborisations.

L'encéphale est un peu congestionné. La substance grise est très colorée. On ne trouve aucune lésion en foyer. Le quatrième ventricule, l'aqueduc de Sylvius ne présentent pas d'ecchymoses.

Le larynx, la trachée artère, les grosses bronches contiennent une très faible quantité de mucus visqueux, aéré par quelques fines bulles de gaz.

Dans les plèvres il n'y a pas d'épanchement. Sur les deux sommets des poumons on trouve de chaque côté trois petites ecchymoses sous-pleurales, et sous la plèvre qui sépare le lobe moyen du lobe inférieur, une petite suffusion sanguine. La cavité pleurale gauche n'existe plus dans le tiers inférieur, les plèvres sont réunies par des adhérences, résultat d'une ancienne pleurésie. Il n'y a pas d'emphysème sous-pleural.

La section des poumons montre des zones très distinctes comme coloration, les unes rouge vermillon, les autres d'un rouge plus foncé. Les poumons ne renferment pas de noyaux apoplectiques.

Dans le péricarde, il y a peu de liquide, sur l'auricule on voit huit à dix petites ecchymoses sous-péricardiques extrèmement fines.

Les cavités du cœur renferment du sang noir et fluide, à peine quelques caillots mous. Les valvules sont saines. L'endocarde n'est pas ecchymotique.

L'estomac est rempli de matières alimentaires non digérées (pain et morceaux de pommes de terre .

Le foie paraît sain. La rate est petite. Les reins sont très congestionnés, ils se décortiquent facilement.

La vessie est rétractée, elle contient une petite quantité de liquide.

L'anus est extrèmement dilaté. Il ne renferme pas de matières fécales. Il ne présente pas d'écorchure ou de traces de contusion. Il semble un peu déformé et enfoncé, mais le relâchement des parties qui suit naturellement la mort ne permet pas d'attribuer à ces caractères la valeur qu'ils auraient si on les avait constatés sur un individu vivant.

Examen d'un paquet de vêtements comprenant : 1° Une paire de souliers. 2° Un cache-nez avec une bretelle. 3° Un gilet de laine. 4° Un veston d'alpaga. 5° Une paire de bas. 6° Un pantalon en velours marron. 7° Un mouchoir blanc. 8° Une chemise blanche.

Examen de la chemise. — Sur le pan antérieur de la chemise, nous avons remarqué une petite tache de forme ovalaire et de couleur gris jaunâtre à bords assez nettement délimités.

Sur le pan postérieur, nous avons constaté trois petites taches lenticulaires également de couleur gris jaunâtre, d'apparence gommeuse.

Nous avons détaché avec des ciseaux propres un échantillon de chacune de ces taches et nous l'avons mis au contact de quelques gouttes d'eau distillée.

Après un temps suffisant pour la macération, nous avons examiné avec soin au microscope le liquide provenant de l'imbibition de ces taches (oculaire Verick n° 2, objectif n° 3).

Malgré un examen attentif et prolongé nous n'avons pas trouvé les éléments caractéristiques du sperme, c'est-à-dire de spermatozoïdes entiers ou brisés.

Les taches examinées ne sont donc pas des taches de sperme.

Conclusions. — 1° Les lésions que l'on constate sur le cadavre de B... (Julien) sont celles de la strangulation.

2° L'absence de sillon autour du cou doit faire admettre que le lien a dû être d'une certaine largeur, d'étoffe souple, peu coupant, tel qu'un mouchoir ou un cache-nez.

3° La limitation des zones ecchymotiques observées sur le front et la région supérieure et antérieure de la poitrine peut s'expliquer par la compression opérée par les sacs sous lesquels B... aurait été trouvé, cette compression étant inégalement répartie sur les différentes régions du corps.

4. On ne constate aucune trace de violence ou de lutte.

5° Le relâchement de l'anus et sa déformation infundibuliforme n'ont été constatés qu'après la mort et dans des conditions qui ne permettent pas d'affirmer que cet enfant ait été soumis à des actes de pédérastie.

3. Assassinat. Strangulation à la corde. — Je soussigné, Paul Brouardel, commis par M. Atthalin, juge d'instruction, en vertu d'une ordonnance, en date du 21 janvier 1885, ainsi conçue :

« Vu la procédure en information à l'effet de rechercher l'auteur d'un assassinat commis, 78, rue de Rome, à Paris, sur la personne de la demoiselle A..., dont le cadavre a, par nos ordres, été transporté à la Morgue, le mardi 20 janvier courant.

« Disons qu'il sera, par M. le docteur Brouardel, serment préalablement prêté, procédé :

« 1° A l'autopsie du cadavre, à l'effet de préciser les causes de la mort et de fournir à la justice tous renseignements médicaux pouvant servir à ses investigations.

« 2° A l'examen des vêtements dont le corps a été trouvé revêtu ainsi que des linges trouvés à hauteur de la tête. — vêtements et linges par nous saisis et placés sous scellés par M. le commissaire de police du quartier de l'Europe. »

Serment préalablement prêté, ai procédé à cette autopsie et à l'examen des scellés.

I. *Autopsie de la fille A..., 21 janvier 1885.* — Le cadavre est celui d'une femme d'une trentaine d'années environ, d'une bonne constitution, vigoureuse, et de taille moyenne. La putréfaction n'est pas commencée. La peau du visage et des épaules est le siège d'un fin piqueté hémorrhagique abondant (fig. 35).

Sur la peau des différentes régions de la face et du cou, il existe un certain nombre d'érosions ainsi réparties :

Sur la partie latérale gauche de la région cervicale, au niveau de l'apophyse mastoïde, se trouve une érosion curviligne, coup d'ongle, mesurant 12 millimètres, doublée par une ecchymose et distante de 1 centimètre de la conque de l'oreille.

Sur la région latérale droite du cou on trouve un plus grand nombre de coups d'ongles ainsi disséminés :

1° Sur le lobule de l'oreille droite une petite érosion ;

2° Au niveau de l'apophyse mastoïde un coup d'ongle de 3 à 4 millimètres :

3° A 2 millimètres au-dessous de l'érosion précédente un coup d'ongle ayant une direction parallèle ;

4° Au-dessous du lobule de l'oreille, une autre petite érosion ;

5° Sur la peau qui recouvre la branche montante du maxillaire inférieur on trouve trois petites érosions onguéales ;

6° A droite de la ligne médiane et sur la peau du cou une érosion onguéale de 17 millimètres ;

7° Sur le bord droit de la peau du menton se trouve une petite érosion.

Sous toutes ces empreintes onguéales il existe un épanchement sanguin notable.

Les conjonctives sont piquetées par des ecchymoses sanguinolentes. La conjonctive est doublée par un chémosis séreux.

La langue porte, à un demi-centimètre de son bord libre, à sa face supérieure et inférieure, l'empreinte des dents. Celles-ci sont intactes.

Par le conduit auditif externe gauche coule un peu de sang.

Le cou est entouré d'un sillon blanc, bordé de deux lignes un peu rougeâtres, haut de 7 à 8 millimètres, obliquement dirigé de bas en haut et d'avant en arrière, faisant complètement le tour du cou, mais présentant un petit ressaut au niveau de la nuque. Sur ce sillon on remarque un certain nombre de petits sillons parallèles obliquement dirigés par rapport à ceux décrits plus haut. La peau de ce sillon est parcheminée.

Sur la peau qui couvre la face antéro-interne du tibia gauche se trouve une petite contusion doublée d'une suffusion sanguine.

A la partie interne du tibia droit on constate un petit épanchement sanguin sous-cutané ainsi qu'un épanchement entre le périoste et le tibia. L'épanchement sanguin de cette région est noir, beaucoup plus foncé que les précédents.

Au niveau de la partie interne du coude gauche, la peau est le siège d'une ecchymose de 4 centimètres environ, avec suffusion sanguine sous-cutanée.

La peau de la partie externe du coude droit au niveau de l'épicondyle est également le siège d'une ecchymose plus petite avec suffusion sanguine.

En arrière du poignet gauche se trouve une petite ecchymose.

Au niveau du pli du coude droit siège une petite ecchymose.

La peau qui recouvre la tête du troisième métacarpien gauche est le siège d'une ecchymose avec suffusion sanguine de 2 centimètres environ.

Sous le cuir chevelu on constate, à la partie postérieure et gauche de l'occipital, un épanchement de sang assez considérable dans le tissu cellulaire sous-cutané.

Le muscle temporal gauche est également le siège d'une suffusion sanguine assez vaste.

Les os de la voûte du crâne ne sont pas fracturés. Il n'y a pas d'épanchement entre les os du crâne et la dure-mère, ni dans l'arachnoïde, ni dans le mailles de la pie-mère.

Les os de la base du crâne, notamment les rochers, ne sont pas fracturés.

Le cerveau se décortique très facilement ; il n'est le siège d'aucune lésion ou tumeur, ainsi que le bulbe et le cervelet.

Au niveau de l'aile gauche du corps thyroïde on constate une petite suffusion sanguine dans le tissu cellulaire rétro-pharyngien.

L'épiglotte et la trachée sont également le siège de petites ecchymoses.

Le larynx contient quelques mucosités sanguinolentes.

L'œsophage est sain.

La trachée contient des mucosités rougeâtres, aérées et sanguinolentes. Par la pression des poumons on fait sourdre des bronches dans la trachée une certaine quantité de mucosités sanguinolentes.

Le sommet du poumon droit présente quelques adhérences. Il n'y a pas d'épanchement dans les plèvres, ni ecchymoses sous-pleurales, ni emphysème sous-pleural. Les poumons ne contiennent pas de tubercules. Les lobes inférieurs sont congestionnés.

Le péricarde est vide. Il n'y a pas d'ecchymoses sous-péricardiques.

Les cavités du cœur contiennent du sang liquide imbibant fortement les cavités cardiaques. Les valvules sont saines.

L'estomac contient quelques débris de matières alimentaires. La muqueuse stomacale est saine.

Le foie est gros, mais paraît sain. La vésicule biliaire ne contient pas de calculs.

La rate est petite et n'est pas diffluente.

Les reins sont sains et se décortiquent assez facilement, cependant le rein gauche présente quelques adhérences.

Les intestins sont sains.

La vessie est vide.

Les ovaires sont petits, mais sains.

L'utérus est petit et ne présente pas d'adhérences.

La cavité vaginale contient quelques mucosités. L'examen microscopique ne nous a pas permis de constater la présence de spermatozoïdes.

Conclusions. — 1° La mort de la fille A... est la conséquence d'une asphyxie par strangulation, pratiquée avec une corde à surface irrégulière, telle qu'une cordelière en passementerie.

2° Les traces de violences, ecchymoses, érosions onguéales, etc., que nous avons constatées sur les différentes régions du cou témoignent que, avant ou pendant la strangulation pratiquée à l'aide d'une corde, le meurtrier a essayé d'étrangler sa victime avec les mains.

3° L'épanchement sanguin qui siège en arrière de la tête, les ecchymoses des coudes, peuvent être le résultat d'une chute. La contusion qui a déterminé une suffusion dans le muscle temporal gauche résulte plus probablement d'un coup porté dans le but d'étourdir la victime et de la mettre hors d'état de se défendre.

4° Les érosions et contusions disséminées sur les autres parties du corps témoignent qu'une lutte a précédé ou accompagné la strangulation.

II. *Examen des vêtements de la fille A... — Scellé.* — « Un costume bleu marine et de velours. — Une jaquette en drap noir garnie de fourrure. — Un jupon tricoté en laine bleue. — Un corset en soie noire. — Un jupon blanc brodé. — Une chemise garnie de dentelles. — Un mouchoir blanc marqué A. L. — Un mouchoir en batiste marqué L. — Une paire de gants noirs et un manchon en loutre avec cordelière noire. — Un chapeau en velours noir avec plumes noires. — Ces vêtements sont ceux de la fille A..., trouvée assassinée rue de Rome, 78.

« Le commissaire de police,
« ARAGON. »

Costume bleu marine et de velours. — Ce costume, qui paraissait en très bon état, a été complètement coupé, probablement dans le but de déshabiller plus facilement la victime. Les deux manches sont détachées au niveau des épaules. La face interne du col et des manches est garnie d'une petite ruche.

Sur le côté gauche de la ruche du col se trouvent quelques petites taches sanguines paraissant résulter du contact de cet objet avec un autre taché de sang. La doublure porte également à ce niveau des taches sanguines ainsi que la face externe de la poche.

Jaquette en drap noir garnie de fourrure. — Comme le costume précédent, ce vêtement a été coupé en plusieurs morceaux. Cette jaquette est garnie de fourrures (castor naturel?). La partie supérieure de la manche gauche porte au niveau de l'épaule quatre taches de bougie et de nombreuses taches de sang. Au niveau du col la doublure porte, en rouge, la marque suivante : K. Grzebiencarz, 43, rue Le Peletier, Paris.

Un jupon tricoté en laine bleue. — Ce jupon en laine bleue tricoté est fendu en arrière dans toute la hauteur. Il porte une ceinture noire et ne présente aucune tache suspecte.

Un corset en soie noire. — Ce corset est en soie noire, éventaillé en soie bleue et portant intérieurement la marque des Grands Magasins du Louvre. Le busc est cassé et l'on ne constate pas de taches sanguines.

Un jupon blanc brodé. — Ce jupon blanc est marqué L. A. — Il a été complètement coupé dans le sens de la hauteur et est garni, à sa partie inférieure, d'un volant avec broderie. Nous constatons sur ce jupon quelques petites taches sanguines et de nombreuses taches de matières fécales desséchées.

Une chemise garnie de dentelle. — Cette chemise porte, au-dessous du bras droit, la marque L. A. au fil rouge. La partie supérieure du pan antérieur est garnie de petits plis. Le tour du col et des bras est garni de dentelles. Les manches sont maintenues sur les épaules par un bouton de chaque côté. Comme les autres vêtements, cette chemise a été coupée dans toute sa longueur.

Sur la broderie du col, on constate en arrière et un peu à gauche, une petite tache verdâtre mélangée à un peu de sang et mesurant 2 ou 3 centimètres de diamètre. La moitié inférieure du pan postérieur porte de nombreuses taches de matières fécales. Le pan antérieur porte quelques petites taches sanguines, ainsi que quelques taches paraissant constituées par de l'urine mélangée à un peu de sang.

Un mouchoir blanc marqué A. L. — Ce mouchoir présente quelques taches constituées par du mucus nasal. Il porte, brodée en coton blanc dans un de ses coins, la marque A. L. entrelacée.

Un mouchoir en batiste marqué L. — Sur ce mouchoir, qui porte également brodée, au coton blanc, la lettre L. dans un de ses coins, nous constatons quelques petites taches sanguines.

Une paire de gants noirs. — Cette paire de gants est en peau de chevreau noir, en très bon état.

Un manchon en loutre avec cordelière noire. — Ce manchon en loutre est en très bon état ; il porte de chaque côté un gland en soie grise, de la nuance du manchon.

La cordelière en passementerie noire mesure environ 1ᵐ,25 de longueur sur un demi-centimètre d'épaisseur et porte un énorme nœud.

Un chapeau en velours noir avec plumes noires. — Ce chapeau, qui porte à l'intérieur la marque suivante : « Mᵐᵉ L'heureux, modes, 58, rue Laffitte » est en velours noir, garni de plumes noires frisées, et ne présente rien de spécial.

Nous trouvons également sous le même scellé, non mentionnés :

Une voilette en tulle noir à pois de chenille en bon état.

Un pantalon blanc marqué L. A. complètement déchiré, garni d'une broderie au bas de chaque jambe, et portant de nombreuses taches de matières fécales desséchées.

Conclusions — 1º Quelques-uns des vêtements placés sous scellé présentent les uns des taches sanguines et d'autres des taches de matières fécales.

2° La cordelière en passementerie noire qui se trouve avec le manchon a pu servir à pratiquer la strangulation à laquelle la fille A... a succombé. Les lignes obliques notées sur le sillon du cou concordent absolument avec les saillies de la passementerie.

III. *Examen de l'inculpé*. — Je soussigné, Paul Brouardel, commis par M. Atthalin, juge d'instruction près le tribunal de première instance du département de la Seine, en vertu d'une ordonnance, en date du 30 janvier 1885, ainsi conçue :

« Vu la procédure commencée contre M... (Joseph-Isaac), quarante-neuf ans, détenu à Mazas.

« Inculpé d'assassinat et de vol commis, 78, rue de Rome, dans la nuit du 18 au 19 janvier courant.

« Vu la nécessité de constater judiciairement l'état où se trouve en ce moment le nommé M..., et d'examiner s'il porte des traces de lutte.

« Ordonnons qu'il y sera procédé par M. Brouardel, docteur en médecine, lequel, après avoir reconnu l'état où se trouve M..., sus-nommé, s'expliquera en un rapport qui nous sera ensuite remis par ledit docteur, après en avoir affirmé en nos mains le contenu sincère et véritable. »

Serment préalablement prêté ai procédé à cet examen le 2 février 1885.

M... (Joseph-Isaac), âgé de cinquante ans, est grand et vigoureux ; il nous déclare avoir toujours eu une excellente santé.

Il est extrèmement déprimé ; il répond avec précision aux questions qui lui sont posées, mais seulement par des phrases très courtes ou par des monosyllabes. Depuis son internement à Mazas, son sommeil serait interrompu par de fréquents cauchemars.

Il ne présente pas de tremblement de la langue, ni des mains. Les pupilles sont égales. Il a dans la mâchoire inférieure un mâchonnement incessant qui daterait de plusieurs années.

Au niveau de la tête du cubitus gauche, la peau porte quelques petites érosions desséchées. Il en est de même sur la seconde phalange de l'index droit.

La peau qui recouvre la face antérieure du tibia de la jambe droite est également le siège d'une érosion de 3 ou 4 centimètres, paraissant récente.

On ne constate pas de traces de violences sur les autres parties du corps, notamment sur la face et le cou.

Conclusions. — 1° M... présente, au niveau de la tête du cubitus gauche, sur la main droite et sur la face antérieure du tibia droit, des érosions récentes paraissant dater d'une quinzaine de jours environ.

2° Il n'y a pas actuellement de traces de violences appréciables sur les autres parties du corps.

4. Strangulation par un mouchoir. — Je soussigné, Paul Brouardel, commis par M. Atthalin, juge d'instruction près le tribunal de première instance du département de la Seine, en vertu d'une ordonnance, en date du 15 juillet 1884, ainsi conçue :

« Vu la procédure ouverte à l'effet de rechercher les causes de la mort de Maria T..., femme N..., née à Toul en 1847, fille de Nicolas et de Jeanne G...; ayant disparu de son domicile depuis le mardi 8 juillet courant à 5 heures du matin et dont le cadavre en décomposition a été trouvé, le samedi 12 juillet, vers midi, sur le territoire de Bobigny (Seine, auprès d'une mare dans les champs, à 18 mètres environ de la route de Bondy à Drancy.

« Disons qu'il sera, par M. le docteur Brouardel, serment préalablement prêté, procédé à l'examen médico-légal et à l'autopsie du corps de la femme N..., ainsi qu'à l'examen des vêtements qu'elle portait et qui ont été transportés à la Morgue en même temps que le cadavre.

« A l'effet de dire en un rapport écrit, quelles sont les causes de la mort et à quelle époque remonte la cessation de la vie ; — de décrire les lésions, plaies, ecchymoses, qu'offrirait le cadavre, — de rechercher par l'examen, soit de la chemise, soit des mucosités vaginales, si la femme N... a eu des relations intimes à un moment rapproché de son décès.

« *Nota.* — Le procès-verbal dressé le 12 juillet constate que la main droite porte une trace de coup entre le pouce et l'index; que l'œil gauche est sorti de son orbite; que la bouche laisse apercevoir l'extrémité de la langue repliée sur elle-même ; que la partie intérieure du genou gauche porte des traces d'ecchymoses bien apparentes; qu'autour du cou de la femme se trouvait un mouchoir de poche blanc, marqué aux initiales M. T., fortement serré, et maintenu par deux nœuds. »

Serment préalablement prêté ai procédé, le 16 juillet 1884, à l'autopsie de la femme N... et aux divers examens.

Le cadavre est celui d'une femme paraissant âgée de trente-sept ans environ; elle est d'une taille moyenne et assez vigoureuse. La putréfaction est extrêmement avancée; tout le corps, surtout autour des orifices naturels, est envahi par une légion d'asticots. Les moignons des deux globes oculaires vidés sont rabattus sur le côté externe de l'orbite. La peau des paupières inférieures est sectionnée sur le bord osseux de l'orbite. Les paupières supérieures ne présentent pas de lésions analogues.

Les cheveux sont complètement détachés du cuir chevelu, celui-ci est décollé des os, et il a été détruit en plusieurs places. Sous les lambeaux décollés se remuent de nombreux asticots. La peau de la face du tronc et des membres est également percée en plusieurs points par des orifices d'où sortent des asticots.

La peau du cou présente un sillon haut de 2 centimètres et demi, blanc et tranchant ainsi par sa coloration avec la teinte rouge ardoisé des parties voisines. Ce sillon, qui entoure complètement le cou, est légèrement élevé à la partie postérieure, au-dessus de la nuque. Au niveau de ce sillon la peau est parcheminée.

Sur le reste du corps, l'épiderme s'enlève par plaques et il est impossible de reconnaître aucune lésion tant sur la main droite et la jambe gauche que sur les autres parties du corps. Le sang décoloré et putréfié a donné à la peau, au tissu cellulaire et aux autres tissus, des colorations qui ne permettent pas de distinguer si les transsudations ont eu lieu pendant la vie ou après la mort.

Les os du crâne ne sont pas fracturés. Le cerveau est complètement putréfié et s'écoule en bouillie.

La trachée et l'œsophage paraissent sains. Derrière le pharynx, dans le tissu cellulaire rétro-pharygien, on constate la présence d'une ecchymose rétro-pharyngienne parfaitement nette, médiane, ayant la dimension d'une pièce de 5 francs. L'os hyoïde n'est pas fracturé.

Les poumons présentent des adhérences pleurales des deux côtés. La plèvre gauche contient un léger épanchement dû à la transsudation *post mortem* du sang.

Les poumons sont putréfiés et ne présentent aucune lésion.

Le péricarde est vide. Le cœur vide de sang est rempli par des gaz. Les valvules sont saines.

L'estomac est vide.

Le foie, la rate et les reins sont putréfiés.

Le vagin est trop putréfié pour qu'il soit possible de constater la nature des matières qu'il contient.

L'utérus est vide.

Les côtes ne sont pas fracturées.

L'examen des vêtements et du linge dont le cadavre de cette femme était revêtu, ne nous a pas permis de constater la présence

de taches suspectes, mais cet examen a peu de valeur, car lorsque
le cadavre est arrivé à la Morgue, les vêtements étaient imbibés par
les liquides de la putréfaction et de nombreux asticots grouil-
laient parmi les vêtements. Ces vêtements ont été plongés dans
l'eau et lavés par les gens de service, de sorte que lorsque nous
avons procédé à leur examen. ces vêtements ne présentaient plus
de taches suspectes permettant d'être examinées au microscope.
Les vêtements et le linge se composaient : 1° d'une chemise en
grosse toile marquée M. T. ; 2° d'un petit jupon de dessous et d'un
autre à volants : 3° d'un petit coussin à tournure ; 4° d'une paire de
bas en coton rouge ; 5° d'une jupe en mérinos noir et d'une jaquette
en drap bleu marine avec col de velours et dentelles : 6° d'un corset
gris avec guipure ; 7° d'une jarretière rouge ; 8° d'une paire de
souliers de femme. La plupart de ces vêtements étaient en mauvais état.

Conclusions. — 1° La présence du sillon parcheminé qui entourait le cou prouve que cette région a été soumise à une
compression par un lien assez large, tel qu'un foulard ou un
mouchoir ;

2° L'ecchymose rétro-pharyngienne prouve que cette constriction a été faite pendant la vie. La mort de cette femme résulte
donc d'une strangulation par un lien ;

3° Le cadavre est dans un état de putréfaction trop avancée pour
qu'il soit actuellement possible de constater des lésions qui n'auraient intéressé que les parties superficielles de la peau ;

4° Le lavage auquel les vêtements ont été soumis à leur arrivée
à la Morgue rend impossible la recherche de taches suspectes et
notamment de sperme.

5. Strangulation avec une courroie. — Je soussigné, Paul
Brouardel, commis par M. Adolphe Guillot, juge d'instruction près
le tribunal de première instance du département de la Seine, en
vertu d'une ordonnance, en date du 14 mai 1883, ainsi conçue :

« Vu la procédure contre X.

« Inculpé d'assassinat et de vol.

« Commettons M. le docteur Brouardel, à l'effet de procéder à
l'autopsie du corps de Césarine L...., de déterminer les causes de
la mort ; d'examiner si ses vêtements ne portent pas de traces de
lutte, et de se transporter sur les lieux pour y faire des constatations de nature à faciliter l'expertise. »

Serment préalablement prêté ai procédé à ces divers examens.

I. *Autopsie du corps de Césarine L..., le 15 mai* 1883. — Le corps
est celui d'une femme paraissant âgée de quarante-deux ans en-

viron, d'une taille moyenne, assez grasse et assez vigoureuse. Les vêtements n'ont pas été défaits. Le corps entouré des vêtements a été transporté dans un drap blanc. Nous constatons que les vêtements ne sont pas en désordre. Les boutonnières des vêtements et de la chemise ainsi que les boutons sont intacts. Le corset est dégrafé et ne présente pas de déchirure. Un petit caraco noir, très propre, porte une petite collerette en tulle, celle-ci présente une petite déchirure à gauche, mais cette déchirure a pu être produite en enlevant le vêtement. La jupe et le jupon en étoffe noire ne sont pas déchirés ; il en est de même du pantalon blanc et des bas blancs. Les bottines à boutons ne sont pas déboutonnées. Sous la tête de la victime nous trouvons un chapeau avec fleurs. Aux oreilles se trouvent des boucles d'oreilles, celle de l'oreille gauche est ouverte. L'annulaire de la main droite porte une bague à trois branches et trois perles. Nous trouvons également une chaîne et une montre arrêtée à 7 h. 31. Ces bijoux paraissent en or, ils ont été placés sous scellés.

La putréfaction est déjà commencée, l'abdomen est ballonné et les veines superficielles des bras et du cou sont très apparentes. Sur la peau de la face il existe un petit piqueté hémorrhagique. La peau et le tissu cellulaire sous-cutané de la face, du cou, des lèvres, sont tuméfiés principalement au niveau des paupières et du front. Par la bouche et le nez il sort des mucosités sanguinolentes, et dans une des narines nous trouvons une feuille de salade mesurant 4 centimètres et résultant d'efforts de vomissements. La langue est placée entre les arcades dentaires.

Les seins ne sont pas vergetés, ils ne renferment pas de lait. Il n'y a pas de vergetures sur le ventre.

Sur la région antérieure du cou, un peu à gauche de la ligne médiane, et à 5 centimètres de la fourchette du sternum on trouve une petite plaque parcheminée, irrégulière, mesurant 15 millimètres de diamètre, présentant deux petites érosions de 2 ou 3 millimètres chacune et n'intéressant que les couches superficielles du derme (fig. 36).

A droite, à 4 centimètres de la ligne médiane, se trouve une petite tache ecchymotique superficielle formée par un pointillé hémorrhagique mesurant 25 millimètres sur 20 verticalement. Au niveau de l'union de la peau du cou avec celle du menton se trouvent cinq ou six lignes dirigées transversalement, formées par des érosions superficielles, telles que celles que laisse l'empreinte d'une cravate ou d'un lien analogue fortement serré.

Le tissu cellulaire sous-cutané situé au-dessous des érosions du cou ne contient pas de suffusions sanguines. Le derme de la région antérieure du cou présente un pointillé hémorrhagique et au niveau de la plaque inférieure il est légèrement érodé.

Sur la paupière supérieure gauche, au niveau du sourcil, existe une petite plaie superficielle, superposée à l'arcade sourcilière. A ce niveau, le tissu cellulaire est infiltré de sang dans toute l'étendue de la paupière supérieure. Sur la paupière droite, on ne constate pas de lésion analogue.

A gauche, il existe une ecchymose sous-conjonctivale assez large avec petit pointillé ecchymotique de la conjonctive palpébrale supérieure et inférieure. A droite, on constate un petit pointillé ecchymotique sous la conjonctive.

Autour des lèvres et du nez, on ne voit pas de traces de lésions onguéales. Les os propres du nez ne sont pas fracturés. Les dents, dont quelques-unes sont fausses, sont intactes. Elles ont marqué leur empreinte sur la langue.

Sur la tête du deuxième métacarpien gauche se trouve une petite érosion superficielle.

Sur les autres parties du corps, on ne constate pas de traces de violence.

Le tissu cellulaire épicrânien est doublé par de nombreuses ecchymoses, les unes larges, les autres moyennes. Les os du crâne ne sont pas fracturés. Le cerveau n'est pas très congestionné; il ne présente pas de lésions, ainsi que le cervelet et le bulbe, et on ne constate pas d'épanchement dans les ventricules.

Le larynx n'est pas fracturé. En arrière de lui, dans le tissu cellulaire rétro-pharyngien, il existe une suffusion sanguine épaisse mesurant 3 centimètres sur 1 centimètre transversalement et répondant par sa situation au cartilage cricoïde.

L'œsophage et la trachée sont sains. Dans l'œsophage on trouve des gouttelettes huileuses. La trachée est remplie de mucosités rougeâtres, épaisses, au milieu desquelles on trouve une feuille de salade.

A droite, quelques adhérences pleurales unissent la plèvre pariétale au poumon, il n'en existe pas à gauche. Dans l'espace inter-lobaire gauche il y a quelques ecchymoses sous-pleurales. Les adhérences qui existent à droite empêchent de déterminer la valeur des taches qui se trouvent sur le poumon droit. Les poumons paraissent sains, ils sont fortement congestionnés et remplis de spume. Ils ne présentent pas de plaques d'emphysème et ne contiennent pas de tubercules. Sur le cœur se trouvent quelques ecchymoses sous-péricardiques. Les cavités du cœur ne contiennent pas de caillots, on y trouve seulement un peu de sang liquide. Les valvules sont saines.

L'estomac renferme environ 500 grammes de matières alimentaires parmi lesquelles se trouvent des choux, de la salade, du jambon, etc. La digestion stomacale est commencée, mais peu avancée ; il est difficile d'apprécier le temps qui a séparé la mort du dernier repas, car après la mort, la digestion, quoique ralentie, peut encore continuer un certain temps. Les matières alimentaires ont commencé à franchir le duodénum, mais elles ne sont pas encore arrivées dans le jéjunum.

Le foie est sain et la vésicule biliaire ne contient pas de calculs.

Les reins sont sains et se décortiquent très bien.

La rate est également saine et n'est pas diffluente.

Les intestins paraissent sains. La vessie est vide et saine.

La vulve est souillée par des mucosités purulentes. La membrane hymen est largement dilatée. Le col de l'utérus est large, déformé par des tumeurs fibreuses. La cavité utérine est légèrement enflammée, elle est superficiellement piquetée de rouge comme cela s'observe lorsqu'une femme vient d'avoir une époque menstruelle. Cet organe porte des tumeurs fibreuses très volumineuses pesant 1 020 grammes.

Conclusions. — 1° La mort de la femme Césarine L... est le résultat d'une strangulation pratiquée peut-être avec la main, mais certainement en même temps avec une cravate, un mouchoir ou un lien analogue ;

2° A la paupière supérieure gauche on voit une plaie contuse résultant soit d'un coup porté avec le poing, dans le but d'étourdir la victime et de la mettre dans l'impossibilité de crier ou de se défendre, soit d'une chute sur un corps dur ;

3° On ne constate pas de traces de violences sur les différentes parties du corps, permettant de supposer qu'il y ait eu lutte entre la victime et son ou ses agresseurs ;

4° Les vêtements de la victime n'étaient pas déchirés, ce qui permet également d'éloigner l'hypothèse d'une lutte ;

5° Sans pouvoir être affirmatif, l'état de la digestion permet de penser que la mort est survenue une heure et demie ou deux heures après le dernier repas.

II. *Examen des lieux, le 16 mai 1883.* — Les pièces que nous avons examinées sont la boutique, la salle à manger, la cuisine, comprise entre la rue et la galerie Montpensier. Le maître de la maison et une dame m'ont montré le lieu où la victime a été trouvée. Elle était, ont-ils dit, couchée sur le ventre, la tête placée contre la première marche du petit escalier qui part de la salle à manger, les pieds tournés contre la porte qui communique avec la boutique. Près de cette marche, on voit encore les traces d'une tache rougeâtre. Mais ces personnes nous ont dit que la tache, assez grande, avait été lavée.

Si la fille L... a été projetée dans cet angle, il est possible que dans la chute, la région du sourcil gauche ait rencontré la saillie formée par la première marche de l'escalier et que la plaie du sourcil s'explique par cette cause.

6. Assassinat. Strangulation avec une courroie. Coups sur la tête. — Je soussigné, Paul Brouardel, commis par M. A Guillot, juge d'instruction près le tribunal de première instance du département de la Seine, en vertu d'une ordonnance, en date du 12 juillet 1883, ainsi conçue :

« Vu la procédure suivie contre X.

(Assassinat de la fille Marie J...

« Commettons M. le Dr Brouardel, à l'effet de procéder à l'autopsie de la fille Marie J... »

Serment préalablement prêté, ai procédé à cette autopsie le 13 juillet 1883.

Le cadavre est celui d'une femme jeune, paraissant âgée de vingt à vingt-cinq ans, d'une taille moyenne, vigoureusement constituée. La putréfaction est extrêmement avancée ; la coloration de tout le corps est d'une teinte vert noirâtre ; l'épiderme s'enlève par larges lambeaux. Autour du cou se trouve placée une courroie mesurant 1 mètre de longueur environ. Cette courroie n'est pas serrée, au moment où nous examinons le cadavre, elle marque seulement son empreinte autour du cou, parce que la peau qu'elle recouvre a une coloration un peu moins foncée. L'extrémité de la courroie munie d'une boucle (sans ardillon) est dirigée de droite à gauche, elle croise à la partie antérieure du cou l'autre extrémité qui la recouvre et qui se termine sur l'épaule droite.

Sur la tête, dans le cuir chevelu, au niveau de la suture du pariétal droit avec le frontal, se trouve une plaie linéaire mesurant 4 centimètres de longueur, obliquement dirigée de gauche à droite et d'avant en arrière.

Les bords de cette plaie ne sont pas nets, ils sont décollés dans une étendue de 4 à 5 centimètres. Cette plaie comprend toute l'épaisseur du cuir chevelu et le périoste sous-jacent, l'os est à nu.

Sur la région frontale gauche à 5 centimètres de la racine du nez, se trouve une plaie formée par le groupement de trois plaies contuses situées sur une étendue de 6 centimètres. La plaie externe plus large semble faite par la réunion de deux plaies plus petites. Ces plaies comprennent toute l'épaisseur de la peau, mais ne dépassent pas le tissu cellulaire sous-jacent.

Sur la racine du nez, se trouve une petite plaie presque verticale à base carrée, mesurant environ 15 millimètres de hauteur, quelques petits points de peau non détruite la divisent en trois parties. Les deux os propres du nez sont fracturés à 1 centimètre à peu près au-dessous de la racine du nez.

On ne trouve pas de sang épanché dans le tissu cellulaire sous-jacent de ces diverses plaies, mais la putréfaction est telle que les suffusions sanguines qui ont pu exister seraient devenues méconnaissables.

La peau du cou ne parait pas parcheminée, elle ne porte pas de traces d'érosions, mais elle présente sur les régions latérales un petit piqueté hémorrhagique identique à celui que l'on observe dans la strangulation.

Les globes oculaires font une saillie très notable.

La langue est placée entre les arcades dentaires et les dépasse de 2 ou 3 centimètres.

Les os de la voûte du crâne ne sont pas fracturés, ni ceux de la base du crâne (ethmoïde, sphénoïde, etc.). Le cerveau est complètement putréfié, semi-liquide.

Le larynx, la trachée et l'œsophage paraissent sains. On ne constate pas d'ecchymoses sous-pleurales ni sous-péricardiques.

Les poumons présentent quelques adhérences pleurales, ils sont congestionnés, mais paraissent sains. Il n'y a pas de tubercules.

Le cœur est complètement vide de sang et de caillots. Les valvules sont saines.

Le foie est putréfié ; la vésicule biliaire présente des adhérences avec le mésocôlon, mais elle ne contient pas de calculs.

L'estomac contient quelques grammes de matières putréfiées.

La rate est putréfiée.

Les reins sont également putréfiés. Ils se décortiquent facilement.

Les intestins paraissent sains.

L'utérus est petit et sain. La fourchette n'est pas déchirée.

Conclusions. — 1º La mort de la fille Marie J... est le résultat d'une strangulation faite avec un lien tel que la courroie que nous avons trouvée placée autour du cou.

2º Le cadavre présente des traces de violences multiples ;

α. La plaie du cuir chevelu est le résultat d'un coup porté avec un objet contondant arrondi tel qu'une canne, ou le bord d'un instrument contondant analogue.

β. La plaie située sur la région frontale gauche a été produite par un objet contondant. Elle est constituée par le groupement de plaies plus petites, elle ressemble à celles que fait un coup porté par un coup-de-poing américain à dents saillantes.

γ. La plaie du nez, avec fracture des os propres, a été faite également avec un corps contondant et probablement le même que celui qui a fait la plaie du front.

Ces diverses contusions n'ont pas déterminé par elles-mêmes la mort de la fille J..., elles ont dû avoir pour conséquence de l'étourdir et de la mettre hors d'état de se défendre contre une tentative de strangulation.

3° Le cadavre est dans un état de putréfaction trop avancé pour qu'il soit actuellement possible de constater des traces de violences qui n'auraient intéressé que les parties superficielles de la peau.

7. Strangulation par une corde. Stigmates onguéaux. — Je soussigné, Paul Brouardel, commis par M. Paul Jolly, juge d'instruction près le tribunal de première instance du département de la Seine, en vertu d'une ordonnance, en date du 30 mai 1879, ainsi conçue :

« Vu la procédure commencée à l'occasion de la mort de la veuve B...

Attendu que ladite veuve B..., âgée de cinquante-neuf ans, fruitière, rue du Pont-aux-Choux, a été trouvée étranglée dans sa boutique, aujourd'hui dans la matinée, et que la mort paraît devoir être attribuée à un crime.

« Attendu que le cadavre de la victime a été déposé à la Morgue et qu'il convient, pour arriver à la manifestation de la vérité, de procéder à son examen et à son autopsie.

« Commettons M. le Dr Paul Brouardel, pour procéder à cette opération, à l'effet de rechercher si la mort de la veuve B... est le résultat d'un accident ou d'un suicide, ou si elle doit être attribuée à un crime. »

Serment préalablement prêté, ai procédé à cette autopsie, le 31 mai 1879.

Examen extérieur. — Le corps est celui d'une femme grasse, d'apparence assez robuste, âgée de cinquante-neuf ans. La rigidité cadavérique a disparu, excepté dans les muscles du maxillaire supérieur. La putréfaction est à peine commencée.

La *face* est congestionnée ; les joues, les lèvres et le menton sont tachetés par un piqueté hémorrhagique abondant. Au-dessus de la racine du nez, on trouve dans le tissu cellulaire sous-cutané une petite suffusion sanguine mesurant un centimètre de diamètre dans tous les sens, sans coloration apparente de la peau.

Les paupières sont œdémateuses, couvertes d'un piqueté hémorrhagique abondant, elles sont doublées d'un épanchement
sanguin ecchymotique, siégeant dans le tissu cellulaire, surtout à leur partie externe et profonde ; les conjonctives oculaires des deux yeux sont mouchetées par de petites ecchymoses
pointillées.

Au cou, à une hauteur correspondant à la partie antérieure du
cartilage thyroïde, on voit sur la peau un sillon, dont la direction
générale est horizontale, ce sillon présente une légère courbure
ascendante (à concavité inférieure) au point qui se trouve au-
dessous de l'angle gauche du maxillaire inférieur. Ce sillon entoure
le cou d'une trace circulaire, il est un peu plus élevé en arrière et à
droite, qu'en arrière et à gauche, il est représenté par une raie
blanche, bordée par deux raies rouges. Il est plus prononcé, un peu
plus creux et plus parcheminé à droite, au niveau du muscle sterno-
mastoïdien, que sur le reste de son parcours.

A gauche, immédiatement au-dessus de l'empreinte du sillon
et sur le bord du muscle sterno-mastoïdien, on trouve une petite
tache ecchymotique, bordée de rouge, ayant environ trois
millimètres de diamètre et doublée d'une large suffusion sanguine.

A un centimètre au-dessus de la précédente, on aperçoit une
triple empreinte, haute de un centimètre, ayant l'apparence d'une
plaque parcheminée ecchymotique, constituée par trois lignes
presque transversales et parallèles, celle du milieu est plus marquée et plus profonde que les deux autres ; toutes les trois mesurant deux centimètres transversalement, le tissu cellulaire qui
double la peau au niveau de ces stigmates est infiltré par une
large suffusion sanguine.

A deux centimètres au-dessus de l'empreinte précédente et au
niveau du bord inférieur de l'angle du pavillon de l'oreille gauche,
une tache d'apparence ecchymotique mesure deux centimètres de
diamètre, elle est doublée par une suffusion sanguine dans le tissu
sous-cutané correspondant.

Sur le bord du maxillaire inférieur, à quatre centimètres en avant
de la tache précédente, une petite ecchymose mesure deux à trois
millimètres de diamètre.

Dans la région sus-hyoïdienne, presque sur la ligne médiane, une
petite érosion linéaire est doublée par une suffusion sanguine
sous-cutanée beaucoup plus large.

En arrière et à gauche, au-dessus du sillon, une ecchymose mesure un centimètre de largeur sur cinq millimètres de hauteur.

En disséquant la région du cou, on trouve outre les suffusions

sanguines dont nous avons déjà parlé, d'autres lésions graves, surtout à gauche et en avant.

La peau du côté gauche du cou est très œdémateuse, le sillon a
laissé sur la peau une empreinte légèrement parcheminée et peu
transparente.

Au-dessus de la partie gauche et antérieure du sillon et sous la
petite plaque ecchymotique précédemment signalée, on trouve une
large suffusion sanguine.

Au niveau de la triple empreinte gauche et sous le sterno-
mastoïdien gauche, tous les tissus, ainsi que la partie profonde de
la glande parotide, sont infiltrés de sang.

Derrière l'angle gauche du maxillaire inférieur, on trouve une
vaste suffusion sanguine, formée par du sang liquide et du sang
coagulé.

Au niveau de l'extrémité antérieure de la glande sous-maxillaire, une suffusion sanguine épaisse mesure un centimètre de diamètre.

Dans le muscle génio-hyoïdien, il existe une suffusion sanguine
assez considérable, une autre suffusion au niveau de l'angle droit
de la mâchoire inférieure.

En avant du bord et des faces antérieures du larynx, à la hauteur du sillon laissé par la corde sur la peau, une suffusion
sanguine occupe tous les tissus jusqu'aux cartilages.

La branche droite de l'os hyoïde est fracturée à l'union de ses
deux tiers externes avec le tiers interne.

Les cartilages du larynx ne sont pas fracturés. Ils ont subi la
dégénérescence calcaire. L'articulation du thyroïde avec le cricoïde est ouverte, son ligament interne est déchiré, et les surfaces
ossifiées frottent l'une sur l'autre en donnant la sensation de
crépitation.

Le tissu cellulaire rétro-pharyngien contient une petite ecchymose.

Les amygdales présentent chacune une ulcération symétrique,
celle de gauche est un peu plus large que la droite, elles mesurent
environ un centimètre et demi de hauteur sur quatorze de largeur.

Dans les mailles du tissu cellulaire de la région postérieure du
cou, on ne trouve pas de suffusion sanguine.

L'examen de la peau et du tissu cellulaire du *tronc* permet de
constater en avant la présence de deux ecchymoses : l'une au niveau de la partie interne de la clavicule droite, au-dessus de son bord
supérieur, mesure deux à trois centimètres de diamètre; l'autre
siège immédiatement au-dessous de la clavicule gauche, et lui est
parallèle. Elle est doublée par une vaste suffusion sanguine, qui

mesure sept centimètres de largeur sur un centimètre et demi de hauteur.

Il n'y a pas d'ecchymose ou de suffusion sanguine dans les muscles pectoraux, les côtes ne sont pas fracturées.

En faisant de larges et profondes incisions dans la région dorsale, on découvre un grand nombre de suffusions sanguines, qu'aucune coloration de la peau ne dénote à l'extérieur.

Ces ecchymoses occupent les muscles de la fosse sous-épineuse gauche, et leurs interstices cellulaires, les muscles des régions sus et sous-épineuses droites, les muscles de la paroi postérieure de l'aisselle droite. On trouve une autre infiltration sanguine assez large en dedans du bord interne de l'omoplate gauche, une autre mesurant trois à quatre centimètres de diamètre entre les quatrième et cinquième vertèbres dorsales et le bord interne de l'omoplate droite.

Dans la fosse iliaque externe gauche, sous les muscles fessiers, une large suffusion sanguine infiltre tous les tissus, et envahit tous les muscles jusqu'à l'os. Celui-ci n'est pas fracturé.

Dans les régions dorsale ou fessière aucune érosion, aucune coloration anormale de la peau ne correspond à ces vastes foyers sanguins.

L'anus est souillé par quelques matières fécales.

Membre supérieur droit. — Sur le bras droit, à sept centimètres au-dessus de l'olécrâne, sur la face postérieure du bras, une ecchymose mesure trois centimètres de hauteur, elle est doublée par une large suffusion sanguine.

Sur le bord postéro-interne, immédiatement au-dessus de l'olécrâne, deux petites ecchymoses sont également doublées par une suffusion sanguine.

Sur le bord postérieur du radius, à deux centimètres au-dessous du coude, on trouve une autre ecchymose plus large et un peu plus épaisse.

Sur la peau des autres parties de l'avant-bras, il n'y a pas de lésion.

Sur la face dorsale de la main droite, au niveau de l'extrémité supérieure du troisième métacarpien et du carpe, on aperçoit sept petites ecchymoses, rangées sur deux lignes transversales, parallèles et distantes de un demi-centimètre l'une de l'autre. Sur le dos de la main, on trouve d'autres petites ecchymoses, ayant chacune environ cinq à six millimètres, elles siègent en arrière et un peu en dehors de l'extrémité supérieure du premier métacarpien, au niveau de l'extrémité inférieure du deuxième métacarpien, de l'extrémité supérieure de la partie moyenne et de l'extrémité inférieure du troisième métacarpien.

Sur le *membre supérieur gauche* on ne trouve qu'une petite ecchymose au niveau de l'apophyse styloïde du radius.

Les *membres inférieurs* présentent des dilatations variqueuses et deux petites ecchymoses, l'une sur la face interne du tiers inférieur de la cuisse gauche et l'autre sur la face externe du tiers inférieur de la jambe gauche.

Tête. — Sous le cuir chevelu on trouve une grande quantité d'ecchymoses sous-épicrâniennes.

Sur la bosse pariétale gauche, une large poche sanguine, très épaisse, mesure quatre à cinq centimètres de diamètre. Sur la bosse pariétale droite, on trouve une autre poche analogue, symétriquement placée, ayant les mêmes caractères et à peu près les mêmes dimensions.

Les os du crâne ne sont pas fracturés. Ils sont assez épais.

Les méninges sont extrêmement congestionnées, la pie-mère et l'arachnoïde sont infiltrées par un œdème assez considérable.

L'encéphale est dans son état normal.

La *colonne vertébrale* n'est pas fracturée, elle présente une flexion latérale ancienne scoliose .

La *muqueuse du larynx, de la trachée et des bronches* est un peu rouge. Elle n'est pas tapissée par des mucosités spumeuses ou sanguinolentes.

Les plèvres ne contiennent pas de liquide. Au niveau du hile des deux poumons on voit quelques ecchymoses sous-pleurales, très pâles.

Les poumons sont très emphysémateux, on n'y découvre pas de noyaux apoplectiques.

Le *péricarde* renferme un peu de liquide. Il ne présente pas d'ecchymose sous-péricardique.

Le cœur est très gras, il ne contient pas de caillots, ses diverses cavités et les gros vaisseaux de la base du cœur sont remplis par du sang liquide. Les valvules sont un peu athéromateuses. L'aorte est légèrement dilatée.

L'*estomac* renferme quelques mucosités, mais pas de matières alimentaires.

Le foie est très volumineux et dur.

Les reins sont petits, durs et ne se décortiquent pas facilement.

La vessie est retractée et ne contient pas d'urine.

L'utérus est petit, les ovaires sont flétris. Le vagin ne contient aucune matière suspecte. Sa paroi postérieure est repoussée par une rectocèle ancienne.

Conclusions. — 1° La mort de la veuve B... est le résultat d'une asphyxie par strangulation.

2° Cette strangulation a été opérée par l'application d'un lien qui a laissé son empreinte autour du cou, mais on trouve aussi dans la région du cou des traces de violences qui n'ont pu être la conséquence de l'application d'une corde et qui résultent manifestement de lésions faites à la main. Telles sont : la fracture de l'os hyoïde la corde était placée à quelques centimètres au-dessous de cet os , la déchirure de l'articulation crico-thyroïdienne du larynx, l'ecchymose du tissu cellulaire du fond du pharynx produite par l'application du larynx contre la paroi postérieure du pharynx, les larges suffusions sanguines notées dans les gaines qui entourent les muscles, et enfin l'érosion de la région sus-hyoïdienne.

Ces désordres prouvent que la strangulation a été opérée par la corde et par une main vigoureusement appliquée sur la face antérieure du cou.

3° Les autres stigmates trouvés autour du cou s'expliquent par le mode d'application de la corde.

En plaçant la corde autour du cou, mettant le nœud à l'endroit qu'il occupait et en tirant les deux bouts de la corde en haut, les différents replis de la boucle du nœud s'appliquent exactement sur les empreintes notées autour de l'angle gauche de la mâchoire inférieure.

4° Les autres régions du corps portent des traces de contusions multiples, les unes semblent produites par le choc de corps contondants à large surface, les autres par le choc contre des corps peu volumineux.

Les larges suffusions sanguines du dos et de la fesse gauche, qui ne trahissaient leur présence par aucune altération de la peau à leur niveau, doivent résulter de coups portés par un corps contondant à large surface, tel qu'un pied. L'absence de lésion de la peau peut s'expliquer soit parce que les vêtements que portait la veuve B... étaient épais, soit parce que l'instrument contondant supposé, le pied, n'était pas chaussé d'un soulier à arêtes vives et dures.

Le volume des bosses sanguines du crâne, leur disposition symétrique, leur position sur une région que n'occupent pas les contusions qui résultent d'une chute, doivent faire penser qu'elles aussi sont la conséquence de coups portés avec violence. Mais la position de la tête de la victime entre les chaises, près de baquets, etc., rend possible, au moment de la chute, la combinaison de chocs multiples atteignant les parties latérales du crâne, et ne nous permet pas d'être affirmatif.

Les ecchymoses des membres supérieurs et des membres inférieurs peuvent également résulter de chocs contre les arêtes de ces différents ustensiles pendant la chute ou pendant les convulsions de l'agonie.

5° La mort a dû être rapide, ainsi que le prouvent l'absence de mucosités sanguinolentes dans les voies respiratoires, l'absence de caillots dans les cavités du cœur et les gros vaisseaux.

6° Toutes les lésions datent des instants qui ont immédiatement précédé la mort. Les suffusions sanguines profondes n'avaient pas encore eu le temps de colorer la surface de la peau et de révéler ainsi leur présence. Aucune d'elles ne peut faire supposer l'existence d'une lutte ayant précédé de quelques heures ou de quelques jours la scène du meurtre.

En résumé. — 1° La mort de la veuve B... résulte d'une strangulation pratiquée à l'aide d'une corde et à l'aide de pressions exercées par une main énergique sur la face antérieure du cou.

2° Le cadavre porte des traces de violences multiples, les unes résultent manifestement de coups portés avec un instrument contondant à surface plate tel qu'un pied.

Les autres peuvent résulter de chocs pendant la chute du corps ou de chocs pendant les convulsions de l'agonie contre les objets environnants.

8. Strangulation par un lien. — 1° *Autopsie médico-légale du sieur V...* — Je soussigné, Paul Brouardel, commis par M. Lauth, juge d'instruction près le tribunal de première instance du département de la Seine, en vertu d'une ordonnance, en date du 2 décembre 1884, ainsi conçue :

« Vu la procédure commencée contre X..., inculpé d'homicide volontaire sur la personne de V..., âgé de soixante-dix ans.

« Attendu la nécessité de constater judiciairement l'état où se trouve en ce moment le cadavre de V... déposé à la Morgue.

« Ordonnons qu'il y sera procédé par M. Brouardel, docteur en médecine, lequel après avoir reconnu l'état où se trouve ledit cadavre, procédera à l'autopsie et fera toutes constatations nécessaires. »

Serment préalablement prêté, ai procédé à cette autopsie le 3 décembre 1884.

Le cadavre est celui d'un homme âgé de soixante-dix ans environ. La putréfaction n'est pas commencée. La face est couverte de sang coagulé, mais en couche peu épaisse. La peau de l'avant-bras droit porte un tatouage représentant un cœur percé d'une flèche.

Il n'y a pas de piqueté hémorrhagique sur les épaules ou sur les parties déclives du tronc.

P. BROUARDEL. — La Pendaison.   17

Les cheveux sont agglutinés par une certaine quantité de sang coagulé. Sur le cuir chevelu, au niveau de l'union du frontal et du pariétal gauche, se trouve une plaie en forme de croissant, à concavité antérieure mesurant 2 centimètres. Le lambeau antérieur présente un petit décollement. Cette plaie n'intéresse pas toute l'épaisseur du cuir chevelu.

Sur la peau du front se trouvent quatre plaques parcheminées, dont une seule n'est pas doublée d'une suffusion sanguine. Autour de ces plaques on trouve quelques petites érosions ecchymotiques.

Le conduit auditif externe droit contient un peu de sang coagulé.

Les conjonctives ne sont pas ecchymotiques.

La peau qui recouvre l'apophyse malaire droite et celle de l'aile droite du nez sont le siège d'une petite plaque parcheminée.

Les dents sont presque complètement usées, elles ne sont pas fracturées. Il n'y a pas de lésions des lèvres. La langue est pâle et ne porte pas de morsures.

Sur la peau du cou on ne découvre pas d'érosions ni traces de coups d'ongles. Sur les parties latérales et antérieure du cou on note que la peau présente une légère teinte rosée haute de 2 centimètres environ, interrompue par des lignes blanches et foncées ; cette empreinte est oblique de haut en bas et de gauche à droite. En arrière l'empreinte suit une direction analogue de haut en bas et de gauche à droite.

Sur la peau de la face externe du bras droit se trouvent deux petites ecchymoses sans caractères spéciaux. Au niveau de l'épicondyle droit, on voit sur la peau une petite ecchymose avec suffusion sanguine.

La peau qui recouvre l'apophyse styloïde du cubitus droit présente une ecchymose de 4 à 5 centimètres de diamètre, avec suffusion sanguine.

Une petite ecchymose avec suffusion sanguine siège également au niveau de la tête du cinquième métacarpien droit.

Sur la peau de l'épitrochlée gauche se trouve une petite ecchymose entourée de plusieurs petites plaques parcheminées non doublées de suffusions sanguines.

Les ongles des mains sont courts, ils ne sont pas cassés.

La peau du genou droit est le siège d'une petite ecchymose avec suffusion sanguine.

La peau de la plante des pieds est couverte de sang en assez grande quantité, il n'y a pas de plaie.

Sur la peau de la partie externe de la jambe gauche on trouve une ecchymose de 4 à 5 centimètres de diamètre.

Sur la face dorsale du pied gauche il y a une petite érosion.

La verge est extrèmement courte, il n'y a pas d'écoulement anormal par le canal de l'uréthre, dont l'orifice est punctiforme. Le gland est découvert, le frein est un peu court.

L'orifice anal est fermé et entouré par un bourrelet hémorrhoïdaire couvert de plicatures. Il n'y a pas de lésions de l'orifice anal.

Les os de la voûte et de la base du crâne ne sont pas fracturés. Le cerveau n'est pas très congestionné, il se décortique facilement. Les ventricules latéraux sont un peu dilatés. Le cerveau, le bulbe et le cervelet ne présentent ni lésion ni tumeur.

Il n'y a pas d'épanchement dans les plèvres.

Le larynx, la trachée et l'œsophage sont sains.

Les carotides ne sont pas déchirées.

Il n'y a pas de fracture de l'os hyoïde, ni d'ecchymose prévertébrale.

Les poumons sont peu aérés, ils ne sont pas congestionnés. Les bronches sont remplies de matière glaireuse catarrhale un peu rougeâtre. Il n'y a pas d'ecchymoses sous-pleurales.

Le péricarde est sain. Le cœur est un peu gros. Les ventricules, un peu dilatés, contiennent du sang liquide avec quelques caillots rouges. La valvule tricuspide est assez dilatée. Les valvules aortiques sont souples. L'orifice mitral est dilaté et un peu induré. Il n'y a pas d'ecchymoses sous-péricardiques.

L'estomac contient environ 200 grammes de matières bleuâtres fortement teintées par la matière colorante du vin.

Le foie est petit, gras, un peu dur et mamelonné.

Les reins se décortiquent assez facilement, la substance corticale est légèrement atrophiée.

La rate est saine, non diffluente.

Les intestins paraissent sains.

La paroi vésicale est extrèmement épaisse.

Conclusions. — 1° Ce cadavre présente sur le cuir chevelu et sur différentes parties du corps des traces de violences multiples;

2° La plaie du cuir chevelu peut être le résultat d'une chute sur le bord d'un objet à arêtes dures, tel qu'une table, ou d'un coup porté presque tangentiellement avec un corps contondant, tel que la pomme d'une canne, ou d'un coup reçu par la chute d'un corps moins pesant, plus coupant et arrondi tel que l'extrémité d'un tuyau de poêle;

3° Le plus grand nombre des érosions et ecchymoses constatées sur les différentes régions du corps résultent de coups reçus pendant la vie. Quelques-unes des érosions ont été faites après la mort ;

4° Le cadavre porte autour du cou la trace d'un sillon assez large, paraissant résulter d'une constriction du cou pratiquée à l'aide d'un objet assez large, tel qu'un foulard, un mouchoir, etc.

Cette empreinte, l'état des bronches, permettent de penser que la mort est le résultat d'une strangulation pratiquée, à l'aide d'un foulard, d'un mouchoir ou tout autre objet analogue.

Le peu de profondeur du sillon peut s'expliquer d'une part par la largeur du lien, d'autre part par le peu de temps qu'il a pu rester autour du cou ;

5° On constate sur le cadavre des lésions caractérisant des habitudes d'alcoolisme anciennes.

2° *Examen du sieur K.* — Je soussigné, Paul Brouardel, commis par M. Adolphe Guillot, juge d'instruction près le tribunal de première instance du département de la Seine, en vertu d'une ordonnance, en date du 14 mai 1889, ainsi conçue :

« Vu la procédure suivie contre K. (Eugène).

« Attendu que l'inculpé K... prétend avoir, en 1884 (il y a cinq ans), assassiné un sieur V..., qui avait des habitudes de pédérastie.

« Attendu qu'il y a lieu de rechercher si le crime ne trouvait pas son explication dans les habitudes de l'inculpé lui-même.

« Commettons le Dr Brouardel à l'effet de procéder à l'examen de K... »

Serment préalablement prêté, ai procédé à cet examen le 20 mars 1889.

K... a dix-neuf ans, il est grand, élancé, vigoureusement constitué.

Il indique lui-même sur la peau du dos de la main droite, entre les deux métacarpiens, la présence d'une cicatrice linéaire, blanche, longue de 3 à 4 centimètres.

Il déclare que cette blessure résulte d'un coup d'ongle donné par V... au moment du crime. Cette explication est possible.

L'anus a sa conformation normale. Il n'y a pas d'infundibulum, les plis radiés sont bien conservés, le sphincter de l'anus a sa résistance normale, l'orifice n'est pas dilaté.

La verge est volumineuse, le gland découvert, peut-être un peu allongé.

Les ganglions des aines ne sont pas gonflés.

Conclusions. — Le sieur K... ne présente actuellement aucun

signe de pédérastie active ou passive. Mais on sait que ces habitudes
peuvent exister ou avoir existé sans laisser de stigmate révélateur.

3° Examen de l'instrument qui a servi à perpétrer le crime. —
Je soussigné, Paul Brouardel, commis par M. Adolphe Guillot,
juge d'instruction près le tribunal de première instance du département de la Seine, en vertu d'une ordonnance, en date du
14 mai 1889, ainsi conçue :

« Vu la procédure suivie contre K... Eugène).

« Attendu que l'inculpé K... déclare avoir donné au sieur V...,
dans le crâne, un coup avec un foret gros comme le petit doigt,
dit coup-de-poing, dont les douaniers se servent pour percer
les pièces de vin.

« Attendu que le 3 décembre 1884, il a été constaté que sur le
cuir chevelu, au niveau de l'union du frontal avec le pariétal gauche, se trouvait une plaie en forme de croissant.

« Commettons M. le D\u02b3 Brouardel à l'effet, après s'être fait décrire l'instrument par le prévenu, de dire s'il a pu produire la
blessure constatée, et si cette blessure a pu, avec la strangulation,
concourir à donner la mort. »

Serment préalablement prêté, réponds comme suit aux questions qui me sont posées :

L'instrument dont se serait servi K... est un foret à manche
court et épais, dans lequel est fixée une tige de métal assez
grosse, terminée par une pointe plus fine de quelques centimètres
de longueur. Il déclare avoir frappé, le manche du foret étant dans
la paume de sa main, avec la pointe de l'instrument.

Cette explication est possible, en admettant que le coup a été
porté presque tangentiellement et que la pointe a pénétré dans
la peau par transfixion en décollant, puis coupant de dedans en
dehors le morceau de peau perforé. Ceci ferait comprendre le
décollement du lambeau antérieur et l'apparence de section nette
des bords de la plaie, notée dans le rapport d'autopsie.

Ce coup a agi beaucoup moins comme le ferait un instrument
piquant que comme un instrument contondant, en ce sens que ce
n'est pas la plaie elle-même qui constituait sa gravité, mais le
choc reçu sur la tête qui a pu étourdir la victime et la mettre
dans l'impossibilité de résister à la tentative de strangulation
par un lien opérée en même temps ou presque de suite après.

L'inculpé déclare, sans qu'on le lui demande, qu'il avait essayé
de porter à V... un autre coup que cet homme aurait paré
avec le bord de son avant-bras droit. Or nous lisons dans le
procès-verbal d'autopsie :

« La peau qui recouvre l'apophyse styloïde du cubitus droit présente une ecchymose de 4 à 5 centimètres de diamètre avec suffusion sanguine. » Cette affirmation de K... semble véridique, elle prouve aussi qu'il s'est servi de l'instrument qu'il maniait, plutôt comme d'un instrument contondant que comme d'un instrument piquant.

Conclusions. — 1° Le foret ou coup-de-poing dont se serait servi K..., pour porter à V... le coup qui a produit la plaie de la région fronto-pariétale, peut en effet avoir déterminé cette blessure;

2° Ce coup porté comme par un instrument contondant a pu étourdir V..., dompter sa résistance, et rendre possible la strangulation à laquelle cet homme a succombé.

4° *Examen de la fille D...* — Je soussigné, Paul Brouardel, commis par M. Adolphe Guillot, juge d'instruction, en vertu d'une ordonnance, en date du 24 mai 1889, ainsi conçue :

« Vu la procédure contre K..., inculpé de tentative d'assassinat.

« Attendu que le 16 mai courant, dans notre cabinet, l'inculpé a tenté de frapper à la tête la nommée Sophie D..., demeurant rue des Partants, avec une vis provenant d'un lit de la prison.

« Attendu que le coup a dévié, que cependant l'instrument a légèrement éraflé l'épaule.

« Attendu que l'inculpé affirme qu'il avait l'intention de donner la mort à cette fille, en la frappant, comme il se vante d'avoir, avec un instrument analogue, frappé le père V... en 1884.

« Commettons M. le Dr Brouardel, à l'effet:

« 1° De dire si le coup a laissé une trace quelconque sur la fille D...;

« 2° D'examiner l'instrument et de dire quelle aurait pu être la conséquence d'un coup violemment porté sur le crâne;

« 3° De dire si cet instrument aurait pu causer une blessure analogue à celle qui a été constatée au moment de l'autopsie de V... »

Serment préalablement prêté ai examiné la fille Sophie D..., le 11 juin 1889.

I. Cette jeune fille, âgée de dix-neuf ans et demi, est petite, mais assez vigoureuse et bien portante.

Elle porte sur l'épaule droite une tache arrondie, brunâtre, ayant près d'un centimètre de diamètre. Cette tache pigmentée est le résultat de la contusion reçue le 16 mai 1889. Elle siège au milieu de la ligne qui s'étend de la partie postérieure du cou jusqu'à l'épaule droite. Cette contusion, bien que violente, n'a déterminé aucune lésion grave de la région et n'a pas dû mettre la blessée dans l'impossibilité réelle de travailler. La violence du coup porté est démontrée toutefois par la persistance de la tache, qui d'abord ecchymotique persiste encore quatre semaines après que le coup a été reçu.

II. L'instrument avec lequel le coup a été porté est une vis provenant d'un lit. Elle pèse 95 grammes, elle a 14 centimètres et demi de longueur, un centimètre de diamètre. Sa tête est formée par un renflement deux fois plus volumineux. Elle est facile à saisir dans la main et, lorsqu'elle est bien fixée par le pouce placé sur cette tête, elle constitue un instrument contondant très dangereux. C'est bien un instrument contondant, car si elle se termine à sa partie inférieure par une pointe, celle-ci est mousse et ne peut guère pénétrer profondément si elle rencontre un plan élastique, formé par des muscles. Mais si cette pointe, dirigée perpendiculairement, atteignait une partie doublée par un plan résistant, tel que les os du crâne, elle pourrait faire éclater la peau, et maniée avec violence, elle pourrait certainement briser les os du crâne.

Si, au contraire, elle atteignait la peau du crâne obliquement, elle pourrait la déchirer et faire une blessure analogue à celle que nous avons décrite dans le rapport d'autopsie du sieur V...

Conclusions. — 1° Quatre semaines après que le coup a été porté par K... à la fille D..., on trouve encore sur son épaule gauche la trace apparente de la contusion reçue ;

2° Un coup porté avec violence sur la tête avec la vis de lit que j'ai eu à examiner, peut briser les os du crâne ;

3° Un coup atteignant obliquement la peau du crâne peut déterminer une blessure analogue à celle que nous avons décrite dans le rapport d'autopsie du cadavre de V...

9. Assassinat. Strangulation à la ficelle. — 1° *Autopsie de la femme S...* — Je soussigné, Paul Brouardel, commis par M. Jules Jaudin, juge d'instruction près le tribunal de première instance du département de la Seine, en vertu d'une ordonnance, en date du 12 décembre 1881, ainsi conçue :

« Vu la procédure commencée contre X..., inculpé d'avoir, le 10 du courant, commis un homicide volontaire avec préméditation sur la personne de la veuve S..., propriétaire, rue de Charenton.

« Attendu la nécessité de constater judiciairement l'état où se trouve en ce moment le cadavre de la victime, qui a été transporté à la Morgue.

« Ordonnons qu'il y sera procédé par M. Brouardel, docteur en médecine, lequel après avoir reconnu l'état où se trouve ledit cadavre, décrira toutes les lésions internes ou externes dont il présente la trace.

« Dira quelles sont celles de ces lésions qui ont déterminé la mort; à l'aide de quel instrument elles ont pu être faites; si quelques-unes ne sont pas le résultat de coups portés avec un instrument contondant; si le marteau trouvé dans la cuisine de la décédée s'adapte par le taillant ou de tout autre côté aux plaies existantes; précisera, si faire se peut, l'heure à laquelle remonte le décès. »

Serment préalablement prêté, ai procédé à cette autopsie le 14 décembre 1881.

Le cadavre est celui d'une femme petite, peu vigoureuse et dans un état de maigreur assez prononcé. La putréfaction n'est pas commencée, mais la rigidité cadavérique a presque complètement disparu. Un dé à coudre coiffe encore l'extrémité du troisième doigt de la main droite.

Il n'y a pas d'ecchymoses sous-conjonctivales.

Nous trouvons sur les différentes parties du corps les traces de violences suivantes :

À la face. — Des lésions de différentes natures :

1° Des ecchymoses assez larges. L'une siège sur la peau de la bosse frontale droite et devient plus intense en dehors de celle-ci; elle mesure 6 centimètres de diamètre.

D'autres ecchymoses siègent sur la bosse frontale gauche, elles entourent des plaies décrites plus loin.

2° Des écorchures ou érosions mesurant 5 ou 6 millimètres dans leur plus grand diamètre siègent sur la joue gauche.

Sur la joue droite se trouvent deux érosions superficielles situées l'une au-dessus de l'apophyse malaire (os de la pommette) et l'autre au-dessous.

3° Quatre plaies linéaires, à extrémités parfaitement nettes et sans queue, variant entre 18 et 25 millimètres de longueur, siègent sur les parties suivantes de la face :

a. Une perpendiculaire siège au niveau de l'apophyse malaire droite. La plaie n'intéresse que le derme.

b. Une autre transversale siège sur la ligne médiane du front, près de son union avec le cuir chevelu.

c. La troisième également transversale siège sur la bosse frontale gauche.

d. Et la quatrième à bords un peu moins nets, et paraissant produite par le même instrument, mais dirigée un peu obliquement par rapport à la surface atteinte, siège un peu au-dessus de la précédente, exactement à l'union de la peau du front avec le cuir chevelu.

Toutes ces plaies sont doublées d'une suffusion sanguine. Leurs lèvres sont à peine détachées des parties sous-jacentes. Le périoste du frontal situé au-dessous d'elles n'a pas été atteint. L'ongle ne constate aucune dépression et déchirure en passant sur le périoste. Les os du crâne ne sont pas fracturés.

La plaie qui siège sur l'apophyse malaire droite est doublée d'une vaste suffusion sanguine allant jusqu'à l'apophyse zygomatique et venant se confondre avec la suffusion sanguine qui double l'ecchymose de la bosse frontale droite. Celle-ci mesure 3 à 4 millimètres d'épaisseur et s'étend jusqu'à la rencontre d'une autre suffusion sanguine épaisse qui occupe toute la fosse temporale droite. Les fibres musculaires du muscle temporal sont infiltrées de sang et dissociées.

Le muscle temporal gauche n'est pas infiltré.

Les os de la face, os malaire, apophyse zygomatique, maxillaires supérieur et inférieur ne sont pas fracturés.

La bouche de la veuve S... ne contenait plus que trois dents. La canine inférieure gauche a disparu, mais son alvéole est brisée et la gencive ecchymotique. La canine inférieure droite est à demi luxée, rejetée en dedans sur la langue, la première molaire supérieure gauche est très ébranlée, sa couronne entourée d'un peu de sang.

Les lèvres ne présentent ni sur la peau ni sur la muqueuse d'ecchymose ou d'érosion. Leurs deux commissures sont légèrement fendues par deux fissures superficielles.

Sur le cou. — Sur la peau du cou se trouve un sillon assez profond et très net, dirigé à peu près horizontalement. La peau correspondant au sillon est parcheminée.

Au niveau du muscle sterno-cléido-mastoïdien droit le sillon paraît en quelque sorte dédoublé. Cela tient à ce que, à ce niveau, la peau ayant fait un pli, la partie de peau comprise dans ce pli est indemne et ne présente pas de trace de sillon. En arrière du cou, le sillon est unique et très étroit.

Dans la région antérieure du cou, au-dessous et au-dessus du sillon, se trouvent quelques plaques parcheminées et des érosions superficielles, les unes linéaires, les autres irrégulières et paraissant être le résultat de coups d'ongles. Une de ces érosions située au-dessus du sillon mesure 15 millimètres.

La plus large de ces empreintes onguéales siège au-dessous du sillon et à gauche de la ligne médiane. Les personnes qui ont vu la corde encore placée autour du cou de la femme S..., nous déclarent que c'était à ce niveau que se trouvait le nœud coulant.

On constate à la région sus-hyoïdienne droite cinq érosions plus petites irrégulièrement groupées.

La peau qui double les érosions onguéales du cou ainsi que les érosions de la face ne présente pas trace de suffusion sanguine.

Le tissu cellulaire qui entoure la glande sous-maxillaire droite ainsi que le muscle peaucier est infiltré de sang noir coagulé.

Tête. — Au niveau de la naissance des cheveux sur la ligne médiane et un peu à droite, on trouve dans le tissu cellulaire sous-cutané une petite suffusion sanguine, sans plaie du cuir chevelu.

Un peu en arrière de la bosse pariétale gauche, se trouve une suffusion sanguine assez épaisse, mesurant en largeur 4 centimètres de diamètre environ.

Membres supérieurs. — Les fibres musculaires du triceps brachial gauche renferment une suffusion sanguine large et épaisse. L'articulation scapulo-humérale gauche contient un peu de sang.

La peau du coude droit porte trois ou quatre petites plaques parcheminées sans suffusion sanguine dans le tissu cellulaire sous-cutané.

L'ongle du médius de la main gauche est cassé et retourné. Les mains sont fortement crispées.

On ne constate pas d'érosion sur la main droite. Au troisième doigt, nous trouvons un dé à coudre en argent.

Tronc. — Dans la masse des muscles sacro-lombaires droits, sur la ligne de la pointe de l'omoplate, se trouve une suffusion sanguine assez large et profonde.

Les côtes extrêmement friables ne sont pas fracturées.

Membres inférieurs. — Le tissu cellulaire qui double les muscles de la région postérieure de la cuisse droite renferme une large suffusion sanguine.

L'autre cuisse et les jambes ne présentent aucune trace de violence.

Crâne et cerveau. — Les parois du crâne sont très minces et cependant les os du crâne ne sont pas fracturés. A l'ouverture du crâne on ne constate pas d'épanchement sanguin entre les os et la dure-mère. Les mailles de la pie-mère sont finement injectées. L'aqueduc de Sylvius n'est pas déchiré et le quatrième ventricule est sain. Le cerveau n'est pas très congestionné.

Appareil cardio-pulmonaire. — La trachée et les bronches sont remplies de glaires sanguinolentes et contiennent de la spume bronchique en assez grande abondance.

L'œsophage est sain.

Les artères carotides ne sont pas déchirées. Il n'y a pas d'ecchymose prévertébrale ni pharyngée.

Les poumons présentent des adhérences pleurales anciennes des deux côtés, ainsi que quelques ecchymoses sous-pleurales très pâles et assez mal limitées. L'on ne constate pas sur leur surface de plaque d'emphysème sous-pleural. Les poumons sont peu crépitants et gorgés de sang.

Il n'y a pas d'ecchymoses sous-péricardiques. Les cavités cardiaques ne contiennent pas de caillot mou ou fibrineux ; il y a un peu de sang liquide dans le ventricule gauche.

Les valvules pulmonaires et tricuspide sont saines.

Les valvules aortiques sont un peu athéromateuses. La valvule mitrale présente une plaque laiteuse et est légèrement rétrécie.

Abdomen. — Le foie est sain et un peu gras. Sur le bord du foie, on constate la présence d'un petit infarctus récent gros comme une amande de noisette.

L'estomac est dirigé presque verticalement et contient à peu près 100 grammes de substance alimentaire presque complètement digérée.

La rate est petite et saine, elle n'est pas diffluente.

Les reins sont un peu congestionnés et se décortiquent assez facilement. La substance corticale est un peu atrophiée.

On ne constate pas de trace de contusion sur les intestins.

Conclusions. — 1° La mort de la veuve S... est le résultat d'une strangulation pratiquée à l'aide d'une ficelle.

2° Le cadavre de cette femme porte des traces de violences de différentes natures.

a. Les suffusions et infiltrations sanguines constatées aux régions temporale droite et occipitale sont le résultat, la première probablement d'un coup porté avec un corps contondant tel que le poing. Ce coup, frappé avec violence dans la région temporale droite, a dû avoir pour effet d'étourdir la victime, de la mettre hors d'état de se défendre. Il a probablement précédé l'application de la ficelle autour du cou. La deuxième résulte vraisemblablement d'une chute sur le sol.

b. Les érosions signalées sur la peau du cou sont des empreintes laissées par les ongles, au moment où la ficelle a été serrée autour du cou de la veuve S...; celles de la face ont la même origine et ont dû être faites par une main appliquée sur la face, soit pour étouffer les cris de la victime, soit pour oblitérer les orifices des voies respiratoires. C'est pendant cette application que les dents ont dû être luxées. Elles n'ont pas été ébranlées par un coup violent, car il n'y a ni déchirure, ni érosion, ni ecchymose de la muqueuse des lèvres et des joues.

c. Les plaies du front et de la région malaire droite ont été faites par un corps contondant à arêtes assez vives pour couper la peau, tel que le marteau formant le scellé n° 1.

3° Les coups de marteau qui ont produit ces plaies ont été frappés par une main peu vigoureuse, comme le prouve l'absence d'empreinte dans le périoste du front et dans l'os frontal.

4° Les matières alimentaires contenues dans l'estomac étaient méconnaissables, presque complètement digérées. Pour fixer le temps auquel le crime a été commis après le dernier repas, il faudrait savoir quels étaient les aliments ingérés à ce repas.

2° Examen des pièces à conviction. — Pièces à conviction à nous remises au moment de l'autopsie. — I. On nous a remis une ficelle qui aurait été celle trouvée autour du cou de la victime : cette ficelle, qui présente un peu plus d'un millimètre d'épaisseur, a une longueur totale de 1^m,15. A 3 centimètres de l'une des extrémités de cette ficelle se trouve un nœud simple ; puis on trouve un autre nœud coulant entourant dans un circulaire la ficelle qui glisse dans ce nœud. Cette ficelle formait donc une anse plus ou moins grande, facile à adapter et à serrer autour du cou de la victime, laissant une extrémité libre sur laquelle on pouvait aisément tirer. L'anse de la ficelle aurait été coupée à un centimètre et demi du nœud par une des personnes présentes à la levée du corps.

La partie médiane de cette ficelle est teintée de sang dans une longueur de 10 centimètres environ.

II. Le marteau trouvé dans la cuisine de la veuve S... et qui nous a été présenté, est un instrument appelé « mailloche » et qui sert surtout aux maréchaux ferrants.

Ce marteau, qui pèse 610 grammes, porte un manche en bois mesurant 37 centimètres de longueur. A 5 centimètres environ de l'extrémité de ce manche qui s'adapte dans la mortaise en fer du marteau, se trouve un clou donnant attache à un fil de fer assez épais entourant en spirale le reste du manche jusqu'à la masse de fer. Ce manche présente un certain nombre de brûlures et sur l'une des faces on distingue nettement une petite goutte-lette de sang formant une légère croûte, et un peu plus haut une légère teinte rougeâtre paraissant constituée par du sang. Ces différentes taches sanguines auraient, paraît-il, été faites par la main du médecin qui aurait procédé à la levée du corps.

La masse de fer a une de ses extrémités terminée par une

surface quadrangulaire et l'autre fortement oblique, formant avec la première moitié un angle de 30 degrés environ et terminée en biseau avec son extrémité fendue sur sa ligne médiane.

L'on ne constate sur la masse de fer aucune tache suspecte. Sur l'une de ses faces se trouvent marquées au fer les lettres C. M. F. et sur une autre le n° 37.

Conclusions. — 1° Le marteau trouvé dans la cuisine et soumis à notre examen ne s'adapte pas aux plaies constatées sur le cadavre de la veuve S...

2° On ne constate pas de tache de sang sur sa masse en fer. Sur le manche se trouve une gouttelette de sang et une autre tache sanguine, mais on nous assure que ces taches auraient été faites par la main du médecin.

3° *Examen des inculpés.* — Je soussigné, Paul Brouardel, commis par M. Jules Jaudin, juge d'instruction près le tribunal de première instance du département de la Seine, en vertu d'une ordonnance, en date du 19 décembre 1881, ainsi conçue :

« Vu la procédure commencée contre les nommés :

1° B... (Charles), détenu :

2° Fille P... (Anna), dite M..., détenue ;

Inculpés d'avoir commis, le 10 décembre, un homicide avec préméditation sur la personne de la veuve S...

« Attendu la nécessité de constater judiciairement l'état où se trouve en ce moment le sieur B..., dont les mains présentent des ecchymoses paraissant provenir de la lutte qu'il a eu à soutenir contre la victime.

« Ordonnons qu'il y sera procédé par M. Brouardel, lequel après avoir reconnu l'état où se trouve ledit inculpé :

« Dira quelles sont les traces d'excoriations qu'il présente ;

« A quelles causes elles peuvent être attribuées, etc. »

Serment préalablement prêté, ai procédé à ces examens le 21 décembre 1881.

I. *Examen du sieur B...* (Joseph). — Le sieur B..., âgé de vingt et un ans, petit, maigre, paraît cependant assez vigoureux. Il est actuellement bien portant et déclare jouir habituellement d'une bonne santé. Il aurait eu à l'âge de sept ans une fièvre typhoïde, qui a bien guéri et n'a laissé aucun trouble ultérieur.

Sur la peau de l'avant-bras gauche, nous constatons des érosions produites par des ongles. Ces érosions siègent :

Une sur la peau qui couvre l'apophyse styloïde du cubitus ;

Une autre sur la partie médiane de la face postérieure du poignet, à peu près à la même hauteur que la précédente ;

Et deux autres siégeant au niveau de la tête du troisième métacarpien.

Toutes ces érosions siègent sur la face postérieure.

Elles présentent les mêmes caractères : érosion de la couche superficielle du derme, petite croûte très mince recouvrant ces érosions. Leur concavité est tournée en dedans et leur largeur un peu plus grande qu'un ongle, parce que celui-ci a un peu cheminé sous l'influence de la contraction musculaire. Elles semblent dater d'une dizaine de jours.

L'inculpé déclare qu'elles ont été faites par les ongles de la victime. Cette déclaration semble exacte.

Une petite plaie sans caractère siège sur l'éminence thénar de la main gauche.

Sur la face dorsale de la main droite se trouve la cicatrice rougeâtre d'un petit bouton.

On ne constate pas de traces de violences sur la face antérieure des deux jambes.

Conclusions. — Le sieur B... porte sur la face dorsale de la main gauche et du poignet des érosions produites par des coups d'ongles.

II. *Examen de la jeune Anna P...* — Cette jeune fille est âgée de seize ans et demi. Elle est grande pour son âge, elle est maigre, cependant elle nous déclare jouir habituellement d'une bonne santé et n'avoir jamais eu de maladie sérieuse.

Elle aurait eu ses règles, pour la dernière fois, en avril et déclare être enceinte de huit mois, elle attendrait le moment de son accouchement dans le courant du mois prochain. Cette grossesse serait la première.

Nous trouvons actuellement sur la tête du quatrième métacarpien de la main gauche une petite érosion linéaire superficielle, mesurant environ un demi-centimètre de longueur et que l'inculpée prétend s'être faite avec la pointe d'une épingle.

Au niveau de l'articulation sterno-claviculaire gauche, se trouve une estafilade de 5 à 6 centimètres paraissant avoir été faite également par la pointe d'une épingle.

On ne trouve pas d'ecchymoses, d'érosions ou de traces de violences sur la face antérieure des jambes.

Conclusions. — La jeune Anna P... ne porte pas actuellement sur le corps des érosions, ecchymoses, etc., paraissant être le résultat d'une lutte.

10. Strangulation à l'aide d'un lien. — Je soussigné, Paul Brouardel, commis par M. Adolphe Guillot, juge d'instruction

près le tribunal de première instance du département de la Seine.
en vertu d'une ordonnance, en date du 21 juillet 1885, ainsi
conçue :

« Vu la procédure suivie contre X..., inculpé d'assassinat.

« Commettons M. le docteur Brouardel à l'effet de rechercher les
causes de la mort de la fille Hélène S... »

Serment préalablement prêté, ai procédé à cette autopsie le
22 juillet 1883.

Le cadavre est celui d'une femme paraissant âgée de vingt-
neuf ans environ, d'une taille moyenne et vigoureuse. La putréfaction est extrêmement avancée. La peau est distendue par
les gaz ; ceux-ci auxquels on donne issue, par des orifices prati-
qués au bistouri, ne brûlent pas. Le corps présente une coloration verdâtre, très prononcée, sur toute la région antérieure. De
nombreux asticots se promènent autour du cou et dans les plis
d'une étoffe (manche de chemise) qui comprime le cou et est
maintenue par un nœud simple.

Cette étoffe est à carreaux bleus et blancs et à raies rouges.

Tout autour du cou on constate un sillon assez large, haut de
3 ou 4 centimètres environ ; à ce niveau la peau est parcheminée.

On ne découvre pas de pointillé hémorrhagique sur les parties
déclives du thorax, mais la putréfaction est trop avancée pour
qu'il soit possible de constater ce pointillé dans le cas où il aurait existé.

Sur la face antérieure de la jambe droite se trouve une ecchymose de 4 centimètres de hauteur avec suffusion sanguine, dans
le tissu cellulaire sous-jacent, de 2 ou 3 millimètres d'épaisseur.

Il n'y a pas d'ecchymoses ou contusions sur les autres régions
du corps. Il n'y a pas de fractures des os du tronc ou des
membres.

Les ongles ne sont pas cassés.

La langue est placée entre les arcades dentaires.

Il n'y a pas de plaie du cuir chevelu ; sous celui-ci se trouve
une infiltration sanguinolente de 1 centimètre d'épaisseur par
places. Cette infiltration est due à la transsudation de la matière
colorante du sang, par suite de la putréfaction avancée.

Les os du crâne ne sont pas fracturés. A l'ouverture du crâne
le cerveau s'écoule sur la table d'autopsie sous forme de
bouillie.

Il n'y a pas d'ecchymose rétro-pharyngienne.

L'œsophage et la trachée sont sains.

Le poumon droit est complètement adhérent à la plèvre pariétale. Sur le bord postérieur du poumon gauche on constate quel-

ques ecchymoses. Les poumons paraissent sains. Ils ne contiennent pas de tubercules.

Le cœur est complètement vide de sang liquide et de caillots. Les valvules sont saines. Il n'y a pas d'ecchymoses sous-péricardiques.

L'estomac renferme quelques grammes de matières alimentaires, parmi lesquelles se trouvent des débris de haricots verts. La muqueuse stomacale est saine.

Le foie est putréfié, ses fragments nagent. La partie inférieure du foie présente quelques adhérences avec le côlon transverse. La vésicule biliaire est vide.

La rate est saine et n'est pas grosse.

Les reins se décortiquent assez bien.

Les intestins paraissent sains.

L'utérus est mou et vide.

La vessie est vide.

Conclusions. — 1° La mort de cette femme est le résultat d'une asphyxie par strangulation pratiquée à l'aide d'un lien. La manche de chemise qui se trouvait autour du cou a pu suffire à la déterminer, bien qu'elle ne fût fixée que par un nœud simple;

2° La putréfaction est trop avancée pour qu'il soit actuellement possible de constater des traces de violences qui n'auraient intéressé que les parties superficielles de la peau, ou n'auraient déterminé qu'une contusion ou ecchymose;

3° La présence d'aliments non encore complètement digérés, dans l'estomac, permet de supposer que la mort a dû suivre de quatre heures environ, le dernier repas.

11. Strangulation d'un adulte par un lien. — Je soussigné, Paul Brouardel, commis par M. Ditte, substitut de M. le procureur de la République, près le tribunal de première instance du département de la Seine, en vertu d'une ordonnance, en date du 2 avril 1884, ainsi conçue :

« Vu les articles 32 et 43 du code d'instruction criminelle et le procès-verbal dressé le 2 avril par M. le commissaire de police du quartier de Clignancourt constatant le transport à la Morgue du nommé C...

« Commettons M. le Dʳ Brouardel, à l'effet de procéder à l'autopsie du cadavre, de rechercher les causes de la mort et de constater tous indices de crime ou délit. »

Serment préalablement prêté, ai procédé à cette autopsie le 2 avril 1884.

Le cadavre est celui d'un homme paraissant âgé de quarante-trois ans, d'une taille moyenne et d'un embonpoint très notable. La putréfaction est à peine commencée, la rigidité cadavérique n'a pas encore complètement disparu. La face est très congestionnée et présente une teinte violette très intense. Sur certaines régions du corps, les épaules, les parties déclives du thorax, on observe de larges plaques rouges tachetées par un piqueté hémorrhagique très net. Les conjonctives oculaires et palpébrales sont très congestionnées et ecchymotiques. Les os propres du nez ne sont pas fracturés. La langue est fortement serrée entre les arcades dentaires et conserve, notamment à sa face inférieure, l'empreinte des dents. La région sus-hyoïdienne est très congestionnée. Au niveau de la région antérieure du cou, depuis une ligne verticale partant de l'angle droit de la mâchoire inférieure jusqu'un peu à gauche de la ligne médiane, se trouve une ligne brunâtre piquetée de nombreux points hémorrhagiques ayant 2 centimètres dans sa partie la plus large. A ce niveau la peau n'est pas parcheminée. On ne trouve pas de traces de violences sur les autres régions du corps.

Sous le cuir chevelu on ne constate pas de suffusions sanguines, mais seulement quelques ecchymoses sous-épicrâniennes. Les vaisseaux de la tête sont remplis de sang. Les os du crâne ne sont pas fracturés, leur diploé est très congestionné. La voûte du crâne est un peu asymétrique.

Le cerveau n'est pas congestionné, les ventricules latéraux sont un peu dilatés. Il se décortique très facilement. Il ne contient aucune lésion ancienne ou récente. Le bulbe et le cervelet sont également sains.

Les dents ne sont pas cassées, les lèvres sont saines. On ne constate pas la présence de corps étrangers dans l'arrière-bouche. Le larynx n'est pas fracturé, il n'y a pas d'ecchymose rétro-pharyngée, mais la muqueuse du pharynx est très congestionnée.

La trachée ne contient pas de matières alimentaires.

Les plèvres sont vides. Elles présentent quelques adhérences anciennes. Sur les poumons se trouvent quelques ecchymoses sous-pleurales. Par la pression des poumons on fait sourdre par les grosses bronches un peu de liquide sanguinolent et une spume bronchique très épaisse. Les poumons sont très congestionnés, mais ils sont sains et ne contiennent pas de tubercules anciens ou récents, ni de noyaux apoplectiques.

Le péricarde contient environ une cuillerée à bouche de liquide teinté en rouge par transsudation de la matière colorante du sang. Il n'y a pas d'ecchymoses sous-péricardiques. Les oreillettes du cœur contiennent chacune un petit caillot de sang. Les orifices pulmonaire et aortique sont sains, les orifices tricuspide et mitral sont un peu dilatés.

L'estomac contient environ 150 grammes de bouillie alimentaire, rougeâtre, dégageant une odeur d'ail très accentuée. La muqueuse stomacale est saine et ne présente pas d'ulcération.

Dans la cavité abdominale on trouve un peu de liquide de transsudation.

Le foie est un peu volumineux, congestionné et légèrement putréfié. Il ne présente pas de liquide, la vésicule biliaire est vide.

. La rate est saine et n'est pas diffluente.

Les reins sont également sains, congestionnés et se décortiquent facilement.

Les intestins paraissent sains.

Les testicules sont sains. Il y a un petit kyste du cordon.

Conclusions. — 1° La mort a été le résultat d'une strangulation pratiquée à l'aide d'un lien assez large, tel qu'un mouchoir, une cravate, une courroie ;

2° On ne constate aucune trace de violences sur les différentes parties du corps, indiquant qu'une lutte ait précédé la mort.

12. Strangulation avec une cravate. — I. *Autopsie.* — Je soussigné, Paul Brouardel, commis par M. Martinet, substitut de M. le procureur de la République près le tribunal de première instance du département de la Seine, en vertu d'une ordonnance, en date du 22 mai 1882, ainsi conçue :

« Vu les articles 32 et 43 du code d'instruction criminelle et le procès-verbal dressé le 22 mai par M. le commissaire de police du quartier de Necker, constatant l'envoi à la Morgue du cadavre du nommé Jules S..., âgé de quarante-quatre ans, trouvé étendu passage Cepré, à 3 heures du matin.

« Attendu qu'il importe de déterminer les causes de la mort.

« Commettons M. le Dr Brouardel, à l'effet de procéder à l'autopsie du cadavre, de rechercher les causes de la mort, et de constater tous indices de crime ou délit. »

Serment préalablement prêté, ai procédé à cette autopsie le 22 mars 1882, à 6 heures du soir.

Le cadavre est celui d'un homme âgé de quarante-quatre ans, grand, vigoureux, bien constitué.

La rigidité cadavérique est complète. La température des parties profondes est encore notablement supérieure à celle des corps ambiants.

La face est très rouge, congestionnée. Les conjonctives oculaires sont piquetées par plusieurs ecchymoses sous-conjonctivales à contours très nets.

La peau de la face, du cou, de la région des épaules, est rouge et piquetée par un fin pointillé hémorrhagique. Sur la région antérieure du cou, ce pointillé forme des stries perpendiculaires à l'axe du cou, séparées les unes des autres par des lignes plus pâles ; sur la peau de la région postérieure du cou ces stries sont moins espacées et le pointillé plus abondant.

Sur la peau du cou, sur celle de la face, on ne distingue pas d'érosions, d'ecchymoses ou d'empreintes onguéales.

La peau du cou, disséquée et vue par transparence, n'est pas parcheminée.

La langue est appliquée contre la face postérieure des dents. Entre les lèvres on trouve du sable et des débris de terre.

Sous la peau de la région postérieure du dos, au niveau de l'épine de l'omoplate gauche, il y a une suffusion sanguine sous-cutanée mesurant 4 centimètres de diamètre.

Les muscles du cou, notamment les sterno-mastoïdiens, ne sont pas déchirés, ne contiennent pas de suffusion sanguine.

Les veines jugulaires sont extrèmement gonflées et pleines de sang liquide.

Les artères carotides sont vides, leur membrane interne n'est pas déchirée, il n'y a pas de foyer sanguin dans leurs gaines.

Dans les autres régions du corps, notamment les bras, les jambes, les mains, on ne trouve ni sur la peau ni dans le tissu cellulaire sous-cutané aucune trace de violence.

Le tissu cellulaire sous-épicrânien est le siège de nombreuses ecchymoses punctiformes.

Les os du crâne ne sont pas fracturés. Les méninges sont très congestionnées ; au niveau de la circonvolution pariétale inférieure droite, la pie-mère contient une petite suffusion sanguine. Les méninges sont épaisses, mais se décortiquent bien.

Le cerveau et le bulbe ne sont le siège d'aucune lésion appréciable.

Les amygdales sont très volumineuses.

L'arrière-gorge, le larynx et la trachée sont remplis par un mucus spumeux, visqueux, un peu rosé. La muqueuse de la trachée est piquetée par un fin pointillé hémorrhagique.

La plèvre qui tapisse le poumon gauche n'est le siège d'aucune adhérence. Elle est tachetée de très nombreuses ecchymoses sous-pleurales à contours très nets. La plèvre droite est soudée à la plèvre pariétale par de nombreuses adhérences anciennes. Il n'y a pas de plaques d'emphysème sous-pleural.

Au sommet du poumon gauche quelques cicatrices fibreuses anciennes.

Les poumons sont congestionnés à leur base. Les bronches sont remplies de mucus analogue à celui trouvé dans la trachée.

Quelques-uns des ganglions bronchiques sont calcifiés.

Le péricarde est vide. Il ne porte pas d'ecchymose sous-péricardique.

Le cœur est vide, il s'écoule quelques gouttes de sang liquide qui contiennent des bulles de gaz. Les valvules sont saines.

L'estomac contient 100 à 150 grammes de matières alimentaires colorées par le vin et presque complètement digérées. On n'y distingue plus que quelques feuilles de salade. Sa muqueuse est saine, piquetée par de petites plaques finement pointillées en rouge.

L'intestin est sain. Le rectum contient des matières fécales consistantes.

La rate est volumineuse, un peu diffluente.

Le foie est congestionné, volumineux.

Les reins sont un peu atrophiés. Ils se décortiquent assez difficilement. La substance corticale est peu épaisse. Il n'y a pas de kystes.

Les testicules et leurs enveloppes sont sains.

Conclusions. — 1° Le cadavre de Jules S... présente les lésions que l'on rencontre dans la strangulation à la corde.

2° L'absence de sillon parcheminé sur le cou ne peut s'expliquer que si le lien qui a entouré le cou était large, tel qu'une cravate ou un cache-nez.

3° On ne trouve sur les diverses régions du cadavre qu'une seule trace de violence, celle qui double la peau de la région de l'omoplate gauche. Cette suffusion sanguine peut résulter d'un coup ou d'une chute. Rien n'indique que la mort ait été précédée d'une lutte.

II. *Examen des inculpés.* — Je soussigné, Paul Brouardel, commis par M. Adolphe Guillot, juge d'instruction près le tribunal de première instance du département de la Seine, en vertu d'une ordonnance, en date du 7 juin 1882, ainsi conçue :

« Vu la procédure suivie contre C... et P..., inculpés d'assassinat sur la personne du sieur S...

« Commettons M. le Dr Brouardel, à l'effet d'examiner les deux inculpés à Mazas et de constater s'ils ne portent aucune trace de lutte. »

Serment préalablement prêté, ai procédé à ces deux examens le 11 juin 1882.

I. *Examen du sieur C...* — Le sieur Jules C..., âgé de vingt-trois ans, est grand et élancé. On constate sur le côté gauche du cou la cicatrice blanchâtre d'une brûlure ancienne et sur la base latérale droite de la poitrine la trace d'un vésicatoire, qui lui aurait été placé il y a six mois environ, alors que le sieur C... aurait eu une pneumonie.

On ne constate actuellement sur le corps aucune violence, érosion, ecchymose, contusion, notamment sur la peau du cou, de la face et des mains.

La gorge est saine, le voile du palais affecte la forme d'une ogive. Les oreilles sont très développées et saillantes.

Les organes génitaux sont normalement développés, et l'on constate sur le gland et le fourreau de la verge la cicatrice d'un chancre, guéri depuis longtemps. Si l'on fait étendre les bras et écarter les doigts on ne constate pas de tremblement des mains.

II. *Examen du sieur P...* — Le sieur P..., âgé de trente-deux ans, est grand et vigoureux. Il présente à la main droite une fracture ancienne de la deuxième phalange du médius. La bouche et les oreilles présentent une conformation normale.

On ne constate pas actuellement de trace de violence sur les différentes parties du corps, notamment sur la peau de la face, du cou, des mains.

A la région inguinale gauche on constate la cicatrice d'un bubon et sur la cuisse droite, celles de gommes syphilitiques cicatrisées.

Le sieur P... n'a pas de tremblement des mains.

Conclusions. — 1° Les sieurs C... et P... ne présentent, actuellement, aucune violence, ecchymose, érosion, contusion, etc., sur les différentes parties du corps.

2° L'attentat du sieur S... remontant à trois semaines environ, des traces de violences légères auraient pu disparaître aujourd'hui si elles avaient existé.

3° Ils ne présentent aucun signe caractéristique d'alcoolisme chronique.

13. Strangulation au moyen d'un lien. Coups. — Je soussigné, Paul Brouardel, commis par M. Martinet, substitut de M. le procureur de la République près le tribunal de première instance du département de la Seine, en vertu d'une ordonnance, en date du 6 août 1822, ainsi conçue :

« Vu les articles 32 et 43 du code d'instruction criminelle et le procès-verbal dressé le 7 août 1882, par M. le commissaire de police du quartier des Arts-et-Métiers, constatant l'envoi à la

Morgue du cadavre de la femme A..., née Pauline-Henriette M...,
âgée de trente-huit ans.

« Commettons M. le Dʳ Brouardel, à l'effet de procéder à l'autopsie du cadavre, de rechercher les causes de la mort et de constater tous indices de crime ou délit. »

Serment préalablement prêté, ai procédé à cette autopsie le
9 août 1882.

Le cadavre est celui d'une femme paraissant vigoureuse, de
taille moyenne, âgée de trente-huit ans environ. La putréfaction
est assez avancée. Sur les différentes parties déclives du corps, on
constate un certain nombre de sugillations cadavériques.

On constate de nombreuses traces de violences sur les différentes
régions du corps.

Le cuir chevelu est presque entièrement décollé du tissu cellulaire sous-jacent. Il s'est formé ainsi une sorte de poche couvrant
toute la tête, qui est remplie par du sang coagulé. Cette poche
mesure 12 centimètres transversalement, elle s'étend en arrière
jusqu'à la base de l'occipital; au niveau de la fosse temporale
gauche le caillot sanguin mesure 1 centimètre et demi d'épaisseur. A la région frontale la peau est complètement décollée jusqu'au bord des sourcils.

Sur la partie médiane du front, un peu au-dessus de la racine
du nez, on constate un certain nombre d'érosions, parallèles, dirigées verticalement, comme si une surface rugueuse ou rude avait
frotté avec énergie la peau du front. Ces érosions sont assez rapprochées les unes des autres et occupent un espace de 4 centimètres carrés environ. Sur les différentes parties de la face, se trouvent quelques érosions analogues aux précédentes et disséminées.

On ne constate pas d'ecchymoses sous-conjonctivales, mais les
quatre paupières sont doublées par une suffusion sanguine épaisse
de plusieurs millimètres.

A la racine du nez se trouve une petite plaque parcheminée.

Sur la branche droite du maxillaire inférieur se trouve une
petite érosion de 8 à 9 millimètres paraissant résulter d'un coup
d'ongle. Sur la branche inférieure gauche se trouve une vaste suffusion sanguine. Le maxillaire inférieur n'est pas fracturé.

Sur la partie antérieure du cou, un peu au-dessus de la région
sternale, se trouvent deux plaques parcheminées mesurant, la plus
grande 22 millimètres de diamètre et la plus petite 15 millimètres. Un peu au-dessus, au niveau du pli du col, se trouvent quelques petites érosions superficielles placées sur une ligne horizontale, au niveau du bord du col. On ne constate pas de suffusions
sanguines sous les érosions du cou.

La langue est placée entre les arcades dentaires. La muqueuse labiale supérieure et inférieure présente quelques petites érosions.

Au niveau du petit pectoral droit se trouve une ecchymose avec une vaste suffusion sanguine s'étendant au-dessus et en arrière. Il en est de même à gauche au-dessus et au-dessous de la clavicule.

Le sein gauche présente une ecchymose 2 cent. carrés .

Sur la région latérale droite du thorax et la région postéro-inférieure se trouvent de vastes ecchymoses avec suffusions sanguines.

Sur la fesse droite, ecchymose avec suffusion sanguine.

Vaste ecchymose avec suffusion sanguine au niveau du pli génito-crural gauche.

Vaste ecchymose à la face interne de la cuisse gauche.

Ecchymose avec suffusion sanguine à la jambe gauche et sur la tête du gros orteil gauche.

Les deux genoux présentent des plaques parcheminées ainsi que la partie externe du bras gauche.

Ecchymose avec suffusion sanguine du coude gauche.

Ecchymoses multiples avec suffusions sanguines sur la face antérieure du bras droit et la partie interne de l'avant-bras droit.

Plaque parcheminée avec petite suffusion sanguine sur l'olécrâne droit.

Les sept premières côtes gauches sont fracturées, la ligne réunissant les fractures semble partir du bord du sternum et descendre obliquement jusque sous l'aisselle. Cette région est le siège d'une vaste suffusion sanguine et les fractures sont entourées de sang.

On ne constate pas de fracture du côté droit.

Les os du crâne ne sont pas fracturés. Le cerveau n'est pas congestionné et se décortique très bien. Le bulbe est un peu congestionné.

L'œsophage contient quelques matières de vomissements.

La trachée et les grosses bronches sont remplies de matières vomies. La trachée en est à peu près oblitérée.

Les poumons ne présentent ni adhérences pleurales, ni ecchymoses sous-pleurales; ils sont très congestionnés et l'on ne constate pas de tubercules.

Le péricarde et le cœur sont complètement vides. Les valvules sont saines. On ne constate pas d'ecchymoses sous-péricardiques. La crosse de l'aorte présente une suffusion sanguine mesurant 3 ou 4 centimètres.

L'estomac contient environ 300 grammes de matières alimentaires analogues à celles que nous avons trouvées dans la trachée et l'œsophage, et parmi lesquelles on distingue des choux, des haricots verts, des morceaux de couenne de lard dont quelques-uns mesurent 3 et 4 centimètres de longueur. On ne constate pas d'odeur très prononcée de vin, ni d'absinthe.

La foie présente dans son parenchyme quelques petits lobules blanchâtres.

La rate n'est pas diffluente et paraît saine.

Les reins paraissent sains et se décortiquent très bien.

Sur le mésentère, on constate une suffusion sanguine et quelques ecchymoses sur les instestins.

L'utérus est sain.

Conclusions. — 1° La mort de la femme A... est le résultat d'une asphyxie causée par l'introduction, dans les voies respiratoires, de matières de vomissements qui ont bouché ces voies;

2° Cette femme présente sur les différentes parties du corps des violences multiples très intenses;

3° Les côtes gauches sont fracturées. Ces fractures, qui siègent sur une ligne à peu près verticale, peuvent être le résultat d'une forte pression exercée sur la partie gauche de la poitrine, avec un genou, par exemple, ou de coups portés par un corps contondant à large surface tel quel le pied;

4° Les ecchymoses et érosions constatées sur la face antérieure du cou paraissent résulter d'une pression exercée par un lien étreignant vigoureusement le cou, tel qu'une cravate ou un mouchoir, ou toute autre pièce de linge analogue;

5° Cette pression empêchait les matières de vomissements de suivre leur cours, et par suite ces matières ont reflué dans les voies respiratoires et amené consécutivement l'asphyxie;

6° Le vaste décollement du cuir chevelu, les érosions superficielles et parallèles de la peau du front, doivent faire admettre que les coups portés sur la tête l'ont été à l'aide d'un corps contondant à large surface, tel que le pied chaussé d'un bas ou d'une pantoufle, glissant en entrainant la peau et la détachant de ses connexions profondes;

7° Les ecchymoses et suffusions sanguines qui siègent sur les autres parties du corps sont le résultat de coups portés avec un objet contondant, dont les arêtes étaient peu vives, tel que le pied nu ou recouvert d'une chaussure molle.

14. Strangulation à la corde. — Je soussigné, Paul Brouardel, commis par ordonnance de M. Desjardins, substitut de M. le procureur de la République, à l'effet de procéder à l'autopsie du cadavre de la fille M..., serment préalablement prêté, ai procédé le 28 mai 1878, à cette autopsie et ai fait les constatations suivantes :

Le cadavre de la fille M... est encore revêtu des habillements qui le couvraient lorsque nous l'avons vu la veille dans la chambre que cette fille habitait, rue du Faubourg-Saint-Martin.

Elle est déshabillée en notre présence, on enlève successivement un jupon qui n'était pas fixé autour du corps, un corset, un pantalon, des bas : quelques-uns de ces vêtements sont maculés par des taches dont la nature reste à déterminer.

Le cadavre est celui d'une fille encore jeune, âgée de vingt-cinq ans environ, un peu maigre. Le corps est dans un état de putréfaction gazeuse assez avancé, la partie supérieure et antérieure du thorax, la face, le haut des bras, les cuisses, le bas-ventre ont une couleur brun verdâtre, et laissent apercevoir les troncs veineux superficiels dont les gros réseaux sont nettement dessinés.

Le bas-ventre, les reins et le haut des cuisses sont couverts de phlyctènes remplies d'une sérosité brunâtre. Les globes oculaires sont flasques et flétris, les extrémités des doigts noirâtres et desséchées. Les seins et le bas-ventre ne présentent pas de vergetures.

La face est souillée par une sérosité muco-sanguinolente qui coule par les fosses nasales et la bouche. La langue est fortement serrée entre les dents.

Examen de la face et du cou. — A la face. — Sur la ligne médiane du menton, à 1 centimètre du bord libre de la lèvre inférieure, on voit une plaque d'un centimètre carré environ, légèrement parcheminée. Sur une ligne allant de l'extrémité gauche de la bouche à l'angle du maxillaire inférieur, à 5 centimètres de la ligne médiane, se trouvent des empreintes multiples, un peu parcheminées, sur lesquelles l'épiderme est en partie détaché. A droite à 1 centimètre de la commissure labiale sur une ligne qui prolongerait la fente de la bouche, il existe une empreinte analogue un peu plus large. L'apparence et la disposition de ces taches parcheminées font penser qu'elles ont pu être faites par l'application sur la bouche des doigts d'une main étrangère.

A la région cervicale. — On voit un sillon blanchâtre, faisant le tour du cou, il est légèrement ascendant de haut en bas et d'avant en arrière ; le sillon est placé un peu au-dessus du larynx. Il est unique, a 3 à 4 millimètres de largeur, dans toute son étendue, excepté en un point placé au niveau du bord antérieur du sterno-mastoïdien gauche. En ce point se trouve une plaque parcheminée ayant environ 2 centimètres dans tous les sens.

Cette empreinte correspond à la place qu'occupait le nœud du cordon que nous avons détaché la veille.

Par la dissection on constate que sous les empreintes parcheminées de la face, il existe un peu de sang extravasé dans le tissu cellulaire sous-cutané, mais que sous le sillon du cou, il n'en existe pas. Examinée par transmission de la lumière, on constate que la peau, au niveau des empreintes de la face et du cou, a la transparence de la corne.

Les parties placées au-dessus du sillon sont beaucoup plus congestionnées que celles qui se trouvent au-dessous. Sous le sillon, le tissu cellulaire et les muscles sont pâles ; dans le tissu cellulaire intermusculaire et dans les muscles, il n'y a pas d'épanchement sanguin.

Les *membres supérieurs* offrent des suffusions sanguines en plusieurs points. A la partie antérieure de l'avant-bras gauche, et au niveau de l'épitrochlée, on note un petit épanchement de sang ; sur le même bras, sur le bord interne du biceps, on voit une vaste suffusion sanguine qui va jusqu'à l'insertion du brachial antérieur sur l'humérus. La main gauche présente une luxation ancienne du pouce.

Sur le bras droit existent des suffusions sanguines analogues, au niveau du bord interne du biceps et de son bord externe.

Les mains et les ongles ne présentent rien de notable, ni écorchure, ni cheveux.

Sur le tronc, le dos et les membres inférieurs, on ne trouve pas de tache ou de suffusion sanguine.

Quelques-unes de ces suffusions sanguines siègent dans des parties déjà putréfiées, leur valeur serait donc contestable, mais nous ferons remarquer qu'au tronc, aux cuisses, parties également putréfiées, on ne trouve rien d'analogue et que les suffusions sanguines de la partie antérieure de l'avant-bras et de l'épitrochlée siègent dans un tissu cellulaire qui a conservé ses apparences normales.

La peau du crâne après section des cheveux ne laisse apercevoir aucune écorchure.

En incisant la *peau du crâne,* on trouve plusieurs épanchements sanguins bien nettement circonscrits. L'un d'eux occupe la fosse temporale gauche, il a 6 à 7 centimètres en tous sens, il infiltre les fibres du muscle temporal ; par comparaison on constate que rien de semblable n'existe dans le muscle temporal droit, et cependant le cadavre a séjourné, depuis la mort, sur le côté droit de la tête. Si la déclivité avait pu amener une infiltration sanguine, celle-ci siégerait donc à droite et non à gauche.

En arrière et au-dessus de ce premier foyer sanguin, au niveau de la bosse pariétale gauche, on en trouve un second ayant des dimensions analogues, s'étendant jusque sur l'occipital; il a un demi-centimètre d'épaisseur, il est nettement séparé du précédent par une zone de tissus non colorés. Sur la bosse pariétale droite (du côté sur lequel se faisait le décubitus), il n'y a pas de coloration sanguine.

Enfin, on trouve encore deux bosses sanguines plus petites, siégeant l'une sur le bord orbitaire gauche, l'autre sur la racine des os propres du nez.

Examen des parties profondes. — Les os du crâne ne sont pas fracturés, les méninges sont saines. On distingue encore les diverses parties de l'encéphale, bien qu'elles soient fortement imbibées par la transsudation de la matière colorante du sang. Le troisième et le quatrième ventricules sont intacts.

L'os hyoïde et les cartilages du larynx ne sont pas fracturés. Les plèvres contiennent une certaine quantité de liquide teinté par le sang dont la matière colorante a transsudé.

Dans le sommet du lobe inférieur du poumon gauche on trouve un noyau apoplectique gros comme une noix. Les fragments projetés dans l'eau vont au fond du vase. Les poumons sont fortement congestionnés, ils sont trop colorés pour qu'on puisse découvrir des ecchymoses sous-pleurales, s'il en a existé.

Le cœur droit et le cœur gauche ne contiennent ni caillots, ni sang liquide.

L'estomac est vide. Le foie, les reins paraissent sains.

Le rectum contient quelques matières fécales, l'anus est largement béant, frangé par quelques saillies hémorrhoïdaires.

De la vulve et du vagin s'écoule de la sérosité sanguinolente. La desquamation, suite de la putréfaction, est trop avancée pour que l'on puisse constater la présence de lésions blennorrhagiques ou syphilitiques s'il en existait pendant la vie.

Le col de l'utérus est ouvert transversalement, court comme s'il y avait eu une ou plusieurs grossesses anciennes.

Conclusions. — 1° La mort de la fille M... est le résultat de la strangulation et de la suffocation.

2° Le lien constricteur a été placé autour du cou, pendant que la fille M... était encore vivante, ainsi que le prouvent : 1° la congestion des parties supérieures au sillon, plus grande que celle des parties inférieures ; 2° le foyer apoplectique trouvé dans le poumon gauche.

3° Le cadavre porte des lésions consécutives à des violences exercées pendant la vie.

4° Les bosses sanguines qui siègent sur le côté gauche du crâne dans la fosse temporale et sur la bosse pariétale, sont dues à deux coups portés violemment avec un instrument contondant ou avec le poing. Leurs caractères prouvent que ces violences ont été subies pendant la vie. Ces coups n'ont pas déterminé la mort, mais ils ont certainement produit un ébranlement cérébral avec trouble intellectuel plus ou moins court.

5° Les suffusions sanguines notées dans le tissu cellulaire des bras peuvent avoir été faites par la pression d'une main énergique.

6° Les empreintes parcheminées qui entourent la bouche semblent résulter de l'application énergique de l'extrémité des doigts.

7° L'existence de ces diverses lésions écarte absolument l'hypothèse d'un suicide.

8° La mort paraît remonter à cinq jours environ.

15. Strangulation par un lien. — Je soussigné, Paul Brouardel, commis par M. Ditte, substitut de M. le procureur de la République près le tribunal de première instance du département de la Seine, en vertu d'une ordonnance, en date du 28 juin 1886, ainsi conçue :

« Vu les articles 32 et 43 du code d'instruction criminelle et le procès-verbal dressé le 27 juin 1886 par M. le commissaire de police de Saint-Ouen constatant le transport à la Morgue du cadavre de la nommée D... (Rachel), âgée de trente-deux ans.

« Commettons M. le Dr Brouardel, à l'effet de procéder à l'autopsie du cadavre, de rechercher les causes de la mort, et de constater tous indices de crime ou délit. »

Serment préalablement prêté, ai procédé à cette autopsie le 30 juin 1886.

Le cadavre est celui d'une femme de taille moyenne, âgée de trente-deux ans environ, et paraissant assez vigoureuse. Dans toute la moitié supérieure du corps la putréfaction est extrêmement avancée.

On constate sur ce cadavre les traces de violences suivantes : Sur le cou se trouve, à la face antérieure, un sillon légèrement ecchymotique, ayant 5 à 6 millimètres de hauteur, obliquement dirigé de gauche à droite et de bas en haut. Ce sillon se continue sur la face postérieure du cou, mais à ce niveau il est bien moins apparent. Dans le tissu cellulaire sous-jacent à ce sillon on ne constate pas de suffusion sanguine et la peau de cette région, examinée par transparence, n'est pas très parcheminée ; elle est cependant un peu transparente.

Un peu au-dessous de ce sillon et sur la ligne médiane se trouve

une petite plaque noirâtre, mesurant 3 centimètres de diamètre ;
cette plaque parcheminée est doublée d'une suffusion sanguine.

Un peu à gauche de cette plaque se trouve une autre petite plaque ecchymotique.

Au niveau du bord antérieur du muscle sterno-cléido-mastoïdien
droit se trouve une petite plaque parcheminée d'apparence ecchymotique.

Un peu au-dessus du sillon et à gauche, on trouve une autre
petite plaque allongée également d'apparence ecchymotique.

Sur la peau qui recouvre le muscle sterno-cléido-mastoïdien
gauche se trouvent trois lignes irrégulières, parallèles au sillon et
légèrement ponctuées.

Sur la partie antérieure de l'épaule gauche se trouve une plaque
parcheminée de 2 centimètres de diamètre, sans suffusion sanguine
dans le tissu cellulaire sous-jacent.

Sur le menton on constate une petite ecchymose avec froissement de l'épiderme, mais ne dépassant pas le derme. Un peu au-
dessous du menton se trouve une petite plaque parcheminée ecchymotique.

Sur le globe oculaire droit se trouve une ecchymose sous-conjonctivale. A la partie postérieure du corps, un peu au-dessous de
la pointe de l'omoplate droite, se trouve une ecchymose doublée
d'une suffusion sanguine.

Sur les épaules on ne constate pas la présence d'un piqueté
hémorrhagique.

Il n'y a pas de traces de violences sur les autres parties du corps,
à l'exception d'une petite ecchymose de 1 centimètre de diamètre environ siégeant à la partie moyenne de la jambe droite.

Il n'y a pas d'épanchement sanguin sous le cuir chevelu. Les
os du crâne ne sont pas fracturés. Le cerveau n'est pas très congestionné, il se décortique facilement et ne présente, ainsi que le
bulbe et le cervelet, aucune lésion, ni tumeur.

Il n'y a pas d'ecchymose rétro-pharyngienne.

La trachée présente une coloration uniforme rouge vineux ;
elle est saine.

Les parties molles qui recouvrent les cartilages aryténoïdes
sont très putréfiées.

Il existe de nombreuses adhérences pleurales des deux côtés de
la poitrine. Il n'y a pas d'ecchymoses sous-pleurales sur les poumons ; ceux-ci ne contiennent pas de tubercules et sont très congestionnés. Les poumons sont putréfiés, les bronches ne contiennent pas de spume bronchique.

Il n'y a pas d'ecchymoses sous-péricardiques. Les cavités du cœur sont absolument vides ; elles ne contiennent ni sang liquide ni caillot. Les valvules sont saines.

Le foie est très congestionné. Ses fragments nagent dans l'eau.

L'estomac contient quelques grammes de liquide couleur lie de vin, au milieu duquel se trouvent quelques fragments de pommes de terre.

La rate est saine et n'est pas diffluente.

Les reins sont sains et se décortiquent facilement.

Les intestins paraissent sains.

L'utérus est petit, mais paraît sain.

L'examen microscopique des mucosités qui ont été recueillies à l'entrée du vagin, et de celles provenant du raclage de la muqueuse vaginale ne nous a pas permis de constater une seule fois la présence de spermatozoïdes, ou de fragments, tête et queue.

Conclusions. — 1° La mort de cette femme est le résultat d'une asphyxie par strangulation.

2° Cette strangulation paraît avoir été faite avec un lien un peu large, tel qu'une courroie, une ceinture, etc.

3° L'absence de traces de violences sur les différentes parties du corps, autre que le cou, permet de supposer que la mort n'a été précédée d'aucune lutte.

Il faut noter que la putréfaction ne nous aurait pas permis de reconnaître des lésions très superficielles.

4° L'absence de spermatozoïdes dans les mucosités qui ont été recueillies à l'entrée du vagin ne nous permet pas de conclure qu'il y ait eu un rapprochement sexuel peu de temps avant ou après la mort.

16. Tentative de strangulation. Ecchymoses des bras.— Je soussigné, Paul Brouardel, commis par M. Adolphe Guillot, juge d'instruction près le tribunal de première instance du département de la Seine, en vertu d'une ordonnance, en date du 5 janvier 1884, ainsi conçue :

« Vu la procédure contre P..., inculpé de tentative de meurtre, etc.

« Commettons M. le Dr Brouardel à l'effet de visiter la nommée M... (Fanny), demeurant rue Bisson, de constater notamment si elle ne porte pas des traces d'une tentative de strangulation. »

Serment préalablement prêté, ai procédé à l'examen de la nommée M... (Fanny), le 11 janvier 1884.

La nommée M... (Fanny), âgée de quarante et un ans, est d'une taille moyenne et paraît assez vigoureuse. Elle aurait eu une bronchite il y a très longtemps ; elle est sujette au retour fréquent d'un catarrhe pulmonaire, et elle a une aphonie ancienne qu'elle attribue à sa profession (marchande des quatre saisons). La tentative de strangulation dont elle aurait été victime remonterait au 1ᵉʳ janvier 1884. Cette femme nous raconte que l'accusé l'aurait prise par le cou avec la main et l'aurait renversée à terre. Une fois tombée elle aurait perdu connaissance pendant environ deux heures, et lorsqu'elle serait revenue à elle, elle se trouvait sur son lit. Pendant les quelques jours qui suivirent cette tentative elle aurait éprouvé de la gêne dans l'acte de la déglutition.

Actuellement, l'épiderme de la peau de la partie antérieure du cou, à sa partie moyenne, est frisé, comme éraillé sur une hauteur de 2 centimètres environ, ainsi que cela s'observe lorsque la peau a été froissée par un frottement un peu rude. La pression du corps thyroïde est douloureuse. A l'examen de la gorge on ne constate pas d'ecchymose visible sur le fond du pharynx. Tout autour du cou on ne constate pas d'érosion ou d'égratignure, ni de coups d'ongles.

Sur les deux bras, à leur partie moyenne et externe, on constate une forte ecchymose : celle du bras gauche mesure environ 6 centimètres de diamètre et celle du bras droit 10 centimètres de hauteur sur 6 de largeur. A la face interne du bras il n'existe pas d'ecchymose.

La voix est enrouée et à l'auscultation de la poitrine on constate de l'emphysème des deux côtés.

Sur le lobule droit du nez il existe une petite égratignure longue de 6 à 7 millimètres, analogue à celle que laisse un coup d'ongle ou un coup de griffe.

Conclusions. — 1° La nommée M... (Fanny) porte sur le cou les traces d'une érosion, pouvant avoir été faite avec un corps dur, un lien assez large, telle qu'une sangle.

2° Elle porte sur les bras des traces de violences paraissant résulter de pressions énergiques.

3° L'incapacité de travail a eu une durée très courte, on peut l'estimer à un ou deux jours au plus, toutefois la nommée M... (Fanny) éprouve encore un peu de douleur à la pression du cou ; cette douleur disparaîtra dans un temps rapproché.

II. — Strangulation à la main.

17. Assassinat. Strangulation à la main. Plaies de tête. — Je soussigné, Paul Brouardel, commis par M. Adolphe Guillot, juge d'instruction, en vertu d'une ordonnance, en date du 7 janvier 1890, ainsi conçue :

« Vu la procédure suivie contre X..., inculpé d'assassinat.

« Attendu que le nommé G..., brocanteur, paraissant âgé de cinquante-cinq ans, a été trouvé mort dans sa boutique, rue Julien-Lacroix, le mardi 7 janvier courant.

« Attendu qu'il était étendu au pied d'un petit escalier, sur le dos, le derrière de la tête reposant sur une marche, sur laquelle le sang avait jailli.

« Attendu qu'il portait à la tête des blessures paraissant faites avec une hachette et au cou d'assez larges ecchymoses.

« Commettons M. le Dr Brouardel, à l'effet de procéder à l'autopsie du cadavre, et de déterminer autant que possible :

« 1° La nature de l'arme ayant servi à causer les blessures.

« 2° La position que devait probablement occuper la victime par rapport à son agresseur.

« (D'après l'examen des lieux, on peut supposer que G... a été frappé au moment où, un flambeau à la main, il descendait les marches séparant son arrière-boutique de sa boutique.)

« 3° La digestion était-elle achevée?

« G... mangeait vers midi, il prenait un second repas à 8 heures du soir, on suppose qu'il a pu être tué entre 7 heures et demie et 8 heures, avant son repas; peut-être avait-il bu avant sa mort; un verre contenant du vin a été trouvé sur une table.) »

Serment préalablement prêté, ai procédé à l'autopsie du cadavre de G... le 8 janvier 1890.

Le cadavre est encore recouvert de ses vêtements. La chemise est déchirée au niveau de la partie inférieure du plastron. Elle laisse voir le gilet de flanelle. Il manque le bouton supérieur du caleçon et un des boutons de la veste, mais ils semblent être tombés depuis longtemps et ne pas avoir été violemment arrachés. Les autres boutons et les boutonnières sont intacts. Aucun des vêtements n'est déchiré.

Le plastron de la chemise et un foulard violet placé derrière le cou sont tachés de sang.

La première phalange du médius gauche porte un anneau dit alliance, en or.

Les lésions que l'examen et l'autopsie du cadavre font découvrir sont réparties sur diverses régions, elles peuvent être classées en :

1° Lésions du cou;

2° Lésions de la face, du cuir chevelu, du crâne et de l'encéphale ;

3° Lésions des diverses régions, membres et tronc;

4° Lésions des viscères.

I. *Lésions du cou*. — Sur la partie latérale droite, au-dessous de l'angle de la mâchoire inférieure, on voit une ecchymose cutanée ayant 2 centimètres et demi de diamètre. Au centre se trouve

une érosion laissant à nu le derme ; sur la partie interne et inférieure, l'épiderme qui recouvrait la surface de l'érosion est roulée
et forme un petit bourrelet. La surface du derme porte une empreinte irrégulière de 1 centimètre et demi pouvant avoir été
faite par l'ongle d'un pouce fortement appliqué en ce point. La
partie profonde du derme est doublée par une suffusion sanguine
assez épaisse, infiltrée dans le tissu cellulaire sous-cutané.

Sur la partie latérale gauche du cou, dans un espace compris
entre le bord du maxillaire inférieur et une ligne passant par la
partie supérieure du larynx, on voit une série d'empreintes, les
unes horizontales, les autres un peu obliques ou verticales. Ces
empreintes sont au nombre de onze, sur un espace qui a 4 centimètres de hauteur et 8 de largeur. Quelques-unes de ces empreintes qui, ressemblent à des traînées faites par des ongles,
ont 17 millimètres de longueur. La peau est légèrement érodée,
l'épiderme n'est pas enlevé, mais froissé. Le tissu cellulaire sous-
cutané contient de petites suffusions sanguines, sous quelques-
unes de ces traînées ; une de ces suffusions placée au-dessous de
la glande sous-maxillaire a 1 centimètre et demi de diamètre
environ.

En plaçant le pouce au niveau de l'empreinte droite, les ongles
de la main arrivent facilement sur les empreintes placées à gauche.

En avant du cartilage thyroïde (pomme d'Adam), on trouve une
suffusion sanguine très nette. Au niveau du cricoïde, un petit ganglion tuberculeux ancien.

La suffusion sanguine de l'angle droit de la mâchoire pénètre
jusqu'au pharynx. Celui-ci contient un peu de sang. En arrière du
pharynx, dans le tissu cellulaire prévertébral, on voit une ecchymose de 3 centimètres sur 5, témoignant de la violence avec
laquelle le larynx a été appliqué sur la colonne vertébrale.

Les cartilages du larynx et l'os hyoïde ne sont pas fracturés.

II. *Lésions de la face, du cuir chevelu, du crâne et de l'encéphale.*
— Au niveau de l'os malaire droit, la peau présente une petite
plaque parcheminée, non ecchymotique.

La conjonctive de l'œil gauche présente une ecchymose se continuant par une suffusion sanguine jusqu'au niveau du cul-de-sac
supérieur. Dans la paupière supérieure on trouve une suffusion
sanguine assez épaisse Les paupières de l'œil droit ne contiennent rien de semblable.

La langue est prise entre les dents et conserve leur empreinte.

Le cuir chevelu porte des cheveux assez fournis et assez longs
(7 à 8 centim.). Il ne semble pas qu'il y ait trace d'arrachements notables. Il présente à droite, au niveau des régions pariétale, tempo-

rale et occipitale, huit plaies ayant toutes à peu près les mêmes caractères. En allant d'avant en arrière et de haut en bas, on trouve une première plaie linéaire légèrement concave, la concavité dirigée en haut et en avant, elle mesure 4 centimètres, ses bords sont décollés sur un espace de 3 centimètres; une deuxième plaie presque parallèle à la précédente, séparée d'elle par un pont de peau complètement décollé, ce pont a 2 centimètres, la plaie mesure 5 centimètres et demi; une troisième plaie en arrière de celle-ci, également concave, ses bords sont plus nettement mâchés que ceux des précédentes, le lambeau inférieur n'est pas décollé, le lambeau supérieur présente un décollement de 1 centimètre; une quatrième plaie siégeant plus bas et plus en arrière, au niveau du pariétal et de l'occipital. Cette plaie est plus étendue, elle résulte de la réunion des deux plaies qui ont circonscrit un lambeau de peau qui a disparu. Ces diverses plaies ainsi que cette dernière, n'ont pas mis les os du crâne à nu.

Une cinquième plaie au-dessous de la précédente mesure 2 centimètres, elle a les mêmes caractères.

Une sixième plaie en avant de la quatrième, formée par la réunion des deux plaies; elle est verticale, mesure 2 centimètres, un des lambeaux présente un décollement de 3 centimètres.

Une septième plaie, presque verticale, siégeant sur l'apophyse mastoïde, mesurant 3 centimètres et demi.

Enfin une huitième plaie, mesurant 2 centimètres, intéressant la peau de la partie postérieure de la conque du pavillon de l'oreille droite, elle n'a pas pénétré dans le cartilage, ni dans la peau de la surface externe. Ses lambeaux ne sont pas décollés.

En enlevant le cuir chevelu, on constate que tout le tissu cellulaire qui le double est envahi par une suffusion sanguine assez épaisse.

Les fibres musculaires du muscle temporal sont broyées et infiltrées de sang.

Les os pariétal et occipital ne sont pas fracturés. Au niveau des plaies le périoste est intact. L'instrument vulnérant n'a en aucun point intéressé le périoste ni la surface de l'os.

La portion écailleuse du temporal au-dessus de son union avec la portion pierreuse est fracturée. Un fragment osseux est détaché. Il est irrégulièrement arrondi et mesure 2 centimètres pour la tablette externe, 1 centimètre pour la tablette interne. De ce point part une ligne de fracture qui divise le rocher et aboutit au trou déchiré antérieur. Le conduit auditif est rempli de sang coagulé.

La cavité de l'arachnoïde des deux côtés, mais surtout du côté droit, est remplie par une couche de sang coagulé. La pie-mère présente en différents points des suffusions sanguines épaisses, plus abondantes à droite, mais nombreuses des deux côtés. A droite, au niveau de la fracture, sur la frontale descendante droite, la substance grise présente un piqueté hémorrhagique très net (contusion cérébrale).

La tente du cervelet est également couverte de sang des deux côtés.

La substance cérébrale et les parois des ventricules ne présentent pas de lésion.

III. *Lésions des diverses régions, membres et tronc.* — *Main droite.* — Les ongles sont courts, usés, ils ne sont pas brisés. Il n'y a pas de corps étranger, de cheveux sous les ongles. Sur le dos de la main, il n'y a pas de lésion. Sur le dos de la première phalange de l'index, on voit groupés trois petits points ayant chacun 2 millimètres environ, formés par une petite suffusion sanguine qui occupe l'épaisseur du derme. Sur la deuxième phalange du médius, il y a une petite érosion superficielle, il en est de même sur la deuxième phalange du petit doigt. Sur la peau et à l'intérieur de la main, il n'y a pas de lésion.

La *main gauche* ne porte ni ecchymose, ni plaie, ni érosion.

En arrière du coude droit, au-dessus et en arrière de la tête de l'olécrâne, on voit une plaque parcheminée se prolongeant jusqu'au niveau de l'épicondyle. A ce niveau, la peau est doublée par une suffusion sanguine assez épaisse. Au niveau de la trochlée et de l'épitrochlée, il y a deux suffusions sanguines sous-cutanées séparées de la précédente et séparées entre elles.

Au niveau du coude droit pas de lésion.

Pas de traces de violence sur les bras ni sur les membres inférieurs.

Le tissu cellulaire et les muscles de l'épaule gauche sont infiltrés de sang. Cette suffusion sanguine se prolonge tout le long de l'épine de l'omoplate. Le peau qui recouvre la région ne présente pas d'altération.

IV. *Examen des viscères.* — Les os du thorax, les côtes, ne sont pas fracturés. La trachée-artère et les premières bronches contiennent un liquide brunâtre, épais, dans lequel on distingue quelques parcelles alimentaires. Il n'y a pas d'ecchymoses sous-pleurales ni sous-péricardiques. Les poumons sont sains.

Le cœur est sain, il est vide, ne contient pas de caillots.

L'estomac est petit, presque vide, il contient à peine 6 centimètres cubes d'un liquide épais, brunâtre, analogue à celui qui se trouve dans la trachée et les bronches.

Les intestins, le foie, les reins ne présentent aucune lésion.

Conclusions. — 1° La mort de G... a été déterminée par une strangulation pratiquée à la main. Le fait est démontré par les traces onguéales décrites à la région du cou, l'ecchymose prévertébrale, la présence de débris alimentaires dans la trachée et les bronches.

2° Le cadavre porte en outre des traces de violence de deux ordres. Les unes, les plus graves, sont groupées dans la partie droite de la tête. On y constate huit plaies, une fracture du crâne, avec hémorrhagie méningée. Ces dernières lésions auraient probablement déterminé la mort, mais dans un laps de temps un peu long, quelques heures au moins, quelques jours au plus.

Les autres lésions, celles du coude, de l'épaule gauche, résultent d'une chute violente sur la région postérieure du corps.

3° Les plaies du cuir chevelu n'ont pas été faites avec un instrument tranchant, tel qu'un couteau ou une hachette. Le décollement des bords des plaies, la non-pénétration jusqu'à la surface des os, prouvent que la peau a éclaté entre un instrument contondant et les os du crâne. Cet instrument peut avoir été une grosse canne, un marteau un peu massif à arêtes mousses. Ces plaies peuvent encore avoir été produites par le choc de la tête frappant à coups répétés sur une arête vive telle qu'une marche d'escalier.

4° Rien n'indique que la mort ait été précédée d'une lutte.

5° Les empreintes laissées par la main qui a pratiqué la strangulation semblent démontrer que l'agresseur de G... était placé en avant de lui, et qu'il l'a étranglé avec la main droite.

6° La digestion était complètement terminée, G... n'avait certainement pas mangé depuis trois ou quatre heures au moins.

7° Il est impossible de dire si peu de temps avant de mourir G... a ingéré du vin.

18. Assassinat. Strangulation à la main. — Je soussigné, Paul Brouardel, commis par M. Léon Wendling, juge d'instruction près le tribunal de première instance du département de la Seine, en vertu d'une ordonnance, en date du 3 novembre 1886, ainsi conçue :

« Vu la procédure commencée contre X... inculpé d'homicide volontaire et vol.

« Attendu la nécessité de constater judiciairement l'état où se trouve en ce moment le cadavre de la femme L... ayant demeuré rue Saint-Jacques, actuellement à la Morgue.

« Ordonnons qu'il y sera procédé par M. Brouardel, docteur en médecine, lequel après avoir reconnu l'état où se trouve ledit cadavre, et en avoir opéré l'autopsie, s'expliquera sur les causes de la mort. »

Serment préalablement prêté, ai procédé à cette autopsie le 20 novembre 1886.

1° *Autopsie de la femme L...* (fig. 37, 38, 39). — Le cadavre est celui d'une femme de taille assez grande 1ᵐ,60 et paraissant vigoureuse.

Ce cadavre porte sur différentes parties du corps les traces de violences suivantes :

Face. — *a* Sur la bosse frontale droite une petite ecchymose de 1 centimètre et demi de diamètre, doublée par une suffusion sanguine de 3 centimètres.

b A la partie externe de la paupière supérieure droite une ecchymose doublée d'une suffusion sanguine de 8 à 9 millimètres de large.

c L'œil droit est le siège d'une ecchymose sous-conjonctivale occupant la moitié externe et inférieure.

d La joue droite est mouchetée par une trentaine de petites érosions punctiformes paraissant résulter du frottement de cette région sur du sable et par suite de l'incrustation dans la peau de quelques petits graviers.

e Il n'y a aucune trace de violences sur la bosse frontale gauche ainsi que sur les paupières de l'œil gauche, mais on voit une petite ecchymose sous-conjonctivale dans le cul-de-sac inférieur gauche.

f Au niveau de l'apophyse malaire gauche (os de la pommette) se trouve une ecchymose doublée d'une suffusion sanguine de 2 centimètres de diamètre.

g Entre l'apophyse malaire et la commissure labiale gauche, il y a une petite plaque ecchymotique, de 3 centimètres de longueur, sans suffusion sanguine sous-jacente.

h Sur la peau de la joue gauche on trouve une dizaine de petites érosions punctiformes, analogues à celles constatées sur la joue droite.

i Au niveau de la pointe du nez la peau porte une petite ecchymose doublée d'une suffusion sanguine.

j Sur toute la région mentonnière se trouve un certain nombre de petites érosions punctiformes analogues aux précédentes.

k Sur le bord inférieur et gauche du maxillaire inférieur se trouve une ecchymose transversale de 3 centimètres de longueur, non doublée d'une suffusion sanguine.

Les oreilles droite et gauche ne portent aucune érosion.

Cou. — La peau des régions sus-hyoïdienne et laryngée présente un grand nombre d'empreintes de coups d'ongles, plus nombreux à gauche qu'à droite. Du côté gauche, ces érosions forment deux groupes principaux : 1° l'un se trouve au niveau du larynx, formé par une plaque parcheminée constituée par la réunion de quatre ou cinq érosions onguéales, dont deux sont très nettes, curvilignes, à concavité supérieure. — 2° Le deuxième groupe, qui est situé au-dessus du précédent, est formé par la réunion de dix-huit érosions onguéales, un peu plus espacées que les précédentes ; la plus grande de ces érosions, qui est en dehors, est presque rectiligne et mesure 2 centimètres de longueur; une autre, située plus en dedans de la précédente, mesure 1 centimètre; les autres sont beaucoup plus petites.

Du côté droit, au niveau du pli formé par la réunion du menton et du cou, se trouvent une douzaine d'érosions onguéales.

En dehors de ces érosions il s'en trouve quelques-unes disséminées sur la face antérieure du cou.

Au niveau de toutes ces érosions la peau est ecchymotique, mais il n'y a pas de suffusion sanguine dans le tissu cellulaire sous-jacent.

Épaules. — Sur le sommet des épaules et un peu en arrière se trouve une ecchymose doublée d'une suffusion sanguine.

Un peu au-dessous de la clavicule gauche il y a une ecchymose de 4 centimètres de diamètre, doublée d'une suffusion sanguine très prononcée.

Un peu au-dessus et plus en dehors de la précédente on trouve une autre petite ecchymose.

Membre supérieur droit. — Sur la région externe du bras se trouve une vaste plaque ecchymotique de 11 centimètres de hauteur sur 8 de largeur, irrégulière, doublée par une suffusion sanguine plus marquée en quatre points. Cette ecchymose paraît résulter d'une pression énergique exercée avec la main.

Avant-bras. — Sur le bord cubital, à l'union du tiers supérieur avec le tiers moyen, se trouve une ecchymose de 4 centimètres, avec suffusion sanguine.

Au niveau du pli du coude et en dehors, une plaque parcheminée de 3 centimètres sans suffusion sanguine dans le tissu cellulaire sous-jacent.

Poignet. — Un peu au-dessus des apophyses styloïdes du cubitus et du radius, trois petites ecchymoses arrondies de 1 centimètre de diamètre, doublées d'une suffusion sanguine.

Main. — Sur cette main, et sur la face dorsale, huit ecchymoses disséminées. De ces ecchymoses deux sont assez grandes et mesurent 4 et 3 centimètres dans leur plus grand diamètre ; les autres sont plus petites. Toutes ces ecchymoses sont doublées par une suffusion sanguine assez épaisse.

Sur la face dorsale de la première phalange de l'index, petite déchirure de la peau, de 2 à 3 millimètres de diamètre; la peau est seule ecchymotique.

A la région externe de la phalangette du troisième doigt on constate une section de la peau, à concavité supérieure et suffusion sanguine sous-cutanée.

Sur le bord interne de la deuxième phalange du même doigt se trouve une petite érosion analogue, mais n'intéressant pas toute l'épaisseur de la peau.

Membre supérieur gauche. — *Bras.* — Au niveau de l'insertion du deltoïde, trois petites suffusions sanguines.

Coude. — Au niveau du condyle, petite ecchymose de 3 centimètres de diamètre, doublée d'une suffusion sanguine sous-jacente.

Une petite ecchymose siège au niveau de l'épitrochlée.

Un peu au-dessous de l'épitrochlée se trouve une petite plaque parcheminée.

Poignet. — Sur la face postérieure, petite érosion, ecchymotique, de forme onguéale, sans suffusion sanguine sous-jacente.

Un peu au-dessous se trouve une petite érosion punctiforme analogue à celles constatées sur la face et paraissant provenir de l'incrustation de grains de sable.

Sur l'apophyse styloïde du cubitus se trouve une petite ecchymose doublée d'une suffusion sanguine sous-jacente.

Main. — Sur la face dorsale, deux érosions, une siégeant au niveau de la tête du cinquième métacarpien, l'autre au niveau de la tête du troisième. Ces deux érosions sont réunies par un grand nombre de petites ecchymoses presque fondues entre elles et mesurant au niveau des têtes des métacarpiens 5 centimètres transversalement sur 5 centimètres de hauteur. Le tissu cellulaire ne présente pas de suffusions sanguines. On ne constate aucune lésion au niveau des doigts. Les ongles ne sont pas cassés.

Membre inférieur droit. — A la partie interne du genou, petite ecchymose de 2 centimètres de diamètre, doublée d'une suffusion sanguine sous-jacente.

Un peu en dehors de la rotule, petite érosion, non ecchymotique.

Membre inférieur gauche. — Sur le jarret gauche, ecchymose doublée d'une suffusion sanguine.

Sur la partie antérieure et interne du tibia, petite ecchymose, sans suffusion sanguine.

Ouverture du corps. — Sous le cuir chevelu, depuis le sommet de la tête jusqu'à la partie médiane de l'occiput, se trouve une vaste suffusion sanguine, mesurant 6 à 7 centimètres de diamètre avec infiltration de sang de quelques millimètres d'épaisseur.

Les fibres du muscle temporal droit sont infiltrées de sang. — Les fibres musculaires du temporal gauche ne présentent rien de semblable.

Les os du crâne (voûte et base) ne sont pas fracturés. La bosse frontale droite est le siège d'une exostose très prononcée de 2 centimètres d'épaisseur. — Le cerveau n'est pas congestionné, il se décortique facilement et ne présente aucune lésion ni tumeur, de même que le bulbe et le cervelet.

L'œsophage et la trachée paraissent sains.

Il n'y a pas d'ecchymose rétro-pharyngienne.

Les cavités pleurales ne contiennent pas d'épanchement ni d'adhérences. Il n'y a pas d'ecchymoses sous-pleurales.

Les bronches sont remplies par de l'écume rougeâtre.

Les poumons sont congestionnés, mais ils paraissent sains et ne contiennent pas de tubercules.

Le péricarde contient quelques grammes de liquide citrin.

Il n'y a pas d'ecchymoses sous-péricardiques.

Les cavités du cœur contiennent un peu de sang liquide, il n'y a pas de caillots. Les valvules sont souples et saines.

L'estomac renferme environ cent grammes de matières légèrement jaunâtres.

Le foie est mamelonné; il est couvert de cicatrices pénétrant profondément dans le parenchyme hépatique.

La vésicule biliaire ne contient pas de calculs.

La rate est saine, elle n'est pas diffluente.

Les reins sont sains et se décortiquent facilement.

Les intestins paraissent sains.

L'utérus est également sain.

La vessie est vide et sa muqueuse est saine.

Les vêtements dont était couvert le cadavre de Mme L... ne sont pas déchirés. Les boutons et les boutonnières ne sont pas arrachés.

La chemise repliée dans le pantalon était intacte, elle recouvrait complètement les organes génitaux.

Les chaussures, ou plutôt les pantoufles en cuir léger, portent sur leurs faces externes des érosions multiples dues au frottement sur le parquet des pieds de la victime, soit pendant qu'elle essayait de se défendre, soit pendant les convulsions des membres inférieurs qui accompagnent la mort par strangulation.

Conclusions. — 1° La mort de Mme L... est le résultat d'une strangulation pratiquée à la main.

2° Les érosions qui se trouvent sur la face antérieure du cou ont été faites avec les ongles.

3° Les autres traces de violences qui siègent sur la face et sur la tête peuvent résulter, les unes, d'une chute sur un objet contondant ; les autres, notamment celles qui siègent sur le sommet de la tête et dans la région temporale droite, semblent plutôt résulter de coups violents, portés avec un objet contondant. Ces coups ont eu pour effet d'étourdir la victime et de la mettre ainsi dans l'impossibilité de se défendre ou, tout au moins, de diminuer sa résistance.

4° Les ecchymoses des bras, des mains, etc., témoignent que la victime a été maintenue vigoureusement plutôt qu'elles ne décèlent une lutte véritable. L'intégrité des vêtements est d'ailleurs contraire à cette hypothèse.

2° *Examen de l'inculpé.* — Je soussigné, Paul Brouardel, commis par M. Wendling, juge d'instruction au tribunal de première instance de la Seine, par une ordonnance en date du 3 novembre 1886, ainsi conçue :

« Vu la procédure commencée contre X... inculpé d'homicide volontaire et vol.

« Attendu la nécessité de constater judiciairement l'état où se trouve en ce moment le nommé B.... qui a sur les mains et à la figure des égratignures qui paraissent récentes.

« Ordonnons qu'il y sera procédé par M. Brouardel, lequel, après avoir reconnu l'état où se trouve ledit B..., s'expliquera sur les causes de ses blessures et dira si elles ne seraient pas le résultat d'une lutte récente. »

Serment préalablement prêté, ai procédé à cet examen le 3 novembre 1886.

B... (Ernest), âgé de vingt-six ans, est petit, mais bien musclé. Il a un peu de tremblement des mains, exagéré par l'émotion que détermine notre visite, mais dû manifestement à des habitudes alcooliques anciennes.

Il n'y a sur les diverses parties du corps aucune contusion ou ecchymose ; à la région antérieure de la jambe gauche, la peau porte les traces d'un eczéma ancien.

Sur la peau du visage se trouvent quelques érosions entourant de petits boutons d'acné et dues probablement au grattage.

On note seulement sur les mains deux petites érosions cutanées. L'une siège au niveau de l'articulation métacarpo-phalangienne de l'index de la main gauche, un peu courbée, mesurant 5 à 6 millimètres. Elle est couverte d'une croûte rouge brunâtre. B... dit qu'elle résulte d'une coupure faite par un verre le 2 novembre. Cette assertion est possible. En admettant que l'érosion résulte d'un coup d'ongle, ce qui est également possible, il faut remarquer que ce coup aurait été fait par l'application d'un ongle perpendiculairement appliqué, qui n'aurait ensuite laissé aucune traînée, ce qui serait exceptionnel.

Sur la main droite, au niveau de la première articulation du pouce, la peau présente l'autre petite érosion, rectiligne, sans caractères particuliers.

Conclusions. — 1° Il n'y a sur le corps de B... aucune trace de contusion ou de lutte.

2° Les érosions qui siègent sur les mains peuvent résulter de coups d'ongles, mais on ne saurait l'affirmer.

19. Assassinat. Strangulation à la main. — I. *Autopsie de la femme D...* — Je soussigné, Paul Brouardel, commis par M. Émile Guichenot, juge d'instruction près le tribunal de première instance du département de la Seine, en vertu d'une ordonnance, en date du 31 mars 1886, ainsi conçue :

« Vu la procédure commencée contre :

« R... (Joseph-Pierre-Marie), vingt-neuf ans, détenu ;

« F... (Joseph), vingt-six ans, détenu ;

Inculpés d'assassinat.

« Attendu la nécessité de constater judiciairement l'état où se trouve en ce moment le cadavre de la veuve D..., déposé à la Morgue, et de procéder à l'autopsie.

« Ordonnons qu'il y sera procédé par M. Brouardel, docteur en médecine, lequel, après avoir reconnu l'état où se trouve le cadavre de la veuve D... et après autopsie, recherchera si la nature et le siège des blessures et des contusions n'indiquent pas que pendant que l'un des meurtriers se servait du foulard, l'autre maintenait la victime par les jambes. »

Serment préalablement prêté, ai procédé à cette autopsie le 31 mars 1886.

Le cadavre est celui d'une femme de taille moyenne, paraissant vigoureuse et âgée de trente-sept ans environ. La rigidité cadavérique a complètement disparu, la putréfaction n'est pas commencée.

Ce cadavre est habillé : 1° d'une jupe en étoffe noire ; la poche droite est déchirée et la couture est arrachée. Dans la poche se trouve un mouchoir à carreaux ; 2° d'une camisole à petits carreaux, puis d'une deuxième camisole blanche ; 3° d'une chemise sale et marquée M. A. ; 4° d'un gilet de flanelle sans marque.

Les parties latérales et postérieures du corps présentent de petites plaques d'un pointillé hémorrhagique très fin.

Sur les différentes parties du corps on constate les traces de violences suivantes :

Face. — *a* Sur la peau qui recouvre la bosse frontale droite, une ecchymose recouverte d'une plaque parcheminée doublée d'une suffusion sanguine très épaisse.

b Au niveau de l'os malaire droit (os de la pommette) une lésion analogue doublée également d'une suffusion sanguine mesurant 4 centimètres de diamètre.

c Sur la joue gauche six petites érosions inégales non doublées d'une suffusion sanguine. Deux de ces érosions, les plus grandes 2 centim., sont presque verticales et siègent au niveau de l'os malaire, une autre sur la paupière inférieure, une quatrième à 2 centimètres en dehors de la commissure labiale et les deux dernières sur la joue ; un peu en dedans de l'os malaire, et dans le tissu cellulaire sous-cutané se trouve une suffusion sanguine ne correspondant pas aux érosions.

d Sur le bord libre de l'aile droite du nez une petite érosion de forme onguéale.

e Sur la lèvre supérieure et à droite, une ecchymose doublée d'une suffusion sanguine.

f Il n'y a pas d'ecchymoses sous-conjonctivales.

g Sous le menton se trouve un petit pointillé hémorrhagique.

Cou et thorax. — A la partie antérieure du larynx on voit trois érosions de forme onguéale dont une mesure 18 millimètres de longueur, et les deux autres 12 millimètres.

En avant du muscle sterno-cléido-mastoïdien gauche, une petite érosion mesurant 7 à 8 millimètres.

Toutes ces petites érosions sont doublées d'une légère suffusion sanguine.

Sous la peau des deux omoplates se trouve une ecchymose de 4 ou 5 centimètres de diamètre, doublée d'un épanchement sanguin.

Membres supérieurs. — *Droit.* — A la partie antérieure et externe du bras droit cinq taches légèrement rougeâtres paraissant faites par l'application d'extrémités de doigts sanguinolents. Ces taches disparaissent par le lavage.

A la partie interne du coude, au niveau de l'épitrochlée, une ecchymose assez étendue, doublée d'une suffusion sanguine, couvrant l'olécrâne et l'épitrochlée et mesurant 6 centimètres.

Au-dessous du coude sur la face interne de l'avant-bras, une petite ecchymose.

A la région externe du coude, une longue estafilade mesurant 7 centimètres de longueur, superficielle et rappelant une égratignure faite avec un ongle ou une épingle.

En avant du biceps droit, une petite suffusion sanguine san ecchymose cutanée.

Sur la face dorsale de la main droite, une petite ecchymose au niveau du quatrième métacarpien et une autre au niveau de la deuxième phalange du troisième doigt. Ces ecchymoses sont doublées d'une suffusion sanguine.

Gauche. — A la région postérieure du coude gauche se trouve une petite suffusion sanguine. Au-dessous du coude on trouve une suffusion sanguine mesurant 1 centimètre et demi de diamètre.

Les ongles des doigts des deux mains ne sont pas cassés.

Membres inférieurs. — *Gauche.* — A la partie antérieure de la cuisse gauche se trouve une petite érosion superficielle de 1 centimètre et demi de largeur sur 3 centimètres de longueur, légèrement ecchymotique.

Sur le genou gauche, deux petites ecchymoses très superficielles non doublées par une suffusion sanguine.

A la partie interne du tibia gauche une petite ecchymose doublée d'une suffusion sanguine. A la partie antérieure du tibia une petite ecchymose superficielle sans suffusion sanguine.

Droit. — A la région antérieure du tibia droit se trouve une petite érosion superficielle légèrement ecchymotique.

Ouverture du corps. — Sur le cuir chevelu trois cicatrices blanches, nacrées et anciennes, linéaires.

Sous le cuir chevelu de nombreuses ecchymoses sous-épicrâniennes, surtout à droite.

Les fibres du muscle temporal droit sont infiltrées de sang coagulé. Il en est de même pour le muscle temporal gauche.

Les os du crâne ne sont pas fracturés.

Il n'y a pas d'épanchement dans la cavité de l'arachnoïde, ni d'ecchymoses dans les mailles de la pie-mère. Le cerveau n'est pas très congestionné, il se décortique facilement. On ne constate ni lésion, ni tumeur du cerveau, du bulbe ou du cervelet.

L'œsophage est sain.

La trachée est remplie de spume sanguinolente.

Il n'y a pas d'épanchement dans les plèvres, ni d'ecchymoses sous-pleurales. Le poumon gauche présente quelques adhérences. Les poumons sont congestionnés, mais leur tissu surnage dans l'eau. Il n'y a pas de tubercules.

Le péricarde est vide. On constate sur le cœur la présence d'une petite ecchymose sous-péricardique. Les cavités du cœur sont absolument vides de sang. Les valvules sont saines.

L'estomac renferme une certaine quantité de bouillie alimentaire absolument digérée. Sa muqueuse est saine.

Le foie est un peu gros ; la vésicule biliaire ne contient pas de calculs.

La rate est saine et non diffluente.

Les reins sont sains, ils se décortiquent facilement ; ils présentent quelques petits kystes.

Les intestins paraissent sains.

La vessie est vide.

Les parois de l'utérus présentent quelques petits corps fibreux avec adhérences péritonéales anciennes. L'utérus est le siège d'un catarrhe muco-purulent. Les ovaires sont le siège d'une dégénérescence kystique commençante. Les trompes sont remplies de muco-pus.

Conclusions. — 1° Les érosions onguéales qui siègent sur la peau du cou en avant du larynx, la spume bronchique, l'état de vacuité du cœur, la congestion des poumons et le petit piqueté hémorrhagique constaté sur la peau des épaules et celle du menton, montrent que la mort est le résultat d'une strangulation. Celle-ci a probablement été pratiquée à l'aide d'un lien assez large, tel qu'un foulard, et de la main.

2° Les traces de violences constatées sur la face et dans les deux muscles temporaux proviennent de contusions. Celles-ci ont eu pour effet d'étourdir la victime ; quelques-unes d'entre elles, celles de la joue droite, peuvent résulter d'une chute.

3° Les autres lésions constatées sur les différentes parties du corps ne suffisent pas pour démontrer nécessairement qu'une lutte a précédé la strangulation.

Les ecchymoses et suffusions du coude et des régions dorsales qui couvrent les omoplates sont le résultat d'une chute.

II. *Examen des inculpés.* — Je soussigné, Paul Brouardel, commis par M. Émile Guichenot, juge d'instruction près le tribunal de première instance du département de la Seine, en vertu d'une ordonnance, en date du 1er avril 1886, ainsi conçue :

« Vu la procédure commencée contre :

« R... (Joseph-Pierre-Marie), vingt-neuf ans ;

« F... (Joseph), vingt-six ans, dit Pas-de-Chance ;

« Détenus à Mazas, inculpés d'assassinat.

« Attendu la nécessité de constater judiciairement l'état où se trouvent en ce moment les nommés R... et F...

« Ordonnons qu'il y sera procédé par M. Brouardel, lequel après avoir reconnu l'état où se trouvent les nommés F... et R..., recherchera quelle peut être l'origine des écorchures ou cicatrices qui seront constatées sur eux et notamment si elles ne peuvent pas résulter de la résistance que la veuve D... leur aurait opposée. »

Serment préalablement prêté, ai procédé à cet examen le 4 avril 1886.

I. *Examen de F... (Joseph).* — Le sieur F... (Joseph), âgé de vingt-six ans, est grand et paraît vigoureux. Il porte à la partie médiane du front les mots « pas de chance » tatoués en bleu.

A la région sus-hyoïdienne gauche on constate une cicatrice ancienne et nacrée, résultant de l'ouverture d'un abcès.

Sur la ligne médiane du cou se trouve une cicatrice linéaire, rougeâtre et récente, mesurant 10 centimètres de longueur environ, résultant d'une opération qui aurait été pratiquée en cette région, au mois de janvier dernier, par M. le docteur Péan (ablation du corps thyroïde).

Sur la peau de la région latérale droite du cou se trouvent deux petites érosions superficielles et récentes, parallèles et mesurant 2 ou 3 centimètres de longueur.

En arrière de l'oreille gauche se trouve une toute petite érosion.

Sur la face dorsale de la main droite on trouve deux petites érosions, paraissant un peu plus anciennes que les précédentes et siégeant sur les deuxième et troisième doigts.

On ne constate aucune érosion ou trace de violences sur les différentes autres parties du corps.

II. *Examen de R... (Joseph).* — Le sieur R... (Joseph), âgé de vingt-neuf ans, est grand et vigoureux. Il porte sur la face les cicatrices d'une variole ancienne.

Sur la peau du coude gauche et de la jambe droite, se trouvent des plaques de psoriasis.

Sur la face dorsale de la main droite se trouvent deux petites croûtes siégeant, l'une, près du poignet et à la partie médiane ; l'autre, sur la tête du troisième métacarpien.

On ne constate aucune trace de violences sur les autres parties du corps.

Conclusions. — 1° Les petites érosions constatées sur les régions latérales droite et gauche du cou de F... (Joseph), paraissent résulter d'égratignures faites avec des ongles ou un corps analogue et remontent à quatre ou cinq jours environ.

2° Les autres érosions constatées sur la face dorsale des mains des deux inculpés paraissent remonter à une dizaine de jours environ.

20. Assassinat. Strangulation à la main. — Je soussigné, Paul Brouardel, commis par ordonnance de M. E. Ferey, juge d'instruction, serment préalablement prêté, ai procédé, le 13 octobre 1878, à l'autopsie du cadavre de L... (Étienne-Honoré), cinquante-sept ans, afin de rechercher les causes de la mort et de constater tous indices de crime ou délit.

I. *Autopsie du cadavre de L... Étienne-Honoré, âgé de cinquante-sept ans.* — I. *Examen des parties extérieures.* — Le cadavre est celui d'un homme d'apparence vigoureuse, fortement musclé. La rigidité cadavérique a disparu, mais la putréfaction n'est pas commencée. A la partie postérieure du tronc on note des lividités cadavériques. Les yeux ont conservé leur forme et leur consistance presque normales.

La peau du cadavre porte un grand nombre de lésions qui siègent plus spécialement à la face, au cou, sur le tronc, et les membres supérieurs.

a. *Lésions siégeant à la face.* — A *droite*, depuis la région temporale jusqu'à la partie inférieure de la joue, on trouve vingt-cinq échorchures superficielles, n'intéressant que les couches externes du derme. Elles sont toutes recouvertes par de petites croûtes noirâtres formées par du sang desséché. Elles sont allongées, un peu courbes, la concavité du plus grand nombre est dirigée en haut, à gauche et vers la ligne médiane. Les plus grandes mesurent environ 2 centimètres, les plus petites 2 à 3 millimètres. Quelques-unes sont absolument linéaires, le plus grand nombre a 2 à 3 millimètres de largeur.

Sur cette même joue droite, à 1 centimètre en dehors de la commissure labiale, il existe une empreinte analogue plus large et plus longue. Elle mesure 4 à 5 centimètres, elle a la forme d'un fer à cheval dont la concavité regarderait en haut et à gauche.

Entre ces diverses écorchures on aperçoit quelques petites ecchymoses dont les bords sont peu arrêtés.

Dans le tissu cellulaire qui double ces diverses lésions il n'y a pas de sang extravasé.

A gauche. — On voit une large plaque parcheminée dont l'épiderme n'est pas soulevé. Cette plaque occupe la région malaire, la joue, la région parotidienne, la partie antérieure de la fosse temporale. Au niveau de l'orbite cette plaque a deux prolongements, l'un occupe le tiers externe de l'arcade sourcilière, l'autre le tiers externe du rebord osseux inférieur de l'orbite formé par l'os malaire. Les paupières sont intactes.

Sur les bords de cette plaque on trouve des ecchymoses diffuses qui la cernent dans toute son étendue. Dans le tissu cellulaire, qui la double, il n'y a pas de sang extravasé.

L'oreille gauche présente à la partie postérieure et supérieure de la conque une plaque parcheminée de 2 centimètres. En repliant la partie supérieure de l'oreille sur son bord antérieur, on voit que cette plaque se continue avec celle de la joue. Elle doit résulter de la même pression que celle de la face. Sur le bord de la conque, il y a deux ou trois petites éraillures.

Lèvres. Langue. — Sur le bord de la lèvre inférieure on voit deux plaques parcheminées, allongées, ayant 1 centimètre et demi. A sa face postérieure, à un demi-centimètre du bord libre et à gauche, on note une coupure peu profonde dont la concavité a la même forme et la même dimension que la concavité creusée par la pipe sur la canine et l'incisive supérieures de ce côté. En ce point les dents ont leur bord tranchant.

A la lèvre supérieure et à droite, se voient trois empreintes irrégulières, formant de petites écorchures à bords mâchés.

A la langue, près de la pointe (à une distance de 1 à 1 et demi-centimètre, sur le bord gauche, on trouve deux petites morsures.

Yeux. — Sur la conjonctive oculaire de l'œil gauche on constate la présence de plusieurs petites ecchymoses. Une d'elles, assez large, siège sur le bord gauche de la cornée et occupe les couches superficielles de la sclérotique. Les autres sont de petites ecchymoses punctiformes intra-conjonctivales. L'œil droit ne présente rien de notable.

b. Lésions siégeant sur le cou. — A la région sus et sous-hyoïdienne droite, au niveau du bord antérieur du sterno-mastoïdien, à 5 et 6 centimètres de la ligne médiane, il existe dix empreintes analogues à celles de la joue droite; elles sont plus régulièrement linéaires et moins larges que celles de la face; quatre d'entre elles sont placées sur une courbe irrégulière, dont la concavité regarde vers la ligne médiane.

A gauche, à 1 centimètre au-dessous de l'angle de la mâchoire inférieure, on trouve une empreinte parcheminée, ayant 3 centimètres à 3 centimètres et demi dans tous les sens.

Il n'y a pas de sang extravasé dans le tissu cellulaire qui double la peau de ces diverses lésions.

A gauche, à 2 centimètres en arrière et au-dessous de l'apophyse mastoïde, se trouve une écorchure longue de 2 centimètres, rectiligne, verticale et linéaire.

c. Lésions siégeant sur le cuir chevelu. — Après avoir coupé les cheveux on ne constate sur le cuir chevelu, ni plaie, ni écorchure. En enlevant la peau on trouve une suffusion sanguine au niveau de la région frontale supérieure gauche, près du pariétal ; elle mesure 5 à 6 centimètres dans ses différents diamètres.

Le muscle temporal gauche est le siège d'une large collection sanguine qui dissocie les faisceaux musculaires dans un espace de 5 à 6 centimètres.

d. Lésions siégeant sur le tronc. — A la partie moyenne et au niveau du bord inférieur de la clavicule droite on voit une ecchymose transversale de 3 à 4 centimètres de longueur.

Les parties supérieures du tronc, surtout la région dorsale, sont tatouées par un grand nombre de petites ecchymoses punctiformes. Elles se détachent très nettement, même sur les lividités cadavériques.

Sur la région épigastrique on remarque une empreinte irrégulière, ayant une étendue de 10 centimètres sur 9; dans une de ses moitiés l'épiderme est soulevé, dans l'autre moitié l'épiderme est adhérent et forme avec le derme une plaque parcheminée. Elle n'est pas tachetée par un pointillé sanguin, le tissu cellulaire sous-jacent ne contient pas de sang extravasé.

Au niveau de la pointe de l'omoplate gauche la peau est doublée par une ecchymose profonde ayant 2 centimètres de diamètre.

On ne trouve pas de pointillé ecchymotique dans les muscles de la partie antérieure du thorax.

La verge et le scrotum sont dans leur état normal. L'urèthre ne contient pas de sperme.

L'anus n'est pas déformé. Il est souillé par la présence de matières fécales noirâtres.

c. *Membres supérieurs* — Le bras gauche présente des ecchymoses multiples avec suffusion sanguine assez considérable dans le tissu cellulaire sous-cutané. Ces ecchymoses sont larges et pénètrent profondément. Une d'elles siège en avant de la partie antérieure et moyenne du bord externe du biceps, à quelques centimètres plus haut il s'en trouve une autre un peu plus petite. Deux autres ecchymoses assez considérables siègent en arrière du biceps et s'étendent presque dans tout le tiers moyen du bras. Une ecchymose assez petite occupe le sillon formé par le bord postérieur du deltoïde près de son insertion humérale.

Enfin deux petites ecchymoses siègent l'une sur la saillie formée par l'épitrochlée, l'autre sur la saillie formée par la tête du radius.

Des ecchymoses identiques comme siège et comme étendue occupent les mêmes régions du bras droit. Il manque l'ecchymose placée près de l'insertion du deltoïde et l'ecchymose qui correspond à tête du radius.

En se plaçant en face du cadavre, la main gauche sur le bras droit de la victime, la main droite sur le bras gauche, les deux pouces sur les ecchymoses qui correspondent aux biceps, les autres doigts des deux mains recouvrent exactement les ecchymoses placées sur les biceps en arrière du bras. Ces rapports ne sont absolument exacts que pour une main assez grande.)

A l'*avant-bras droit* on voit une ecchymose assez large sur la face postérieure de l'extrémité inférieure du radius.

La *main droite* porte une écorchure d'un demi-centimètre avec un petit lambeau formé par l'épiderme et les couches superficielles du derme au niveau de la partie postérieure de l'extrémité inférieure du quatrième métacarpien.

La *face postérieure de la main gauche* présente quatre petites écorchures ecchymotiques et une autre écorchure linéaire à la face postérieure de la première phalange du pouce.

Dans la paume des deux mains existent des durillons professionnels.

Les faces postérieures des ongles de l'index et du médius de la main droite et du pouce de la main gauche sont rayées par des stries transversales non encore incrustées de saleté. Il semble qu'elles ont été récemment frottées comme par du papier de verre, par un sol sablonneux, par exemple. Sous les ongles on ne trouve ni cheveux ni sang. Les membres inférieurs ne présentent ni écorchure, ni ecchymose, ni plaie.

II. Les os du crâne ne sont pas fracturés.

Les méninges un peu congestionnées se décortiquent facilement. Les vaisseaux de l'encéphale sont remplis de sang. Les surfaces des troisième et quatrième ventricules sont le siège d'un léger piqueté hémorrhagique.

III. La bouche, l'œsophage, l'estomac et les intestins ne présentent aucune lésion. L'estomac renferme 300 grammes environ d'une masse chymeuse, rougeâtre, dans laquelle on distingue des morceaux de pain et de nombreux débris de cornichons. Cette masse exhale une forte odeur de vin. La muqueuse stomacale renferme des suggillations ecchymotiques.

Le foie est normal, il n'est pas en dégénérescence graisseuse. La rate est assez grosse.

Les reins sont sains, ils se décortiquent facilement.

Les cartilages du larynx ne sont pas fracturés.

IV. La muqueuse de la trachée et des bronches est rouge, mouchetée par un grand nombre de petites taches ecchymotiques et de la spume rougeâtre un peu visqueuse.

Il n'y a pas d'adhérences pleurales, il n'y a pas de liquide dans les plèvres.

Les deux plèvres pulmonaires, surtout au niveau des lobes inférieurs et près de la racine des bronches, sont mouchetées par des ecchymoses sous-pleurales extrèmement abondantes. L'insufflation des poumons ne les fait pas disparaître.

Sur les plèvres pariétales on trouve également cinq à six ecchymoses.

Les deux lobes inférieurs des poumons sont occupés chacun par un foyer apoplectique considérable, entouré par une zone de tissu très congestionné. Les fragments jetés dans l'eau plongent immédiatement.

Le cœur est sain, sur la face antérieure du ventricule gauche et sur sa face postérieure se voient des ecchymoses sous-péricardiques assez nombreuses. Les cavités du cœur sont remplies, ainsi que les gros vaisseaux, par du sang noir, visqueux, sans caillot.

Les autres organes sont dans leur état normal. La vessie est pleine d'urine.

Conclusions. — 1° La mort de L... est le résultat d'une asphyxie produite par la strangulation et la suffocation. Cette asphyxie a été déterminée par l'occlusion à la main des voies aériennes.

Elle a pu être plus prompte ou plus facile, si L... était en état d'ivresse au moment où le crime a été accompli.

2° Les lésions sont si multiples, elles ont des caractères si différents, les unes annonçant la puissance de mains sûres d'elles-mêmes, comme les ecchymoses des bras, les autres décelant la violence de mains acharnées, mais peu certaines de leurs actes, se déplaçant constamment comme les lésions de la face et du cou, que pour les expliquer il faut se placer en face de deux hypothèses :

a) Elles ont pu être faites par une seule personne si la lutte a eu une longue durée, ou des actes successifs compris dans un espace de temps qui ne saurait dépasser vingt à trente heures.

b) Ou bien elles ont pu être produites en un seul temps, simultanément, mais alors par deux individus, dont l'un aurait maintenu L... à terre, les mains sur ses bras, tandis que l'autre aurait appliqué l'une de ses mains la gauche) sur le cou et l'autre la droite sur la bouche de la victime, labourant la joue droite à coups d'ongles.

II. *Examen de la femme L...* — Je soussigné, Paul Brouardel, commis par ordonnance de M. E. Ferey, juge d'instruction, serment préalablement prêté, ai procédé, le 14 octobre 1878, à l'examen de la femme L..., née G... (Adélaïde-Marguerite), âgée de cinquante-cinq ans, inculpée d'avoir volontairement porté des coups et fait des blessures ayant occasionné la mort.

Cette femme, très vigoureuse, grande, paraît d'une bonne santé ; elle ne porte les marques d'aucune maladie antérieure ou actuellement en évolution. Elle a une volubilité de paroles qui s'explique soit par une excitation passagère due aux événements qui ont précédé son incarcération, soit par des habitudes alcooliques.

Cette supposition se trouve justifiée par un tremblement très net des mains.

On note sur son corps les traces de violences récentes. Elles sont ainsi réparties :

1° *A la face*, à la paupière inférieure gauche une petite écorchure de 2 à 4 millimètres d'étendue, couverte par une petite croûte de sang desséché.

Sur le côté droit du nez, une petite écorchure analogue.

2° *Autour du coude droit*, une vaste ecchymose noirâtre, dont les bords ont déjà une teinte jaunâtre assez prononcée, entoure toute la partie externe du coude très tuméfié. Cette eccchymose mesure 15 centimètres sur 8.

3° A la partie postérieure moyenne et externe du *bras gauche* on trouve une ecchymose large de 6 à 7 centimètres dans tous les sens, ayant la même couleur que la précédente.

4° Le *genou gauche* présente en avant de l'articulation et au-dessous de la rotule une teinte ecchymotique diffuse, rougeâtre, qui ne disparaît pas par la pression et dont la couleur tranche nettement avec celle du genou droit.

5° A la jambe droite, au-dessus du mollet, quelques taches violacées causées par des varices anciennes.

Les autres parties du corps, notamment les mains, ne présentent ni écorchure, ni plaie, ni éraillure.

Les ongles sont courts, excepté ceux du quatrième et du cinquième doigt, qui sont taillés un peu en pointe. Les ongles des autres doigts rappellent l'aspect des ongles rongés par les dents ; la femme L... rapporte leur brièveté à l'usure produite par le dé à coudre, l'index est marqué de nombreuses piqûres d'aiguilles.

L'examen des saletés noirâtres placées sous les ongles ne révèle la présence ni de cheveux, ni de sable.

Conclusions. — 1° La femme L... présente sur diverses parties du corps de nombreuses traces de violences.

2° Les unes (celles de la face) présentent les caractères d'écorchures faites avec les ongles.

3° Les autres, notamment celles du bras, résultent de coups portés par des corps contondants.

4° La teinte ecchymotique du genou gauche, diffuse et assez large, n'a pas les caractères des ecchymoses par choc d'un corps contondant violemment appliqué. Elle peut être le résultat d'un frottement énergique et prolongé.

5° Toutes ces lésions ont une coloration analogue qui permet d'affirmer qu'elles sont contemporaines et doivent dater de

trois ou quatre jours au moment de notre examen, c'est-à-dire du
10 au 11 octobre.

6° L'excitabilité de la femme L... et le tremblement des mains
révèlent des habitudes alcooliques anciennes.

21. Assassinat. Strangulation à la main. — Je soussigné, Paul
Brouardel, commis par ordonnance de M. Delahaye, juge d'instruction près le tribunal de la Seine, en date du 20 décembre 1877, à
l'effet de rechercher les causes de la mort de la veuve C... Méla-
nie, âgée de soixante-dix-sept ans, demeurant à Neuilly, serment
préalablement prêté, me suis transporté à la Morgue le 21 décembre à onze heures et, en la présence de ce magistrat, j'ai
fait les constatations et l'autopsie dont les détails suivent :

A. *Examen extérieur.* — Le cadavre est celui d'une femme vigoureuse, grasse, paraissant de quelques années moins âgée
qu'elle ne l'est réellement.

La rigidité cadavérique, qui était complète la veille au soir au
moment de l'expertise faite au domicile de la victime, a disparu
dans les membres ; elle ne persiste plus que dans les muscles de
la mâchoire inférieure, celle-ci est encore fortement appliquée
contre la mâchoire supérieure.

La peau de la face, du cou, de la partie supérieure du thorax,
est congestionnée, rouge ; elle est le siège de lividités cadavériques
violacées très marquées, sur lesquelles se détachent par leur couleur de petites ecchymoses très nombreuses, plus petites à la face
que sur les épaules.

Les paupières sont fermées, bouffies ; les conjonctives sont piquetées par de petites ecchymoses analogues aux précédentes.

Le nez est aplati, sa pointe se dirige vers le côté gauche. Le
cartilage de la cloison est faussé, il reprend de lui-même sa position vicieuse quand le nez a été redressé. Par l'orifice des fosses
nasales il coule une sérosité muco-sanguinolente qui souille une
partie du visage.

Les lèvres sont aplaties, entr'ouvertes, collées contre les arcades
dentaires. La langue, fortement serrée entre les dents, fait entre
les lèvres une saillie assez considérable.

La peau de la face et celle du cou sont le siège de stigmates importants. A la face, on trouve cinq excoriations linéaires, brunâ-
tres, au niveau desquelles la peau est dure, parcheminée.

De ces excoriations, deux très petites siègent sur le bord saillant
du menton ; deux autres, un peu plus grandes, ayant 3 ou 4 millimètres de longueur, siègent sur la lèvre inférieure au niveau de
la commissure gauche des lèvres ; la cinquième, qui mesure près

de 2 centimètres, siège au-dessous et en dehors de la paupière inférieure droite, à environ 3 centimètres du bord libre des paupières. Cette dernière forme un sillon à concavité tournée en bas et à gauche, son fond est coloré par du sang extravasé.

Sur la peau du cou, on constate dans le pli qui unit le cou à la tête, sur le côté gauche, une empreinte qui siège à 5 centimètres de la ligne médiane, dans l'espace qui sépare l'extrémité supérieure du cartilage thyroïde, de l'os hyoïde, sur le bord antérieur du muscle sterno-cléido-mastoïdien. Cette empreinte est brunâtre, parcheminée, un peu allongée transversalement, ayant dans ce sens un centimètre de longueur. A droite, dans le point symétriquement correspondant à cette empreinte, on ne voit ni excoriation, ni stigmate analogue ; mais à 4 centimètres de la ligne médiane la région est déprimée, les contours de cette dépression sont mal limités, mais l'enfoncement est cependant très manifeste et persistant.

Les autres régions de la peau du cou, en avant, sur les côtés et en arrière, ne présentent aucune altération, pas de sillon, pas de changement de coloration, de consistance ni de structure.

La dissection de la peau de la face et du cou montre quelques petites taches de sang dans les mailles du tissu cellulaire, et entre les fibres musculaires ; mais il n'y a pas au cou et notamment au niveau de la région laryngée, d'épanchement de sang notable.

Sous les stigmates de la face, le derme de la peau contient, dans ses mailles profondes, de petits caillots sanguins ; l'écorchure placée près de l'œil droit est doublée d'un caillot ayant 3 à 4 millimètres d'épaisseur. A la tache parcheminée du cou ne correspond au contraire aucun caillot sanguin, ou pointillé sanguinolent.

La peau du cuir chevelu, après section des cheveux, ne laisse apercevoir ni modification de couleur, ni écorchure. Détachée par le scalpel, elle est, dans ses parties profondes et dans le tissu cellulaire qui la double, criblée de petites taches sanguines. Au niveau de la bosse pariétale gauche, il existe une infiltration du tissu cellulaire par un liquide séreux, faiblement sanguinolent, à consistance gélatineuse. Le muscle temporal gauche est infiltré de véritables foyers de sang, ses fibres sont dissociées, il semble avoir subi une attrition très intense. A droite, au niveau de la bosse pariétale et du muscle temporal, on ne trouve rien de semblable, il n'y a de notable que le pointillé hémorrhagique que nous avons déjà noté sous le cuir chevelu.

A la partie postérieure de l'avant-bras droit, au niveau de la face postérieure de l'olécrâne, l'épiderme est légèrement excorié, mais non détaché, la peau n'est pas parcheminée. Un incision pratiquée en ce point montre que la peau est doublée par un petit épanchement sanguin. Dans la région symétrique de l'avant-bras gauche, on ne trouve pas d'excoriation de l'épiderme, mais il existe un petit caillot sanguin ayant exactement les mêmes caractères que le précédent.

La région postérieure des deux mains, dans sa partie externe, depuis la ligne du poignet jusqu'à la racine du pouce est maculée par une tache rougeâtre, large de 3 à 4 centimètres, longue de 5 à 6 centimètres, elle a été faite par un liquide sanguinolent, mais non par du sang pur tel que celui qui coulerait d'une plaie. La partie la plus voisine du poignet est celle dans laquelle la coloration est le plus foncée, vers le pouce celle-ci va en disparaissant progressivement. Il semblerait que les mains ont essuyé une partie d'où s'écoulait un liquide ensanglanté, ou au contraire qu'elles ont été essuyées par un linge ou une éponge ensanglantés.

Les doigts et les ongles ne présentent rien de notable (ni coupure, ni cheveux).

L'orifice vaginal laisse suinter un peu de muco-pus. L'orifice anal n'offre aucune déformation. On y voit deux saillies hémorrhoïdaires flétries.

Sur les autres parties du corps il n'existe ni plaies, ni écorchures, ecchymoses ou contusions.

B. *Examen des parties profondes.* — La voûte du crâne est enlevée à la scie. Après avoir séparé la dure-mère des os, on ne constate de fracture ni sur la voûte, ni sur la base (voûtes orbitaires, rochers, fosses temporales).

Les enveloppes du cerveau sont très congestionnées, mais elles se détachent facilement du cerveau. Les artères sont souples, non athéromateuses. Les sinus de la dure-mère laissent écouler un sang noir, épais, de consistance presque sirupeuse.

L'encéphale est uniformément congestionné, il est piqueté de sang, mais on n'y trouve aucune lésion et spécialement pas de foyer hémorrhagique.

La langue, examinée après section à la scie du maxillaire inférieur sur la ligne médiane, porte l'empreinte des dents fortement incrustées dans son épaisseur, mais on ne découvre aucune plaie ou écorchure de la muqueuse.

La voûte du palais et le pharynx sont dans leur état normal.

L'os hyoïde n'est pas brisé. Les cartilages du larynx sont intacts. Le larynx et la trachée contiennent des mucosités épaisses, finement aérées; les bulles d'air ne disparaissent pas complètement après l'ouverture de ces organes. Leur muqueuse est tachetée de points rouges.

Les poumons sont volumineux, le bord inférieur du poumon gauche est emphysémateux. Les plèvres, le péricarde, l'endocarde, ne présentent pas une seule ecchymose.

Incisés, les poumons sont de couleur rouge sombre dans leur partie supérieure. Le lobe moyen du poumon droit et presque tout le poumon gauche offrent une surface de section presque noirâtre, formée par du sang épais, qui coule à peine et a une consistance sirupeuse. Les poumons sont peu crépitants, peu aérés. Il n'y a pas de foyer d'apoplexie nettement limité.

Les quatre cavités du cœur et les gros vaisseaux ne contiennent pas un seul caillot. Le sang qu'ils renferment présentent les caractères signalés dans les poumons. Les valvules et le muscle cardiaque sont sains.

La peau de la paroi abdominale est doublée par un pannicule adipeux qui ne mesure pas moins de 6 centimètres d'épaisseur. Les muscles de l'abdomen et du thorax ne sont pas le siège du piqueté hémorrhagique que nous avons noté à la tête. Il existe une hernie ombilicale ancienne, sans importance.

L'estomac contient une substance grisâtre, d'apparence graisseuse ; celle-ci ne présente aucune trace de coloration qui pourrait être due à l'ingestion de vin ou de café. Nous la recueillons dans un bocal pour la soumettre à l'analyse chimique et microscopique. Les parois de l'estomac sont grisâtres, elles sont tachetées par quelques petites taches ecchymotiques.

Quelques parties de cette substance ont pénétré dans le duodénum et le jéjunum, on n'en trouve plus dans la moitié inférieure de l'intestin grêle.

Le foie est congestionné. Les reins le sont également. De plus, la substance corticale de ces derniers est atrophiée, leur capsule est un peu adhérente en certains points. Mais on ne trouve pas les caractères d'une lésion ancienne du rein, de la maladie de Bright en particulier.

Les organes génitaux internes sont sains. Les ovaires flétris ne contiennent pas de corps jaunes. On recueille sur la muqueuse du vagin du muco-pus, d'ailleurs en petite quantité. En le portant sous le champ du microscope, on constate qu'il est formé par du mucus dans lequel on reconnaît facilement, par un grossissement de 300 diamètres, des cellules d'épithélium pavimenteux, un grand nombre de noyaux libres. Ces différents éléments présentent les caractères de l'épithélium du vagin. Malgré des examens multiples, on ne peut découvrir de spermatozoïdes entiers ou brisés, ni de cristaux de phosphate ammoniaco-magnésien.

La matière grisâtre contenue dans l'estomac, soumise à l'examen microscopique, est formée presque exclusivement par l'accumulation de grosses cellules adipeuses et par des débris de pain peu nombreux et déjà très altérés.

Les cellules adipeuses se dissolvent dans l'éther, et les débris de pain traités par une solution d'iodure de potassium à laquelle on ajoute quelques gouttes d'acide azotique donnent une coloration bleu manifeste. Cette matière est donc constituée par de la graisse et par du pain presque digéré. L'état de transformation du pain et d'intégrité de la graisse semble assigner une date assez précise au dernier repas. Il a précédé la mort de plus d'une heure et certainement de moins de trois heures.

De ces diverses constatations, nous concluons :

1° La mort de la veuve C... est le résultat de la strangulation et de la suffocation. — La strangulation a été faite avec la main ; l'empreinte placée sur la partie gauche du cou est celle qu'a laissée la pression du pouce.

L'occlusion des voies aériennes a été produite par l'application de la main sur la face de la victime, application violente, ayant écrasé le nez et aplati les lèvres. L'empreinte placée sous l'œil droit est celle de l'ongle d'un doigt.

La forme de cette empreinte, dont la concavité est dirigée en bas et à gauche, indique que le meurtrier était placé à la gauche de sa victime, la main droite sur la face, le pouce gauche sur la région gauche du cou de cette femme.

2° Le siège et les caractères de ces diverses empreintes, l'absence de toute trace d'une compression circulaire du cou, excluent d'une façon absolue l'hypothèse d'un suicide.

3° La veuve C... a été frappée, au niveau de la région temporale gauche, par un coup violent, à l'aide d'un instrument contondant, tel que le poing. Ce coup a pu ne pas déterminer la mort, mais il a produit certainement un ébranlement cérébral, avec perte de connaissance plus ou moins complète.

C'est par cette perte de connaissance que peuvent s'expliquer : l'absence de toute trace de lutte ou de résistance et la chute brusque sur le dos, prouvée par la contusion symétriquement placée en arrière des deux coudes.

4° L'examen du liquide vaginal ne démontre pas qu'il n'y ait pas eu coït dans les dernières heures qui ont précédé la mort.

5° La disparition incomplète de la rigidité cadavérique doit faire penser que la mort remonte à environ quarante-huit heures.

6° L'examen des matières contenues dans l'estomac semble

prouver que la mort est survenue deux heures environ après le dernier repas.

22. Strangulation. Plaie du cou. — Je soussigné, Paul Brouardel, commis par M. Merle, juge d'instruction près le tribunal de première instance du département de la Seine, en vertu d'une ordonnance, en date du 22 octobre 1884, ainsi conçue :

« Vu la procédure commencée contre X..., X..., X..., inculpés d'assassinat et de vol.

« Attendu la nécessité de constater judiciairement l'état où se trouve actuellement le corps du sieur V... (Jean), actuellement déposé à la Morgue.

« Ordonnons qu'il y sera procédé par M. Brouardel, et serment par lui préalablement prêté entre nos mains.

« Lequel, après avoir reconnu l'état où se trouve ledit corps, en fera l'autopsie à l'effet de rechercher les causes de la mort. »

Serment préalablement prêté, ai procédé à cette autopsie le 26 octobre 1884.

Aspect extérieur. — Le cadavre est celui d'un homme bien constitué, âgé de cinquante-six ans, paraissant assez vigoureux. La putréfaction n'est pas commencée, la rigidité cadavérique n'existe plus.

Il existe sur les yeux de larges ecchymoses sous-conjonctivales.

Sur le côté droit du cou se trouve une plaie qui commence à 1 centimètre au-dessous de l'angle de la mâchoire, et s'étend transversalement en dedans sur une longueur de 6 centimètres. Cette plaie pénètre profondément, elle est à bords nets et réguliers ; sa lèvre inférieure est taillée en biseau aux dépens de la face interne. A 2 centimètres au-dessus de cette première plaie, s'en trouve une seconde qui lui est parallèle, mesure 5 centimètres de longueur et dont la profondeur ne dépasse pas l'épaisseur du derme.

Sur le cou, au niveau de la partie médiane du cartilage thyroïde, existe une plaie transversalement dirigée, longue de 3 centimètres, n'ayant intéressé que la partie superficielle du derme, et non doublée d'ecchymose.

On remarque au-dessous du larynx, sur les parties médiane et latérale droite du cou, dix érosions linéaires, les unes allongées et rectilignes, les autres légèrement curvilignes et mesurant seulement 3 à 5 millimètres de longueur. La forme et la disposition de ces érosions (qui sont représentées dans la photographie jointe au rapport) indiquent qu'elles ont été produites par des coups d'ongles. Au-dessous de toutes ces érosions existe un épanchement de sang coagulé.

On remarque encore un peu au-dessus de l'os hyoïde, une cicatrice ancienne, linéaire, transversalement dirigée, et longue de 10 centimètres.

Sur la face, il existe au niveau de la bosse frontale gauche une érosion linéaire, verticale, longue de 4 centimètres. Une autre érosion irrégulière se trouve sur le bord libre du pavillon de l'oreille droite, et une petite ecchymose derrière l'oreille gauche sur l'apophyse mastoïde; une autre ecchymose se remarque encore sur le bord droit du maxillaire inférieur.

Enfin, on note deux petites ecchymoses sur la main droite, au niveau de la tête des quatrième et cinquième métacarpiens; une autre ecchymose sur le coude gauche, et une autre, de 4 centimètres de diamètre, sur le creux poplité gauche (jarret).

Ouverture du corps. — En disséquant les diverses parties du cou, on constate que la plaie dont l'orifice extérieur a été décrit déjà, présente un trajet dirigé de haut en bas et un peu de droite à gauche. Ce trajet est creusé en grande partie dans l'épaisseur du muscle sterno-mastoïdien. La trachée n'est pas atteinte, non plus que l'artère carotide et la veine jugulaire; une des branches de ces vaisseaux a été probablement blessée, car il existe un abondant épanchement de sang coagulé sur tout le trajet de la blessure. Celle-ci mesure 10 centimètres de profondeur quand la tête est étendue).

Le larynx n'est pas fracturé, il est vide, ainsi que la trachée. L'os hyoïde n'est pas fracturé.

Le poumon droit est adhérent au thorax sur presque toute son étendue; le poumon gauche est libre; il ne présente pas d'ecchymoses sous-pleurales. Les deux poumons ne sont pas congestionnés et ne renferment pas d'écume.

Le cœur ne présente pas d'ecchymoses sous-péricardiques; il contient un peu de sang liquide. Ses valvules et ses parois sont saines.

L'estomac contient une petite quantité de débris alimentaires, parmi lesquels on reconnaît des morceaux de haricots verts. Ces débris sont teintés par la matière colorante du vin.

Les intestins ne présentent pas d'altérations pathologiques.

Le foie est gras, la capsule adhère aux parties voisines. Il n'existe pas de calculs dans la vésicule biliaire.

La rate et les reins sont sains, ainsi que les autres viscères abdominaux.

La vessie contient environ 100 grammes d'urine limpide.

Au-dessous du cuir chevelu existent plusieurs ecchymoses épi-crâniennes. On trouve une autre ecchymose, d'environ 4 centi-mètres de diamètre, au niveau de l'union du pariétal gauche avec l'occipital.

Les os du crâne ne sont pas fracturés.

Les méninges et le cerveau sont sains.

Conclusions. — 1° Le sieur V... a été atteint d'un coup de cou-teau sur le côté droit du cou; l'arme a pénétré de haut en bas et un peu de droite à gauche.

2° Cet homme porte en outre sur le cou de nombreuses traces de coups d'ongles indiquant qu'il a été étranglé avec les mains.

3° La mort a été la conséquence de la strangulation et de l'hé-morrhagie consécutive à la plaie du cou.

23. Strangulation à la main. — Je soussigné, Paul Brouardel, commis par M. Feuilloley, substitut de M. le procureur de la Ré-publique près le tribunal de première instance du département de la Seine, en vertu d'une ordonnance, en date du 22 février 1881, ainsi conçue :

« Vu les articles 32 et 43 du code d'instruction criminelle et le procès-verbal dressé le 21 février 1881 par M. le commissaire de police du quartier de Rochechouart, constatant l'envoi à la Morgue du cadavre de la nommée M..., dix-neuf ans.

« Commettons M. le D⁰ Brouardel, à l'effet de procéder à l'au-topsie du cadavre, de rechercher les causes de la mort et de cons-tater tous indices de crime ou délit. »

Serment préalablement prêté, ai procédé à cette autopsie le 23 février 1881.

Aspect extérieur. — Le cadavre est celui d'une femme d'une vingtaine d'années, bien constituée et paraissant assez vigoureuse. La putréfaction est à peine commencée.

Le corps présente les marques suivantes de violences :

Sur la *face*, les deux paupières de chaque œil et la racine du nez sont fortement ecchymosées, et le tissu cellulaire sous-jacent contient une quantité assez considérable de sang épanché, mais la peau n'offre ni déchirures, ni excoriations. Le bord libre de la lèvre inférieure présente sur sa partie médiane plusieurs petites plaies contuses, irrégulières, sorte de mâchures; de chaque côté de la ligne médiane, en des points qui correspondent aux dents canines supérieures, on trouve sur cette lèvre une petite déchirure con-tuse. La commissure labiale droite est ecchymosée. D'autres ecchymoses s'observent sur la face muqueuse de la lèvre supé-rieure, sur le bord libre des deux gencives et sur la pointe de la langue, dont la muqueuse est en même temps un peu déchirée. Le menton offre également une ecchymose qui s'étend profondément, et mesure 3 à 4 centimètres transversalement, 2 centimètres horizontalement.

En outre la peau du front et du pourtour des paupières est couverte de petites ecchymoses ponctuées, qu'on retrouve également au nombre de deux ou trois sur chaque conjonctive oculaire.

Sur le *cou*, on constate au niveau du larynx cinq petites érosions linéaires, sans forme déterminée, longues de 3 à 5 millimètres, non ecchymotiques. Sur le côté droit, on remarque neuf érosions linéaires dirigées les unes transversalement, les autres verticalement, et dont quelques-unes sont doublées d'un petit épanchement sanguin dans le tissu cellulaire sous-jacent; l'une de ces érosions, située au niveau du bord interne du sterno-mastoïdien, présente une forme curviligne qui s'adapte exactement à celle de l'extrémité d'un ongle. Du côté gauche du cou, on trouve deux érosions linéaires, sans ecchymoses, situées l'une sous l'angle de la mâchoire inférieure, l'autre sur la partie moyenne du sterno-mastoïdien. Les fesses et la partie postéro-inférieure des cuisses sont couvertes d'ecchymoses ponctuées.

Le reste du corps (notamment les mains), est exempt de toute autre trace de violences.

Ouverture du corps. — Le cuir chevelu est intact.

Les os du crâne ne sont pas fracturés. Les méninges et le cerveau sont congestionnés.

Le larynx et la trachée contiennent une spume épaisse, visqueuse, à bulles de dimensions moyennes et légèrement teintée en rouge. La muqueuse est congestionnée.

Les plèvres ne sont pas adhérentes: leurs cavités sont vides; à la base du poumon droit, on remarque plusieurs ecchymoses ponctuées. Les poumons sont volumineux et congestionnés, mais ils crépitent bien sous le doigt, et toutes leurs parties surnagent dans l'eau. A leur surface, on trouve plusieurs lobules emphysémateux.

Le cœur ne présente pas d'ecchymoses sous-péricardiques; l'oreillette droite renferme un petit caillot fibrineux; les autres cavités contiennent du sang noir et liquide. Les valvules sont saines.

Les parois des artères carotides n'offrent pas de déchirure, ni de contusion.

La muqueuse œsophagienne présente plusieurs ecchymoses.

L'estomac renferme environ 200 grammes de matières presque complètement digérées. Les parois sont saines.

Il existe dans le bassin quelques fausses membranes amincies et condensées, traces d'une pelvi-péritonite ancienne.

Les intestins sont sains.

Le foie est pâle, mais non graisseux.

Les reins se décortiquent facilement, leur tissu est très congestionné.

Le corps de l'utérus est recouvert de quelques fausses membranes anciennes; le col est arrondi et légèrement exulcéré.

Conclusions. — 1° Le corps de la fille M... porte, sur la face et sur le cou, de nombreuses traces de violences exercées pendant la vie.

2° Les caractères que présentent ces marques de violences permettent de les interpréter de la façon suivante : Sur les paupières des deux yeux et sur la racine du nez, il existe deux sortes de contusion, résultant de coups portés avec un corps à assez large surface et sans aspérités, vraisemblablement avec les poings. La contusion du menton, les ecchymoses des gencives et de la pointe de la langue, et surtout les petites plaies contuses de la lèvre inférieure, reproduisant la marque des dents, indiquent que la bouche a été comprimée avec violence, soit avec la main, soit par l'application d'un corps à large surface.

Les érosions de la peau du cou sont des traces onguéales et dénotent l'application des mains en cette région. Le grand nombre de ces excoriations sur la partie latérale droite du cou (neuf) et le fait qu'il y en avait deux seulement sur la partie gauche, semblent indiquer ou bien que les deux mains ont été appliquées sur le cou de la même façon : le pouce à gauche, les autres doigts à droite, ou bien que l'application des mains a eu une certaine durée et qu'elles se sont plusieurs fois déplacées.

3° Les lésions constatées sur les poumons : congestion, ecchymoses sous-pleurales, plaques d'emphysème, spume visqueuse et sanguinolente dans la trachée, sont celles de l'asphyxie par strangulation.

4° Il n'existe dans les différents viscères aucune lésion permettant d'expliquer la mort d'une autre façon.

5° *En résumé* la mort de la fille M... est le résultat d'une strangulation pratiquée à la main, et combinée avec l'occlusion des orifices naturels de la respiration, soit à la main, soit avec un corps mou tel qu'un oreiller, car autour de la bouche il n'y a aucune érosion.

6° La contusion de la racine du nez et des paupières est le résultat d'un coup porté avec un instrument contondant, tel que le poing, et qui a dû avoir pour effet d'étourdir la fille M... et de la mettre hors d'état de se défendre.

7° Sur aucune autre région du corps on ne trouve d'érosion, d'écorchure ou de contusion qui indique que la mort ait été précédée d'une lutte.

24. Meurtre. Strangulation à la main. — Je soussigné, Paul Brouardel, commis par M. Prinet, juge d'instruction près le tribunal de première instance du département de la Seine, en vertu d'une ordonnance, en date du 10 juin 1881, ainsi conçue :

« Vu la procédure suivie contre le nommé T..., détenu, inculpé de coups et blessures volontaires sur la personne du nommé S.-D..., âgé de soixante-douze ans.

« Attendu que le 5 juin courant, le nommé S.-D... a été trouvé, vers six ou sept heures du soir, au domicile des époux T..., rue Saint-Sauveur, chez lesquels il avait dîné, couché par terre, la figure ensanglantée.

« Qu'il a été transporté à l'Hôtel-Dieu où il a été admis dans la salle Saint-Landry, lit n° 10.

« Attendu que nous étant présenté aujourd'hui 10 juin, à l'Hôtel-Dieu, à l'effet de recevoir ses déclarations, nous l'avons trouvé couché, les yeux fermés, la bouche ouverte, respirant difficilement, hors d'état de parler et même de nous entendre, enfin dans un état qui semble voisin de la mort.

« Attendu que l'inculpé T... nie avoir frappé S.-D... et prétend que ce dernier s'est blessé en tombant.

« Attendu que le malade nous est signalé comme un alcoolique de longue date.

« Commettons M. le Dr Brouardel, à l'effet de vouloir bien se transporter à l'Hôtel-Dieu et examiner ledit S.-D... Il vérifiera ses blessures, en déterminera le caractère, dira celles qui sont le résultat d'une chute, et celles qui lui paraîtront provenir de coups volontairement portés. Il se prononcera sur la durée de la maladie ou de l'incapacité de travail.

« Si, comme tout porte à le craindre, le blessé venait à décéder, M. Brouardel voudrait bien procéder à l'autopsie et déterminer les causes de la mort. Il dira si le décès doit être attribué à l'alcoolisme plutôt qu'à l'événement du 5 juin, et quelle influence ont pu exercer sur la mort les coups reçus dans cette journée. »

Serment préalablement prêté, me suis présenté le 11 juin à l'Hôtel-Dieu.

Le sieur S.-D... étant mort le matin, j'ai procédé à son autopsie à la Morgue, le 13 juin 1881.

Le cadavre est celui d'un homme de soixante-douze ans, mesurant 1m,80 et paraissant vigoureux pour son âge. La putréfaction est déjà commencée et la rigidité cadavérique a disparu. Le cadavre présente une teinte jaunâtre uniforme et porte sur l'avant-bras gauche un tatouage représentant un tambour major et sur l'avant-bras droit l'inscription : 1832. Sur la jambe gauche on constate la trace d'un ancien ulcère complètement cicatrisé.

Sur la bosse frontale droite se trouve une plaie oblique de haut en bas et de droite à gauche. Les lèvres sont un peu frangées et décollées dans une étendue de 1 centimètre environ. Cette plaie, recouverte d'une croûte sanguine desséchée, mesurant 25 millimètres, est doublée d'une suffusion sanguine de 14 centimètres sur 6 ou 7 environ de hauteur. Les paupières supérieures et inférieures des deux yeux sont le siège d'une ecchymose mesurant 6 centimètres de diamètre. La conjonctive de l'œil droit présente une ecchymose sous-conjonctivale, celle de l'œil gauche est intacte.

Les os propres du nez sont le siège, à leur partie moyenne, d'une fracture comminutive et les tissus environnants sont infiltrés par une suffusion sanguine qui rejoint les ecchymoses palpébrales.

La peau du menton est le siège d'une ecchymose en forme de fer à cheval, dont les branches arrivent aux commissures labiales. Sur l'extrémité du menton on voit une petite érosion couverte d'une croûte.

Les fosses nasales et la bouche sont remplies de mucosités sanguinolentes.

Les dents présentent les traces de fractures anciennes, le maxillaire inférieur n'est pas fracturé. La canine droite inférieure est légèrement repoussée en dedans et sur le point correspondant de la muqueuse de la lèvre inférieure se trouve une petite plaie.

Au niveau du bord supérieur du cartilage thyroïde et à droite, la peau de la région antérieure du cou porte une petite érosion curviligne mesurant 1 centimètre environ, à concavité externe. Au-dessus de la fourchette du sternum une ecchymose avec suffusion sanguine présente une coloration très nette. En disséquant cette région on constate que le tissu cellulaire qui double le premier est infiltré dans toute son étendue par une suffusion sanguine en nappe qui s'arrête de chaque côté à la gaine des muscles sterno-cléido-mastoïdiens, qui descend à droite jusqu'à l'ecchymose sus-sternale et s'arrête à gauche au niveau du cartilage cricoïde.

Les cartilages du larynx ne sont pas fracturés. La muqueuse du pharynx n'est pas ecchymotique.

La base de la langue est fortement ecchymosée. Les carotides gauche et droite ne sont pas déchirées. Elles sont un peu athéromateuses.

Les membres supérieurs et inférieurs, les mains, ne présentent ni érosion, ni ecchymose. Les côtes ne sont pas fracturées.

Les os de la voûte et de la base du crâne ne sont pas fracturés, ils ont une épaisseur considérable, atteignant 1 centimètre en certains points. Le cerveau, très œdématié, n'est pas congestionné et se décortique très bien. Les ventricules latéraux renferment une assez grande quantité de liquide.

L'œsophage est sain. La trachée est un peu rouge et contient un peu de spume. Les plèvres renferment à peine une cuillerée de liquide sanguinolent. Le poumon droit est très adhérent à la plèvre dans toute son étendue, il est très congestionné. Les bronches des deux poumons sont remplies de spume rougeâtre. Le poumon gauche présente quelques adhérences. Les poumons sont trop adhérents pour qu'il soit possible de distinguer des ecchymoses sous-pleurales.

Le cœur est flasque, volumineux, il renferme des caillots mous. Les valvules du cœur sont un peu athéromateuses, la valvul mitrale est saine.

L'estomac est vide et sa muqueuse n'est pas congestionnée.

Le foie est petit, gras et non cirrhotique. La vésicule biliaire, assez volumineuse, renferme de la boue calculeuse.

Les reins sont très congestionnés. La substance corticale est un peu atrophiée, mais ils ne présentent pas de dégénérescence et ils se décortiquent très bien.

La rate, molle et diffluente, présente à peu près son volume normal.

Conclusions. — 1º Le corps du sieur S.-D... porte des traces de violences multiples.

Les unes semblent résulter de coups portés avec un instrument contondant, ce sont la plaie de la région frontale droite, la fracture comminutive des os du nez.

Les autres, les suffusions sanguines du cou, de la base de la langue et probablement la déchirure de la lèvre inférieure, résultent d'une tentative de strangulation pratiquée à la main.

2º On ne peut affirmer qu'au lieu de résulter de coups portés avec un corps contondant la plaie de la région frontale et la fracture des os du nez ne sont pas la conséquence d'une chute sur un corps résistant, bien qu'il soit difficile de concevoir comment S.-D... aurait pu frapper en même temps le sol avec la racine des os du nez et avec la bosse frontale. Il faudrait admettre que ces lésions se sont produites successivement et que la tête aurait rencontré dans la chute un meuble ou un corps saillant analogue avant d'atteindre le sol.

3° Les lésions du cou et de la base de la langue ne peuvent s'expliquer par un procédé analogue. Pendant la chute, le cou n'aurait pu rencontrer en même temps à droite et à gauche un corps saillant produisant des lésions symétriques sans fracturer d'ailleurs le larynx ou la trachée. De plus l'érosion curviligne siégeant sur la région droite du cou, a l'aspect d'une empreinte laissée par un ongle d'assez grande dimension.

4° La mort a été la conséquence de la congestion pulmonaire déterminée par cette tentative de strangulation.

5° Le cadavre de S.-D... ne porte sur les autres régions du corps aucune érosion, ecchymose ou plaie indiquant qu'il y ait eu une lutte.

6° L'autopsie n'a pas révélé de lésions des viscères, foie, reins, qui démontrât que S.-D... eût de longue date des habitudes alcooliques.

Examen de taches. — Je soussigné, Paul Brouardel, commis par M. Prinet, juge d'instruction près le tribunal de première instance du département de la Seine, en vertu d'une ordonnance, en date du 22 juin 1881, ainsi conçue :

« Vu la procédure suivie contre T..., détenu, inculpé d'avoir donné la mort au nommé S.-D...

« Attendu que T... prétend que S.-D... s'est blessé dans une chute et qu'il ne lui a pas porté de coups.

« Attendu que si cette version était vraie, il n'y aurait pas eu de contact entre l'inculpé et la victime.

« Qu'il semble résulter au contraire de l'examen des vêtements du premier, qu'ils sont tachés de sang en divers endroits, ce qui indiquerait qu'il y a eu lutte et contact.

« Commettons M. le Dʳ Brouardel, a l'effet de vouloir bien examiner les habits, la chemise et les chaussures dudit T..., lesquels ont été saisis et sont déposés en notre cabinet, et décrire le nombre et l'étendue des taches de sang qu'ils portent. Il donnera autant que possible l'explication de la présence de ces souillures. »

Serment préalablement prêté, ai procédé à l'examen de ces vêtements :

Une chemise, un pantalon de velours marron, un veston en toile bleue, une paire de bottes, appartenant au nommé T... (Narcisse), détenu à Mazas, 6ᵉ division, n° 52.

Chemise. — Cette chemise présente des taches de différentes natures :

1° Des *taches de rouille* sur la face interne du col et de la bande du col.

2° Des *taches de matières fécales* à la face interne des deux pans, principalement du pan postérieur.

3° Des *taches de crasse* disséminées sur les différentes parties de la chemise.

4° Des *taches de sang* principalement sur la manche droite, face externe. Ces taches sont assez nombreuses et paraissent résulter d'un essuyage. Elles occupent les deux côtés de la manchette, plus abondantes à la face antérieure de l'avant-bras. La face interne de la manchette droite est également tachée de sang, cela peut s'expliquer en supposant que la manchette ait été retournée au moment où le sang a atteint la chemise.

Trois très petites taches se rencontrent aussi sur la manche gauche et n'affectent pas de forme déterminée.

Une petite tache ronde de 4 millimètres de diamètre environ occupe la partie supérieure et gauche du dos.

Il n'existe pas d'autre tache de sang sur la chemise. Le devant du plastron en est notamment exempt.

Pantalon. — Ce pantalon est en velours marron et à côtes. Il est dans un état de vétusté et de malpropreté extrêmes. Il est rapiécé et déchiré en plusieurs endroits. Au bas de la partie postérieure de la jambe gauche du pantalon on remarque une tache brun rougeâtre occupant le bord libre de la jambe sur une étendue de 4 centimètres environ. Cette tache recouvre uniformément le tissu en agglomérant les brindilles. En certains points on remarque de petites croûtelles desséchées et adhérant solidement au reste de la tache. Un peu au-dessus de cette tache on remarque sur la moitié de la largeur de la jambe du pantalon une teinte rougeâtre accentuée surtout au niveau de certaines côtes du velours présentant le même aspect que celui décrit plus haut, mais moins accentué.

Toutes ces taches présentent à l'œil nu les caractères des taches de sang. Pour s'assurer de leur véritable nature nous les avons soumises à l'examen microscopique. Dans ce but nous avons gratté avec un scalpel propre les parties de la tache inférieure où la coloration rouge brun était le plus accentuée et celles où se trouvaient les petites croûtelles. Nous avons obtenu ainsi une poussière composée en partie de la matière de la tache et en partie des fibres du velours séparées en même temps, et qui n'ont pu être séparées du reste. Nous avons placé sur une lamelle de verre propre cette poussière et une goutte d'eau salée au 1/1000 a été déposée sur cette poudre et abandonnée à l'évaporation spontanée, la matière colorante s'est trouvée ainsi dissoute. Alors une gouttelette d'acide acétique cristallisable a été placée sur le résidu et évaporée à une douce chaleur. La même opération a été répétée une dizaine de fois. En portant alors la lame sous le champ du microscope on a aperçu au milieu des fibres du tissu des îlots d'une substance rouge jaunâtre. En examinant avec soin la périphérie des îlots on peut constater quelques cristaux d'hémine qui bien qu'en petit nombre sont suffisamment caractérisés par leur forme et leur coloration plus foncée que celle de la substance au milieu de laquelle ils se trouvent.

Veston en toile bleue. — Ce veston en toile bleue présente sur toute son étendue, principalement sur les manches et sur le devant, de nombreuses taches de nature diverse, la plupart constituées par de la crasse.

A la partie supérieure du dos on remarque trois petites taches arrondies de 1 à 3 millimètres de diamètre, d'une coloration rouge brun et brillantes. Pour s'assurer de la nature de ces taches elles ont été découpées avec des ciseaux en suivant exactement leur contour. Les trois fragments réunis sur une lame de verre ont été imbibés avec de l'eau salée au 1/1000. Mais après macération et dissociation de ces fragments à l'aide d'aiguilles le liquide n'a présenté qu'une teinte jaunâtre extrèmement faible et appréciable seulement quand on plaçait la lame de verre sur un fond blanc. Les manœuvres destinées à produire les cristaux d'hémine n'ont donc pas été tentées, car en raison de la quantité extrèmement faible de substance sur laquelle on pouvait opérer, ces manœuvres ne présentaient aucune chance de réussite.

Bottes. — Cette paire de demi-bottes est en bon état. Elles sont enduites de suif et garnies de gros clous sur la semelle et les talons. Sur la semelle et entre ces clous il existe de la boue desséchée. En aucun point on n'aperçoit de taches de coloration rouge ou brune pouvant faire soupçonner la présence du sang. Sur l'empeigne et le reste de la chaussure il n'existe pas non plus, au milieu de la matière grasse qui recouvre le cuir, de tache sanguine. En enlevant par place cette couche de matière grasse on n'aperçoit pas non plus de tache de sang.

Conclusions. — Parmi les vêtements du sieur T... qui ont été soumis à notre examen, il en est deux, le pantalon et la chemise, qui présentent des taches de sang.

Sur le pantalon ces taches occupent l'extrémité inférieure de la partie postérieure de la jambe gauche. Elles n'ont pas la forme arrondie qu'elles présentent habituellement, quand elles sont produites par du sang jaillissant d'une plaie. Elles paraissent, d'après leur situation et leur forme, résulter du contact avec un objet sanglant. La plus grande, qui siège exactement sur le bord inférieur du pantalon, peut avoir été faite en marchant sur un objet sanglant.

Sur la chemise les taches de sang occupent surtout la face extérieure de la manche droite. Le plus grand nombre paraît résulter de l'essuyage d'un objet sanglant, mais il en est quelques-unes qui ont la forme de gouttelettes produites par le jaillissement du sang.

Sur le veston il existe à la partie supérieure du dos trois très petites taches qui présentent à l'œil nu l'aspect de taches sanguines, mais elles sont en trop petite quantité pour qu'on puisse s'assurer d'une façon certaine et par les réactions appropriées de leur véritable nature.

Sur les bottes on ne trouve pas de taches suspectes.

25. Strangulation à la main. — Je soussigné, Paul Brouardel, commis par M. E. Ferey, juge d'instruction près le tribunal de première instance du département de la Seine, en vertu d'une ordonnance, en date du 2 janvier 1880, ainsi conçue :

« Vu la procédure commencée contre :

« 1º F... (Marcel), cinquante-deux ans ;

« 2º Femme F..., née Louise H... ;

« Inculpés d'avoir, le 1er janvier 1880, volontairement donné la mort au nommé S... (Étienne).

« Attendu la nécessité de constater judiciairement l'état du cadavre du sieur S... et de rechercher les causes de sa mort en procédant à l'autopsie,

« Qu'il importe également d'examiner les inculpés qui prétendent avoir été victimes de violences de la part du sieur S...

« Ordonnons qu'il y sera procédé par M. Paul Brouardel, lequel, après avoir reconnu l'état du cadavre et fait les constations ci-dessus prescrites, s'expliquera sur les causes du décès, ainsi que sur les blessures dont les inculpés disent porter les traces. »

Serment préalablement prêté, ai procédé à ces diverses opérations le 3 janvier 1880.

I. *Autopsie du cadavre de S...* — Le cadavre est celui d'un homme grand, maigre, d'apparence vigoureuse. La putréfaction n'est pas commencée, la rigidité cadavérique a presque disparu.

Sur la face, on trouve à la partie inférieure de la paupière droite, à 1 centimètre et demi de son bord libre, dans le point qui correspond à la saillie du bord supérieur de l'os malaire, une plaie horizontale de 3 centimètres, légèrement concave en haut, exactement parallèle au bord tranchant de cet os malaire. La peau et le tissu cellulaire sous-cutané sont divisés, infiltrés de sang. Cette suffusion a pénétré sous la conjonctive de l'œil droit et forme autour de la cornée un chémosis sanglant. L'épanchement sanguin qui couvre l'os malaire a une épaisseur de 1 centimètre et demi.

L'os malaire droit est brisé près de son point d'union avec l'apophyse montante du maxillaire supérieur. La ligne de fracture traverse d'avant en arrière le plancher de l'orbite droit et communique avec le sinus du maxillaire supérieur. Les os du nez ne sont pas fracturés.

En dehors de la commissure externe des paupières de l'œil gauche, on remarque une petite ecchymose verticale mesurant 2 centimètres. L'œil et la conjonctive de ce côté sont sains. Le tissu cellulaire sous-cutané n'est occupé que par une petite suffusion sanguine.

Sur la peau de la région moyenne de la face antérieure du cou, on voit une érosion avec ecchymose. Cette érosion part de la ligne médiane, elle ne mesure pas plus de 1 à 2 millimètres en largeur, elle se dirige de la ligne médiane vers la droite, puis se courbe bientôt de façon à décrire une ligne curviligne dont la concavité regarde en haut et à gauche. Sa longueur totale est de 43 à 44 millimètres. Elle est nettement arrêtée près de la ligne médiane, les couches superficielles du derme sont divisées en ce point, elle est moins profonde dans sa partie ascendante, il semble qu'elle ait été produite par un ongle qui après avoir appuyé sur la ligne médiane a fait une échappée sur la peau de la région droite du cou.

Cette érosion occupe sur la face antérieure du cou, dans sa partie médiane, un point correspondant à l'union du cartilage cricoïde avec le premier anneau de la trachée.

En disséquant le larynx on trouve à la face postérieure du chaton du cartilage cricoïde une ecchymose sous-muqueuse mesurant 1 millimètre et demi sur 2. Dans le point correspondant à la face antérieure de la vertèbre cervicale, on trouve une ecchymose de mêmes dimensions. Les cartilages du larynx ne sont pas fracturés.

Sur le reste du corps, on ne note sur la peau et dans le tissu cellulaire sous-cutané, ni érosion, ni ecchymose, ni suffusion sanguine, spécialement dans les enveloppes des organes génitaux.

Les os du crâne ne sont pas fracturés. Les sinus veineux, les méninges et l'encéphale sont très congestionnés. Les méninges ne sont pas adhérentes. L'encéphale est sain.

Les parois du thorax sont intactes. Les côtes ne sont pas fracturées. La trachée et les bronches contiennent une écume finement aérée, un peu rougeâtre, visqueuse. Les poumons sont extrêmement congestionnés. Les plèvres sont vides, sans adhérences. On ne distingue ni emphysème ni ecchymoses sous-pleurales.

Le péricarde est vide, sans ecchymose, les orifices et les valvules du cœur sont sains, ses cavités ne contiennent pas de caillots et très peu de sang liquide.

Dans l'estomac il y a environ 100 à 150 grammes de bouillie alimentaire, n'ayant pas d'odeur vineuse et paraissant indiquer une digestion datant de deux ou trois heures.

L'intestin grêle est un peu congestionné par places.

Le foie est pâle, en dégénérescence graisseuse. Les reins se décortiquent facilement, ils paraissent normaux.

La vessie est intacte et contient un peu d'urine.

Conclusions. — 1° La mort de S... est le résultat d'une strangulation.

2° L'ecchymose placée sur la région moyenne et médiane du cou, l'ecchymose prévertébrale et post-laryngienne prouvent qu'une pression énergique a été appliquée en ce point. La forme de l'érosion cutanée semble indiquer que cette pression a été faite par un ongle tel que celui du pouce, et la direction à concavité supérieure et gauche de cette érosion indique qu'une sorte de torsion a dû être exercée, comme si on avait serré le cou à l'aide d'un lien ou d'une cravate, le pouce jouant le rôle du garrot.

3° La plaie de la paupière inférieure droite peut être la conséquence soit d'un coup porté avec un corps contondant sur cette région (la peau ayant été coupée entre le bord de l'arcade de l'os malaire et ce corps), ou d'une chute violente faite sur le bord d'un corps dur (la peau aurait éclaté par un mécanisme analogue entre ce corps et l'apophyse malaire).

4° L'état du foie doit faire penser que S... avait des habitudes alcooliques. La digestion du dernier repas était trop avancée pour que nous puissions déterminer si au moment de sa mort S... était en état d'ivresse. La congestion de l'encéphale, des méninges, des poumons, la fluidité du sang, l'absence de caillots dans le cœur, sont en faveur de cette hypothèse, mais ne suffisent pas à en démontrer l'exactitude.

II. *Examen de F...* (*Marcel*, *cinquante-deux ans*. — Cet homme, petit, d'apparence maladive, marche difficilement, il a un affaiblissement très notable de la motilité des membres inférieurs. Sur notre demande, il déclare que la nuit il urine au lit involontairement.

Il ne porte sur la peau du corps qu'une seule trace de violence. Sur la joue gauche on voit une érosion linéaire mesurant 4 centimètres, obliquement dirigée de haut en bas et de gauche à droite.

Les mains et les doigts sont couverts d'engelures, de crevasses et d'écorchures, dont aucune ne semble résulter d'une lutte.

Conclusions. — F... (Marcel) ne porte qu'une seule lésion pouvant résulter d'une lutte. Cette érosion linéaire qui siège sur la joue gauche paraît avoir été faite par un coup d'ongle ou un instrutrument aigu piquant comme une épingle.

III. *Examen de la femme F..., née Louise II...* — Cette femme, petite, maigre, âgée de quarante ans, déclare être d'une bonne santé.

Sur la joue gauche on aperçoit une ecchymose siégeant sur l'os malaire, cette ecchymose rougeâtre est à bords diffus ; près de l'oreille on voit une teinte rougeâtre analogue, peu prononcée.

La femme F... accuse une douleur à la partie moyenne du bras droit, nous y cherchons en vain une trace de contusion. Sur les autres parties du corps on ne constate ni érosion, ni ecchymose.

Conclusions. — La femme F... porte une seule lésion pouvant résulter d'une lutte. Elle siège sur la joue gauche et semble résulter d'un coup porté par un instrument contondant tel que le poing ou par une main un peu rude donnant un soufflet.

26. Assassinat. Strangulation d'une belle-mère par son gendre. — Je soussigné, Paul Brouardel, commis par M. E. Valot, juge d'instruction près le tribunal de première instance du département de la Seine, en vertu d'une ordonnance, en date du 24 avril 1879, ainsi conçue :

« Vu la commission rogatoire à nous adressée par M. le juge d'instruction d'Angoulême dans l'affaire commencée contre le nommé B... inculpé d'assassinat.

« Commettons M. le Dr Brouardel, lequel après avoir prêté serment entre nos mains, nous adressera un rapport écrit sur les questions posées par ladite commission rogatoire. »

Serment préalablement prêté, avons pris connaissance de ladite commission rogatoire et des pièces jointes. La commission rogatoire est ainsi conçue :

« Nous L.-F.-H. Devaulx, juge d'instruction près le tribunal de première instance séant à Angoulême.

« Vu la procédure instruite contre le nommé Pierre B....dit F....
âgé de vingt-trois ans, cultivateur, demeurant à Marsac, inculpé
d'assassinat, détenu.

« Vu l'article 84 du code d'instruction criminelle.

« Attendu qu'il résulte les indices les plus graves que l'inculpé,
après avoir étranglé sa belle-mère, la veuve L..., le 28 janvier 1879,
l'a étendue dans un bâtiment obscur, placé derrière l'écurie de
ses vaches, et l'a recouverte en entier de madriers et de planches
épaisses, de façon à former au-dessus d'elle un espèce de plancher et à la cacher entièrement à la vue.

« Attendu que, après avoir eu l'air de chercher sa belle-mère
dans tous les lieux, excepté toutefois dans le bâtiment où il l'avait
enfouie, il s'est décidé le 8 février, c'est-à-dire douze jours après la
disparition de la victime, à relever les pièces de bois qui recouvraient son corps, afin de préparer, d'après lui, une place pour
y déposer une certaine quantité de fourrages qu'il disait vouloir
y apporter ; a joué le plus grand étonnement en retrouvant dans
ce lieu ledit corps et s'est empressé de déclarer à tout le monde,
même à la justice, que la mort de sa belle-mère devait être le
résultat d'un pur accident produit par la chute inattendue de
pièces de bois formant le long du mur une pile élevée de 1^m,28,
pendant qu'elle était baissée tout auprès pour ramasser des balles
de blé destinées à son bétail.

« Attendu que ce système de défense ne saurait être accueilli, en
présence :

« 1º Du peu d'élévation de la pile des pièces de bois au-dessus
du sol ;

« 2º De l'état du cadavre, dont toutes les parties, au lieu d'être
broyées ou au moins contusionnées, étaient intactes, à l'exception
du cou et du haut de la poitrine, sur lesquels le poids du bois
avait opéré une simple pression sans déchirures ou ecchymoses ;

« 3º De la position occupée par ces bois, qui loin de s'être
éparpillés dans leur chute, s'étaient juxtaposés, recouvraient
symétriquement tout le corps, même la tête, et formaient au-
dessus un véritable plancher.

« Attendu, en effet, que ce fait est au moins invraisemblable,
s'il n'est pas complètement impossible, et semble ne pouvoir
être que le produit d'un travail effectué par une main habile et
après la mort de la victime.

« Attendu que malgré les expériences faites sur les lieux d'a-
bord par la justice, et ensuite en présence de celle-ci par un
employé des plus capables des ponts et chaussées, l'un des médecins qui ont fait l'autopsie du corps (celui qui avait été appelé

par l'inculpé dès le début de l'affaire) a cru devoir adopter le système imaginé par ce dernier, que par suite il est nécessaire de soumettre la question à un expert compétent et de lui demander à ce titre un avis motivé.

« Commettons rogatoirement l'un de Messieurs les juges d'instruction du tribunal de la Seine pour appeler devant lui M. le Dr Brouardel, professeur de médecine légale, demeurant à Paris, rue Bonaparte, 6.

« Afin de lui faire connaître les faits ci-dessus, de le désigner comme expert et après avoir reçu le serment voulu par la loi, de le charger de décider la question de savoir si dans les circonstances et les conditions plus haut énumérées, la mort de la veuve L... doit être attribuée à un *simple accident* ou si au contraire elle est le *résultat d'un crime*.

« Nous adressons en même temps en communication à notre collègue, pour être remises à M. le Dr Brouardel, les pièces suivantes :

« 1° Le rapport de M. Nadaud, d'Angoulème ;

« 2° Le rapport de M. Vivier, de Montignac. »

Rapport du premier expert, le Dr Vivier. — Procès-verbal de constatation de décès de la veuve Marie G..., de M...

Je soussigné, docteur en médecine, demeurant présentement à Montignac (Charente).

Mandé le 8 février, à 2 heures, par M. le juge de paix du canton de Saint-Amand-de-Boixe, à l'effet d'établir l'identité et la cause de mort d'un cadavre trouvé, le matin, dans un bâtiment appartenant au sieur B..., de Marsac, gendre de la veuve Marie G..., disparue depuis une douzaine de jours.

Après m'être transporté sur les lieux et avoir procédé de 4 heures à 9 heures du soir, à toutes constatations nécessaires, en présence de M. le maire de la commune, de son garde champêtre, de deux gendarmes de la brigade de Montignac, du sieur B..., et de divers témoins de la localité.

Déclare ce qui suit:

Conduit à de vieux bâtiments, à quelque distance derrière l'église, à l'extrémité Est du bourg, à droite du chemin, appartenant au sieur B..., où se trouvaient réunis beaucoup d'habitants de la commune, j'ai passé par une vieille porte cochère, sous un hangar, puis à travers une petite cour carrée, pleine de fumier et d'immondices, de là à travers une écurie, dont la porte fait face à la porte cochère et où se trouvaient deux vaches attachées à leur crèche à gauche, et enfin, en face de la porte d'entrée, par une baie close seulement par des planches mobiles, dans un réduit obscur, sans ouverture à l'extérieur, dont l'entrée par en bas était obstruée par des pièces de bois, planches, madriers, poutres, renversées les unes sur les autres, à peu près parallèlement, dans une direction un peu oblique cependant, en éventail, par rapport à l'axe de cette entrée, une des pièces, prisme rectangulaire à 0ᵐ,20 de côté environ sur 3 à 4 mètres de long, étant buttée par son bout de devant au palier gauche de l'entrée, et ayant empêché, sans doute, les pièces de bois dans leur chute de s'étaler aussi largement par ce bout que par l'autre. Ces pièces de bois étaient auparavant rangées le long du mur, à droite de la porte et en retour de 0ᵐ,30 environ, les unes sur les autres, dans une hauteur de 1ᵐ,80 environ. Le fermier qui les avait arrangées, il y a trois ans, était là présent.

Il n'y avait eu, depuis cette époque, qu'un changement, consistant dans l'addition par-dessus le tout, par le fait du sieur B..., aidé de sa belle-mère, de la poutre buttée contre le pilier de la porte, dont il vient d'être question.

Entre cette poutre et les autres pièces de bois, qui étaient passées par-dessus, il y avait un vide, longitudinal, produit par le déplacement, opéré le matin par le sieur B..., d'une planche épaisse et large. Vers le milieu de ce vide, émergeait, de dessous la poutre, une tête humaine violacée, tuméfiée, cadavérique, couchée sur le côté droit et présentant par conséquent son côté gauche.

La planche enlevée le matin par le sieur B..., en présence d'un sieur G..., m'a-t-il dit, portait deux taches l'une à côté de l'autre, sur une de ses faces, vers le milieu de sa longueur, deux taches de sang altéré, correspondant aux points de la face sur lesquels elle avait reposé. Nulle autre trace sur les autres pièces de bois, avant d'y toucher. Le reste du réduit présentait à droite, le long du mur, une hauteur de pièces de bois de 0ᵐ,60 environ formant la base de la pyramide écroulée; au fond, quelques planches empilées le long du mur de face; à gauche, quelques pièces de bois obliquement posées du sol où elles s'appuyaient d'un bout au mur du fond sur lequel elles s'aboutaient de l'autre. Tout ce qui était à découvert du sol, était garni d'une couche épaisse de menu paille (balle de blé suivant l'expression du pays) sans trace de lutte.

J'ai fait enlever une à une, en les soumettant toutes à un examen minutieux, les pièces de bois accumulées, sans y trouver trace de sang ou de criminalité.

Arrivé à la poutre qui appuyait sur le cou de tout son poids, augmenté de celui des pièces superposées, engagée complètement entre l'épaule et la tête, j'ai constaté sur la face cervicale externe une dépression profonde, dont l'effet immédiat a été évidemment la suppression de toute communication d'air ou de liquide entre la tête et le thorax.

Et toutes les pièces enfin enlevées, le cadavre entier représentant celui d'une femme de quarante-huit à cinquante ans, reconnu par le sieur B... et les assistants pour être celui de la veuve G..., s'est montré couché sur le dos, un peu obliquement sur le côté droit, la tête reposant tout à fait, comme il a été dit, sur la joue droite, les bras, chacun de son côté, un peu écartés du tronc, les mains en pronation, les jambes écartées également d'un angle d'environ 20 degrés, en supination, l'axe du corps un peu oblique de droite à gauche (par rapport à l'observateur) de manière à faire avec la ligne du mur de droite un angle d'environ 40 degrés.

Autour du cadavre la même paille offre une surface régulière, une traînée indique un passage habituel le long des pièces de bois. — Pas de traces de lutte ou de sang.

Un peu en arrière de la tête, et touchant presque les pièces de bois restées le long du mur, est une sébile de paille (*jedde*, suivant l'expression du pays), qui est pleine de balle de blé.

. Entre le corps et cette sébile, sortait d'entre les pièces de bois restées en place le long du mur, à 0^m,40 environ au-dessus du sol, un vieux bras de brancard, qui, si l'on pèse dessus par son bout libre, agit par son autre bout engagé dans les planches, de la façon d'un levier du premier genre, de manière à les soulever et à communiquer au tout un ébranlement, et à provoquer l'éboulement de toute la partie supérieure en dedans de la pièce. Cette action du levier devait être d'autant plus puissante que la hauteur des pièces de bois empilées était plus considérable, vu le peu de largeur de la base de sustentation et l'état d'équilibre instable où les a mises la grosse poutre superposée au tout ces temps derniers.

De telle sorte que rien n'est plus possible que la manière suivante dont a dû se produire l'accident: la femme, venant, suivant l'habitude, chercher de la menue paille pour les vaches, s'est avancée au tiers de la profondeur du réduit, le long des pièces de bois, a posé sa sébile en avant d'elle, s'est mise, à deux mains, faisant face à la rangée des pièces de bois, à remplir cette sébile, et, l'ayant remplie, pour se relever, volontairement, ou sans y faire attention, se sera appuyée de la main gauche sur l'extrémité libre du bras du brancard, et, dérangée subitement de son équilibre instable par le fait de ce levier accidentel, la masse se sera subitement écroulée sur la malheureuse, qui poussée par devant, aura été renversée en arrière, recouverte, aplatie, et étouffée instantanément.

La tête est à moitié couverte par un mouchoir de coton quadrillé noir et blanc, attaché en fanchon par un nœud au-devant du cou, et que nous coupons. Un mouchoir de coton semblable à plus larges carreaux, un peu taché de sérosité roussâtre sèche près son pli qui touche au cou, recouvre, en forme de fichu, les épaules et le dos, ramené sur le devant de la poitrine par ses deux pointes assujetties par une aiguille. — Un caraco de drap bleu foncé est par-dessus, attaché par des boutons, et par-dessous une brassière de mérinos noir, attachée par une agrafe. Puis vient la chemise de toile blanche, et dessous le gilet de flanelle, intacts. Entre la chemise et le gilet de flanelle, sur le sein droit, est un livret fermé, qu'on remet à l'un des gendarmes.

Attachés à la taille, et ramenés exactement, sans désordre sur le bas du corps et les jambes, sont :

1° Un tablier, dit devanteau, de petit droguet, avec deux cordons noirs noués sur le devant, et deux autres en arrière et plus bas, noués également et qui se rompent en tirant pour maintenir les bords serrés autour des jupes. — A ce tablier, une poche à droite, contenant un mouchoir, du sucre, du pain et du fromage; à gauche une poche contenant quelques chiffons, une pelote de coton bleu, deux de fil noir, une de fil blanc, un dé et des noix ;

2° Une jupe de flanelle rayée bleu et noir, avec deux cordons, le droit gris, le gauche noir, noués en avant ;

3° Deux grandes poches flottantes de toile grise, pendues une de chaque côté, à un cordon de toile, qui fait le tour du corps en arrière, et dont les deux bouts ramenés en avant, sont attachés par une agrafe ; ces poches qui contiennent des clefs, des papiers, des ciseaux, etc., sont remises au gendarme, avec le livret précité, pour être déposées intactes chez M. le maire ;

4° Une jupe de vieille toile toute rapiécée, attachée par des cordons de fil ;

5° Le bas de la chemise est intact.

Les pieds sont chaussées de galoches, avec chaussons de laine noire tricotée, et bas de laine, noire en bas, grise en haut, montant au-dessus des mollets, et retenus par des jarretières.

Les jupes et la chemise ont été fendues en avant par mon ordre ;

Les cheveux noirs, semés de quelques blancs, sont secs.

Le cuir chevelu et le crâne sont intacts.

Les yeux sont clos, les paupières ecchymosées, noirâtres ; à gauche l'angle externe de l'orbite excorié, ainsi que la tempe et l'apophyse jugale, qui ont supporté le poids de la planche enlevée par B..., excoriée aussi par l'action du pied de B..., qui déclare, qu'en enlevant la planche, et par mégarde, il a senti que son soulier touchait à cette partie.

L'épiderme décollé s'enlève par le frottement. La peau est racornie sur la joue. Les lèvres noires et bouffies. La conque de l'oreille et le conduit auditif externe sont remplis d'un sang noir, diffluent, ayant par conséquent coulé *post mortem* du côté de la joue droite, appuyée et moulée sur la balle de blé, aspect noirâtre, sans gonflement ni excoriation.

Cou aplati, comme il a été dit plus haut, sans trace de meurtrissure ou d'excoriation ; colonne cervicale intacte.

Clavicules, côtes, colonne dorsale, tout le squelette, en un mot, intact.

Poitrine violacée avec vergetures cadavériques.

Abdomen un peu saillant, verdâtre, souple. L'épiderme ne se détache pas. A l'épine iliaque antéro-supérieure gauche, sur laquelle s'appuyait la poutrelle, racornissement du derme.

Parties sexuelles intactes.

Mains en pronation, violacées, sans traces de violences ; ongles nets. Un anneau d'or à l'annulaire de la main gauche.

Face postérieure du corps violacée, vergetée, sans traces de violences, moulée dans la balle de blé.

Sauf en remuant le corps, peu d'odeur en raison sans doute de l'absorption par les débris de végétaux secs qui recouvrent le sol.

Donc :

1° Le cadavre trouvé, sous les pièces de bois renversées dans la pièce en arrière de l'écurie de B..., est bien celui de la veuve Marie G. ;

2° La mort a été instantanée ;

3° La mort remonte au moins à dix jours.

4° La mort ne reconnaît aucune cause criminelle ;

5° La mort est le résultat de l'asphyxie, par compression des gros vaisseaux du cou, de la trachée-artère, et du thorax.

Telles sont les conclusions que l'examen le plus attentif, aidé des notions les plus positives de la science, permet nettement d'établir.

Signé : Dr VIVIER.

Second rapport du Dr Vivier. — Je soussigné, docteur en médecine, demeurant à Montignac (Charente).

Requis par M. le juge d'instruction de l'arrondissement d'Angoulème, de nous rendre le 10 courant, à 9 heures du matin, au bourg de Marsac, à l'effet de procéder à l'examen du cadavre de la nommée Marie G..., veuve L..., qui l'avant-veille, sur la demande de M. le juge de paix du canton de Saint-Amant-de-Boixe, à qui a été remis un premier rapport, avait déjà été l'objet de notre examen.

M'étant trouvé à cette heure, audit bourg de Marsac, dans l'immeuble du sieur B..., gendre de la femme G..., avec MM. le juge d'instruction, le juge de paix, le substitut du procureur de la République, etc., et mon très honoré confrère, M. le Dr Nadaud, d'Angoulème, commis aux mêmes fonctions.

Et ayant prêté à M. le juge, le serment voulu par la loi.

Déclare ce qui suit :

Ce cadavre enlevé par l'ordre de M. le juge, du réduit obscur où il était (la description du lieu, de la position des vêtements et de tous les objets environnants est consignée dans le précédent rapport), et posé en bonne lumière sur des planches, nous avons constaté :

1° Température froide, celle du milieu ambiant. Les membres n'ont plus la souplesse qui suit du deuxième au dixième jour, la rigidité cadavérique ; sauf au cou qui ne permet qu'avec un certain effort de ramener la tête de son inclinaison latérale droite à la rotation de face, les muscles se prêtent partout assez facilement à toute espèce de changement de position. La peau n'offre aucune trace de violences, sauf celles qui vont être notées, et ne présente de signes de putréfaction qu'à l'abdomen, où elle est verdâtre, et vergetée. Odeur fétide, peu prononcée avant l'ouverture du cadavre. État du squelette normal ;

2° Gonflement par infiltration sanguine, énorme, violacé, noirâtre du cuir chevelu, du front, des paupières, du nez, des joues (la gauche surtout), des lèvres, du menton, et de la langue, qui dépassait les arcades dentaires et proéminait quelque peu entre les lèvres. Point de traces de violences. Du sang noir, liquide, dans le conduit auditif externe de l'oreille gauche, écoulé par conséquent après la mort. Sur l'éminence jugale et l'angle de la mâchoire inférieure, du côté gauche, l'épiderme enlevé et l'état parcheminé du derme dans une largeur d'une pièce de 2 francs environ. Notons bien le gonflement et l'infiltration moindres à droite qu'à gauche ;

3° L'aplatissement de la face gauche du cou, moins prononcé que l'avant-veille ; et à la peau de la poitrine, à 1 centimètre environ du bord inférieur de la clavicule gauche et parallèlement à cet os, une dépression linéaire, mate, résultat de la pression du bord de la poutre, qui reposait sur cette région. Depuis le premier examen, la clavicule, qui sous la pression de la poutre s'était enfoncée et abaissée, débarrassée du poids, s'est relevée et par son bord saillant, a fait à cette dépression, qui se confondait avec la surface aplatie du cou, un bord supérieur en relief qu'elle n'avait pas.

Sur le côté droit du cou, un peu en dessous du larynx, une ecchymose, due à la pression du bout d'un doigt en soulevant ou retournant le cadavre ;

4° Sur le haut de la poitrine, à droite surtout, l'infiltration sanguine se montre sous la forme piquetée ;

5° Les mains violacées, gorgées de sang ; les ongles nets ;

6° État mat, comme lardacé, du tissu cellulaire.

De l'examen extérieur, nous sommes passés à la nécropsie.

Une incision linéaire étant pratiquée du milieu de la lèvre inférieure à l'ombilic, nous avons isolé, à droite et à gauche, la peau du plan aponévrotique sous-jacent. Et nous avons trouvé en outre de quelques petites ecchymoses thromboïdes, à droite, une ecchymose d'infiltration du tissu cellulaire ne correspondant pas à l'ecchymose cutanée citée plus haut, des mêmes dimensions, s'éteignant dans le tissu cellulaire, et n'arrivant pas jusqu'à l'aponévrose.

Le plan aponévrotique divisé, nous avons mis à découvert les muscles sterno-mastoïdiens, sterno-thyroïdiens et thyro-hyoïdiens, des deux côtés, ils présentaient dans leur épaisseur, une infiltration ecchymotique de 3 millimètres à peine. Une ecchymose sous le pectoral gauche.

L'os maxillaire inférieur, divisé sur la ligne médiane et le thorax ouvert, nous avons enlevé les organes respiratoires, et nous avons constaté :

1° Langue énorme violacée ;

2° Pharynx net ;

3° Langue et trachée-artère sans altération ;

4° Glotte et muqueuse trachéale et bronchique uniformément injectées et recouvertes d'une légère couche de mucus spumeux, rougeâtre ;

5° Aux poumons, injection générale plus prononcée à droite qu'à gauche, et en arrière qu'en avant, par l'hypostase, avec quelques petits points ecchymotiques.

Le poumon droit adhérant en grande partie par sa face externe à la paroi costale ;

6° Cœur très ferme, sain, ne contenant pas de caillot.

L'estomac fendu suivant sa petite courbure, avait à son intérieur un tiers de litre environ d'un magma épais de pain et de haricots blancs, mal écrasés, sans trace de vin ; à peine un commencement de digestion.

La rate était pâle ; le foie énorme, jaune pâle, graisseux comme chez les alcooliques.

Rien de particulier aux intestins.

Parties génitales, comme il a été établi d'autre part, intactes.

Point de traces de déjections, ni à ces parties, ni à la bouche, ni à l'anus.

Ces constatations faites, les parties reposées en place, le tout a été soigneusement enveloppé dans un drap, et remis, sur l'ordre de M. le juge, à M. le maire, pour l'inhumation.

Ainsi donc, c'est-à-dire par le présent rapport et l'autre fait à M. le juge de paix et déposé, se trouvent établis suivant la demande de l'information :

1° Le lieu où était le cadavre ;

2° La position qu'il occupait ;

3° Les lésions externes et internes.

Reste à déduire de ces données, autant qu'elles offrent à la déduction un terrain net et solide :

1° La cause de la mort ;

2° L'époque à laquelle elle doit remonter ;

3° Le temps écoulé entre le dernier repas et la mort ;

4° L'heure de la mort ;

5° Les circonstances dans lesquelles elle a dû se produire.

1re Question : *Cause de la mort?*

Pas de doute possible. C'est la strangulation : l'intumescence par infiltration sanguine de toutes les parties de la tête et de la face, non comprimées, les thrombus ecchymotiques de la peau, du tissu cellulaire, des muscles et des poumons, l'injection uniforme de la muqueuse respiratoire, la présence dans les voies aériennes du mucus spumeux rougeâtre, enfin l'état de vacuité du cœur, constituent les allégations ordinaires, classiques, de la mort par strangulation.

2e Question : *Quelle est l'époque à laquelle remonte la mort ?*

En outre de l'état mat, lardacé du tissu cellulaire graisseux, du facile soulèvement de l'épiderme, de l'apparence racornie du derme sur certains points, deux signes surtout permettent de se prononcer d'une façon, pour ainsi dire chronométrique : la diminution de la résolution musculaire consécutive à la rigidité et le commencement de la putréfaction. La résolution musculaire, consécutive à la rigidité cadavérique, dure toujours du deuxième au dixième jour. Comme elle est moindre, elle a donc dépassé son temps. Donc il y a au moins onze jours que la vie a cessé. La putréfaction se produit du sixième au douzième jour. Elle est arrivée il y a au plus treize jours.

3ᵉ Question : *Le temps écoulé entre le dernier repas et la mort ?*

L'examen de l'estomac et des ingesta répond positivement. Pas de digestion commencée ; par conséquent à peine une demi-heure.

4ᵉ Question : *L'heure de la mort ?*

Rien d'affirmatif à cet égard. — La seule donnée est la présence de cette sébile (ou gedde), pleine de balle de blé, destinée au repas des vaches. A quelle heure ce genre de nourriture se donne-t-il d'habitude ? C'est ce que savent les cultivateurs, et ils répondront. Une autre donnée cependant, c'est l'absence de liqueurs et surtout de vin, dans le brouet stomacal. Il y a un repas qu'on fait souvent sans boire dans nos campagnes : c'est celui auquel on donne le nom de *collation*, et qui a lieu entre trois heures et trois heures et demie. Cela est probablement.

5ᵉ Question : *Quelles sont les circonstances dans lesquelles a dû se produire la mort ?*

Cette question va peut-être au delà de ce qu'on est en droit d'attendre des investigations médicales. Mais, comme elle nous est faite, et que, jusqu'à un certain point, les faits consignés dans nos deux rapports peuvent servir à la résoudre, nous nous ferons un devoir de l'aborder.

A la vue de ce cadavre dans cet arrière-fond d'écurie, une idée immédiate s'empare de l'esprit. C'est qu'il a pu y être apporté après un attentat. Mais pour que la mort eût été consommée ailleurs et avant le transport, l'acte de strangulation, qui l'eût produite, puisque les détails anatomiques ne permettent pas d'admettre un autre genre de mort, eût laissé des traces, soit d'un lien serré autour du cou, soit des ongles ayant comprimé le larynx, soit de corps étrangers engagés dans les orifices respiratoires. Aucune marque de cette nature n'a été constatée. Pour les ecchymoses circonscrites, remarquées à la peau dans le tissu cellulaire, dans les muscles, et les poumons, elles sont le résultat absolu de tout arrêt brusque de la circulation, et proviennent, comme conséquences pathologiques, de la poussée du sang dans son mouvement de retour vers le cœur, et de la surtension et rupture instantanée des vaisseaux capillaires, sous l'effort de cette poussée. D'autre part, l'acte violent n'a jamais lieu sans défense, il suppose toujours une lutte ; et la lutte laisse infailliblement des traces soit à la partie violentée, soit à quelque autre partie, soit aux vêtements.

Or, nulle part de traces de violences.

De plus, il eût fallu un certain temps pour amener le cadavre du lieu du crime à cet endroit. Or, la science a montré qu'après la mort violente, le travail de la digestion ne cesse pas instantanément, mais se continue un certain temps, de manière à en venir même à altérer les surfaces de l'estomac ; ce reste d'action vitale se fût certainement accompli dans le laps de temps du transport, où rien n'eût pu le contrarier : or l'interruption a été absolue, puisque la digestion a à peine commencé.

Donc, il n'y a pas eu de transport ; et la cause qui a tué a été si complète qu'elle a même entraîné ce reste d'action vitale, particularité sur laquelle nous reviendrons en finissant. Enfin, souvenons-nous de cette différence absolue d'intumescence sanguine, que nous avons soulignée entre le côté droit et le côté gauche de la tête.

Pour être complète, il faut que la congestion sanguine, vitale, ait eu lieu dans la position même où nous avons trouvé le cadavre. Sans cela, elle se fût faite également partout : et quelle qu'eût été la compression après son accomplissement par la mort, il en fût resté quelque chose au côté comprimé.

Marie G... est donc venue là vivante. — Y aurait-elle été étranglée avant d'être recouverte ? Libre de ses mouvements, elle eût lutté. On trouverait des traces, il n'y en a pas, ni sur elle, ni sur les objets environnants. Donc, elle a été recouverte d'abord, et évidemment par pièces successives ; elle ne se serait pas laissé recouvrir sans une lutte, qui se révélerait, au moins, par le désordre des vêtements, et une direction, comme une certaine contraction des membres, en harmonie avec des efforts, sinon des blessures : ce qui n'existe pas.

Donc, elle a été recouverte tout à coup.

Comment, tombant de cette hauteur (1^m,20 à 1^m,50), les pièces de bois ne l'ont-elles pas blessée, brisée ? C'est qu'elles sont tombées de travers, non verticalement, se versant en quelque sorte les unes sur les autres, se gênant et s'arrêtant dans leur vitesse, venant, pour ainsi dire, à la fin de leur course, en éventail, se superposer, comme des tuiles, sur le corps renversé ; en dessous, la couche épaisse de *balle* a cédé par son élasticité, et l'enclume a manqué, comme le marteau avait manqué.

D'où cette chose singulière : pas de plaie, pas de fracture.

Ce renversement subit aurait pu être déterminé par une main criminelle, qui aurait attendu ce moment propice, ou l'aurait provoqué, ou serait arrivée à propos pour mettre à exécution un forfait prémédité ? La position du corps ne permet pas de le supposer.

Pour faire ce coup, un assassin arrivant à pas de loup, voulant éviter une lutte, que nous avons démontrée inadmissible, aurait profité de l'instant où la victime eût été baissée et lui eût tourné le dos ; dans ce cas, les pièces tombant sur elle, l'eussent couchée sur son devant, et la figure eût été tournée, ou sur son côté gauche, ou sur sa face ; ce qui est le contraire. Aurait-elle été surprise endormie ? Non, puisqu'elle ne faisait que de manger, que les instants écoulés entre le dernier repas et le commencement à peine ébauché de la digestion, n'avaient dû suffire que juste à l'arrivée de la femme à l'écurie et au remplissage de sa sébile, puisqu'il était une heure de la journée où, en hiver, on ne dort point, puisqu'elle était en train de donner à manger à ses vaches, et que femme active, comme on la connaissait, elle ne se fût point laissée aller à dormir avant de les avoir servies.

Dans un cas particulier, deux causes cependant auraient pu mettre cette pauvre femme dans un état ressemblant au sommeil, de manière à la livrer, pour ainsi dire, aux mains d'un criminel, — car elle était, dit-on, épileptique, et adonnée au vin. — Pour ce qui est du vin, non, puisque l'estomac n'en contenait pas. Et pour l'épilepsie, non plus ; car une attaque d'épilepsie donne toujours lieu à l'expulsion par la bouche d'une écume, dont nous ne voyons pas trace, et très souvent à quelque petite plaie, au moins à une contusion de la langue qui pendant l'accès se trouve encore engagée entre les dents et mordue. Or, point de plaie à la langue.

Donc cet écroulement n'est point le fait d'une main criminelle. Et ce qui le prouve encore, c'est la disposition si régulière des pièces de bois ; rien n'y sent le tâtonnement, ni le calcul ; tout converge, ayant obéi, d'un bloc, à une seule force initiale d'éboulement qui s'était peu à peu, sourdement, à la longue, disposé de lui-même, et qui comme cela arrive à un vieux mur délabré, n'attend plus qu'un rien, un souffle même, pour se faire ; effet fortuit, qui essayé de mille manières, comme on l'a fait une fois, mais encore d'une volonté variable, n'ayant pas l'unité d'action de cette cause invariable, la pesanteur, ne se reproduirait probablement jamais identiquement semblable.

Mais, intervenant au moment où l'écroulement venait d'avoir lieu, un criminel, plutôt que de dégager la pauvre femme, qu'il aurait eu intérêt à voir mourir, n'aurait-il pas pu, profitant de l'impossibilité où elle était de se défendre, soit l'étrangler et lui charger ensuite le cou de la poutre, soit amener, si elle n'y était pas, la poutre en travers du cou, soit enfin, si elle y était, la charger encore ? Pour répondre, rappelons qu'il n'y a pas au cou traces de pression criminelle, et, dans pareille circonstance où il eût fallu profiter de l'instant, et où il n'y eût pas eu de temps à perdre, elles n'eussent pas été ménagées. Donc rien n'autorise la première supposition. Pour la seconde, amener la poutre en travers du cou pour opérer par son poids l'étranglement, elle supposerait dans les pièces de bois un certain arrangement consécutif qui en eût détruit la disposition spontanée si régulière ; l'œuvre du hasard, dont nous venons de parler, serait contredite par quelque chose ; ce qui n'est pas. Et puis changer de place la poutre, n'eût point été facile, vu son poids et sa longueur ; on ne la soulève que difficilement à deux. Et, dans le cas où une force humaine eût été capable de la déplacer, il est plus que probable qu'en la mettant en travers du cou, on n'eût jamais pu assez ménager son mouvement pour ne pas faire aux parties molles une égratignure, déchirure, ou contusion, dont nous aurions trouvé les traces. Donc la poutre s'est trouvée d'elle-même où elle est. Il ne reste donc plus que la troisième supposition, celle où le criminel, arrivé par hasard, aurait pu sans rien déranger des pièces de bois, ou, simplement, assister à l'étranglement fortuit, ou l'aider de son poids.

Devant cette difficulté, nous interrogeons en vain les murs qui seuls pourraient répondre.

Peut-être de l'instruction surgira-t-il quelque témoignage qui l'éclairera, si toutefois l'instruction fonde quelque importance sur ce soupçon qu'un criminel en voulant à cette femme, fût juste arrivé à ce terrible et critique moment, coïncidence tellement singulière que, même à bien réfléchir, elle échappe à l'hypothèse. Pourquoi, en justice, s'arrêter à des subtilités, quand les faits sont là dans toute leur simplicité ?

1° La poutre qui appuie sur le cou d'un poids bien plus que suffisant pour intercepter toutes les relations de la vie entre la tête et le tronc, et que personne n'a pu mettre :

2° Les pièces de bois qui couvrent tout le corps, moulé par leur poids dans la couche élastique sous-jacente, et qui lui constituent une étreinte fatale, mort et ensevelissement tout à la fois ;

3° La venue volontaire certaine de cette malheureuse femme dans cet endroit, et son occupation, attestée par la présence à ses côtés de sa *gedde*, à ramasser de la balle du blé pour le repas de ses vaches ;

4° La pile de bois, rangée sur une base étroite, dans une certaine hauteur, s'étant peu à peu dérangée et déversée (comme cela arrive toujours entre objets lourds mal liés, depuis trois ans, amenée définitivement à l'équilibre instable par la superposition d'une poutre, plus lourde que le reste, qui devait nécessairement l'entraîner en dedans, au moindre effort et même spontanément;

5° La présence de ce bras de brancard (bayard) placé de travers dans l'épaisseur de la pile, au niveau du premier tiers de sa hauteur, en levier du premier genre, si puissant, justement, pour produire cet effort;

6° L'écroulement enfin qui a poussé la femme en arrière, l'a renversée, couverte, enfoncée et enlacée dans une mort immédiate et absolue. Sous la pression générale qu'a subie tout à coup la malheureuse, les phénomènes de la vie ont dû être tous ensemble immédiatement enrayés; c'est ce qui explique que, contrairement à ce qui arrive dans les morts violentes par simple strangulation, le phénomène de la digestion dans l'estomac ne se soit pas un peu continué et qu'il n'y ait aucune déjection par aucun des orifices, comme cela a été noté.

Une dernière question : *Y aurait-il eu suicide ?*

Cela pourrait être. La pauvre femme avait, nous l'avons dit, des accès d'épilepsie, et se livrait, comme le font, du reste, souvent les épileptiques, à l'abus des boissons ; l'état cirrhotique jaune, très avancé, du foie, que nous avons trouvé chez elle est, en effet, l'une des altérations ordinaires de l'alcoolisme. Or, les exemples de suicide sont fréquents chez les épileptiques et les ivrognes. Mais cette pauvre femme venait de faire un repas, ce qui est bien l'opposé de l'idée de s'ôter la vie, bien que cela se voie ; et dans le cas où, quand même, elle eût eu cette idée, elle ne se fût point exposée à se faire blesser sans être bien sûre de se tuer. Or, était-ce pour elle une certitude que cet éboulement de pièces de bois ? Nous ne pensons donc pas qu'il y ait eu l'idée de suicide. Et nous concluons, comme dans le premier rapport, que la mort a été involontaire, fortuite, et instantanée.

Signé : Dr Vivier.

Rapport du Dr Nadaud. — Je soussigné, Hilaire Nadaud, docteur en médecine, médecin des hôpitaux et hospices d'Angoulême, sur la réquisition de M. le juge d'instruction, en date du 9 février, me suis transporté le lendemain avec mon confrère le Dr Vivier, au bourg de Marsac.

Après avoir prêté serment entre les mains de M. le juge d'instruction, nous avons procédé à notre examen.

Après avoir traversé une étable à bœufs, nous avons pénétré dans un réduit extrêmement sombre, sans autre ouverture que la porte qui ouvrait dans l'étable. Là nous avons été mis en présence du cadavre de la veuve L...

Le cadavre était étendu sur le dos et reposait sur la balle de blé ; la tête nue était dans l'extension, le menton relevé et tourné du côté de l'épaule droite, le côté droit de la face reposait sur le sol, le côté gauche de la face était à découvert.

Les membres supérieurs étaient étendus le long du corps : les membres inférieurs étaient un peu écartés, les pieds étaient à 0^m.20 environ d'un amas de madriers superposés le long du mur.

La face était infiltrée, bouffie, bleuâtre, surtout autour des orifices naturels, yeux, nez, bouche. A l'oreille gauche une traînée de sang non coagulé, au niveau de l'angle de la mâchoire à gauche le derme est épaissi et rouge.

Je remarque un *sillon* très apparent, d'une longueur de 0^m.20 environ, qui longe le bord inférieur de la clavicule gauche depuis la fourchette du sternum jusqu'à l'épaule gauche.

Sur l'abdomen plusieurs vergetures verdâtres résultant de la décomposition cadavérique.

Au niveau de l'épine iliaque antérieure et supérieure gauche, la peau est durcie et parcheminée.

Nous avons fait transporter le cadavre sous un hangar et nous avons procédé à l'autopsie.

Le *crâne* ne nous a offert aucun symptôme de blessure, le cuir chevelu est infiltré.

Au *cou* du côté droit, on voit une petite éraillure de la peau, mais très légère, et à son niveau pas d'ecchymose dans le tissu cellulaire. Dans l'épaisseur du derme, du même côté droit du cou, on trouve quelques ecchymoses de la grandeur et de la forme d'une lentille : à la dissection, on reconnaît qu'elles sont formées par du sang coagulé.

Rien à noter autour des muscles sterno-mastoïdiens.

Larynx. — De chaque côté des faces latérales du cartilage thyroïde, dans l'épaisseur des muscles sterno-thyroïdiens, on trouve des ecchymoses lenticulaires avec coagulation sanguine ; l'ecchymose du côté droit est plus en bas, celle du côté gauche plus en haut, près de la grande corne du cartilage thyroïde. Les replis de la glotte et toute la muqueuse du larynx sont rouges et infiltrés.

Dans toute la *trachée*, rougeur vineuse avec écume sanguinolente, même rougeur dans les bronches et même écume.

A la base des *poumons* deux ou trois ecchymoses sous-pleurales, très petites, et deux noyaux apoplectiques. La partie antérieure des poumons n'offre pas de changement de coloration, la partie postérieure et inférieure par la position du cadavre est plus engouée par imbibition cadavérique.

La plèvre droite avait des adhérences.

Dans les *muscles pectoraux*, on voit du côté droit plusieurs caillots sanguins.

L'*estomac* contient du pain et des haricots ; la masse alimentaire est d'une couleur grisâtre, elle est de la consistance d'une pâte grenue assez ferme ; il n'y a pas de trace de vin.

Le *foie* est volumineux, le lobe gauche recouvre tout l'estomac ; il a l'aspect de foie gras.

Le *cœur* ne contient pas de sang, dans les cavités, il est recouvert à la face antérieure par une couche graisseuse, très prononcée.

La dissection ne nous a montré ni infiltration sanguine, ni caillots au niveau du sillon qui longe la clavicule gauche, ni au niveau de l'épine iliaque antérieure et supérieure gauche.

A l'aide de ces constatations, je réponds aux questions posées par M. le juge d'instruction :

1re Question : *Quelle est la cause de la mort?*

Les lésions signalées par nous appartiennent à deux genres de mort violente : la *suffocation* et la *strangulation*. La tuméfaction du visage, les ecchymoses du cou et de la paroi antérieure de la poitrine, les ecchymoses sous-pleurales sont communes à ces deux genres de mort. Mais la rougeur du larynx, l'écume sanguinolente de la trachée et des bronches, et les ecchymoses des muscles du larynx appartiennent à la strangulation.

2e Question : *Dans quelles circonstances la mort a pu se produire?*

D'après les renseignements qui nous ont été donnés par M. le juge d'instruction, lorsqu'on a trouvé le cadavre de la veuve L..., le 9 février, il était recouvert par une masse de planches et de madriers ; mais lorsque j'ai vu le cadavre, le 10, toutes ces pièces de bois avaient été enlevées depuis la veille. En ma présence, on a cherché à rétablir la position de ces pièces de bois sur le cadavre. L'un des madriers ayant plusieurs mètres de long et 0^m,20 environ de carré reposait obliquement sur le cou du cadavre ; c'est l'un des angles qui s'est imprimé dans le sillon que j'ai signalé le long de la clavicule gauche.

Les autres planches ou madriers beaucoup moins lourds recouvraient le reste du corps.

Toutes ces pièces de bois, m'a-t-on dit, étaient d'ordinaire superposées le long du mur du réduit dans lequel on a trouvé le cadavre.

Il faut rechercher si la chute subite de ces poutres a pu causer la mort accidentelle de la veuve L...

a. Devant nous les bois ont été replacés dans leur position ordinaire, superposés le long du mur, et on les a violemment renversés.

Tous sont tombés non pas à l'endroit où reposait la tête et le cou du cadavre, mais au point où étaient les pieds et les jambes. Je ne puis insister sur cette expérience qui a été faite sous mes yeux ; si elle était vérifiée et confirmée par un homme spécial, on devrait en tirer la conclusion que les pièces de bois n'ont pu en tombant couvrir la femme L...

b. D'après l'autopsie, je dois conclure que la grosse poutre n'a été placée sur le cou de la morte qu'après la mort : si la poutre était tombée sur la femme encore vivante, nous aurions trouvé par la dissection des caillots sanguins dans les bords du sillon signalé le long de la clavicule gauche ; l'angle de la poutre en s'incrustant là aurait produit les lésions ordinaires, des contusions ; or, nous n'avons rien trouvé, ni ecchymose, ni collection sanguine au voisinage de ce sillon, j'en conclus que la femme n'était plus vivante quand la poutre a été placée sur le cou.

c. Sur le tronc et les membres, nous n'avons pas trouvé de traces de blessures ou de contusions ; je crois que les poutres en tombant sur ces parties auraient dû également y produire des lésions apparentes.

En résumé, pour moi, les poutres ne sont tombées sur la femme L... qu'après sa mort. La veuve L... a succombé à la strangulation et à la suffocation. Elle a dû être surprise, car il n'y avait pas traces de lutte.

3° Question : *Le temps qui s'est écoulé depuis le dernier repas ?*

Je pense que le dernier repas ne remontait pas à deux heures.

En foi de quoi, j'ai rédigé le présent rapport que je certifie sincère et véritable.

Signé : Dr H. NADAUD.

Angoulême, le 25 février 1879.

I. — Les lésions constatées dans les organes de la respiration par mes deux confrères. MM. les Drs Nadaud, d'Angoulême, et Vivier, de Montagnac, ne laissent aucune doute sur le genre de mort auquel a succombé la veuve L... La mort est le résultat d'une asphyxie par strangulation ou suffocation. Le mucus spumeux et sanguinolent qui tapissait la muqueuse du larynx, de la trachée et des bronches, la rougeur de cette muqueuse (peut-être déjà difficile à interpréter, puisque la mort remontait à douze jours', les petites ecchymoses sous-pleurales, les noyaux apoplectiques des poumons, présentent l'ensemble complet des lésions que l'on constate dans la mort par asphyxie résultant de la strangulation et de la suffocation, ces deux procédés étant d'ailleurs souvent simultanément employés.

Il résulte de l'état du cœur, de l'absence des caillots que la mort a dû être rapide.

Je ne tirerai pas de l'état des matières contenues dans l'estomac des conclusions aussi absolues que M. le Dr Vivier pour fixer l'heure de la mort. Je n'oserai dire que la mort est survenue au plus une heure et demie après le repas. On ne trouvait, en effet, que du pain et des haricots dans la cavité stomacale ; or ces aliments ne se digérant pas dans l'estomac peuvent se retrouver encore presque intacts une heure ou deux après le repas, alors que des matières albuminoïdes de la viande, avalées en même temps, auraient complètement disparu.

II. — Je dois signaler dans les rapports médicaux quelques lacunes, l'une d'elles n'est peut-être qu'apparente, mais il est important d'avoir à ce sujet des explications plus complètes.

Je ne trouve sur l'état du cuir chevelu, des tissus sous-jacents, des os du crâne et du cerveau que ces deux descriptions :

1° Dans le rapport de M. le Dr Nadaud : « Le crâne ne nous a offert aucun symptôme de blessure, le cuir chevelu est infiltré. »

2° Dans le rapport de M. le Dr Vivier : « 2° Gonflement par infiltration sanguine énorme, violacée, noirâtre, du cuir chevelu, du front, des paupières, du nez, des joues (la gauche surtout), etc. »

Il serait regrettable que l'état des deux muscles temporaux n'ait pas été établi par comparaison, ainsi que celui des os du crâne et de l'encéphale.

Nous lisons en effet (rapport du Dr Nadaud) : « A l'oreille gauche une traînée de sang non coagulé », et (rapport du Dr Vivier) : « Du sang noir liquide, dans le conduit auditif externe de l'oreille gauche, écoulé par conséquent après la mort. »

Sur l'état du gonflement de la face les descriptions de nos deux confrères sont à peu près identiques. Il est admis que « la tête était tournée du côté de l'épaule droite, le côté droit de la face reposait sur le sol, le côté gauche de la face était à découvert » (rapport de M. le Dr Nadaud), et dans le rapport de M. le Dr Vivier, nous lisons : « Gonflement et infiltration sanguine énorme, violacée, noirâtre, du cuir chevelu, etc., des joues (la gauche surtout)... Notons bien le gonflement et l'infiltration moindres à droite qu'à gauche. »

Dans cette description deux choses nous étonnent, le gonflement moindre des parties placées dans la position déclive, ce qui est contraire à toutes les vérifications faites chaque jour sur les cadavres dont la putréfaction est déjà commencée, puis la présence d'une traînée de sang non coagulé dans le conduit auditif externe gauche. c'est-à-dire dans celui qui était placé en haut.

D'où ce sang peut-il provenir? La mort par strangulation a pour conséquence ordinaire une exhalation de spume écumeuse sanguinolente qui fait issue, dans les heures ou les jours qui suivent le décès, par les narines et la bouche, et ce sang souille alors les orifices du visage, le haut des vêtements et le côté de la face placé dans la position déclive. Or. sur le cadavre de la veuve L..., dans aucun des rapports de nos confrères, la présence de cette spume écumeuse n'est notée ; une phrase du rapport du D\ Vivier semble même indiquer qu'il n'y en avait pas : ce ne serait donc pas elle qui aurait atteint le conduit auditif gauche, et y aurait déposé du sang noir ; ajoutons enfin que l'oreille gauche placée en haut aurait été la dernière partie de la face mouillée par cette spume.

Il serait intéressant de déterminer si ce sang ne vient pas d'une fracture du rocher. On sait, en effet, que lorsqu'un meurtrier veut tuer un individu par strangulation ou par suffocation, il commence presque toujours par annuler toute résistance possible en étourdissant sa victime par un coup porté violemment sur la tête et plus spécialement sur l'une des fosses temporales.

Nous regretterions par conséquent que l'état des muscles et des os du crâne ne puisse être explicitement établi.

III. — Dans la description que nos confrères ont consignée dans leurs rapports, on doit distinguer des lésions faites évidemment pendant la vie et d'autres consécutives à la mort.

a *Lésions consécutives à la mort.* — 1º La plaque qui occupait l'angle inférieur gauche de la mâchoire inférieure, semble être le résultat d'une violence *post mortem*. d'après la description du D\ Vivier, et *ante mortem*, d'après celle du D\ Nadaud.

D\ Vivier : « Sur l'éminence jugale et l'angle de la mâchoire inférieure du côté gauche, l'épiderme enlevé et l'état parcheminé du derme dans une largeur d'une pièce de 2 francs environ. »

D\ Nadaud : « Au niveau de l'angle de la mâchoire à gauche, le derme est épaissi et rouge. »

2º Le « sillon très apparent d'une longueur de 20 centimètres environ qui longe le bord inférieur de la clavicule gauche, depuis la fourchette du sternum jusqu'à l'épaule gauche... La dissection ne nous a montré ni infiltration sanguine, ni caillots au niveau du sillon qui longe la clavicule gauche » D\ Nadaud . « L'aplatissement de la face gauche du cou, moins prononcé que l'avant-veille ; et à la peau de la poitrine, à 1 centimètre environ du bord inférieur de la clavicule gauche et parallèlement à cet os, une dépression linéaire, mate, résultant de la pression du bord de la poutre qui reposait sur cette région. Depuis le premier examen, la clavicule, qui sous la pression de la poutre s'était enfoncée et abaissée, débarrassée du poids, s'est relevée, et par son bord saillant a fait à cette dépression, qui se confondait avec la surface aplatie du cou, un bord supérieur en relief, qu'elle n'avait pas » (Dr Vivier).

Ainsi, il est établi qu'au niveau de ce sillon sous-claviculaire, il n'y a pas d'ecchymose de la peau, et il n'y a pas de suffusion sanguine sous-cutanée. Il s'agit donc d'une lésion faite après la mort. Une poutre du volume et du poids notés par les experts ne pourrait *tomber* sur cette région, déprimer la clavicule (ainsi qu'il est admis, puisque cet os était enfoncé par la poutre), sans faire une plaie contuse de la peau qui recouvre la clavicule, ou au moins une ecchymose avec suffusion sanguine. On ne conçoit pas comment un madrier pourrait glisser avec une telle douceur que sa masse augmentée par le mouvement de la chute se soit trouvée annulée au point de ne pas produire une ecchymose et aurait pu en même temps déterminer un choc assez violent pour jeter une femme à terre et la tuer presque subitement. Pour qu'un madrier ait pu étrangler la victime sans faire une contusion, il aurait fallu qu'il eût été déposé avec précaution, et en tout cas, on ne saurait concevoir comment en des points qu'aucune violence n'a atteints, il s'est produit des ecchymoses (côté droit du cou), alors qu'il ne s'en produisait pas dans les points atteints par le corps contondant (côté gauche).

Cette lésion a donc succédé à la mort.

3° « Au niveau de l'épine iliaque antérieure et supérieure gauche, la peau est durcie et parcheminée » (Dr Nadaud). Cette lésion a également succédé à la mort.

b) *Lésions faites pendant la vie.* — Lésions siégeant au cou et dans les muscles de la poitrine. On trouve au cou : 1° une éraillure de la peau ; 2° des ecchymoses du derme et des ecchymoses profondes.

1° *Éraillure de la peau.* — « Au cou, du côté droit, on voit une petite éraillure de la peau, mais très légère, et à son niveau pas d'ecchymose dans le tissu cellulaire » (Dr Nadaud). « Sur le côté droit du cou, un peu au-dessous du larynx, une ecchymose d'un centimètre environ, avec très légère excoriation récente, due à la pression du bout d'un doigt en soulevant ou retournant le cadadre » (Dr Vivier).

Que l'érosion de l'épiderme soit le résultat d'une manœuvre opérée pendant l'expertise, cela est possible, mais le fait qu'il y a une ecchymose démontre d'une façon incontestable qu'il y a eu en ce point une violence opérée pendant la vie. Il est singulier que pendant l'expertise un ongle ait produit une érosion précisément dans ce point ecchymotique.

2° *Ecchymoses du derme et ecchymoses profondes.* — « Dans l'épaisseur du derme, du même côté droit du cou, on trouve quelques ecchymoses de la grandeur et de la forme d'une lentille ; à la dissection, on reconnaît qu'elles sont formées par du sang coagulé. Rien à noter autour des muscles sterno-mastoïdiens. — *Larynx.* — De chaque côté des faces latérales du cartilage thyroïde, dans l'épaisseur des muscles sterno-thyroïdiens, on trouve des ecchymoses lenticulaires avec coagulum sanguin : l'ecchymose du côté droit est plus en bas, celle du côté gauche plus en haut, près de la grande corne du cartilage thyroïdien » (Dr Nadaud).

« Nous avons trouvé, en outre de quelques ecchymoses thromboïdes, à droite une ecchymose d'infiltration du tissu cellulaire, ne correspondant pas à l'ecchymose cutanée citée plus haut, des mêmes dimensions, s'éteignant dans le tissu cellulaire et n'arrivant pas jusqu'à l'aponévrose. Le plan aponévrotique divisé, nous avons mis à découvert les muscles sterno-mastoïdiens, sterno-hyoïdiens et thyro-hyoïdiens, qui étaient normaux. Les petits muscles crico-thyroïdiens des deux côtés présentaient dans leur épaisseur une infiltration ecchymotique de 0,003 à peine » (Dr Vivier).

Sans nous arrêter à quelques différences dans les descriptions fournies par nos deux confrères, nous pouvons dire que ces lésions ont été faites manifestement pendant la vie et par des violences appliquées directement sur la région. Ces ecchymoses, notamment la suffusion sanguine du tissu cellulaire décrite à droite par le Dr Vivier, ayant 1 centimètre, ne rappellent pas le pointillé sanguin qui succède à la strangulation sans application de violence directe sur les points où siègent les ecchymoses. L'ecchymose ou plutôt la suffusion sanguine du tissu cellulaire du cou résulte d'une violence directe, et je ne trouve pas dans la description fournie par l'état des lieux l'explication de cette ecchymose si l'on admet la mort par chute des madriers.

Les ecchymoses péri-laryngées, dont le siège a été établi par la description de M. Nadaud, sont très analogues à celles que l'on trouve dans la strangulation pratiquée à la main.

3° *Ecchymoses des muscles de la poitrine.* — « Dans les muscles pectoraux, on voit du côté droit plusieurs caillots sanguins » (Dr Nadaud). « Une ecchymose sous le pectoral gauche » (Dr Vivier). L'absence de détails sur les dimensions et la forme de ces caillots ne nous permet pas d'en préciser la valeur.

En résumé. — Ainsi que nos confrères MM. Nadaud et Vivier, nous regardons comme démontré que la mort est le résultat d'une asphyxie par strangulation ou suffocation, ou peut-être par les deux modes combinés.

Les constatations de l'autopsie, telles qu'elles sont consignées dans les rapports de MM. les Drs Nadaud et Vivier, ne nous expliquent pas la prédominance du gonflement de la joue gauche et de la présence du sang dans le conduit de l'oreille gauche.

En groupant les lésions sous deux chefs, celles faites pendant la vie, celles qui ont succédé à la mort, nous croyons pouvoir affirmer que le sillon placé au-dessous de la clavicule gauche, la plaque de la peau au niveau de l'épine iliaque antérieure et supérieure gauche, résultent de pressions opérées après la mort, qu'il en est probablement de même de la plaque parcheminée qui occupe l'angle de la mâchoire inférieure.

Qu'au contraire l'ecchymose qui siège sur la peau du cou à droite et à la surface de laquelle existe une érosion de l'épiderme, les ecchymoses du derme, les suffusions sanguines qui siègent dans le tissu cellulaire et dans les muscles du cou, et dans les muscles de la poitrine, sont le résultat de violences subies pendant la vie.

Si maintenant nous cherchons à grouper les lésions en prenant pour point de départ les deux hypothèses qui peuvent servir à expliquer le mode de strangulation, nous constatons que si la mort est le résultat de la chute des madriers sur la veuve L...., pas un seul de ces morceaux de bois n'a laissé la marque du choc qu'il a dû produire en frappant la victime vivante, que de plus certaines lésions, notamment l'ecchymose de la peau du cou à droite, et la suffusion sanguine du tissu cellulaire du cou à droite également, ne trouvent pas d'explication.

Si la mort résulte d'une strangulation à la main, toutes les lésions que nous considérons comme faites pendant la vie s'expliquent par le mode de violence supposé.

Une seule objection subsiste, rien ne révèle l'existence d'une lutte. Nous devons faire remarquer que parfois des personnes peu vigoureuses succombent à la strangulation avec une facilité et une rapidité extrêmes, que nous n'avons aucune donnée sur la vigueur ou la faiblesse de la veuve L...., ni même sur son âge, que nous trouvons seulement dans le rapport du Dr Nadaud, que la face antérieure du cœur est chargée de graisse, et que le foie est gras, ce qui ne semble pas rendre probable une résistance bien énergique, et enfin, nous ignorons si la dissection de la région temporale gauche ne nous aurait pas permis de constater une lésion prouvant qu'un coup antérieur à la strangulation avait mis la veuve L... dans l'impossibilité de se défendre.

Conclusions. — En tirant des rapports de nos confrères les déductions qui en sortent légitimement nous devons conclure :

1° La mort de la veuve L... est le résultat d'un asphyxie par strangulation ou suffocation ;

2° Aucune des lésions faites pendant la vie ne paraît résulter de la chute de madriers sur son corps, l'hypothèse de la strangulation par un de ces madriers ne s'appuie donc sur aucune preuve scientifique ;

3° Les lésions constatées sur la peau du cou et dans ses parties profondes sont identiques à celles que l'on constate dans la strangulation pratiquée à la main.

Mais en l'absence de renseignements sur les causes du gonflement de la région parotidienne gauche de la face, sur la cause de la présence du sang dans le conduit auditif gauche, et en présence de divergences constatées dans les deux rapports, dans les descriptions des lésions de la peau et des parties profondes du cou, nous ne saurions démontrer scientifiquement que la mort de la veuve L... est la conséquence d'une strangulation pratiquée par une main criminelle.

27. Assassinat d'une fille par son père. Strangulation. Viol.

— Je soussigné, Paul Brouardel, commis par M. le substitut de M. le procureur de la République près le tribunal de première instance du département de la Seine, en vertu d'une ordonnance, en date du 6 juillet 1879, ainsi conçue :

« Vu les articles 32 et 43 du code d'instruction criminelle et le procès-verbal dressé le 6 juillet 1879 par M. le commissaire de police du quartier de Saint-Gervais, constatant la mort par strangulation de la jeune Charlotte B...

« Commettons M. le Dr Brouardel, à l'effet de procéder à l'autopsie du cadavre, de rechercher les causes de la mort et de constater tous indices de crime ou délit. »

Serment préalablement prêté, ai procédé à cette autopsie, le 7 juillet 1879.

Le 6 juillet, accompagné de M. le commissaire de police, je me suis transporté rue de l'Ouest, au domicile du sieur M... Nous avons trouvé dans une chambre située au fond de la cour, au premier étage, le cadavre d'une jeune fille couché sur un lit placé contre le mur qui fait face à la porte. Ce cadavre occupait la partie la plus rapprochée du bord du lit, il était étendu sur le côté droit, la face regardant le mur du fond. Cette jeune fille était couchée toute habillée sur la couverture de laine, mais les jupes de ses vêtements étaient relevées sur le ventre de telle façon que la fesse gauche et la cuisse gauche étaient à nu. L'extrémité seule des vêtements était abaissée entre les cuisses, mais ils n'en couvraient que le tiers supérieur ; les vêtements repliés sous le cadavre en arrière formaient une sorte de tampon. Les jambes étaient recouvertes par des bas retenus au-dessus des genoux par des jarretières.

La face était souillée par une grande quantité de spume qui formait un paquet de mousse en avant de la bouche et des narines, et avait fait une large tache sur l'oreiller. Les membres inférieurs étaient dans la demi-flexion, les deux bras étaient étendus le long du corps à peine fléchis.

Par l'anus sortaient des matières fécales.

Les vêtements qui couvraient cette jeune fille étaient un tablier de coton à carreaux gris et bleus, une robe à rayures jaunes et blanches, un peignoir rose et gris, une chemise, des bas de coton blanc.

La couverture de laine sur laquelle le corps de la jeune fille était placé présentait dans l'espace laissé libre entre le corps et le mur, au niveau de la région fessière de l'enfant, une sorte d'empreinte déprimée, sur laquelle on notait la présence de trois plis transversaux parallèles à arêtes vives. Ces plis semblaient avoir été récemment formés et avoir été déterminés par la compression d'un corps lourd tel qu'un corps humain.

1° *Autopsie.* — Le cadavre est celui d'une jeune fille de douze ans et demi, très forte et très vigoureuse. En l'absence de renseignements précis sur son âge, on admettrait plutôt que cette jeune fille devait avoir de quatorze à quinze ans. Le cadavre mesure 1^m,45.

La rigidité cadavérique n'a pas encore disparu. Les parties déclives du tronc, du bras droit, de la cuisse et de la fesse du même côté sont tachetées de larges lividités cadavériques. Sur le dos ces lividités présentent un pointillé très net ecchymotique.

La face est bouffie, tuméfiée, elle porte quelques cicatrices analogues à celles de la variole. La langue fait un peu saillie entre les lèvres, les dents ont marqué leur empreinte à un demi-centimètre du bord libre de la langue.

Par les narines et la bouche sort une spume aérée.

Les conjonctives oculaires sont mouchetées par de nombreuses ecchymoses sous-conjonctivales.

A la commissure labiale gauche on voit une petite croûte analogue à une croûte d'herpès datant de quelques jours.

En arrière de l'oreille droite se trouve une ecchymose avec suffusion sanguine profonde, mesurant 3 centimètres de diamètre. A ce niveau les muscles de la région postéro-latérale du cou sont infiltrés de sang et leurs gaines sont ecchymotiques. La région symétriquement placée à gauche, examinée par comparaison, ne présente rien de semblable.

Sur la partie médiane du cou, au-dessous du bord supérieur du larynx, quatre estafilades linéaires, longues, la plus grande de 4 centimètres, la plus petite de 2, sont dirigées de haut en bas et un peu de gauche à droite. Elles ont une légère courbure à concavité regardant à droite. Elles sont groupées de telle façon que l'on pourrait les inscrire dans un triangle à peu près isocèle dont le sommet serait sur la ligne médiane au niveau du bord supérieur du larynx, la base à droite de la trachée et le bord gauche du triangle sur la ligne médiane en avant de la trachée. Sur la ligne médiane, en avant du bord inférieur du larynx, on note la présence d'une petite écorchure arrondie ayant 2 à 3 millimètres de diamètre.

Le tissu cellulaire sous-cutané de cette région ne renferme pas de suffusion sanguine, mais le muscle sterno-hyoïdien droit en avant du corps thyroïde contient quelques petits caillots sanguins du volume d'une lentille. Sur la membrane thyro-cricoïdienne et à la pointe du lobe gauche du corps thyroïde, on voit deux petites ecchymoses.

Les veines jugulaires sont remplies par du sang liquide, et de la jugulaire droite il sort un caillot rouge et mou.

Les ganglions de la région sont un peu volumineux.

Sur les autres parties du corps on ne voit aucune trace de violence. Les seins sont à peine saillants, le mont de Vénus n'est pas encore couvert de poils.

Mais au-dessus du pubis on constate la présence d'une tache blanche, brillante à la lumière réfléchie, ayant des bords déchiquetés en forme de carte de géographie. Cette tache a une configuration allongée, elle mesure 10 centimètres en hauteur depuis la vulve jusqu'au tiers supérieur de la peau de l'abdomen, sur 2 à 3 de largeur, suivant les points mesurés.

Sur la cuisse droite, un peu au-dessous du pli inguino-crural, on note la présence d'une tache analogue mesurant 2 centimètres à peu près dans ses différents diamètres.

Nous détachons par dissection la peau de ces deux régions pour soumettre son revêtement à l'examen microscopique.

Les organes génitaux n'ont plus l'apparence qu'ils possèdent chez les jeunes filles vierges. Le clitoris est volumineux, la muqueuse des petites lèvres et celle de la fourchette sont flétries et forment des plis nombreux.

L'orifice de l'urèthre est très rouge.

L'hymen est déchiré. Son ouverture est très large. Cette membrane forme quatre lambeaux : un à droite, un à gauche et deux médians, l'un inférieur, l'autre supérieur. Ceux-ci bien que petits sont très nets. La rupture de la membrane a donc la forme d'un X. Les bords de ces déchirures sont cicatrisés, la rupture n'est donc pas récente.

Le vagin est large, il s'écoule de la vulve par la pression un liquide d'apparence muco-purulent, nous le recueillons et nous enlevons l'appareil génital pour soumettre ses diverses parties à l'examen microscopique.

L'anus laisse échapper des matières fécales, mais il ne paraît pas déformé.

Le tissu cellulaire qui double le cuir chevelu ne renferme pas d'ecchymose. Les os du crâne ne sont pas fracturés. Les méninges sont congestionnées. L'encéphale est absolument sain.

Le pharynx est rempli d'aliments. La partie postérieure de la muqueuse présente deux ecchymoses nettement limitées, le tissu cellulaire qui sépare le pharynx de la région prévertébrale contient également une suffusion sanguine assez large.

La trachée est complètement remplie par des matières alimentaires, on retrouve ces matières jusque dans les grosses bronches.

Les plèvres sont vides, elles sont tachetées par une très grande quantité d'ecchymoses sous-pleurales. Dans le lobe inférieur du poumon droit on trouve quatre noyaux apoplectiques assez volumineux. Le lobe inférieur du poumon gauche forme un vaste noyau apoplectique. Les poumons ne contiennent pas de tubercules.

Les cavités du cœur sont remplies par un peu de sang liquide et quelques caillots rouges et mous. Les valvules sont saines.

L'estomac est très distendu. Placé dans la balance, l'estomac et son contenu pèsent 710 grammes. L'estomac seul pèse 120 grammes. Les 600 grammes de matières contenues ont un aspect gris rougeâtre, elles sont mises à part de façon à permettre d'apprécier la quantité d'alcool qu'elles peuvent contenir.

Le péritoine qui tapisse la partie inférieure du foie est tacheté par de nombreuses ecchymoses sous-péritonéales. Son parenchyme est sain.

La rate est petite et molle.

Les reins sont dans leur état normal et se décortiquent facilement.

L'utérus est petit, triangulaire. L'orifice du col utérin est allongé transversalement, sur la lèvre antérieure on voit une petite ulcération de 3 ou 4 millimètres. La cavité du col et du corps contient, ainsi que le vagin, un liquide d'apparence muco-purulent.

2° *Examen des taches brillantes et argentées observées sur l'abdomen et la cuisse droite de la jeune Charlotte B...* — Avec un scalpel neuf nous avons gratté avec soin la surface de ces taches et nous avons recueilli dans un verre de montre propre le produit de notre grattage que nous avons placé entre deux lames de verre très propres et bien appliquées l'une sur l'autre, afin de pouvoir l'examiner à notre laboratoire.

Nous avons procédé ainsi qu'il suit à cet examen :

Nous avons détaché quelques petites parcelles du produit de notre grattage et nous les avons placées au contact d'une goutte d'eau distillée, fraîchement préparée, sur une lame de verre très propre.

Après un temps suffisant pour la dilution, nous avons recouvert avec une lamelle très propre le liquide opalin et légèrement jaunâtre obtenu et nous avons examiné au microscope avec un oculaire 2 et un objectif n° 5 Nachet, c'est-à-dire un grossissement de 500 D.

Nous avons alors nettement vu à côté de nombreuses cellules épidermiques et de petits poils provenant du grattage de la peau, des débris de spermatozoïdes, têtes et queues, et des spermatozoïdes entiers, reconnaissables à leur tête triangulaire et à leur queue effilée.

Conclusions. — Les taches examinées contiennent des spermatozoïdes.

3° *Examen du liquide vaginal et utérin.* — Nous avons enlevé avec un verre de montre très propre le liquide qui se trouvait dans le vagin au moment de l'autopsie et nous l'avons placé entre deux lames de verre appliquées fortement l'une contre l'autre afin de pouvoir l'examiner à notre laboratoire.

Nous avons procédé ainsi qu'il a été dit ci-dessus à l'examen microscopique du liquide obtenu. Nous avons vu une grande quantité de cellules épithéliales pavimenteuses mêlées à de gros globules granuleux, telles qu'on les trouve dans la leucorrhée vaginale ; nous n'avons pu y voir ni débris, têtes ou queues, de spermatozoïdes, ni spermatozoïdes entiers.

Conclusions. — 1° Le liquide blanchâtre pris dans le vagin offre la même composition que le liquide leucorrhéique ;

2° Il ne contient pas de spermatozoïdes.

4° Recherche de l'alcool contenu dans les matières alimentaires extraites de l'estomac de la jeune B... — Nous avons trouvé dans l'estomac de la victime environ 600 grammes de matières alimentaires, de couleur rougeâtre, composées de pain, de vin et de viande suivant toute apparence; nous avons mis le tout dans un bocal propre et nous l'avons transporté à notre laboratoire pour en faire l'analyse, au point de vue de la présence de l'alcool.

Nous avons procédé à cette recherche par la méthode suivante :

Nous avons pris la moitié des vomissements recueillis et nous l'avons introduite dans un ballon fort propre, après l'avoir étendue d'eau, rendue par la potasse suffisamment alcaline pour pouvoir neutraliser l'acidité des matières alimentaires. Ceci fait, nous avons interposé, sur le passage des vapeurs qui devaient se dégager du ballon sous l'influence de la chaleur, un large tube, dans lequel nous avons placé une nacelle de carton contenant du noir de platine et portant à chaque extrémité un papier tournesol bleu, à la suite de ce tube se trouvait un réfrigérant ordinaire, destiné à condenser les vapeurs de distillation.

L'appareil installé nous avons chauffé avec modération le contenu du ballon et nous n'avons pas tardé à voir la distillation commencer, d'autant plus vite que nous avions pris la précaution de faire passer, à travers les matières contenues dans le ballon, un courant d'air au moyen d'un aspirateur.

Peu après le commencement de la distillation, nous avons vu le papier tournesol bleu le plus près du réfrigérant devenir rouge, c'est-à-dire indiquer que les vapeurs se dégageant du ballon s'acidifiaient au contact du noir de platine.

Or, nous savons que les vapeurs d'alcool, en passant sur le noir de platine, se transforment en vapeurs d'aldéhyde et d'acide acétique.

Nous avions donc affaire à des vapeurs d'alcool.

Nous avons continué la distillation jusqu'à épuisement, après avoir retiré la nacelle de noir de platine, afin de recueillir sans modifications tous les produits de la distillation, et de chercher la densité de ces produits, seul moyen d'arriver à une approximation de leur richesse en alcool, à l'aide des tables dressées par Gay-Lussac.

Nous avons trouvé un liquide ayant, à la température de 16°, une densité de 1000 au densimètre, et marquant 0° à l'alcoomètre de Gay-Lussac, ce qui indique que les matières contenues dans l'estomac renfermaient une très petite quantité d'alcool.

Conclusions. — 1° Les matières contenues dans l'estomac contiennent de l'alcool provenant du vin qui s'y trouvait. (Recherche qualitative.)

2° Elles contiennent peu d'alcool, car l'alcoomètre marque 0° dans les 100 centimètres cubes de liquide distillé. (Recherche quantitative.)

3° *Examen du liquide et du dépôt noirâtre trouvés au fond du vase de nuit de M...*

Scellé n° 3, couvert. — Aff. C. M... — M. Ferey, juge d'instruction. — Bocal contenant le liquide qui était dans le vase de nuit placé sous le scellé 13 et envoyé à la Morgue par notre collègue du quartier Saint-Gervais. Le commissaire de police,

CLÉMENT.

Nous trouvons un bocal fermé par un bouchon de liège maintenu par une ficelle rouge et portant deux cachets rouges avec la mention : *Préfecture de police. Délégations judiciaires et Commissaire de police de Paris.*

Après avoir coupé la ficelle que nous avons constaté être intacte, nous avons procédé ainsi qu'il suit à l'examen du contenu du bocal :

1° Pour nous assurer que nous nous trouvions bien en présence d'urine, nous avons cherché si le liquide à examiner contenait de l'azote, principe constituant de l'urée et de l'urine.

Le contenu du bocal est alcalin. Sans faire une analyse organique complète du liquide, nous en avons prélevé quelques centimètres cubes que nous avons laissés tomber goutte à goutte dans un verre à expérience contenant de l'hypobromite de soude, réactif qui jouit de la propriété de décomposer l'urée en donnant lieu à un dégagement d'azote. Nous avons aussitôt vu une vive effervescence se manifester et d'abondantes bulles de gaz se dégager.

Après avoir recueilli, dans une autre expérience, les bulles de gaz qui se dégageaient, nous avons pu constater que le gaz obtenu n'était absorbé ni par la potasse, ni par l'acide pyrogallique, et par conséquent n'était ni de l'acide carbonique, ni de l'oxygène. Il éteignait de plus les corps en combustion et n'avait aucune odeur. C'était donc de l'azote.

Nous avons vérifié l'origine de l'azote trouvé de la façon suivante :

Nous avons pris 2 centimètres cubes du même liquide auxquels nous avons ajouté quelques gouttes d'acide azotique pur. Nous avons légèrement chauffé et laissé reposer après évaporation à moitié. Nous avons ensuite examiné au microscope les parois du verre de montre qui avait servi à faire l'évaporation. Nous avons alors nettement vu de nombreux cristaux de nitrate d'urée, reconnaissables à leur forme cristalline (tables hexagonales et rhomboïdales entassées les unes sur les autres). C'était donc de l'urée.

2° Nous avons procédé ainsi qu'il suit à l'examen du dépôt noirâtre :

Nous avons jeté le contenu du bocal sur un filtre en papier blanc, afin de recueillir tout le dépôt qui s'y était formé.

La filtration terminée, nous avons seulement (le peu d'abondance du dépôt rendant toute analyse organique complète impossible) cherché à caractériser par l'examen microscopique la nature du résidu noirâtre et visqueux laissé sur le filtre.

Il résulte de l'examen que nous avons fait avec des grossissements différents, que ce dépôt offre l'aspect et la composition microscopique des résidus alimentaires qu'on observe dans les fèces qui existent sur la couverture et sur la chemise : des globules de nature graisseuse, des cellules qui nous ont paru d'origine végétale, des débris organiques qui nous ont paru être des débris de fibres musculaires, enfin des corpuscules diversement colorés en jaune et en noir, dont nous ne saurions préciser la nature.

Conclusions. — 1° Le liquide contenu dans le bocal qui nous a été remis, est de l'urine ;

2° Le dépôt qui s'y trouvait paraît constitué par des matières fécales délayées.

6° *Examen des vêtements de la jeune B...*

Commissariat de police des délégations judiciaires. — Procèsverbal du 11 juillet 1879, scellé n° 1. — Assassinat. — Aff. C. M... — M. Ferey, juge d'instruction. — Chemise en toile de coton, jupon en indienne, robe en indienne, tablier en cotonnade, caraco blanc, paire de bas en coton blanc, paire de bottines, filet pour cheveux, appartenant à la fille B..., saisis à la Morgue de Paris.

Le commissaire de police,

CLÉMENT.

1° Une chemise en toile de coton blanche.

Nous trouvons une chemise extrêmement sale et couverte de taches de toute nature.

La face interne du pan postérieur est maculée par des matières fécales.

Au milieu de la partie antérieure de la chemise, près de la couture médiane et sur son bord gauche, nous trouvons une large tache à bords nettement limités et présentant une certaine consistance. Nous avons employé pour en déterminer la nature le procédé habituel pour la recherche des spermatozoïdes.

Nous avons nettement vu des débris de spermatozoïdes et des spermatozoïdes entiers.

Conclusions. — 1° La tache examinée est une tache de nature spermatique.

2° Le jupon en indienne, la robe en indienne, le tablier en cotonnade, le caraco blanc, la paire de bas en coton blanc, la paire de bottines, le filet pour cheveux, sont en fort mauvais état. Sur aucun de ces vêtements nous n'avons trouvé de tache suspecte.

7° Préfecture de police. — 1ʳᵉ division. — 2ᵐᵉ bureau. — Quartier Saint-Gervais. — P.-V. du 6 juillet 1879, n° 973. — Aff. C. M... (François-Alexandre). — Meurtre. — Scellé n° 15, ainsi conçu : La dernière chemise portée par la défunte Charlotte B...

Le commissaire de police,

Illisible.

Nous trouvons une chemise en toile de coton blanche extrêmement sale et couverte de nombreuses taches de toute nature.

Malgré l'examen le plus attentif, nous ne découvrons sur les pans antérieur et postérieur aucune tache de nature suspecte.

Nous prélevons cependant sur chaque pan un échantillon que nous examinons par le procédé ordinaire.

Nous y constatons un grand nombre de poussières organiques diversement colorées, au milieu desquelles il est impossible d'apercevoir quelques-uns des éléments habituels du sperme.

8° Préfecture de police. — 1ʳᵉ division. — 2ᵐᵉ bureau. — Quartier Saint-Gervais. — P.-V. du 6 juillet 1879, n° 973. — Aff. C. M... (François-Alexandre). — Meurtre. — Scellé n° 6. — Le mouchoir blanc trouvé au pied du lit.

Le commissaire de police,

Illisible.

Nous trouvons un mouchoir blanc à liteaux de même couleur, sans marque et couvert de nombreuses taches. Quelques-unes offrent l'aspect de taches de vin, les autres de mucosités nasales desséchées.

Nous avons examiné successivement au microscope deux échantillons de ces dernières taches, et nous avons nettement vu qu'elles étaient composées d'un grand nombre de cellules épithéliales cylindro-coniques à noyaux gros et granuleux et de quelques globules blancs très granuleux.

Conclusions. — 1° Le mouchoir n'offre aucune particularité intéressante ;

2° Les taches que nous avons examinées sont constituées par du mucus nasal desséché.

9° Préfecture de police. — 1re division. — 2me bureau. — Quartier Saint-Gervais. — Procès-verbal du 6 juillet 1879, n° 973. — Aff. C. M... (François-Alexandre). · Meurtre. — Scellé n° 11. — Les deux draps.

Le commissaire de police,

Illisible.

Nous trouvons deux draps en toile en assez mauvais état et porteurs tous les deux de nombreuses taches de nature différente.

L'un porte de larges taches occupant plusieurs décimètres carrés, de couleur légèrement violacée, rappelant la teinte vineuse que produirait du vin très étendu d'eau et renversé sur une toile blanche. On y constate aussi des taches de matières fécales.

L'autre présente des taches beaucoup moins étendues, mais occupant à peu près le centre du drap; elles ont pour principal caractère d'être de forme arrondie, de couleur gris blanchâtre, de consistance légèrement empesée et à bords très nets.

Nous avons examiné par le procédé déjà décrit ces dernières taches et nous avons nettement vu tous les éléments constitutifs du sperme, complets et incomplets.

Conclusions. — Les taches de forme arrondie observées sur l'un des draps sont des taches de sperme.

10° Préfecture de police. — 1re division. — 2me bureau. — Quartier Saint-Gervais. — Procès-verbal du 6 juillet 1873, n° 973. — Aff. C. M... (François-Alexandre). — Meurtre. — Scellé n° 10, ainsi conçu : Couverture brune en laine.

Le commissaire de police,

Illisible.

Nous trouvons une couverture en laine brune et à liteaux rouges.

Nous ne remarquons sur les deux faces de cette couverture aucune autre tache que des taches de matières fécales desséchées de couleur noirâtre.

Conclusions. — 1° La mort de Charlotte B... est le résultat d'une strangulation pratiquée à la main;

2° Les stigmates laissés par les violences exercées pour pratiquer cette strangulation ne peuvent avoir été faits que par l'application d'une main droite, dont le pouce était placé derrière l'oreille droite de la victime, et les extrémités des doigts sur la région antérieure du cou;

3° La strangulation a été opérée peu de temps après que la victime avait ingéré une grande quantité d'aliments;

4° Sous l'influence de la strangulation, une partie des aliments a été vomie, et ne trouvant pas d'issue par le pharynx aplati par la pression de la main qui étreignait le cou, elle a reflué dans les voies respiratoires, la trachée et les bronches. Cet accident a rendu l'occlusion des voies aériennes plus complète et a dû hâter la terminaison mortelle;

5° Cette jeune fille est complètement déflorée. La défloration est trop ancienne pour que nous puissions en rechercher la date. L'état de flétrissure de la muqueuse vulvaire, la dilatation de l'orifice de la membrane hymen et du vagin prouvent qu'il y avait déjà eu, non pas un seul rapprochement sexuel, mais des actes vénériens répétés;

6° Les taches brillantes, argentées, trouvées sur l'abdomen et la cuisse droite de Charlotte B... sont des taches de sperme. Elles n'ont pu conserver leur forme et leur apparence que parce qu'après l'acte vénérien ces taches n'ont subi aucun frottement. Elles ont donc été faites dans les derniers instants de la vie de Charlotte B... ou après sa mort;

7° L'examen à l'œil nu du vagin et de l'orifice du col utérin, l'examen au microscope du liquide contenu dans le vagin, démontrent que Charlotte B... était atteinte d'une inflammation déjà ancienne des organes génitaux. Il serait impossible d'en préciser la nature : le pus produit par une blennorrhagie ou par une inflammation spontanée a, en effet, les mêmes caractères;

8° La distillation des matières contenues dans l'estomac ne prouve pas que la victime fût en état d'ivresse au moment de sa mort;

9° La chemise que portait la jeune B... au moment de sa mort présente une large tache de sperme placée sur le pan antérieur.

II. *Examen de l'inculpé.* — Je soussigné, Paul Brouardel, commis par M. E. Ferey, juge d'instruction près le tribunal de première instance du département de la Seine, en vertu d'une ordonnance, en date du 7 juillet 1879, ainsi conçue :

« Vu la procédure commencée contre M... (François), âgé de trente-quatre ans, détenu, inculpé d'homicide.

« Attendu la nécessité de constater judiciairement l'état où se trouve en ce moment l'inculpé qui prétend avoir tenté de se donner la mort par pendaison.

« Ordonnons qu'il y sera procédé par M. Paul Brouardel, lequel après avoir reconnu l'état où se trouve ledit sieur M..., s'expliquera sur les causes de toutes blessures qu'il pourra constater. »

Serment préalablement prêté, ai procédé à cet examen le 7 et le 13 juillet 1879.

M... (François), âgé de trente-quatre ans, est un homme vigoureux, qui paraît d'une excellente santé. Il aurait eu une scarlatine pendant qu'il était soldat il y a dix ans.

On ne constate pas chez lui de trace de maladie actuelle. Les centres nerveux, les poumons, le cœur, les organes de l'abdomen, ne présentent aucun trouble fonctionnel. Les lèvres, les mains, la langue ne tremblent pas, il n'est pas alcoolique.

La peau du cou ne porte ni érosion, ni écorchure, ni ecchymose, ni trace de violence quelconque. Nous avons pratiqué cet examen deux fois, à huit jours de distance, parce que les suffusions sanguines profondes ne paraissent quelquefois sous forme d'ecchymose que quelques jours après leur production.

Sur la peau de la fosse sous-épineuse gauche, on voit une érosion superficielle de 3 centimètres sur 2, un peu ecchymotique, sans caractère spécial.

Sur les autres parties du corps on ne constate pas de trace de violence.

Les organes génitaux sont normalement conformés. La verge est longue et plutôt mince. Le gland est à moitié recouvert par le prépuce. Par l'urèthre on fait suinter une goutte de pus blanchâtre. Le pan antérieur de la chemise que porte l'inculpé depuis la veille, d'après l'affirmation du gardien de Mazas, est souillé à sa partie inférieure par une dizaine de taches un peu jaunâtres.

On ne découvre aucune ulcération syphilitique récente ou cicatrisée.

L'anus a sa conformation normale.

Conclusions. — 1° La peau du cou ne porte aucune trace de violence récente, ni érosion, ni ecchymose, qui révèle une tentative de pendaison ;

2° La petite érosion superficielle de l'épaule gauche ne présente aucun caractère spécial qui puisse en dévoiler la cause ;

3° François M... est atteint d'une blennorrhagie subaiguë, dont le début date de plusieurs semaines, d'un mois environ.

28. Assassinat. Strangulation à la main. Incrustation de graviers. — Je soussigné, Paul Brouardel, commis par M. Habert, juge d'instruction près le tribunal de première instance du département de la Seine, en vertu d'une ordonnance, en date du 5 octobre 1881, ainsi conçue :

« Vu la commission rogatoire de M. le juge d'instruction de

Caen, en date du 30 septembre, dans la procédure suivie contre le nommé T..., inculpé d'assassinat.

« Ordonnons que M. le D⟨r⟩ Brouardel exécutera ladite commission, serment préalablement prêté, et déposera un rapport. »

Cette commission, en date du 30 septembre 1881, est ainsi conçue :

« Nous, Louis-Jacques-Alexandre Dadin, juge d'instruction de l'arrondissement de Caen.

« Vu la procédure criminelle dirigée contre le nommé T... Paul-Narcisse), inculpé d'assassinat.

« Le 25 de ce mois, deux pêcheuses de crevettes ont informé, vers 7 heures et demie du soir, M. le maire de Cabourg, qu'elles avaient vu un individu tenir sous l'eau quelque chose de noir et qu'elles pensaient bien que cet individu venait de donner la mort à une personne qu'elles avaient vue avec lui quelques instants auparavant. Cet individu, le nommé T..., déclara qu'il pêchait, en effet, avec sa servante âgée de vingt-trois ans, qu'elle avait tout à coup disparu, alors qu'il était à une certaine distance d'elle, qu'il ne savait ce qu'elle était devenue et qu'il craignait qu'elle ne se fût noyée, et, accusé immédiatement de sa mort, il protesta énergiquement et prétendit qu'on n'avait pas pu le voir tenir quelque chose sous l'eau, car il ne s'était même pas baissé. Le cadavre de la servante, fille Adelina J..., fut retrouvé le lendemain, vers 5 heures du matin il avait donc été dans l'eau pendant dix heures environ).

« Le maire de Cabourg fit immédiatement visiter ce cadavre par un médecin de Dives, qui, sans se prononcer sur la nature de certaines blessures qu'on apercevait à la tête, demanda que l'examen fût fait par le médecin ordinaire du parquet.

« On a procédé à cette autopsie du cadavre, le 28, vers 10 heures du matin ; elle a été faite par le docteur de la chambre d'instruction et en présence du docteur de Dives, que le maire avait précédemment appelé.

« Le docteur de la chambre d'instruction, indépendamment de certaines blessures constatées dans les yeux de la victime, et dont l'une notamment, assez grave, aurait été faite par un pouce, pense et affirme même que plusieurs ecchymoses qui se trouvaient sous le menton de la victime, ont été faites par la pression de quatre doigts maintenant la tête sous l'eau. De même qu'une autre ecchymose ou contusion se trouvant au cou est le résultat de la pression d'un doigt. Les écorchures qui existent à ces divers endroits auraient, suivant lui, été faites par les ongles des doigts.

« L'autre docteur n'admet pas que ces ecchymoses aient été

produites par des doigts et des ongles ; il pense que ce sont des crabes qui, pendant les dix heures que le cadavre a séjourné dans l'eau, ont commencé à l'attaquer et ont fait des morsures au cou et sous le menton.

« Dans ces circonstances, nous avons fait enlever la partie du cou et le dessous du menton où se trouvent les ecchymoses, afin de faire procéder à une expertise.

« Nous donnons, en conséquence, commission rogatoire à l'un de MM. les juges d'instruction de la Seine de nommer un de ses experts habituels, avec mission de rechercher si les ecchymoses, contusions ou blessures qui existent sur les parties du cou et le dessous du menton que nous adressons, proviennent d'une pression exercée pendant la vie par des doigts ou de morsures de crabes postérieures à la mort.

« *Nota.* — Les pièces à conviction sont enfermées dans un flacon qui contient aussi un placenta établissant que la victime était enceinte, mais l'expert n'aura pas à s'occuper de ce placenta qu'il laissera dans l'alcool et me retournera plus tard. »

Serment préalablement prêté, ai procédé à l'examen des scellés qui m'étaient confiés.

Dans une boîte en bois scellée, nous trouvons un petit flacon également scellé du sceau de M. le juge d'instruction du tribunal de première instance de Caen (Calvados). Après avoir retiré le liquide contenu dans ce bocal, nous avons dû le briser pour en retirer les morceaux de peau qu'il contenait et qui avaient durci par leur immersion dans l'alcool. Nous avons alors trouvé deux fragments de peau de dimensions et de forme irrégulières et paraissant appartenir, le plus volumineux, c'est-à-dire celui sur lequel nous avons pratiqué trois incisions, à la région mentonnière et l'autre à la région du cou.

α. *Fragment de la région mentonnière.* — Ce fragment, de consistance assez ferme et de forme irrégulière, paraît appartenir, en effet, à la région mentonnière. Il est presque uniformément recouvert d'un léger duvet et présente, dans un espace d'environ 5 centimètres de longueur sur 2 de hauteur, un certain nombre de petites plaies.

Ces différentes plaies sont irrégulièrement groupées dans l'espace que nous avons déterminé plus haut et présentent entre elles une certaine analogie ; elles sont toutes formées par une dépression légèrement arrondie, de petite dimension ; vues à la loupe, on constate qu'elles sont circonscrites par un contour anguleux nettement limité. A cet orifice superficiel succède une anfractuosité pénétrant dans le derme et ayant une direction à peu près perpendiculaire à celle de la peau. Les plus grandes de ces plaies mesurent environ 3 millimètres et les plus petites à peine un millimètre.

Quelques-unes de ces plaies sont recouvertes d'une petite croûte de sang, tandis que les autres ne présentent pas de croûtelles de sang.

Toutes ces petites plaies paraissent être l'empreinte de petits corps durs, irréguliers, de grosseur variable, tels que des petits graviers auxquels la peau aurait servi de moule.

Quelques-unes d'entre elles sont entourées d'une zone ecchymotique diffuse.

Si, au niveau de quelques-unes de ces plaies, nous pratiquons avec un scalpel des lignes de section, nous constatons sur l'une d'elles d'abord une dépression irrégulière, puis une petite suffusion sanguine intéressant le derme, et, dans le tissu cellulaire sous-cutané, un petit thrombus mesurant environ 3 millimètres de longueur sur 2 d'épaisseur. Sur la deuxième plaie une dépression avec suffusion sanguine intéressant toute l'épaisseur de la peau et une portion du tissu cellulaire sous-jacent.

Une troisième plaie présente une dépression très nette, mais sans suffusion sanguine sous-cutanée.

Au niveau d'un autre petit groupe de plaies, on voit une petite éraflure mesurant à peine un centimètre et n'intéressant que la partie superficielle de la peau. Elle paraît être le résultat du frottement d'un corps dur et pointu sur la peau, ou inversement de la peau sur ce corps.

3. *Fragment de peau de la région du cou.* — Comme le précédent, ce fragment de forme et de dimensions irrégulières est recouvert d'un léger duvet. Il présente à sa partie inférieure et dans un espace de un centimètre de diamètre environ, une petite teinte rosée, identique à celle que nous avons constatée plus haut et formée également par extravasation de la matière colorante du sang.

Au niveau de cette rougeur, on constate très nettement deux petites érosions légèrement curvilignes et concentriques, à concavité inférieure et mesurant 3 ou 4 millimètres de longueur.

L'on ne constate pas sur ce fragment de lésions sous-cutanées semblables à celles qui se trouvent sur le fragment précédemment décrit.

Conclusions. — 1° Les lésions siégeant dans les régions du menton et du cou, soumises à notre examen, ont été faites pendant la vie. La présence d'ecchymoses et de thrombus sous-cutanés ne peut laisser de doute sur ce point.

2° Elles ont été produites par l'incrustation dans la peau du menton de corps aigus, durs, de petites dimensions, ayant des arêtes saillantes, tels que des petits graviers.

3° Les érosions de la peau du cou présentent seules des caractères qui pourraient faire croire qu'elles résultent de coups d'ongles. Les érosions de la peau du menton diffèrent de ces lésions par leur forme en creux, leur profondeur, la régularité de leurs bords et leur groupement spécial.

4° Ces érosions ne peuvent résulter de morsures ; elles sont profondes, très étroites, sans mâchures sur leurs bords. Il faudrait d'ailleurs admettre que ces morsures ont été faites pendant la vie, ce qui semble inadmissible.

29. Tentative de strangulation à la main. Arrachement de la luette. Guérison. — Je soussigné, Paul Brouardel, commis par M. Eugène Paillet, juge d'instruction près le tribunal de première instance du département de la Seine, en vertu d'une ordonnance, en date du 19 février 1880, ainsi conçue :

« Vu la procédure commencée contre la nommée C... (Céline), inculpée de coups et blessures.

« Attendu la nécessité de constater judiciairement l'état où se trouve en ce moment la dame veuve P..., rentière, demeurant rue du Pont-Neuf.

« Ordonnons qu'il y sera procédé par M. le docteur Paul Brouardel, lequel après avoir reconnu l'état où se trouve ladite dame, s'expliquera sur les causes des blessures, ainsi que sur les conséquences qu'elles pourront avoir. »

Serment préalablement prêté, ai procédé à cet examen le 21 février 1880.

Mme veuve P... est âgée de soixante-dix-neuf ans ; au moment de notre visite elle est assise dans son salon, elle peut se lever pour nous recevoir, elle paraît dans un état de santé assez satisfaisant. Mais en raison des lésions que nous décrirons plus bas, elle articule assez difficilement les mots.

On constate dans diverses régions des traces de violences multiples :

1° *Face.* — Des ecchymoses diffuses occupent symétriquement les deux parties inférieures et internes des paupières, on en trouve d'analogues sur la peau qui couvre la pommette des joues (os malaires). Un peu au-dessous et à droite de la commissure labiale droite, on voit une ecchymose assez large, ainsi qu'au-dessous du bord inférieur gauche du maxillaire inférieur, au niveau de la glande sous-maxillaire. Toutes ces ecchymoses sont diffuses, sans bords bien nets, de couleur verdâtre, et paraissent dater d'une huitaine de jours au moins.

2° *Cou.* — Sous l'angle inférieur gauche du maxillaire inférieur, on voit une ecchymose plus foncée, un peu brunâtre, mesurant 1 centimètre et demi de longueur sur 2 de large, ayant des bords nettement arrêtés. A ce niveau la peau est un peu plus dure et sa surface est dépolie. Dans le point symétriquement placé du côté droit on note une petite ecchymose plus longue, à bords moins nets, la peau qui la couvre présente une petite érosion presque linéaire, obliquement dirigée de gauche à droite et de haut en bas.

3° *Bouche et voile du palais.* — Sur la face inférieure de la langue, de chaque côté symétriquement, on constate la présence d'une ecchymose un peu violacée, parallèle à la courbure des dents, sans trace actuelle de déchirure. La langue est un peu gonflée, elle conserve sur ses bords l'empreinte des dents.

Sur le voile du palais on note : 1° un allongement œdémateux de la luette qui tombe sur la face supérieure de la langue ; 2° de chaque côté de la luette une déchirure de la muqueuse et de l'épaisseur du pilier antérieur, dont la direction, la profondeur et l'étendue paraissent absolument symétriques. La plaie s'étend des parties latérales de la luette jusqu'au niveau de l'amygdale, en décrivant une courbe à concavité dirigée en dehors. Chacune de ces plaies mesure environ 15 millimètres. Pendant plusieurs jours la dame P... n'a pu que très difficilement avaler. Aujourd'hui elle mange un peu, mais les boissons reviennent encore par le nez et l'articulation des sons est imparfaite. L'os hyoïde n'est pas fracturé.

4° *Épaule gauche.* — La peau de l'épaule gauche est couverte d'une ecchymose divisée en trois parties : l'une est antérieure, assez étroite ; l'autre postérieure et double, sa forme est un peu allongée. Elle semble résulter de l'application énergique d'une main dont le pouce aurait été placé en avant.

5° *Sur la partie antérieure* des jambes on voit à gauche trois petites érosions linéaires, à droite deux mesurant 1 à 2 centimètres, presque transversales. Elles ne sont pas entourées d'ecchymoses. Elles sont couvertes d'une petite croûte peu épaisse, indiquant que les plaies ne sont pas très profondes.

Conclusions. — 1° Mme veuve P... porte sur diverses régions de son corps les traces de violences multiples.

Les plus importantes sont celles du voile du palais et du cou.

a. La déchirure double du voile du palais, symétrique, semble résulter d'une traction opérée sur la luette par un doigt qui, après avoir pénétré dans la cavité buccale se serait recourbé de façon que son extrémité puisse pénétrer dans l'orifice postérieur des fosses nasales.

b. Lésions du cou. L'empreinte placée sous l'angle gauche de la mâchoire inférieure résulte de l'application énergique d'un doigt et probablement du pouce. L'ecchymose plus diffuse et l'érosion situées au point symétrique gauche ont été produites par l'application d'un autre doigt. Ces deux stigmates prouvent qu'il y a eu une tentative assez énergique ou prolongée de strangulation pratiquée avec la main.

c. Les ecchymoses qui siègent sur la face n'ont pas de forme ou de répartition qui permette d'en préciser le mode de formation; elles résultent de violences indéterminables.

d. Les érosions de la face antérieure des jambes, en avant des tibias, semblent résulter de l'application violente des jambes contre un corps dur et étroit, tel que l'arête taillée à angle droit d'un meuble ou du rebord d'une fenêtre.

e. Les ecchymoses de l'épaule gauche ont conservé la forme d'une main appliquée le pouce en avant, les doigts en arrière. Cette disposition indique que le meurtrier se trouvait placé en avant de sa victime et qu'il la maintenait avec la main droite.

2° Mme veuve P... a donc été victime d'une tentative de strangulation, pratiquée à la main; en même temps, les doigts ou un doigt d'une main ont pénétré dans sa gorge soit pour étouffer les cris de la victime, soit pour aider à l'asphyxie; ce doigt a déchiré le voile du palais.

3° Malgré son âge très avancé, Mme veuve P... s'est remise très rapidement des suites de ses blessures, et actuellement elle se lève, et bien qu'affaiblie peut marcher dans son appartement.

4° La guérison complète des déchirures du voile du palais sera effectuée en un temps qui ne dépassera probablement pas vingt jours comptés à partir du moment de l'accident.

30. Tentative de strangulation à la main. Accidents ultérieurs. Guérison. — Je soussigné, Paul Brouardel, commis par M. Lepelletier, juge d'instruction près le tribunal de première instance du département de la Seine, en vertu d'une ordonnance, en date du 10 septembre 1881, ainsi conçue :

« Vu la procédure commencée contre M... et autres inculpés de vol qualifié, accompagné de tentative de meurtre, commis le 30 août dernier ;

« Attendu la nécessité de constater judiciairement l'état où se trouve en ce moment le sieur L... (Hildebert-Étienne), cinquante-quatre ans, facteur de pianos chez P..., demeurant à Paris, rue Rodier, 45 :

« Ordonnons qu'il y sera procédé par M. Brouardel, lequel après avoir reconnu l'état où se trouve ledit L..., recherchera si ce dernier a été l'objet d'une tentative de strangulation, comme il l'allègue ; décrira les blessures dont il est atteint, etc. ; s'expliquera sur les causes de ses blessures, ainsi que sur les conséquences qu'elles pourront avoir. »

Serment préalablement prêté, ai procédé à cet examen le 13 septembre 1881.

Le sieur L... Hildebert-Étienne est âgé de cinquante-quatre ans, il est grand et vigoureux, et déclare jouir habituellement d'une bonne santé. L'attentat dont il aurait été victime remonterait au 30 août, il aurait été assailli, en rentrant chez lui, par deux individus qui auraient tenté de l'étrangler. A la suite de cet attentat il aurait éprouvé pendant quelques jours de la difficulté pour avaler ses aliments et actuellement cette difficulté persisterait encore pour ingurgiter les liquides. La voix aurait été aphone pendant quelques jours : aujourd'hui, elle est encore voilée. Quatre ou cinq jours après la lutte, L... aurait rendu quelques crachats sanguinolents.

Actuellement, nous constatons au niveau du pli formé par la commissure externe de l'œil gauche une petite fente mesurant 1 ou 2 millimètres de longueur et n'intéressant que les parties superficielles de la peau. Après l'accident cette écorchure aurait donné lieu à un écoulement de quelques gouttes de sang. En arrière du bord postérieur du muscle sterno-cléido-mastoïdien nous notons une petite érosion couverte d'une croûte. Sur le bord gauche du cartilage thyroïde on voit une petite cicatrice blanche et nacrée, résultant d'une brûlure ancienne.

La percussion et l'auscultation du cœur et de la poitrine ne révèlent aucun bruit anormal.

On ne constate pas de traces de violences sur les autres parties du corps. L'appétit est à peu près revenu et l'état général de L... est assez satisfaisant.

Conclusions. — 1° A la suite des tentatives de strangulation qui avortent, tous les auteurs ont signalé la persistance pendant huit, dix ou quinze jours d'une certaine difficulté de la déglutition, notamment de celle des liquides, l'aphonie, la congestion des poumons donnant parfois lieu vers le quatrième ou cinquième jour à l'émission de quelques crachats sanguinolents. Les troubles accusés par le sieur L..., ceux que nous constatons encore aujourd'hui, sont conformes à ce qui est médicalement connu.

Ils sont donc très probablement en rapport avec une tentative de strangulation à la main, restée incomplète.

2° Les violences exercées sur la région du cou n'ont laissé aucune trace actuellement appréciable.

3° Il existe à la commissure externe de l'œil gauche une petite érosion paraissant résulter d'un coup porté par un objet contondant tel que le poing.

4° Le sieur L.... ne conservera aucune infirmité permanente.

5° L'incapacité de travail résultant de cet attentat aura été de dix jours environ.

31. Tentative de strangulation à la main, très exagérée. — Je soussigné, Paul Brouardel, commis par M. E. Aignan, juge d'instruction près le tribunal de première instance du département de la Seine, en vertu d'une ordonnance, en date du 5 janvier 1881, ainsi conçue :

« Vu l'instruction suivie pour tentative de vol avec violences contre L...., D..., F... et autres.

« Nommons, à l'effet de visiter la victime de ces violences, la demoiselle Julie P..., demeurant rue Ducange, M. le Dr Brouardel, qui après avoir examiné et entendu ladite demoiselle, constatera son état actuel et s'expliquera sur les conséquences possibles et probables des violences exercées sur elle dans la double hypothèse de leur interruption (ce qui est le cas actuel) et de leur prolongation (ce qui serait arrivé si la victime n'avait réussi à se dégager).

« Au point de vue médical. M. le Dr Brouardel dira s'il est possible de préciser qu'il y ait eu de la part de l'auteur des violences, tentative de strangulation ou seulement compression pour étouffer les cris. »

Serment préalablement prêté, ai procédé à cet examen le 9 janvier 1881.

Examen de Julie P... — Cette fille, âgée d'une soixantaine d'années, déclare être habituellement d'une assez bonne santé. Depuis l'agression dont elle aurait été victime, elle se plaint de ressentir des douleurs vives et revenant par accès irréguliers, dans la poitrine, les épaules et le cou. De plus, les jambes sont à demi paralysées, et la fille P... assure ne pouvoir faire quelques pas sans l'appui d'une autre personne. Il n'existe pas de troubles de la respiration ; il n'y a pas de fièvre et l'état général est assez bon.

L'examen de la poitrine et du cou ne permet de constater aucune trace de violences siégeant en ces régions ; on ne trouve pas la moindre érosion ou écorchure, ni aucune marque d'ecchymoses anciennes. La face est également indemne ; les conjonctives oculaires sont saines, le pourtour du nez et de la bouche ne présente absolument aucune lésion. Bien que dix-neuf jours se soient déjà écoulés depuis l'attentat, cette absence de toute marque de violences sur le cou tend à faire rejeter l'hypothèse d'une tentative énergique de strangulation, car dans cet acte les doigts de l'assassin laissent leur trace sous forme d'ecchymoses ou d'écorchures produites par les ongles, et ces lésions n'ont pas ordinairement disparu en dix-neuf jours. Il faut ajouter que la fille P... ne présente aucun des symptômes qu'on observe souvent chez les personnes qui ont été victimes d'une strangulation incomplète. Elle parle facilement et à voix haute ; la déglutition s'accomplit normalement et ne détermine pas de douleurs ; il n'y a pas de troubles de la respiration. L'hypothèse d'une obstruction de la bouche faite dans le but d'empêcher les cris, et exercée soit avec la main, soit avec un linge, serait plus admissible et on comprendrait dans ce cas l'absence actuelle de toute trace de violences ainsi que l'absence d'aphonie ou de dysphagie persistantes.

Quant à la faiblesse des membres inférieurs, en admettant qu'elle soit aussi prononcée que le prétend la fille P..., elle ne saurait dépendre directement des violences qui ont pu être exercées sur la victime. On doit l'attribuer plutôt à l'action du froid, la fille P... déclarant être restée par une nuit froide près d'une demi-heure hors de son lit et sans autre vêtement que sa chemise. Cette faiblesse des membres inférieurs ne s'accompagne pas d'ailleurs des autres signes de lésions de la moelle épinière : la miction et la défécation s'accomplissent bien ; la sensibilité est conservée : il n'y a pas de tremblement.

Conclusions. — 1° La fille P... ne présente actuellement aucune marque de violences. Elle est atteinte d'une paralysie incomplète des membres inférieurs.

2° La durée et la marche de cette paralysie sont impossibles à préciser exactement ; toutefois il est probable qu'elle se dissipera complètement, mais que cette guérison ne pourra survenir avant un mois à dater d'aujourd'hui 9 janvier.

3° Il est difficile d'admettre que la fille P... ait été victime d'une tentative énergique de strangulation, l'hypothèse d'une oblitération de la bouche pour empêcher les cris est beaucoup plus vraisemblable.

4° Dans cette dernière hypothèse et en supposant que la bouche et le nez aient été fermés par la main de l'agresseur, la fille P...

n'aurait pu rester soumise à cette violence pendant un temps prolongé sans que les conséquences en eussent été réellement graves et peut-être mortelles.

32. Strangulation à la main, incomplète. — Je soussigné, Paul Brouardel, commis par M. Merle, juge d'instruction près le tribunal de première instance du département de la Seine, en vertu d'une ordonnance, en date du 29 octobre 1884, ainsi conçue :

« Vu la procédure commencée contre X...

« Inculpé d'avoir, le 20 octobre 1884, à Nogent-sur-Marne, commis une tentative d'assassinat sur la femme C... (Eugénie), épicière et débitante de vins, Grande-Rue.

« Attendu la nécessité de constater judiciairement l'état où se trouve en ce moment ladite C... (Eugénie).

« Ordonnons qu'il y sera procédé par M. Brouardel, lequel après avoir reconnu l'état où se trouve ladite C... (Eugénie) et constaté s'il existe sur elle des traces de violences ou de blessures, s'expliquera sur les causes de ces blessures ainsi que sur les conséquences qu'elles pourront avoir. »

Serment préalablement prêté, ai procédé à l'examen de cette femme les 31 octobre et 17 novembre 1884.

Mme C... (Eugénie), âgée de trente-six ans, est petite et ne paraît pas très vigoureuse. Elle nous déclare que l'attentat dont elle aurait été victime remonterait au 20 octobre. Cette femme est myope, cette circonstance lui donne un aspect un peu étonné. Lors de notre première visite, le 31 octobre, la voix est très faible. elle est presque aphone. Le 17 novembre, la voix a une vigueur un peu plus grande. Cette femme accuse une douleur siégeant au niveau de l'os hyoïde, avec dysphagie, c'est-à-dire difficulté d'avaler les aliments et la salive. La déglutition serait assez souvent suivie de vomissements presque immédiats. La dysphagie et les vomissements persistaient encore le 17 novembre. La pression de la région sus-hyoïdienne et du cartilage thyroïde est très douloureuse. On sent au niveau de l'os hyoïde une crépitation très fine comme si cet os était brisé. Sur les bords postérieurs du cartilage thyroïde, il existe un peu de gonflement avec trois ou quatre petits noyaux durs, adhérents au cartilage. Ces noyaux avaient disparu le 17 novembre. Sur la peau de la région antérieure du cou, il n'y a pas de traces d'érosions ou coups d'ongles.

Sur la région moyenne et externe de la cuisse droite on constate, le 31 octobre, une ecchymose jaunâtre mesurant 7 à 8 centimètres de diamètre. Sur la fesse droite, près de l'espace interfessier, se trouve une petite ecchymose. La partie inférieure de la région dorsale est un peu jaunâtre.

La dame C..., surtout lors de notre première visite, est très absorbée, elle répond mal. Sa mémoire semble incertaine ; le 17 novembre, l'intelligence est un peu moins troublée. Il est difficile d'écarter complètement l'hypothèse d'un état cérébral dû à un alcoolisme ancien, car les nuits sont souvent troublées par des cauchemars, et de plus il existe un peu de tremblement des mains.

Les ongles des mains de la femme C... sont papyracés, c'est-à-dire extrêmement minces et souples.

Conclusions. — 1° La femme C... porte des traces de violences résultant d'une pression assez énergique exercée au niveau de l'os hyoïde et du cartilage thyroïde et faites avec la main.

2° L'aphonie, la dysphagie persistent parfois plusieurs semaines après les tentatives de strangulation incomplètes, mais elles guérissent sans laisser de traces. Les troubles ainsi que les lésions notées dans la région sus-hyoïdienne doivent être considérés comme consécutifs à une tentative de strangulation.

3° Les contusions de la région droite du corps (cuisse et fesse ont été produites par un instrument contondant à large surface, tel que le pied.

33. Strangulation à la main. Simulation. — Je soussigné, Paul Brouardel, commis par M. A. Guillot, juge d'instruction près le tribunal de première instance du département de la Seine, en vertu d'une ordonnance, en date du 10 février 1881, ainsi conçue :

« Vu la procédure suivie contre X...

« Attendu que, le 3 février courant, la dame R..., demeurant rue des Bernardins, aurait été assaillie dans son appartement par un individu qui l'aurait volée, après lui avoir enveloppé la tête d'une étoffe en lustrine verte.

« Attendu que cette femme paraît être atteinte d'une maladie nerveuse déjà ancienne.

« Attendu qu'il importe de rechercher si cet état maladif n'a pas été de nature à exercer sur son récit une influence quelconque, et de constater en même temps si elle ne porte pas des traces de violences qui attesteraient la sincérité de ses déclarations.

« Commettons M. le Dr Brouardel à l'effet de procéder audit examen. »

Serment préalablement prêté, ai procédé le 14 février à cet examen.

Examen de la dame R... — La dame R..., âgée de trente-sept ans,

est bien constituée et paraît assez vigoureuse. Elle déclare que sa
santé est rarement bonne, et qu'elle souffre tantôt de douleurs de
tête, tantôt de battements de cœur, tantôt de névralgies, mais
qu'elle est peu sujette à des crises nerveuses. Elle aurait eu la
fièvre typhoïde vers l'âge de quatorze ans, et une péritonite il y
a une douzaine d'années ; aucun de ses accouchements n'aurait
eu de suites graves.

La dame R... nous raconte que, le 3 février dernier, elle aurait
été assaillie par deux hommes au moins, dont l'un lui aurait
couvert la tête d'une pièce d'étoffe, et l'autre lui aurait saisi les
mains par derrière. Alors aurait commencé entre elle et ses
agresseurs une lutte assez longue, dont elle expose les péripéties
dans tous leurs détails et avec beaucoup de clarté. Après avoir
opposé une résistance énergique, et avoir même frappé l'un de
ses adversaires d'un coup de poing si vigoureux que sa main
fut couverte de sang, la dame R... aurait perdu connaissance et
ne se souvient plus de rien jusqu'au moment où son mari, accompagné d'un ami, la trouva étendue dans la cuisine, en proie à
des mouvements convulsifs violents.

Le mari déclare qu'à ce moment il ne put constater sur la personne de sa femme absolument aucune trace de violences, et qu'il
a cherché très longtemps, mais en vain, une blessure d'où pût
provenir le sang qui recouvrait la main de sa femme. Il explique,
en outre, que sa femme reprit assez rapidement connaissance,
que ses mouvements convulsifs cessèrent en même temps, et
qu'elle fut portée dans son lit, où elle est restée depuis lors à peu
près dans l'état où nous la voyons aujourd'hui.

Actuellement, la dame R... déclare qu'elle ne souffre pas, et
qu'elle garde le lit uniquement parce que ses jambes s'affaissent
sous elle et sont incapables de la porter quand elle essaye de se
tenir debout. Nous constatons cependant que dans le lit les membres inférieurs exécutent les divers mouvements de flexion,
d'extension, etc., avec une force qui paraît être suffisante pour
permettre la station debout et la marche. L'entourage de la malade
croit avoir remarqué que ces mouvements sont désordonnés, et
que la notion de la position des membres est perdue ou du moins
très troublée. Dans le but de contrôler ces assertions, nous avons
fermé les yeux de la dame R..., et nous lui avons demandé successivement de croiser une jambe sur l'autre, de toucher avec la
main un point déterminé d'un des membres inférieurs, etc. Ces
mouvements on été accomplis assez lentement, mais avec précision et sans hésitation ; ils étaient exécutés, il est vrai, d'une
manière un peu saccadée, mais il n'y a là rien qui suffise pour

caractériser un trouble non volontaire de la motilité des membres ; aujourd'hui du moins ce trouble n'existe pas. Il n'y a pas d'incoordination. Quant à la sensibilité, elle paraît, tant aux membres inférieurs que sur le reste du corps, très légèrement diminuée et un peu retardée. La sensibilité sensorielle ouïe, vision, perception des couleurs, etc., est intacte. La dame R... n'aurait jamais eu d'hallucinations. La pression sur l'abdomen, au niveau de la région de l'ovaire gauche, détermine une vive douleur ; la cinquième vertèbre dorsale est également douloureuse.

Les fonctions de la vessie et celles de la défécation s'accomplissent normalement.

La santé générale n'est pas troublée.

Il n'existe sur le corps absolument aucune trace de violences.

Conclusions. — 1° La dame R... est atteinte depuis un certain nombre d'années d'une affection nerveuse de nature hystérique.

2° Il n'existe, sur les diverses régions du corps, aucune trace de violences, d'érosion ou de lutte. Les ecchymoses ou contusions qui auraient été produites, pendant la prétendue agression du 3 février, n'auraient pu disparaître en dix jours. Les ecchymoses persistent pendant vingt à vingt-cinq jours. Les érosions peuvent guérir en quelques jours cinq ou dix.

3° L'examen de la dame R... ne permet de constater aucun signe d'une affection quelconque, notamment d'une paraplégie plus ou moins complète. Pour admettre celle-ci, il faudrait accepter comme vraies les déclarations de la dame R... Celles-ci ne correspondent pas à la description d'un des types connus des affections de la moelle (paraplégie, ataxie).

Si nous ne pouvons nier, d'une façon absolue, la réalité des troubles accusés par la dame R..., notamment des douleurs qu'elle prétend ressentir, nous pouvons affirmer que ces troubles sont rapportés avec une exagération manifeste, et que par suite leur réalité elle-même nous semble très contestable.

4° L'intelligence de la dame R... n'est pas troublée, il n'est pas possible d'admettre qu'elle tienne pour vrais, de bonne foi, des faits purement imaginaires.

34. Commotion cérébrale. Strangulation à la main. — Je soussigné, Paul Brouardel, commis par M. Thibierge, substitut de M. le procureur de la République près le tribunal de première instance du département de la Seine, en vertu d'une ordonnance, en date du 24 octobre 1885, ainsi conçue :

« Vu les articles 32 et 43 du code d'instruction criminelle et le procès-verbal dressé le 24 octobre 1885 par M. le commissaire de police des quartiers de Saint-Fargeau et Père-Lachaise, constatant le transport à la Morgue de la nommée G..., Joséphine, âgée de trente-deux ans.

« Commettons M. le Dr Brouardel, à l'effet de procéder à l'autopsie du cadavre, de rechercher les causes de la mort et de constater tous indices de crime ou délit. »

Serment préalablement prêté, ai procédé à cette autopsie le 25 octobre 1885.

Le cadavre est celui d'une femme de taille moyenne, paraissant âgée de trente-deux ans environ. La putréfaction n'est pas commencée. Le corps est revêtu d'un tablier en cotonnade bleue, d'un corsage et une jupe noirs, d'une chemise en toile blanche, d'une paire de bas blancs et de souliers.

Sur les différentes parties du corps, on constate les traces de violences suivantes :

Sur le cuir chevelu, un peu au-dessus de l'oreille droite, une plaie à concavité supérieure mesurant 11 centimètres de longueur avec un décollement du lambeau supérieur de 5 centimètres. Le périoste sous-jacent est intact ; il laisse seulement à nu un point du temporal ayant un millimètre ou deux. Au niveau de l'occipital, se trouve une petite ecchymose avec suffusion sanguine du tissu cellulaire.

L'œil droit est le siège d'une ecchymose sous-conjonctivale.

Sur la face, un peu au-dessous de l'os malaire droit (os de la pommette) se trouve une petite ecchymose.

Un peu au-dessus de la commissure labiale droite se trouvent deux petites érosions superficielles.

Un peu au-dessous de la commissure labiale gauche, on trouve une petite ecchymose.

Au-dessous de la branche droite du maxillaire inférieur et parallèlement à ce bord se trouve une ecchymose de 4 centimètres de longueur avec suffusion sanguine dans le tissu cellulaire sous-jacent.

Sur la région latérale droite du cou se trouvent douze érosions disséminées sur une étendue de 3 ou 4 centimètres; ces érosions sont ecchymotiques, mais ne sont pas doublées par des suffusions sanguines. La plus grande de ces érosions mesure 8 millimètres sur 5.

Sur la ligne médiane du cou se trouvent deux petites érosions.

Sur la région latérale gauche du cou, trois érosions, dont une perpendiculaire à la branche gauche du maxillaire inférieur et mesurant 12 millimètres de longueur.

De chaque côté des épaules, au niveau des plis que forme la robe, partent en rayonnant des lignes formées par un petit pointillé hémorrhagique.

Sur le sommet de l'acromion droit et gauche se trouvent des traces de cicatrices anciennes adhérentes aux os.

A la partie médiane de la lèvre supérieure, la muqueuse buccale présente une petite ecchymose : à ce niveau, la première incisive droite supérieure est ébranlée.

La lèvre inférieure présente une petite écorchure avec suffusion sanguine.

La voûte palatine, à l'union du tiers antérieur et du tiers moyen, est le siège d'une perforation de nature syphilitique admettant une sonde cannelée.

La partie postérieure et moyenne de la peau du bras droit présente une ecchymose avec suffusion sanguine mesurant près de 4 centimètres de diamètre.

Sur la face dorsale de la main droite se trouvent deux petites ecchymoses de 1 centimètre de diamètre avec suffusion sanguine.

Au niveau du coude gauche se trouvent trois petites ecchymoses disséminées, avec suffusion sanguine sous-cutanée.

La peau qui recouvre la tête du radius gauche est le siège d'une petite ecchymose : de même au niveau du bord cubital gauche, on constate une ecchymose de 3 centimètres de diamètre.

Au niveau de la crête iliaque gauche se trouve une petite suffusion sanguine.

Sur la fesse droite, dans une étendue de 12 centimètres de diamètre environ, on constate les cicatrices d'un vaste syphilome cutané.

Ouverture du crâne. — Les fibres du muscle temporal droit sont infiltrées par un épanchement sanguin coagulé. Les os du crâne ne sont pas fracturés.

La cavité de l'arachnoïde est le siège d'un épanchement sanguin. On constate de petites ecchymoses dans les mailles de la pie-mère, au niveau de la frontale ascendante droite, et une autre au niveau de la circonvolution pariétale droite ascendante.

Il existe une petite suffusion sanguine au niveau du lobule de l'insula et des circonvolutions voisines de l'hémisphère gauche.

A la base du lobe frontal gauche se trouve une large ecchymose.

Dans le ventricule moyen, le quatrième ventricule et l'aqueduc de Sylvius, il n'y a ni ecchymoses ni lésions.

Le cerveau se décortique assez facilement.

Le corps thyroïde est très petit. Les artères carotides sont intactes. Il n'y a pas d'ecchymose rétro-pharyngienne.

Il n'y a pas d'épanchement dans les plèvres. Le poumon droit présente quelques adhérences. Sous le poumon gauche se trouvent quelques ecchymoses sous-pleurales. Les poumons sont très congestionnés et présentent quelques tubercules crétacés disséminés, plus nombreux à la base. La trachée et les bronches sont remplies de spume sanguinolente.

Les cavités du cœur renferment un peu de sang liquide, mais pas de caillots. Il y a quelques ecchymoses sous-péricardiques punctiformes. Les valvules sont saines.

L'estomac est complètement vide ; la muqueuse est saine.

Le foie présente de nombreuses adhérences ainsi que de nombreuses stries paraissant résulter d'une péri-hépatite ancienne d'origine syphilitique.

Les reins se décortiquent assez facilement, cependant la capsule du rein gauche est retenue par quelques adhérences.

La rate est volumineuse et présente de nombreuses adhérences péritonéales.

Les intestins paraissent sains.

La vessie est vide ; la muqueuse est saine.

La cavité vaginale est le siège d'une inflammation catarrhale. On ne constate pas de traces de violences sur les différentes parties de la vulve. Sur le col de l'utérus se trouvent quelques cicatrices anciennes.

Conclusions. — 1° Le cadavre de cette femme porte de nombreuses traces de violences qui ont été faites pendant la vie et dans les premiers moments qui ont suivi la mort.

2° La plaie du cuir chevelu peut être le résultat d'un coup porté avec un objet contondant, tel que le pied muni d'un soulier et dirigé de bas en haut.

3° Ce coup paraît avoir occasionné une commotion cérébrale, ainsi que le démontrent les ecchymoses constatées sur les mailles de la pie-mère et l'épanchement sanguin arachnoïdien.

4° La mort a été la conséquence d'une strangulation à la main, la victime ayant été mise dans l'impossibilité de se défendre par suite de la commotion cérébrale occasionnée par le coup porté sur le cuir chevelu.

35. Un cas de mort par asphyxie. Pression sur le larynx. Abcès de l'épiglotte, par le Dr FREDET (de Royat) (1). — Un jeune homme de vingt ans, adonné depuis longtemps déjà aux boissons alcooliques, après avoir passé une grande partie de la

(1) Fredet, *Un cas de mort par asphyxie* (*Ann. d'hyg. publ. et de méd. légale*, 1885, t. XIII, p. 550).

soirée au cabaret, où il a bu et chanté plus que de coutume, se prit de querelle avec un des consommateurs, qui, pour le repousser, lui porta la main au cou et le lui serra assez fortement. Vers 11 heures du soir, ce jeune homme partit du cabaret où il faisait très chaud et, accompagné de quelques camarades, se rendit à son domicile.

Le temps était froid et humide et il fallait traverser une partie de la ville pour regagner le logis.

Chemin faisant, il éprouva une gêne considérable de la respiration, il étouffait, dit-il, à ses amis, il attribua ce malaise à la pression que lui avait fait subir son voisin de table. Mais l'oppression allait en augmentant, il fallut porter le malade chez lui, où les accès de suffocation se montrèrent avec une intensité telle que le malheureux succombait asphyxié, une heure et demie après sa sortie du cabaret.

Cette mort rapide et l'accusation qui l'avait précédée firent aussitôt supposer que la constriction du cou éprouvée dans la lutte de l'auberge n'était pas étrangère à la cause de la mort; une plainte fut déposée au parquet et l'individu qui s'était battu la veille avec X... fut arrêté et mis en prison.

Heureusement pour ce dernier, l'autopsie du décédé vint révéler ce qui suit : Le cou paraissait élargi et présentait, en réalité, une circonférence d'un diamètre plus grand qu'à l'état normal. La glande thyroïde n'y est pour rien et n'est pas hypertrophiée. Je constatai également l'absence de toute plaie ou ecchymose résultant de la pression des doigts.

A l'incision, on voit que les vaisseaux du cou sont fortement dilatés et une grande quantité de sang s'échappe par l'ouverture des vaisseaux thyroïdiens très tendus et congestionnés.

Après avoir enlevé avec soin tout l'arbre respiratoire, depuis la base de la langue jusqu'aux poumons, et les avoir étendus sur une table, je remarquai les lésions ci-dessous :

1° Œdème de la luette, qui est de la grosseur d'une petite noix ;

2° Œdème de l'épiglotte, qui a la forme d'un gros bouchon, des replis aryténo-épiglottiques, de l'espace intraventriculaire ;

3° Rétrécissement de l'orifice glottique, qui est comme obturé par l'épiglotte démesurément hypertrophiée ;

4° Enfin, en incisant la face supérieure de l'épiglotte, il s'écoule du pus collecté en foyer du volume d'une aveline ;

5° Les cartilages ne sont ni fracturés, ni nécrosés.

Un liquide spumeux, sanguinolent, occupe la trachée et le calibre des grosses bronches. Les deux poumons sont hypérémiés, et comme noirâtres ; les cavités du cœur sont remplies de caillots.

Ce jeune homme avait dû succomber à une asphyxie mécanique suffisamment expliquée par les nombreuses lésions anatomo-pathologiques que je viens d'énumérer.

En face d'un pareil résultat fourni par l'autopsie, que pouvait être la responsabilité du batailleur de cabaret dans cette mort rapide ?

Je pensai, et je crois que tous ceux qui liront cette observation seront de mon avis, que l'absence de toute trace de pression et d'ecchymose sur la peau du cou et dans les tissus sous-cutanés de cette même région devait *a priori* me faire supposer que, s'il y avait eu pression, elle avait dû être très légère et n'avait pu produire l'asphyxie.

En consultant les antécédents du sujet, j'appris que depuis longtemps il fumait et buvait beaucoup, qu'il avait la *voix enrouée*. Il était donc atteint de la laryngite des buveurs ou laryngite alcoolique.

L'inflammation des diverses parties du larynx était donc ancienne, et l'œdème des tissus, sinon l'abcès dévoilé par l'autopsie, datait de plusieurs semaines, de plusieurs mois peut-être.

Cet œdème avait dû être fatalement augmenté par les efforts faits pendant la soirée pour crier, se quereller et chanter avec ses camarades de débauche, et le brusque passage d'une salle surchauffée au froid humide de la rue pouvait à lui seul expliquer l'augmentation de l'œdème, devenant alors un obstacle mécanique et produisant l'asphyxie.

En conséquence, il y avait lieu de relâcher l'individu arrêté, sur lequel on ne pouvait nullement faire retomber la responsabilité de la mort de X...

TROISIÈME PARTIE

LA SUFFOCATION

Messieurs,

La suffocation et la submersion pourraient ne constituer qu'un seul groupe. Mais les conditions médico-légales dans lesquelles elles se produisent et, par suite, les conditions de l'expertise ne sont pas les mêmes dans la suffocation et la submersion, nous ne les confondrons donc pas.

La suffocation est, en général, due à un accident, aussi les enquêtes médico-légales ont souvent lieu au civil; il s'agit dans ces cas d'ouvriers enfouis dans une sablière, dans une mine, etc. L'expertise médico-légale, au civil, est au moins aussi compliquée qu'au criminel ; de plus, dès qu'il s'agit de dommages-intérêts trois experts sont commis, tandis qu'il n'en faut qu'un au criminel, même dans une affaire capitale·

Définition. — La mort par suffocation comprend tous les cas dans lesquels un obstacle mécanique à l'arrivée de l'air dans les organes respiratoires constitue le seul élément morbide. Cette définition, qui est de M. Morache, professeur de médecine légale à la Faculté de Bordeaux (1, doit être complétée par ces mots: « sauf les cas de pendaison, de strangulation et de submersion ».

(1) Morache, *Dictionnaire encyclopédique des Sciences médicales*, article SUFFOCATION.

La suffocation peut se produire par occlusion des voies aériennes, lorsqu'un corps étranger a pénétré dans la trachée ou l'œsophage accidentellement ou à la suite d'une manœuvre criminelle ; par occlusion des orifices de la respiration (narines et bouche), l'application sur le visage d'un masque de poix en est le type le plus complet ; par enfouissement dans la terre ou dans un milieu pulvérulent ; enfin, par compression des parois thoraciques et de l'abdomen dans les foules, ainsi qu'on l'a observé en plusieurs circonstances, notamment à l'occasion de feux d'artifices ou de grandes réjouissances publiques.

Mécanisme de la mort. — Qu'il y ait occlusion de la trachée, des narines ou de la bouche, le mécanisme de la mort est un : c'est une suffocation brusque ou du moins assez rapide par suite de la non-pénétration de l'air dans les bronches. A l'inverse de ce qui se passe dans la pendaison et la strangulation par un lien, la circulation encéphalique n'est pas gênée, le cœur bat très longtemps après la cessation des mouvements respiratoires. Aussi n'est-il pas rare qu'on puisse rappeler à la vie des individus qui sont restés enfouis pendant quelques heures sous un éboulement.

Introduction de corps étrangers dans les voies aériennes. — Nous avons, dans ce cas, des questions médico-légales assez imprévues à résoudre :

Introduction de corps liquides. — Un individu avait eu la mauvaise idée d'accepter à dîner chez des personnes qui lui servaient une rente viagère. Il avale son café de travers, et meurt suffoqué. Le commissaire de police intervient ; un juge d'instruction est commis ; il se demande si, par hasard, il n'y aurait pas eu, dans cette affaire, plus qu'une coïncidence fâcheuse ; l'enquête se poursuivit, elle fut fort désagréable aux personnes, parfaitement innocentes d'ailleurs, qui servaient au défunt une pension viagère.

Vous savez tous par expérience ce que c'est que d'avaler

de travers : c'est un accident vulgaire et qui a rarement de graves conséquences ; cependant, si le liquide avalé pénètre jusque dans les bronches, il peut y avoir, surtout chez les enfants, une inflammation et même une gangrène du tissu pulmonaire.

Les enfants au biberon avalent souvent de travers : les vieillards, les paralytiques généraux en particulier, qui mangent gloutonnement, succombent parfois à des accidents de ce genre.

Au lieu de pénétrer dans les voies aériennes de dehors en dedans, les liquides peuvent y arriver du dedans en dehors : les bronches peuvent être obstruées par du pus, provenant d'un abcès de l'arrière-gorge ; par du sang, dans une opération de trachéotomie ; un kyste hydatique, un abcès pleurétique peuvent se vider dans les bronches ; enfin, celles-ci peuvent être remplies de sang à la suite de la rupture d'un anévrysme.

On trouve un jour un cadavre, au pied d'un banc de l'avenue de l'Observatoire. Le corps était couvert de sang : ce n'était, pour me servir de l'expression pittoresque du commissaire de police qui avait fait le constat, qu'*un caillot de sang*. Le corps fut porté à la Morgue ; il était naturel de penser que l'individu avait dû recevoir des coups de couteau. Nous avons déshabillé et lavé le cadavre avec le plus grand soin : il n'avait pas une égratignure. Nous avons alors, en pratiquant l'autopsie, ouvert sur place la trachée et les bronches, nous avons trouvé un caillot qui obstruait la trachée, nous avons pu le suivre jusqu'à une caverne pulmonaire, dans laquelle un anévrysme s'était rompu.

Le docteur Lamoureux a publié l'observation d'un malade atteint de fièvre typhoïde. Une épistaxis eut lieu pendant la nuit, le liquide pénétra dans la trachée et les bronches, la mort eut lieu par suffocation (1).

(1) Voy. Obs. 1, p. 410. — M. Lamoureux donne à cette observation le titre de *Mort subite par submersion*. Il s'agit pour nous d'une suffocation et non d'une submersion.

Des matières vomies peuvent également pénétrer dans la trachée, surtout chez les enfants :

Un petit garçon d'une vingtaine de mois était sur les genoux de sa mère pendant que le père était encore au lit dans la pièce voisine. Impatienté par les cris de l'enfant, le père ouvre la porte et lui dit d'un ton menaçant : « Te tairas-tu, bougre ! » L'enfant se tait, pousse un soupir et meurt. Il venait de boire un peu d'eau sucrée et on retrouva, à l'autopsie, le même liquide gluant, un peu jaunâtre, dans l'estomac et dans la trachée ; il avait dû s'introduire dans la trachée, au moment où l'enfant, pris de peur à la menace de son père, fit une inspiration désordonnée (1).

Il est arrivé à Corvisart un fait à peu près semblable. Voici comment Laënnec le raconte (2) :

« Le professeur Corvisart, voulant exercer une surveillance inattendue sur quelque partie du service de l'hôpital des Cliniques, y vient un soir contre son habitude : il entre chez le concierge, qui dans ce moment digérait un dîner trop bachique. Cet homme, surpris, éprouve des nausées, fait un violent effort pour ne pas vomir, tombe à terre et expire.

« A l'ouverture du corps on trouva les bronches, la trachée-artère et le larynx remplis d'aliments à moitié digérés. »

Vous pourrez vous trouver en présence de cas analogues à celui-ci, qu'il faut que vous connaissiez.

Les alcooliques sont souvent pris d'envie de vomir, mais ils sont parfois couchés dans une position peu favorable à l'expulsion des matières vomies ; et ils sont, en outre, à moitié inconscients ; il arrive fréquemment que les ivrognes se noient dans leurs vomissements par pénétration dans les voies aériennes des matières emmagasinées dans le pharynx.

Introduction de corps solides dans le pharynx. — Les suffocations au tampon sont peu fréquentes dans l'infanti-

---

(1) Dr Miquel d'Amboise, *Gaz. des hôpitaux*, 1848.
(2) Laënnec, *Traité de l'auscultation médiale*, 3e édit., t. I, p. 259.

cide, ou du moins vous les constaterez rarement, peut-être parce que le tampon est retiré après la mort de l'enfant. Il y a parfois des erreurs à savoir éviter :

Une vieille femme est trouvée dans son appartement, râlant, avec un tampon de linge entre les lèvres : elle meurt sans avoir pu donner aucune explication, et son corps est envoyé à la Morgue : le commissaire de police crut à un assassinat et l'enquête fut dirigée dans ce sens. A l'autopsie, nous avons constaté que cette femme avait une perforation syphilitique de la voûte palatine ; elle avait l'habitude de l'obturer avec un petit tampon de linge. Elle était atteinte d'une pneumonie, et c'est dans un accès de délire que le tampon s'était déplacé et qu'il était venu tomber entre les dents.

Les individus bien portants peuvent être, aussi bien que des malades, victimes de l'ingestion de corps solides.

M. Tourdes en a cité un exemple curieux. C'était pendant l'invasion prussienne de 1870. Des soldats allemands étaient logés et nourris dans un château des environs de Strasbourg : un jour, pendant qu'ils mangeaient, assis autour d'un plat, dans lequel ils piquaient des morceaux de lard au bout de leur fourchette, l'un de ces militaires mourut subitement. L'autopsie fut faite par M. Tourdes, qui trouva sur le larynx un morceau de lard de 11 centimètres de long sur 7 centimètres de large ; l'ouverture du larynx était hermétiquement fermée ; l'estomac contenait des morceaux de lard de dimensions presque analogues.

J'ai eu à faire l'autopsie d'un homme qui était mort subitement en passant devant la Morgue. On le porta immédiatement dans cet établissement. C'était le 6 janvier, jour des Rois. Cet homme avait mangé de la galette, et il avait le larynx absolument recouvert par un morceau de galette mâché et trituré avec de la salive. La masse pâteuse était devenue tellement homogène et elle était appliquée à ce point sur le larynx, qu'on aurait pu mouler l'empreinte que le larynx y avait laissée.

Ce genre d'accidents arrive surtout aux paralytiques généraux : il faut prévenir les familles de leur possibilité, lors-qu'elles gardent chez elles un paralytique général qui n'est pas dangereux.

Le fait est bien connu dans les asiles, où l'on est obligé de surveiller les aliénés à cet égard. Ils mangent vite, glouton-nement ; ils mangent beaucoup. L'incoordination des mou-vements existe chez eux aussi bien dans la déglutition que dans les autres fonctions ; ils accumulent dans leur pharynx, sans l'avaler, une masse d'aliments à peine mâchés ; il n'est pas rare de trouver dans l'arrière-gorge des paralytiques généraux des paquets de bœuf bouilli.

À côté de ces accidents il faut en placer d'autres, tel que le cas d'un enfant de dix-huit mois, qui dormait la bouche ouverte et auquel son frère avait laissé tomber, en jouant, une bille dans la gorge. Cet enfant mourut suffoqué.

En Europe, la suffocation n'est pas un procédé de suicide usité ; il n'en est pas de même ailleurs. M. Morache (1) ra-conte qu'en Chine c'est au contraire un mode de suicide pour les gens distingués. Quand une jeune personne a cessé de plaire à son protecteur, quand un jeune homme a vidé sa bourse et qu'il ne sait plus comment la remplir, ils prennent une feuille d'or laminé très mince, ils l'appliquent exactement sur la bouche, les lèvres ouvertes, ils l'aspirent ensuite d'un seul coup, de façon à fermer complétement la glotte ; l'as-phyxie est rapide, la plupart de ces désespérés réussissent du premier coup. C'est un procédé de suicide élégant, mais je doute fort qu'il s'acclimate chez nous.

Les corps étrangers qui pénètrent dans le larynx sont très nombreux ; avant d'en faire l'énumération, je dois insister sur divers accidents qui ont été observés.

Certains dentistes, qui avaient endormi leurs clients pour leur arracher une dent, ont laissé tomber la dent extraite dans le larynx, et la mort a été le résultat de cette maladresse.

A Cincinnati, aux État-Unis, un dentiste a fait mieux : il a

(1) Morache, *Pékin et ses habitants* (*Annales d'hygiène publique et de médecine légale*, 1870, t. XXXIII, p. 50).

laissé tomber dans l'arrière-gorge de son client, qui en est mort, non seulement une dent, mais le bouchon qui lui avait servi à tenir les mâchoires du patient écartées.

Des sangsues ont pénétré dans le larynx et en se gonflant de sang l'ont oblitéré ; cet accident arrive surtout aux chasseurs ou aux militaires qui, poussés par une soif ardente, boivent de l'eau puisée dans une mare et ingurgitent ainsi une ou deux sangsues.

Je vous ai déjà parlé de l'introduction des aliments dans les bronches. Quelques individus sont plus facilement exposés à ces accidents : ce sont ceux qui ont une anesthésie de la muqueuse pharyngienne ; cette anesthésie s'observe après la diphtérie et dans certaines affections nerveuses. Vous savez que quand nous voulons faire le diagnostic de l'hystérie, nous cherchons, en enfonçant le doigt dans la gorge et jusque dans le larynx du malade, à provoquer le réflexe pharyngien.

C'est justement la révolte du larynx, chatouillé, impressionné par la pénétration d'un corps étranger, qui provoque la toux et des efforts d'expulsion ; si le larynx est insensible, il ne réagit pas.

Quand un corps étranger pénètre dans les voies aériennes, on sait ordinairement, par les commémoratifs, quelle est sa nature. Mais, dans certains cas, on n'a aucune donnée sur laquelle on puisse s'appuyer.

Pendant le cours de mes études, j'allai voir un de mes amis qui était interne à l'hôpital Lariboisière ; pendant que nous déjeunions, l'économe de l'hôpital, tout ému, amène à la salle de garde sa petite fille qui suffoquait ; elle était bien portante quelques instants avant, et rien ne pouvait nous éclairer sur la cause des accidents.

La suffocation était telle que nous pratiquâmes immédiatement la trachéotomie ; nous retirâmes de la trachée un petit noyau, ou si vous voulez, une petite boulette d'apparence graisseuse ; au microscope, nous pûmes constater que cette boulette était un ganglion bronchique tuberculeux.

Vous savez que lorsqu'un ganglion devient le siège d'une

inflammation, il gonfle et le tissu cellulaire qui l'entoure participe à ce gonflement; quand l'inflammation cesse, ce gonflement disparaît. Lorsque le ganglion a été irrité plusieurs fois ainsi, il s'indure ; le tissu cellulaire devient également scléreux ; s'il s'agit d'un ganglion bronchique, il est peu à peu poussé vers la trachée ou la bronche, qu'il comprime, il y fait une saillie et, ainsi que cela a été le cas de la petite fille de l'économe de Lariboisière, il la perfore et s'élimine.

Le docteur Poulet (1) a réuni dans le tableau suivant les corps étrangers le plus souvent rencontrés dans les voies respiratoires :

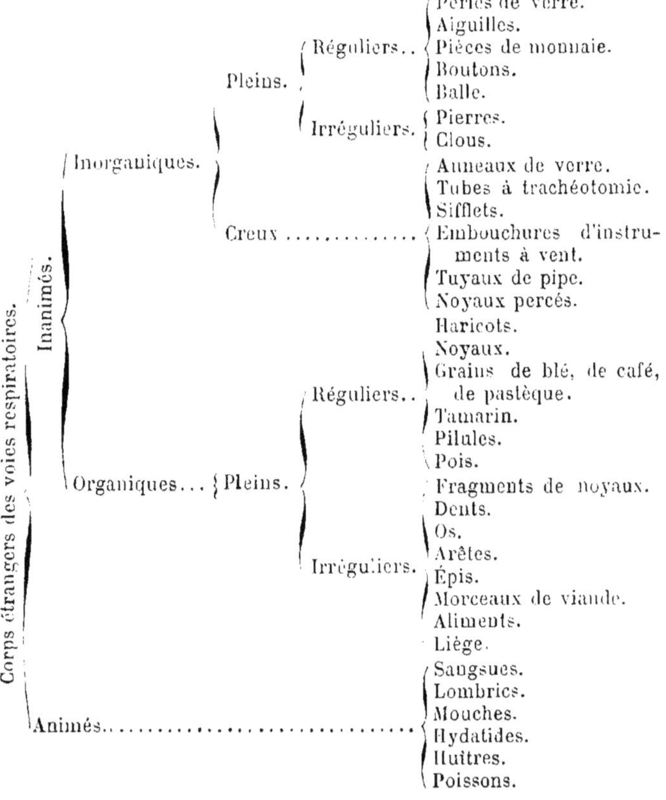

(1) Dr Poulet, *Traité des corps étrangers en chirurgie*, Paris, 1879.

Cette liste est longue, Messieurs, et on pourrait y ajouter un certain nombre d'objets que le Dr Poulet n'a pas signalés.

Corps étrangers de l'œsophage. — Il y a encore d'autres accidents de suffocation dus à l'introduction de corps étrangers dans l'œsophage.

Certains saltimbanques et souvent des individus qui veulent les imiter, avalent des pièces de monnaie. Quand la monnaie n'a que le diamètre d'une pièce de cinquante centimes, elle passe, en général, sans déterminer d'accidents. Mais lorsqu'elle atteint le diamètre d'un sou ou d'un louis d'or, et surtout chez les personnes dont l'œsophage n'est pas préparé, je dirai presque entraîné à ce genre d'exercices, la pièce s'arrête et toujours au même niveau, au point où l'œsophage croise la bronche gauche ; l'œsophage est irrité, devient le siège d'une inflammation, d'un abcès qui peut perforer la trachée.

Dans un cas rapporté par le docteur Cauchois, de Rouen, une femme avait un vaste abcès périœsophagien, dont l'étiologie était des plus obscures ; elle était atteinte de dysphagie et de suffocation imminente ; Cauchois opéra cette femme et trouva dans l'abcès un morceau d'os d'apparence bizarre, dans lequel il reconnut l'os palatin ; la malade avait une carie syphilitique du palais et elle avait avalé son palatin.

Suffocation criminelle. — Lorsqu'il y a suffocation par *occlusion des orifices*, bouche et narines, elle est généralement criminelle ; je vous ai dit que la strangulation et la suffocation étaient d'ordinaire associées, parce que le meurtrier, pour étouffer les cris de sa victime, appuie une main sur la bouche et les narines ; je n'y insisterai pas beaucoup.

La suffocation criminelle est très fréquente chez les enfants nouveau-nés, je m'en occuperai en vous parlant de l'infanticide.

Elle est très difficile chez l'adulte. Qu'il s'agisse d'un enfant ou d'un adulte, il faut que la victime soit sans défense ; la suffocation d'un adulte n'est possible que s'il est en état d'ivresse, ou si le meurtrier lui a, au préalable, asséné un coup capable de l'étourdir et de paralyser ses moyens de résistance.

Des bandes organisées se sont servies de la suffocation pour voler leurs victimes; il y en a eu aux Indes, en Angleterre, en Amérique.

Il y a quinze ou seize ans, une bande d'assassins a semé, durant quelques mois, la terreur dans Londres. Cette bande opérait au moyen d'un procédé connu sous le nom de *Smothering*. Il consiste à envelopper rapidement la tête à l'aide des vêtements, plus ou moins flottants, de la victime elle-même, et à les appliquer étroitement, en les serrant, sur la bouche et le nez. Ces assassins s'attaquaient surtout aux femmes; pendant quelque temps celles-ci n'osaient plus sortir le soir, dans les rues de la ville; on évaluait le nombre des victimes à une quinzaine par mois environ.

En Amérique, nous retrouvons le vieux procédé du masque de poix, usité au moyen âge, mais employé dans des circonstances vraiment extraordinaires. Des malfaiteurs y avaient fondé une association, dans un but assurément scientifique, mais noyé dans bien d'autres considérations des moins honorables.

Il était difficile en Amérique d'avoir, dans les écoles de médecine, des cadavres en nombre suffisant pour les dissections. On en volait dans les cimetières et on les vendait à certains collèges, les professeurs ne s'inquiétaient pas autrement de leur provenance. Mais ces cadavres n'étaient pas assez nombreux : c'est alors qu'entra en scène l'association en question; des passants étaient attaqués, la nuit; on leur appliquait un masque de poix sur le visage, et quand ils étaient morts on les apportait dans les amphithéâtres, où le corps était payé un bon prix. J'aime à croire que les médecins ignoraient la provenance de ces cadavres, mais je ne puis m'empêcher de m'étonner qu'aucun d'eux ne se soit aperçu du procédé étrange employé par leurs pourvoyeurs.

Cet état de choses dura dix-huit mois à peu près; on a pensé que quelques centaines de personnes avaient été ainsi assassinées.

Dans votre enquête médico-légale, recherchez les stigmates onguéaux que vous pourrez trouver sur la face ou les mains, les empreintes des doigts : quelques auteurs ont noté l'aplatissement du nez et des lèvres : je ne l'ai que rarement observé.

Suffocation accidentelle. — J'arrive à l'*enfouissement de l'individu vivant :* je ne m'arrête pas à l'enfouissement des nouveau-nés : on les enfouit dans du fumier, dans des cendres, dans le sable, dans la farine, dans le son; je traiterai cette question quand j'étudierai l'infanticide.

Je n'ai jamais eu à Paris l'occasion de faire une enquête sur l'enfouissement d'un enfant nouveau-né vivant ou d'un adulte. Ces faits ne se produisent que dans les petites villes ou à la campagne. Dans tous les cas, même pour un nouveau-né, la chose n'est pas facile. Lorsqu'une femme tue son enfant, c'est pour cacher sa honte et échapper aux suites de sa faute : si elle veut l'enfouir vivant, avant qu'elle ne soit arrivée au fond du jardin, ou à tout autre endroit qu'elle croit propice à l'accomplissement de son crime, l'enfant aura crié et ses cris auront révélé sa naissance.

On n'enfouit donc, en général, que des enfants morts ou que l'on croit être morts.

L'enfouissement d'un adulte offre encore bien plus de difficultés. Il existe, cependant, des individus qui se font enterrer vivants et il y a là un fait très troublant au point de vue physiologique.

Vous avez tous entendu parler des fakirs de l'Inde; ces fakirs, derviches sauteurs, hurleurs ou danseurs, vivent aux Indes, dans les villes, autour des temples, ils jouissent d'une grande vénération; ils se font enfouir pendant quelques jours, et quelquefois cet enfouissement dure deux ou trois semaines. Quand on les retire, ils sont vivants.

Voilà ce que nous savons. Est-ce absolument exact? La

première impression que nous avons tous ressentie est que
nous nous trouvons là en présence de relations plus ou moins
véridiques, et que les voyageurs qui ont assisté à ces scènes
d'enfouissement se sont laissés prendre à quelque supercherie.

Eh bien, Messieurs, il semble aujourd'hui que cette première impression n'est pas exacte. Depuis quelques années
la question a été très sérieusement étudiée ; des savants euro-
péens, des médecins allemands surtout, sont allés aux Indes
et s'y sont livrés à des enquêtes absolument scientifiques. Je
vous citerai surtout celle du Dr Kuhn, de Munich.

Lorsqu'on a lu les enquêtes des médecins allemands,
n'est plus permis de douter, et on se demande comment, eu
égard à nos connaissances actuelles, cet enfouissement est
possible.

Je sais bien que dans certaines conditions déterminées,
quand l'épaisseur de la croûte de terre n'est pas très considérable, quand il y a des fissures à travers lesquelles un peu
d'air peut filtrer, des individus ont pu être enfouis et vivre
pendant un certain temps : les accidents qui arrivent aux
puisatiers nous en fournissent des exemples. Mais ce n'est
qu'une explication bien insuffisante et là n'est pas la question vraie.

Les fakirs sont des fanatiques, ils sont dans un état particulier, analogue à celui des grandes hystériques. Observez
les grandes hystériques : elles prétendent qu'elles ne mangent pas, qu'elles n'urinent pas, qu'elles ne défèquent pas :
elles ne sont pas anuriques cependant. Elles mangent une ou
deux figues par jour, elles éliminent environ 30 à 40 grammes
d'urine dans les vingt-quatre heures ; elles rendent tous les
deux jours 15 à 20 grammes de matière fécale ; elles peuvent
très facilement dissimuler et leurs *ingesta* et leurs *excreta*.
Empereur, un de mes anciens élèves, qui a étudié la physiologie de l'hystérique d'une façon très approfondie, a constaté
que ces grandes hystériques, qui sont, je le veux bien, des
simulatrices par un petit côté, sont dans un état de nutrition

extraordinaire. Elles éliminent deux fois moins d'acide carbonique que des personnes ordinaires.

Lorsqu'on lit, dans une relation de voyage, les faits relatifs aux fakirs, on ne peut pas douter que ces individus ne se mettent artificiellement, en s'excitant d'une façon ou d'une autre, en état de grande hystérie. Si, comme les femmes étudiées par Empereur, ils ne fabriquent qu'une quantité minime d'acide carbonique, il n'est pas étonnant qu'ils puissent vivre assez longtemps dans les conditions particulières où ils se font placer. Nous savons que dans l'intoxication par l'acide carbonique (1), la mort survient lorsque la tension de l'acide carbonique contenu dans le plasma du sang devient égale à celle de l'acide carbonique dans l'atmosphère : l'acide carbonique n'est plus éliminé par le poumon, et on meurt asphyxié par l'acide carbonique que l'on fabrique soi-même.

Presque tous les fakirs se préparent à leurs expériences en avalant des drogues : nous sommes mal renseignés sur leur nature. Ce sont des simples, dans lesquels le haschich entre pour une grande part, et sans doute aussi des substances analogues, par certaines de leurs propriétés, aux opiacés.

L'absorption de ces drogues n'entraine-t-elle pas un ralentissement de la nutrition tel que l'élimination de l'acide carbonique et des excreta est réduite à son minimum extrême ?

Dans la discussion soulevée à la Société anthropologique de Munich par le rapport du D' Kuhn (2), l'opinion dominante a été celle-ci : « Les fakirs sont dans un état d'autohypnotisme. » Le D' Kuhn, qui avait observé deux fakirs dont l'un avait séjourné vivant dans la terre dix jours et l'autre trois semaines, dit nettement qu'ils étaient en catalepsie. Cette opinion nous ramène à notre comparaison avec les grandes hystériques.

Il reste à démontrer que celles-ci, lorsqu'elles sont plon-

---

1. Voyez P. Brouardel, *les Asphyxies par les gaz, les vapeurs et les anesthésiques*. p. 151.

2 *Zeitschrift für Hypnotismus*. Berlin. 1894 ; et *Ann. de Psych. et d'Hypnot.*, mai 1894. Voyez Brouardel, *la Mort et la mort subite*, Paris, 1895, p. 15.

gées dans un état cataleptique, pourraient être enterrées vivantes : je suppose que cette question ne sera pas de sitôt résolue.

Voilà ce que nous savons sur les fakirs. En apprendrons-nous davantage? Peut-être.

Quelques fakirs ont en effet l'intention de venir à Londres et d'y renouveler leurs pratiques. Mais il est très possible que les conditions mêmes de ces expériences soient changées à Londres. Ces fakirs ne seront plus dans leur milieu accoutumé ; ils n'y retrouveront ni l'excitation dont ils ont besoin, ni les conditions particulières de nutrition auxquelles ils sont habitués. Il peut se faire qu'ils ne réussissent pas. Mais je n'oserai pas conclure, d'un échec à Londres, à l'impossibilité de la réussite aux Indes.

Questions médico-légales. — La question qui vous sera posée par le juge d'instruction est celle-ci : *On trouve un cadavre : l'individu a-t-il été enfoui vivant ou mort ? Combien de temps peut-on rester enfoui avant de mourir?*

Je laisse naturellement de côté les fakirs, qui sont dans des conditions toutes particulières qu'on ne retrouve pas ailleurs. Les exemples que je puis vous citer sont nombreux et quelques-uns sont très typiques.

En 1848, après les journées de Février, le roi Louis-Philippe dut prendre le chemin de l'exil. Il traversa avec une partie de sa famille le jardin des Tuileries, pour monter en fiacre à la place de la Concorde. Deux gardes nationaux gisaient, inanimés, aux portes du jardin. Afin d'épargner au vieux roi une émotion pénible, des gens de bonne volonté enfouirent rapidement ces corps sous un tas de sable; on les en retira quelques heures après : l'un de ces hommes, qui n'avait été qu'en état de mort apparente, vivait encore.

Pendant la retraite de Russie, le général Ornano, chargeant l'ennemi à la tête d'un escadron, est blessé et précipité de son cheval. Son aide de camp, le capitaine Tascher, lui porte secours, constate qu'il ne donne plus signe de vie et le

fait enfouir sous un tas de neige, car le temps manquait
pour lui donner une sépulture plus convenable. Puis, il court
annoncer à Napoléon la mort du général. Quelques heures
après, Ornano revient se mettre à la disposition de l'empereur. Quarante ans plus tard, à l'enterrement du capitaine
Tascher, devenu général, le maréchal Ornano tenait un des
cordons du poêle.

Lorsqu'il s'agit d'enfants, les exemples de survie sont
nombreux : Tardieu estime que si la couche de terre n'est
pas très considérable, un enfant enfoui peut vivre quatre à
cinq heures. Il a noté, une fois, une survie de huit heures.
Nous nous trouvons là en présence de faits qui rappellent
de loin ceux dont les fakirs sont coutumiers.

Vous savez par les expériences de Harvey, répétées par
William Edwards et par P. Bert, que des êtres qui viennent
au monde peuvent vivre dans des conditions de milieu qui
seraient incompatibles avec la vie, pour des adultes. Harvey
a fait accoucher une chienne dans un baquet d'eau. La mère
a succombé, les petits chiens ont survécu. William Edwards
a repris ces expériences. Paul Bert les a répétées également,
en les variant. Il a constaté que des chiens nouveau-nés pouvaient vivre un certain temps dans de l'eau dont la température ne dépasse pas 14°. Si on élève la température de
l'eau à 20°, par exemple, ils meurent en quelques minutes.
Cette expérience semble contraire à tout ce que nous apprend la physiologie, mais elle est exacte. Paul Bert a constaté également que les tissus des jeunes animaux consom-
maient dix fois moins d'oxygène que ceux d'un animal
adulte : leur nutrition est donc ralentie, comme celle des
fakirs.

Caussé d'Albi a raconté l'histoire d'une jeune fille de dix-
sept ans qui est restée enfouie, vivante, pendant quinze heures
sous une couche de terre de plusieurs mètres d'épaisseur.
Cette jeune fille était peut-être une hystérique, mais Caussé
d'Albi n'a pas insisté sur ce point.

L'enfouissement accidentel, celui des ouvriers pris sous

l'éboulement d'une sablière ou d'une mine, donne le plus souvent lieu à une enquête médico-légale.

Des ouvriers sont enfouis dans une carrière, on les croit morts et on va renoncer à leur sauvetage. C'est alors qu'il est du devoir des médecins et des ingénieurs d'intervenir et de faire continuer les travaux. On a retiré vivants des ouvriers qui avaient été enfouis pendant six ou sept jours. Je sais bien que dans l'immense majorité des cas il n'est pas question d'un enfouissement tel que nous le comprenons; il s'agit de gens plutôt envoûtés, enfermés dans un espace confiné où ils ont encore à leur disposition une certaine quantité d'air respirable. Quelquefois des fissures laissent pénétrer un peu d'air du dehors; on entend, au moins pendant les premiers jours, ces ouvriers crier et parler.

Je puis vous citer le fait suivant, qui date de six mois et qui n'est pas encore jugé. C'était quelque part sur la ligne d'un chemin de fer. Cinq ouvriers sont pris sous un éboulement. On en retire deux, puis on dit qu'il est inutile de pousser plus loin les travaux de sauvetage, les trois autres hommes devant être morts. Un médecin, qui était présent, insiste, et avec raison, pour que l'on continue les travaux; il s'emporte et finit par traiter d'imbécile l'individu qui s'opposait à la reprise des travaux. Celui-ci se ceint de son écharpe : c'était le maire. Le médecin comparaîtra ces jours-ci en justice pour répondre du délit d'outrages envers un fonctionnaire dans l'exercice de ses fonctions : Il a eu du moins la satisfaction de voir continuer les travaux de déblaiement et le bonheur de pouvoir rappeler à la vie un des trois ouvriers que, sans lui, on eût abandonnés.

Ne perdez donc jamais courage, faites continuer les fouilles bien plus longtemps que vous n'avez, scientifiquement, l'espoir de retirer quelqu'un vivant.

Lorsqu'il s'agit d'une expertise, notez exactement les traces de violences : et pour savoir si des individus ont été enfouis vivants, recherchez avec le plus grand soin la présence des matières pulvérulentes au milieu desquelles le corps a été trouvé, dans les organes de la respiration et de la digestion.

Le D' Matthysen, en 1842, trouva dans la trachée et l'estomac d'un individu des cailloux et du sable, qui s'y étaient introduits à la suite des efforts d'inspiration et de déglutition faits par cet homme au moment où il fut enfoui.

Les expériences du D' Béringier datent de 1851. Il ensevelit des petits chiens sous des cendres ; il les retira au bout de quinze heures, et à l'autopsie il trouva des cendres jusqu'au milieu de l'œsophage et dans la glotte.

Le D' Raynaud, de Montauban, a été commis dans une affaire de suffocation criminelle. Il retrouva dans la trachée, dans l'œsophage, dans l'estomac, et jusque dans le duodénum de la victime, des grains de blé. L'enquête démontra qu'effectivement cet homme était mort étouffé ; ses meurtriers lui avaient maintenu la tête enfouie dans un tas de blé.

Quel que soit l'endroit où un individu vivant est enfoui, il fait des efforts considérables pour respirer. Vous pouvez juger de l'intensité de ces efforts d'inspiration, en vous souvenant des résultats de l'autopsie, pratiquée par M. Descoust, d'un ouvrier égoutier tombé la face sur la cunette de l'égout du boulevard Rochechouart. Il trouva la trachée et les bronches bourrées de graviers, dont l'un avait la grosseur d'un haricot (1).

Si un nouveau-né respire au moment où on le projette dans une fosse d'aisances, et c'est là un procédé d'infanticide très commun, et s'il tombe dans la couche de matière pâteuse qui s'appelle, en terme du métier, le *chapeau*, vous trouverez, à l'autopsie, de la matière fécale dans les bronches, dans l'estomac, et jusque dans l'oreille moyenne : si vous faites une coupe du poumon et que vous pressiez entre vos doigts une tranche de tissu pulmonaire, vous verrez sourdre par les ramifications bronchiques, de petites chandelles de matière fécale.

(1) Voyez Brouardel, *les Asphyxies par les gaz, les vapeurs et les anesthésiques*, p. 142.

Des savants anglais, membres de la Société britannique, ont essayé en 1857 de mesurer la puissance de ces efforts d'inspiration. Ils ont suspendu par les pattes de derrière des petits chiens, la tête en bas, de telle façon que le nez vînt affleurer une cuve à mercure, plutôt qu'y plonger. Au bout de deux minutes ils ont constaté la présence du mercure dans les bronches et jusque dans les alvéoles.

Est-ce un signe absolu ? Non, Messieurs ; il y a des causes d'erreur.

Lorsqu'on enterre un cadavre dans un terrain très meuble et soumis à des trépidations fréquentes, on peut trouver dans le nez, dans la bouche, dans le pharynx, des matières pulvérulentes. Ces matières pulvérulentes pénètrent dans les orifices naturels, c'est vrai, mais ce mode de pénétration est tout différent de celui dont je vous parlais à l'instant ; il ressemble à l'ensablement des tuyaux placés dans la terre.

Quand vous serez appelés à faire une autopsie dans un cas de ce genre, quand la question posée par le juge est celle-ci : « Voici un corps : l'individu a-t-il été enterré vivant ou mort ? » faites bien attention, au moment où vous examinez les organes respiratoires, à ne pas transporter, avec vos pinces ou vos ciseaux, du sable du larynx dans les bronches.

Recueillez quelques mucosités à la bifurcation des bronches ; placez-les sur le dos d'une de vos mains et étalez-les avec un doigt ; si elles contiennent un grain de sable, fût-il imperceptible, vous le sentirez : ce sera une présomption de l'enfouissement de l'individu, vivant.

Enfouissement dans un espace confiné. — Lorsque des nouveau-nés sont en état de mort apparente, il peut arriver qu'on les place dans un espace confiné, tel qu'une boîte, une malle ou un tiroir de commode, pendant qu'on s'occupe de la mère. Ils y restent un certain temps et ils meurent.

Tardieu rapporte l'histoire d'une sage-femme arrivant à la mairie pour déclarer la naissance d'un enfant mort-né qu'elle apportait dans un panier. Au moment où elle ouvre

son panier, l'enfant crie et l'officier de l'état civil lui dit :
« Mais il n'est pas mort, il crie ! »

Tardieu estime qu'un enfant peut vivre environ une heure
dans une caisse, si cette caisse contient trois fois son volume
d'air. Il est possible que ce temps soit plus long, rappelez-
vous les expériences de Harvey.

J'ai eu à faire une enquête dans les conditions suivantes [1] :
Un enfant âgé de huit à neuf ans disparait. Son père s'était
remarié et la belle-mère, qui ne passait pas dans le quartier pour être très tendre pour son beau-fils, fut accusée de
l'avoir fait disparaître. Au bout de six jours de recherches
on retrouva le cadavre du petit garçon blotti dans une malle
(fig. 40). Alors on se demanda comment il avait pu être
enfermé dans cette malle, s'il s'y était placé lui-même ou
s'il y avait été placé par une autre personne. L'enquête se
continua, et l'on apprit que le jour de sa disparition, cet enfant avait joué à cache-cache avec ses camarades. Ceux-ci ne
s'étonnèrent pas de ce qu'il n'avait pas reparu, ils pensèrent
qu'il s'était retiré du jeu.

Nous avions fait sauter le pêne du couvercle de la malle :
une fois le corps retiré, il fut impossible de la refermer. On
a dit alors : « Quelqu'un a donc fermé cette malle quand
l'enfant s'y était blotti. »

Le cadavre était en putréfaction : le bois avait joué sous
l'influence de l'humidité ; il a suffi que cette malle fût placée,
à la Morgue, dans un lieu sec, pour qu'elle se refermât très
bien au bout de quelques jours.

On peut aussi mourir, en espace confiné, dans les bains de
vapeur. Nous avons fait cinq ou six expertises médico-
légales à la suite d'affaires de ce genre. On avait autrefois
l'habitude, dans ces bains, de laisser la clef qui règle l'arrivée de la vapeur, à la disposition des clients ; ceux-ci tour-
naient parfois cette clef, comme ils auraient tourné le ro-
binet d'eau chaude d'une baignoire pour réchauffer leur
bain. Puis ils ne parvenaient plus à fermer ces robinets et

(1) Voy. Obs. 2.

on les trouvait morts dans les petits cabinets où se prennent ces bains.

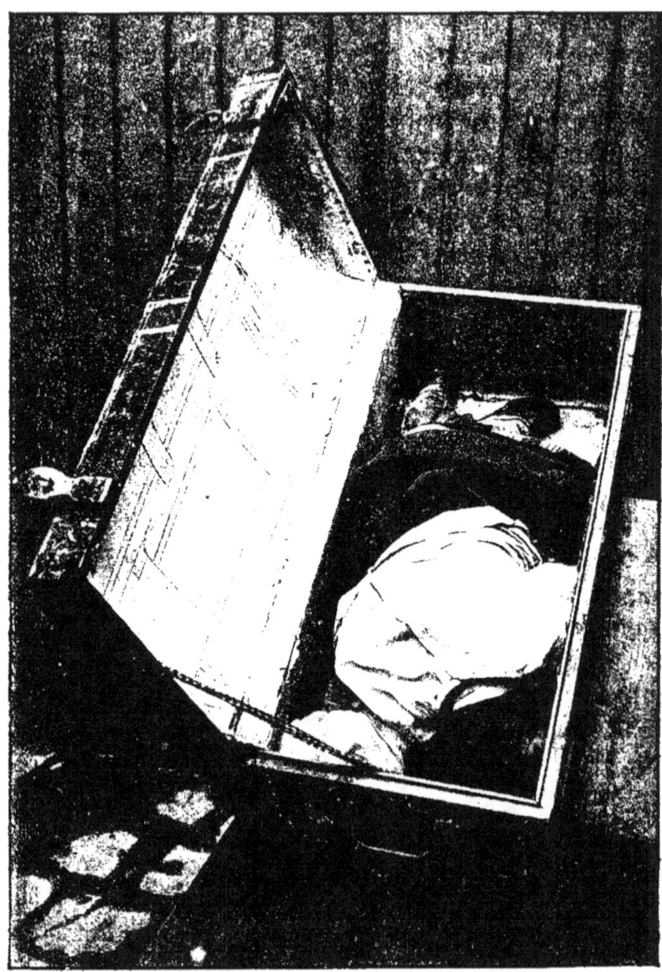

Fig. 40. — Enfant blotti dans une malle.

Deux facteurs sont ici en jeu : L'extrême chaleur peut suffire pour amener la mort, et d'un autre côté l'air est sursaturé par une énorme quantité de vapeur d'eau. Dans un bain de vapeur du faubourg Saint-Denis, nous avons constaté que, dans la petite pièce où un accident de ce genre s'était produit, la température était montée à 80° en dix minutes.

Les individus qui succombent ainsi ne meurent pas brûlés, ils ne sont pas cuits. On les a toujours trouvés étendus par terre ; tous portaient des brûlures du deuxième ou du troisième degré, disposées en traînées le long du corps et terminées par une petite brûlure circulaire en forme de goutte. Il semblerait que des gouttes d'un liquide bouillant tombant de leur tête aient coulé le long de leur corps ; cette explication serait plausible si ces individus étaient morts debout : mais ils meurent couchés et je ne puis vous expliquer l'origine et le mécanisme de ces brûlures.

Compression des parois thoraciques. — Vous entendrez très communément accuser des nourrices d'avoir étouffé un enfant, qu'elles ont placé dans leur lit, soit avec un oreiller, soit avec le bras, soit même avec le sein, en lui donnant à téter. On a accusé également des chats d'avoir étouffé de petits enfants en se couchant sur leur poitrine. Ces accidents sont possibles, mais probablement moins fréquents qu'on ne le croit.

Messieurs, je vous l'ai déjà dit, un grand nombre d'enfants de trois à quatre mois, quand ils prennent une bronchite capillaire, meurent dans le premier accès de suffocation : *ils n'ont jamais toussé auparavant*, circonstance que ne manquent pas de faire valoir les parents ou les voisins qui accusent une nourrice ou une fille-mère d'avoir étouffé son nourrisson. Lorsqu'un enfant a deux ou trois ans, il résiste plus longtemps, et s'il succombe, il meurt après avoir eu déjà trois ou quatre accès suffocants. Tout le monde, dans son entourage, sait qu'il est malade.

Que trouvons-nous à l'autopsie ? un peu de spume dans les bronches comme dans les suffocations criminelles : mais dans celles-ci, la spume est formée par des mucosités fluides.

P. Brocardel. — La Pendaison.   26

Dans le catarrhe suffocant, au contraire, nous trouvons du muco-pus qu'on fait saillir sur une coupe du poumon serré dans les doigts, sous forme de petites chandelles ; cette constatation seule vous permet de dire que l'enfant a succombé au catarrhe suffocant de la bronchite capillaire et non pas à la suite d'une tentative criminelle.

Nous avons, en étudiant la mort des adultes par compression des parois thoraciques, distingué deux mécanismes bien distincts :

En effet, un adulte peut mourir suffoqué dans les mêmes conditions que dans l'*inhibition;* seulement, au lieu d'être tué par un coup sur le larynx, il succombe à un coup sur la région épigastrique. Tous ceux d'entre vous qui ont été au lycée, connaissent le coup de tête dans l'estomac, fort en honneur dans certains jeux. Les personnes qui fréquentent les bals publics de bas étage le connaissent également. Lorsqu'un bourgeois s'est aventuré dans un de ces bals, il est parfois suivi, à la sortie, par des gens sans aveu qui à un moment lui donnent un coup de genou ou de tête dans l'estomac et le volent. L'effet de ce coup de tête est d'annihiler les moyens de défense de la personne attaquée, elle suffoque pendant quelques instants, et ce court espace de temps suffit pour accomplir le vol. Mais il arrive aussi que l'individu ainsi attaqué tombe et meurt, par inhibition.

Dans des cas de ce genre, le médecin légiste ne trouve aucune trace de violence, pas d'ecchymose, pas de suffusion sanguine dans les parois de l'abdomen. Cela se conçoit, car au moment où le coup est reçu, la paroi de l'abdomen est lâche, elle n'est pas appuyée sur un plan résistant.

Lorsque le coup a été porté dans la poitrine, au lieu d'intéresser le creux de l'estomac, il peut y avoir quelques difficultés au point de vue médico-légal.

Nous en trouvons un exemple dans Tardieu.

Moi-même j'ai été commis dans deux affaires de ce genre, dont l'une surtout était assez embarrassante. Il s'agissait d'un gardien de la paix, qui reconnaissant un malfaiteur dans

la rue, veut l'arrêter. Celui-ci lui donne un coup du bout de
sa canne, au niveau du troisième ou du quatrième espace
intercostal droit. Le gardien de la paix tombe et meurt. Il
avait une ecchymose à peine apparente de la largeur d'une
pièce de cinquante centimes. Mais, à l'autopsie, nous constations qu'il avait une pleurésie à droite.

Cet homme avait-il succombé à une mort subite à la
suite du coup reçu, ou à une mort subite préparée par sa
pleurésie ? Il ne m'a pas été possible de me prononcer nettement ; il y avait là une complication qui obligeait le médecin légiste à laisser la question en suspens.

Du reste, les complications sont l'écueil de la médecine
légale. Dans ces leçons, je vous présente les faits tels qu'ils
doivent évoluer normalement ; je vous en donne un schéma,
pour ainsi dire. Mais dans la réalité, les choses ne se passent
pas toujours aussi simplement.

Mort dans les foules. — A côté de ces faits, encore un peu
obscurs, il y en a d'autres, mieux connus : je veux parler de
la *mort dans les foules.* Les accidents de ce genre, heureusement de plus en plus rares, se sont profondément gravés dans
le souvenir de la population parisienne.

Le premier fait de ce genre remonte aux fêtes qui furent
données par le roi Louis XV pour célébrer le mariage du
Dauphin avec l'archiduchesse Marie-Antoinette. Les illumi-
nations étaient fort belles, la foule arrivait de divers côtés
pour les voir, et trente à quarante personnes périrent
étouffées.

En 1837, lors de l'illumination du Champ-de-Mars, il se
produisit un mouvement si violent dans la foule, que vingt-
trois personnes, qui furent ensuite examinées par Ollivier (1),
moururent.

En 1866, Tardieu (2) étudia l'accident du pont de la Con-

(1) Ollivier (d'Angers), *Relation médicale des événements survenus au
Champ-de-Mars le 14 juin 1837* (*Bull. de l'Acad. de méd.*, 20 juin 1837,
et *Ann. d'hyg. publ. et de méd. légale*, 1837, tome XVIII, p. 485).

(2) Tardieu, *Relation médico-légale de l'accident survenu au pont de
la Concorde à Paris le 15 août 1866, pour servir à l'Histoire de la mort*

corde, survenu dans des circonstances analogues, et qui fit neuf victimes.

Signalons enfin l'accident tout récent, survenu le 29 mai 1896, pendant les fêtes du couronnement de l'empereur de Russie Nicolas II et dans lequel près de 3000 personnes succombèrent et un grand nombre furent blessées.

Quel est le mécanisme de la mort, dans ces événements ? Il est très complexe. En général, quand on est pris dans une foule, le premier danger est la chute ; car, s'il y a un espace suffisant pour qu'un individu puisse tomber par terre, la foule passe sur lui et l'écrase.

Si l'on n'est pas écrasé, on peut être énucléé. Il arrive à un moment donné que les pieds d'une personne, prise dans une foule, incessamment poussée par les gens qui sont à côté d'elle, perdent le contact du sol. Observez une foule en mouvement ; vous verrez, de temps à autre, une personne émerger au-dessus du niveau général. Cette personne n'a plus les pieds par terre et elle subit une compression considérable de la paroi thoracique et de la paroi abdominale. Les femmes et les enfants sont les victimes les plus ordinaires de cette énucléation.

Il semble qu'il soit difficile que les côtes et le diaphragme soient comprimés au point de ne plus pouvoir faire pénétrer dans la cage thoracique une quantité d'air suffisant à la respiration : on n'a pas d'ailleurs relevé chez les victimes d'accidents de ce genre, de fractures de côtes, à moins qu'elles n'aient reçu des coups de pied.

Eh bien, Messieurs, en dehors de toute violence apparente et appréciable, un certain nombre de personnes ont succombé, et elles ont paru succomber uniquement à la compression des parois thoraciques.

L'intérêt qui s'attache à ces considérations ne serait pas très pressant, s'il ne s'agissait, dans tous les cas, que d'une compression dans la foule attirée par une réjouissance pu-

par suffocation (*Ann. d'hygiène publ. et de méd. légale*, 1866, tome XXVI, p. 338).

blique ou un spectacle extraordinaire. Aujourd'hui, à Paris, les foules sont moins aveugles, elles savent mieux se conduire et les agents de l'autorité savent fort bien les diriger.

Mais il y a d'autres faits sur lesquels j'appelle toute votre attention.

En 1851, Hardy a examiné sept ou huit femmes, victimes d'un accident d'usine. Un mur s'était éboulé; toutes les ouvrières qui travaillaient dans l'atelier se précipitèrent du côté opposé vers une porte de sortie qui s'ouvrait vers l'intérieur de la salle. Elles s'y écrasèrent, aucune ne succomba, mais pour quelques-unes d'entre elles, les suites de cette suffocation par compression furent longues et pénibles; les unes étaient devenues à demi folles, d'autres eurent de l'amnésie, d'autres encore des crises d'hystérie.

Quand nous étudierons les grands traumatismes, à la suite d'accidents de chemin de fer par exemple, dont je n'ai pas en ce moment à faire l'histoire, nous retrouverons les mêmes faits. Là aussi on constate des états nerveux particuliers, convulsifs, la perte de mémoire, etc.

Dans quelles conditions avons-nous à intervenir dans des accidents de ce genre? Rarement au criminel, presque toujours au civil.

Lorsqu'il s'agit d'un accident arrivé dans un atelier, effondrement ou incendie, les ouvriers qui en ont été victimes intentent une action en dommages-intérêts à leur patron : ils ont été blessés en se livrant à un travail pour lequel il les employait; il est donc responsable. Le patron se retourne contre son architecte qui aurait dû ne lui livrer qu'un atelier satisfaisant aux exigences de la sécurité.

Rappelez-vous que pour qu'il y ait écrasement dans un endroit où se tiennent une trentaine de personnes, il faut qu'il y ait un affolement instantané.

Il y a quelques années, le Congrès de chirurgie se réunissait dans cet amphithéâtre. Pour lui faire honneur on avait placé quelques tentures légères. M. Ledentu faisait une communication : comme il était midi passé, il ne restait heureusement plus que quelques congressistes dans la salle ; M. Ledentu, sentant sous ses pieds une chaleur insolite, soulève un coin du tapis, immédiatement une flamme jaillit.

Larrey et Verneuil, qui siégeaient au bureau, n'eurent que le temps de se sauver ; encore Verneuil dut-il abandonner son chapeau, placé près de la cuve à mercure, et que la chaleur racornit tellement, que ses proportions en furent réduites de moitié. Il est déposé au Musée de médecine légale.

En quelques secondes, les flammes avaient atteint le haut de l'amphithéâtre et fait éclater le plafond vitré.

Ce qui s'est passé à l'amphithéâtre de la Faculté, se passe dans les grands ateliers en bois.

A côté des ateliers en bois, placez les baraques des hôpitaux. J'ai obtenu, depuis l'incendie des baraquements élevés à l'hôpital Trousseau pour le service des scarlatineux, qu'il ne fût plus élevé dans les hôpitaux de Paris, de constructions en bois.

Lorsque j'étais médecin de l'hôpital Saint-Antoine, en 1876, trois baraques occupées par des femmes furent incendiées. Deux malades, qui ne purent se sauver, périrent. Les trois baraques ont été enflammées en moins de cinq minutes. Les infirmiers disaient qu'elles avaient flambé comme un paquet d'allumettes qu'on gratterait avec l'ongle. Dans ces incendies le danger est énorme, pour les malades qui peuvent se lever et pour ceux qui ne le peuvent pas.

J'ai visité, il n'y a pas longtemps, un baraquement destiné à abriter des femmes, dans un service de chirurgie abdominale.

Cette baraque, assez grande, devait contenir une vingtaine de lits, elle en compte 36, elle n'a qu'une porte. En cas d'incendie, combien de ces malades pourrait-on sauver ?

Si vous êtes consultés sur l'établissement et les conditions de sécurité de baraques en bois, et on vous demandera votre avis dans les commissions d'hygiène dont vous serez appelés à faire partie, vous devez vous dire qu'il n'est possible de compter, en cas de feu, ni sur les pompiers, ni sur les bouches d'incendie. Quand le feu éclate, c'est une explosion, et c'est à ce moment que les personnes qui peuvent se sauver en ont encore la possibilité. Après quelques minutes, il est trop tard.

Ces mêmes faits se sont produits lors de l'incendie de l'Opéra-Comique; je ne vous en referai pas l'histoire (1).

Rappelez-vous que dans les baraques, les ateliers en bois, les portes doivent être en très grand nombre, et que toutes doivent s'ouvrir en dehors.

Lors d'une des dernières épidémies, dans une ville importante de province dont je tairai le nom, j'ai été voir une baraque qui devait recevoir quatre-vingts malades. Cette baraque avait 52 mètres de longueur: on n'en pouvait sortir que par une seule porte trop étroite pour que deux personnes pussent y passer de front. Il y a là une incurie, une ignorance des phénomènes qui se passent dans les incendies des baraques en bois, que ne semblent pas avoir atténuées de bien cruels exemples.

Le feu prend, l'explosion suit immédiatement, en un clin d'œil la construction entière est envahie par les flammes. Les individus qui se trouvent dans la baraque se précipitent affolés vers la porte, et s'écrasent les uns les autres, en voulant se sauver.

C'est ce qui est arrivé dans l'incendie du Ring-Theater de Vienne. Les portes s'ouvraient toutes en dedans. On a trouvé aux deuxième et troisième galeries quinze, vingt et jusqu'à trente-cinq cadavres brûlés, entassés derrière certaines portes qu'il n'avait pas été possible d'ouvrir.

Il en a été de même lors de l'incendie du théâtre de Nice.

Ces accidents sont imputables à l'imprévoyance des architectes qui n'ont pas su ménager à l'écoulement des foules des voies suffisamment larges et faciles.

Il ne faut cependant pas exagérer, dans ces accidents, l'importance de la compression; d'autres facteurs entrent en

(1 Brouardel, *l'Asphyxie par les gaz, les vapeurs et les anesthésiques.*
Paris, 1895.

jeu, tels que l'élévation exagérée de la température et le dégagement considérable d'oxyde de carbone. Mais Hofmann n'en a pas moins relevé sur un grand nombre de cadavres du Ring-Theater les signes propres de la compression dans les foules. Nous n'avons pas eu à faire ces constatations sur les victimes de l'incendie de l'Opéra-Comique ; aucune ne présentait de lésion qui pût être attribuée à l'asphyxie par compression, d'ailleurs les portes des couloirs et des galeries s'ouvraient toutes de dedans en dehors.

Quels sont les signes de la suffocation par écrasement dans les foules?

Je laisse, bien entendu, de côté les incendies.

Ce qui a beaucoup surpris les médecins légistes, c'est la pâleur de la face. Les individus n'ont pas le visage congestionné. C'est précisément dans cette forme d'asphyxie que le sang est le moins noir et qu'il garde le plus longtemps sa rutilance.

Recherchez les ecchymoses de la conjonctive, les ecchymoses ponctuées du haut du thorax, des épaules, de la face : vous les trouverez toujours.

Le poumon est un peu congestionné, il ne s'affaisse pas, il a une couleur rouge tirant sur le carmin : il présente cet aspect particulier que M. Lacassagne a appelé l'*œdème carminé*. Il peut être le siège d'un emphysème partiel peu étendu. On constatera quelquefois la présence d'ecchymoses sous-pleurales et de noyaux apoplectiques dans les poumons : mais ces deux caractères manquent parfois.

On peut trouver dans les bronches une écume rosée formée de bulles très fines. Il ne m'est pas possible de vous expliquer pourquoi l'on constate de l'écume bronchique chez certains individus et pas chez d'autres.

Il y a des ecchymoses sous le péricarde. Le sang est fluide ; lorsque la suffocation a été lente, le cœur contient quelques caillots.

On trouve aussi des ecchymoses dans le tissu cellulaire, sous le cuir chevelu et sur le thymus, qui est augmenté de volume.

J'attire, à propos du thymus, votre attention sur certains accidents que vous devez connaître. Chez quelques enfants, le thymus est hypertrophié, au point d'amener une suffocation subite. Ces enfants tout d'un coup penchent la tête et meurent : il faut que vous soyez prévenus, afin de ne pas être tentés de croire à une tentative criminelle.

Enfin quelques auteurs ont signalé des lésions des méninges chez les enfants, chez les alcooliques, chez les aliénés. Ce sont toujours des hémorrhagies méningées ; elles se produisent surtout dans deux circonstances : tantôt il s'agit d'adultes, alcooliques ou aliénés, porteurs d'une pachyméningite antérieure et tout préparés par conséquent pour une hémorrhagie méningée arachnoïdienne ; tantôt il s'agit d'enfants de quelques mois, chez lesquels cette hémorrhagie est très fréquente au moment de la première dentition.

Vous ferez, Messieurs, la recherche des corps étrangers dans le larynx, la trachée et les bronches. Je me suis suffisamment appesanti sur ces points pour ne pas y revenir de nouveau.

En résumé, l'histoire de la suffocation comprend trois ou quatre grands chapitres ; on peut nous reprocher, à la rigueur, de réunir ainsi un certain nombre de faits qui semblent être assez indépendants les uns des autres et n'avoir entre eux aucune connexion intime. Ils ont cependant un lien qui les unit : c'est la similitude de l'enquête médico-légale.

OBSERVATIONS ET EXPERTISES MÉDICO-LÉGALES

1. Mort subite par submersion interne (1), par le Dr A. Lamoureux. — Un jeune homme en pleine évolution de fièvre typhoïde
est pris vers le dixième jour de sa maladie, d'épistaxis assez fréquentes qui se répètent les jours suivants. Pendant le cours de
son affection il ne présente aucun symptôme anormal en dehors
de cette tendance à l'hémorrhagie. Le vingt et unième jour il est
pris, au milieu de la nuit, d'un accès de suffocation, se dresse sur
son lit, sa respiration devient embarrassée avec de gros râles tra-
chéaux, et il meurt dix minutes après.

A l'autopsie, le cadavre est celui d'un jeune homme robuste et
bien musclé, la rigidité cadavérique est complète ; hypostases
dorso-lombaires. Les arcades dentaires sont serrées, un peu de
liquide spumeux s'écoule de la bouche, aux narines quelques
caillots de sang desséchés, les yeux sont clos, les cornées vitreuses
et molles. Sur la conjonctive bulbaire et palpébrale quelques
taches de Tardieu. Les téguments sont pâles. La bouche et le
pharynx sont remplis de caillots cruoriques.

Ouverture du thorax. — Des adhérences nombreuses, solides,
anciennes, lamellaires, fixent la face antérieure du poumon gauche
et surtout du droit à la cage thoracique, dans toute la hauteur.

Les poumons ne se rétractent pas, mais quand on les libère de
leurs adhérences, on fait sourdre par la bouche et les narines
une grande quantité de liquide spumeux, sanguinolent, très aéré.

Les poumons ont un aspect tigré ; à côté de plaques assez larges
de broncho-pneumonie, on trouve des lobules de coloration rosée,
d'autres pâles, exsangues. Sur toute l'étendue de la plèvre viscérale, taches de Tardieu en grande quantité, de grandeur variable.
En arrière, du sommet à la base du poumon droit, adhérences
résistantes, emprisonnant le poumon dans toute sa hauteur ; le
poumon gauche n'a d'adhérences que dans ses deux tiers inférieurs. Des deux côtés, les lobes pulmonaires sont réunis par des

(1) Extrait des *Archives d'Anthropologie criminelle* du 15 mai 1896,
n° 63.

adhérences solides, indiquant l'existence d'une pleurésie inter-lobaire. Pas d'adhérences diaphragmatiques. Les poumons sont lourds, rebondissent sur la table et ne s'affaissent pas sous la pression. A la section, il s'écoule une grande quantité de liquide séro-sanguin œdème carminé du professeur Lacassagne, mélangé d'un peu de mucus aéré. Quelques noyaux disséminés de bron-cho-pneumonie, surtout en arrière. Pas de lésions tuberculeuses.

Dans la trachée et les bronches, liquide spumeux, sanguinolent, identique à celui qui sort de la bouche.

Ouverture du péricarde. — Environ 200 grammes de liquide citron.

Le cœur est volumineux, flasque à droite, décoloré, d'aspect vitreux.

Au niveau du ventricule gauche, en systole, semis de taches de Tardieu, tranchant vivement par leur coloration ; mêmes taches sur le péricarde pariétal et à l'origine de l'aorte.

Caillots fibrino-sanguins dans les oreillettes. A l'épreuve de l'eau insuffisance des orifices aortique et pulmonaire. A la sec-tion, les parois du cœur sont pâles, de teinte feuille morte, en voie de dégénérescence granulo-vitreuse. Au-dessous des orifices auriculo-ventriculaires, taches de Tardieu. Une plaque d'adhé-rence sur la valvule sigmoïde aortique antérieure. Caillots fibri-neux dans le ventricule droit ; rien dans le gauche.

Ouverture de l'abdomen. — Le diaphragme bombe dans la cavité thoracique ; météorisme considérable de l'estomac, à l'ouverture pas de liquide, mais caillots cruoriques, disposés dans les replis de la muqueuse, sans trace d'hémorrhagie stomacale.

L'intestin grêle, dans sa dernière portion surtout, présente une coloration rouge brunâtre. Nombreux ganglions mésentériques de la grosseur variant de celle d'un pois à celle d'une noix, tur-gescents et mollasses. A l'ouverture, l'intestin grêle laisse échap-per un liquide noirâtre melœna. Près de la valvule, amas de plaques de Louis et sur une longueur de 15 centimètres, plaques ulcérées, à fond coloré en noir par le pigment sanguin ; sur toute l'étendue de la muqueuse piqueté hémorrhagique fin.

Gros intestin. — Quelques follicules ulcérés et sur la muqueuse, piqueté hémorrhagique abondant. L'appendice iléo-cœcal présente extérieurement un grand nombre de taches de Tardieu. A l'inté-rieur, piqueté hémorrhagique, à l'insertion du mésentère, près de la valvule iléo-cœcale trois ou quatre taches de Tardieu.

La *rate* est légèrement hypertrophiée, de teinte ardoisée très diffluente. Quelques taches de Tardieu.

Le *foie* présente une capsule très adhérente sur la face convexe et quelques traces de dégénérescence graisseuse. A la section il s'écoule très peu de sang.

Les *reins* sont mous, pâles, légèrement hypertrophiés avec un assez grand nombre de taches de Tardieu. La capsule se détache facilement; à la section, tissu exsangue surtout au niveau des pyramides.

En raison des lésions observées, il n'est pas douteux que la mort, en pareil cas, n'ait été due à la suffocation. La cause de cette asphyxie a été certainement l'hémorrhagie nasale qui, survenant brusquement, au milieu de la nuit, pendant le sommeil, chez un malade en état d'adynamie, a amené rapidement l'obstruction des voies respiratoires supérieures. Il s'est donc agi d'une véritable submersion, liée à l'hémorrhagie interne. Le cadavre avait, du reste, l'aspect extérieur d'un noyé : champignon de mousse à la bouche, pâleur des téguments comme ceux d'un noyé blanc.

2. Suffocation accidentelle. Enfant se cachant dans une malle et retrouvé au bout de six jours (fig. 40). — Je soussigné, Paul Brouardel, commis par M. Lascoux, juge d'instruction, en vertu d'une ordonnance, en date du 24 septembre 1885, ainsi conçue :

« Vu la procédure commencée à l'occasion du décès du jeune B... (Auguste-Gustave), âgé de cinq ans, dont le cadavre se trouve impasse Molin (rue Buzelin, La Chapelle).

« Attendu la nécessité de constater judiciairement l'état où se trouve en ce moment le cadavre de l'enfant et de procéder à son autopsie.

« Ordonnons qu'il y sera procédé par M. Brouardel, docteur en médecine, lequel après avoir reconnu l'état où se trouve le cadavre, déterminera les causes de la mort et tous indices de crime. »

Serment préalablement prêté, me suis rendu le 24 septembre, impasse Molin, et ai procédé à l'autopsie du cadavre le 26 septembre 1885.

Dans une malle en bois, peinte en vert, cerclée de fer, et mesurant 74 centimètres de longueur sur 33 centimètres de largeur et 31 centimètres dans sa plus grande hauteur, nous trouvons le cadavre d'un enfant placé en S. La face, située dans l'angle antérieur gauche, regarde le fond de la malle. Les membres supérieurs sont repliés sous le cou et la partie supérieure de la poitrine, les cuisses sont fléchies, la jambe gauche repliée sur elle-même est placée au-dessus de la droite. Nous faisons photographier l'enfant dans la position qu'il occupe dans la malle, sans le déplacer. Après avoir retiré le cadavre de cette malle, on constate que l'angle antérieur gauche du fond de la malle et du couvercle est maculé de sang; par l'interstice qui sépare le couvercle de la caisse il est sorti un peu de sang qui a taché la face externe de la malle. Cette malle fermait primitivement par deux serrures, mais il ne reste plus que celle de droite, la serrure de gauche a disparu. Les deux gonds fixés au couvercle dont la saillie en pénétrant dans la serrure opérait l'occlusion de la malle sont intacts. Il y a dans cette malle un certain nombre de feuilletons provenant du journal *le Siècle* et portant la date du mois d'octobre 1849.

Le petit cadavre est habillé d'un tablier en cotonnade à carreaux bleus et blancs; d'un petit veston en drap bleu marine, d'une culotte en drap noir décousue à la partie inférieure, d'une chemise blanche tachée de matières fécales, de bas rouges et à raies et de souliers brodequins. Aucun de ces vêtements n'est déchiré. Les boutons et les boutonnières sont intacts.

Le cadavre est celui d'un enfant du sexe masculin, mesurant 1^m, 12 de longueur. Il est dans un état de putréfaction gazeuse avancée, marquée surtout à la tête, au cou, et à la partie supérieure du tronc. La tête infiltrée de sanie putride a un volume d'un tiers supérieur à la normale. La peau de la face et celle du cou ont une couleur vert noir.

Les orifices du nez et de la bouche, la face et le cou sont couverts par une couche abondante de matière sanguinolente qui s'est écoulée après la mort. (Pas de coagulation sanguine.)

Sur les diverses parties du corps, notamment sur la peau des épaules et du dos, on ne distingue pas de pointillé hémorrhagique, mais la putréfaction est trop avancée pour pouvoir affirmer qu'il n'a pu exister et disparaître. Il n'y a pas d'ecchymoses sous-conjonctivales.

Dans diverses régions on trouve quelques érosions ou ecchymoses. Ce sont :

a) Au niveau de la commissure droite des lèvres une petite plaque parcheminée, noirâtre, mesurant 1 centimètre de diamètre. Il n'y a pas d'épanchement sanguin dans le tissu cellulaire souscutané.

b) Sur la région antérieure du cou, un peu à droite de la ligne médiane, une petite ecchymose, mesurant environ 2 centimètres de diamètre, doublée par une suffusion sanguine noirâtre. Cette ecchymose correspond à un bouton de métal de forme sphérique qui fermait la première boutonnière du veston que portait cet enfant.

c) Sur la face interne de la cuisse gauche à 3 centimètres au-dessus du genou, une ecchymose mesurant 3 centimètres de diamètre et doublée par une suffusion sanguine noirâtre.

d) Sur la face interne de la cuisse droite, presque symétriquement placée par rapport à la précédente, une ecchymose semblable, mais plus petite.

e) Sur la peau de la fesse gauche, une petite ecchymose linéaire mesurant 2 centimètres, sans suffusion sanguine dans le tissu cellulaire.

La langue est placée entre les arcades dentaires.

Sous le cuir chevelu il n'y a pas d'épanchement sanguin. Les os du crâne ne sont pas fracturés. Le cerveau est complètement putréfié et s'écoule dans le plateau sous forme de bouillie.

Les cavités pleurales contiennent un peu de liquide teinté en rouge par la transsudation de la matière colorante du sang.

Il n'y a ni adhérence, ni ecchymose sous-pleurale.

Les poumons sont congestionnés à leur partie postérieure, il n'y a pas de tubercules.

Les bronches contiennent de la spume teintée en rouge. Par la pression des poumons on fait sourdre un peu de spume dans la trachée.

L'œsophage contient quelques matières alimentaires provenant de vomissements.

Le cœur est absolument vide. Les valvules sont saines.

Le péricarde contient un peu de liquide de transsudation. Il n'y a pas d'ecchymoses sous-péricardiques.

L'estomac contient environ 200 grammes de matières alimentaires parmi lesquelles on distingue des haricots et des choux. La muqueuse stomacale est saine.

Le foie est sain.

La rate est un peu grosse, mais elle paraît saine; elle n'est pas diffluente.

Les reins sont sains et se décortiquent facilement.

Les intestins paraissent sains.

La vessie est vide.

L'anus est très dilaté. Il n'y a pas d'érosions de la peau ni de la muqueuse.

Discussion. — La mort de cet enfant a eu pour cause une asphyxie. Il ne porte sur le corps aucune trace témoignant qu'il ait subi des violences, notamment qu'une tentative de strangulation à la main ou à l'aide d'un lien ait été pratiquée.

La question qui se pose est donc celle-ci : L'enfant a-t-il été enfermé par surprise dans la malle? A-t-il pu en jouant se cacher dans cette malle, et celle-ci se refermant d'elle-même, l'enfant a-t-il été incapable de sortir de cette prison accidentelle?

Au moment où nous avons retiré le cadavre de la malle, il fallait pour la fermer appuyer fortement sur le couvercle. En laissant tomber celui-ci, le pêne du couvercle restait au-dessus du trou de la serrure. Nous avons pensé que sous l'influence de la putréfaction humide qu'avait subie le cadavre, le bois du couvercle avait pu être gonflé et que l'expérience tentée dans ces conditions prêtait à l'erreur.

Nous avons placé la malle dans une chambre sèche et, répétant la même expérience trois semaines plus tard, nous avons constaté que chaque fois que le couvercle tombait de son poids sur la malle, le pêne du gond s'engageait dans la serrure, de telle façon que pour ouvrir la malle il fallait nécessairement commencer par dégager le pêne de la serrure, la traction du couvercle ne suffisant pas pour ouvrir la caisse.

Dans ces conditions, tenant compte de la position occupée par le cadavre dans la malle, position très naturelle pour un enfant qui se blottit, mais très difficile à donner à un cadavre, tenant compte de l'absence de toute lésion sérieuse sur le corps de l'enfant, nous pensons que celui-ci s'est probablement caché lui-même dans cette caisse, qu'il y est mort asphyxié, ne pouvant par ses efforts soulever le couvercle retenu par le pêne du gond tombé dans la serrure.

Conclusions. — 1° La mort de cet enfant est le résultat d'une asphyxie.

2° Toutes les constatations médico-légales concordent pour faire admettre que cette asphyxie est accidentelle.

3. Assassinat. Suffocation possible. — Je soussigné, Paul Brouardel, commis par M. Ditte, substitut de M. le procureur de la République, en vertu d'une ordonnance, en date du 20 février 1884, ainsi conçue :

« Vu les articles 32 et 43 du code d'instruction criminelle et le procès-verbal dressé le 19 février 1884 par M. le commissaire de police du quartier de Saint-Gervais, constatant la mort du nommé L... (Étienne-Charles).

« Commettons M. le docteur Brouardel, à l'effet de procéder à l'autopsie du cadavre, de rechercher les causes de la mort et de constater tous indices de crime ou délit. »

Serment préalablement prêté, ai procédé à cette autopsie le 22 février 1884.

Le cadavre est celui d'un homme paraissant âgé de cinquante

et un ans environ, vigoureux ; la rigidité cadavérique a disparu, la putréfaction est commencée.

La barbe et les cheveux présentent par places des plaques de moisissures blanches.

Sur la face antérieure de l'avant-bras droit se trouve un tatouage représentant une femme et au-dessous les deux lettres F. R.

Sur l'avant-bras gauche se trouve une couronne de laurier avec les deux lettres L. E.

Les globes oculaires sont affaissés.

Sous la conjonctive de la paupière supérieure de l'œil droit on voit une suffusion sanguine.

Sur le front se trouve une plaque parcheminée sans ecchymose. Au niveau de la bosse frontale gauche, on trouve une ecchymose très nette. Sur l'arcade sourcilière gauche, on constate une ecchymose avec suffusion sanguine de 6 à 7 millimètres d'épaisseur sur 3 centimètres de diamètre. Il existe une petite transsudation sanguine dans le tissu cellulaire en avant de l'apophyse malaire gauche.

Au niveau de la pomme d'Adam, se trouve une excoriation, sans ecchymose ni suffusion sanguine dans le tissu cellulaire sous-jacent.

Le membre supérieur gauche est œdématié. La peau de la région postérieure de ce bras présente une coloration rosée, piquetée par un abondant pointillé hémorrhagique.

Les régions postérieure et interne du bras, à sa partie moyenne, sont le siège d'une vaste suffusion sanguine mesurant 5 à 6 centimètres de diamètre transversal.

Au niveau et en avant de l'articulation du coude gauche se trouve une ecchymose de 8 centimètres de hauteur sur 6 ou 7 centimètres de largeur, avec une suffusion sanguine mesurant un centimètre d'épaisseur. Un peu au-dessus du coude se trouve une petite suffusion sanguine de 2 centimètres de diamètre. Le sang contenu dans le tissu cellulaire, au niveau de ces suffusions sanguines, est coagulé.

Au niveau du poignet, près de l'apophyse styloïde du radius, se trouve une petite suffusion sanguine.

La face dorsale de la main gauche est très tuméfiée et son tissu cellulaire est infiltré par un liquide légèrement coloré par transsudation de la matière colorante du sang. On ne constate aucune trace de violences dans la paume de la main. Les ongles sont intacts.

Sur le membre supérieur droit on ne constate ni ecchymose,

ni suffusion sanguine. Au niveau de l'olécrâne il existe de petites plaques parcheminées dues à des érosions faites *post mortem* ou par une violence très légère pendant la vie, suivie de dessiccation après la mort.

A la partie interne de la cuisse droite il existe une petite plaque parcheminée, sans suffusion sanguine dans le tissu cellulaire sous-jacent : érosion faite probablement *post mortem*.

Au niveau de l'articulation du genou gauche existent des plaques parcheminées, toutes, excepté une, dues à des érosions faites probablement après la mort. Une des plaques est légèrement ecchymotique.

Il existe également une plaque parcheminée au niveau du tiers supérieur de la cuisse gauche.

On ne constate aucune trace de violences à la partie postérieure du corps. On note seulement une dizaine de plaques parcheminées produites par des érosions très légères, faites pendant la vie, puis desséchées, ou faites après la mort.

Il n'y a ni fracture de côtes, ni fracture de la colonne vertébrale.

Sous le cuir chevelu il n'y a pas d'épanchement sanguin. Les os du crâne ne sont pas fracturés, ils sont très épais. La dure-mère est très adhérente aux os du crâne. Sur l'arachnoïde il n'y a pas de fausses membranes, ni d'hémorrhagie. La pie-mère est saine. Le cerveau se décortique très facilement, et n'est pas congestionné. Le cerveau, le bulbe et le cervelet sont sains, ils ne présentent ni tumeur ni lésion.

La trachée est saine, elle est vide et ne contient pas de spume.

Le larynx et le pharynx sont sains. Il n'y a pas d'ecchymose pharyngée à la paroi postérieure du pharynx.

Les plèvres contiennent un peu de liquide de transsudation. Le poumon droit présente des adhérences anciennes au niveau de son tiers supérieur. Il n'y a pas d'ecchymoses sous-pleurales. En pressant sur les poumons on ne fait pas sourdre des bronches de la spume bronchique.

Les poumons crépitent sous le doigt et présentent aux sommets quelques tubercules crétacés.

Le péricarde contient un peu de liquide teinté en rouge par transsudation de la matière colorante du sang. Il n'y a pas d'ecchymoses sous-péricardiques.

Le cœur est volumineux et flasque. Les ventricules sont vides. L'orifice de l'aorte est sain. La valvule mitrale est un peu dilatée et accepte facilement les deux doigts.

L'estomac est vide. La muqueuse ne présente ni piqueté, ni rougeur anormale.

Le foie est un peu mou et un peu gras, les canaux biliaires sont vides, et la vésicule biliaire aplatie, flasque, ne contient pas de calcul.

La rate est saine et n'est pas diffluente.

Les reins sont également sains et se décortiquent très facilement.

Les intestins, de couleur ambrée, sont sains ; le péritoine ne contient pas de liquide.

La vessie est saine et ne contient pas d'urine.

Les testicules sont sains, il n'y a pas de suffusion sanguine dans le scrotum.

Nous avons prélevé un peu de sang liquide dans le but de l'examiner pour savoir s'il contenait de l'oxyde de carbone. L'examen spectroscopique a donné un résultat négatif.

Conclusions. — 1° Le cadavre du sieur L... présente des contusions du bras et de l'avant-bras gauche et une contusion de la bosse frontale gauche.

La contusion de la bosse frontale peut s'expliquer par une chute. Celle de l'avant-bras au niveau du coude ne peut recevoir la même explication. Elle résulte nécessairement soit d'un coup porté par quelqu'un ou d'un coup reçu contre un corps dur, un meuble par exemple, dans un violent mouvement de propulsion du corps.

2° Le cadavre porte de nombreuses plaques parcheminées, disséminées sur le corps, et présentant les caractères de lésions très légères faites pendant la vie, puis desséchées, ou de frottement rudes subis après la mort.

3° L'ecchymose sous-conjonctivale, le piqueté hémorrhagique de la peau du bras gauche pourraient faire soupçonner une mort par strangulation ou suffocation, l'absence de spume dans la trachée, de toute trace de violence autour des orifices des voies respiratoires et sur la peau du cou, ne permet pas d'affirmer que telle est la cause de la mort.

On pourrait supposer que L... a été suffoqué par application de la tête sur un corps mou, tel qu'un matelas ou un oreiller, ne laissant pas de trace de violence, mais c'est là une simple hypothèse dont il est également impossible de fournir la preuve.

QUATRIÈME PARTIE

LA SUBMERSION

Messieurs,

A l'encontre de la suffocation. qui, ainsi que je vous l'ai dit. forme un groupe dont les chapitres ne sont unis que par le lien médico-légal, dans la submersion tous les faits sont reliés entre eux et s'enchainent logiquement.

Définition. — La submersion est la mort par suffocation dans un liquide.

Ce liquide pénètre dans les poumons et c'est l'histoire de cette pénétration qui fait l'intérêt spécial de la question si délicate de la submersion.

La submersion peut être *complète* ou *incomplète*. Les phé- nomènes de submersion sont identiques, que l'individu soit plongé tout entier dans le liquide ou que sa tête ou même sa face seulement soit immergée. On peut se noyer en maintenant la figure dans un baquet d'eau : j'en citerai des exemples.

On peut se noyer dans toute espèce de liquides. Dans l'étude de la submersion que je vais faire devant vous, je vous parlerai surtout de la submersion dans l'eau, parce que. quatre-vingt-dix-neuf fois sur cent. c'est en face de celle-là que vous vous trouverez. Qu'il s'agisse d'eau de ri- vière ou d'eau de mer, les phénomènes sont identiques.

Il faut que vous sachiez cependant que des ouvriers peuvent être noyés dans les grandes cuves, employées dans

certaines industries, telles que les teintureries, les fabriques
de vin, de bière, de suif. Je me souviens de l'accident suivant : Un ouvrier prussien était tombé dans une cuve remplie de suif fondu; on avait pu le saisir par un pied, et ce
pied est le seul endroit de son corps qui soit resté intact.

Des individus tombés accidentellement ou projetés dans
une fosse d'aisances, peuvent s'y noyer.

Il y a donc là des faits particuliers qui sont intéressants, et
que vous devez connaître.

Lorsque l'on se trouve en présence d'un fait de submersion
un certain nombre d'hypothèses se présentent de suite à
l'esprit des magistrats. *La submersion a-t-elle été le résultat
d'un accident, d'un suicide ou d'un homicide?* enfin *l'individu
a-t-il été jeté à l'eau mort ou vivant?*

Historique. — Tourdes (1) a consacré un chapitre très
intéressant à l'historique de la submersion.

La noyade était, dans l'antiquité, un supplice assez commun. A Rome, ainsi que le constate la plaidoirie de Cicéron
pour Roscius, c'était la peine des parricides. Chez les Bur-
gondes, d'après la loi des Douze Tables, la femme adultère
était cousue dans un sac avec des vipères et d'autres bêtes
malfaisantes, et jetée à l'eau : son corps devait rester sans
sépulture.

La même coutume a régné chez les mahométans. On
montre encore, à Constantine, la roche escarpée d'où l'on
précipitait dans le Rummel les femmes convaincues d'adultère.

Au moyen âge, la submersion a été l'une des épreuves judiciaires les plus connues et les plus usitées. L'individu,
accusé d'un crime, était amené devant le juge : on lui attachait les bras et les jambes, de telle sorte que le bras gauche
fût lié à la jambe droite et le bras droit à la jambe gauche.
Ainsi ficelé, il était jeté dans un grand baquet plein d'eau :

____

(1) Tourdes, *Dict. encyclopédique des sciences médic.*, art. SUBMERSION.

s'il surnageait, son innocence était proclamée. La noyade s'est conservée comme supplice, dans tout le cours du moyen âge. Encore en 1493, le prévôt de Paris donne l'ordre à tous les forains atteints de la grosse vérole de quitter la ville, le jour même, sous peine d'être noyés. L'histoire ne dit pas si quelques-uns résistèrent et si l'arrêté fut exécuté.

Enfin, vous connaissez les noyades de Nantes, exécutées par Carrier en 1793.

La submersion a été préconisée comme moyen de traitement dans certaines affections, telles que la rage, certaines manies, certaines affections nerveuses. Une submersion de cinq minutes dans l'eau devait suffire pour délivrer les possédés du démon qui habitait en eux.

Messieurs, la submersion accidentelle et la submersion volontaire sont excessivement fréquentes.

Sur la totalité des morts accidentelles, la statistique du ministère de la justice assigne une proportion de 32 p. 100, c'est-à-dire du tiers, à la submersion ; sur la totalité des morts volontaires, la même statistique donne 29 p. 100 de submersions ; c'est, à peu de chose près, la même proportion. Les femmes recourent pour se suicider plus volontiers à la submersion que les hommes. En effet, sur 100 morts volontaires on trouve pour les femmes 43 submersions et seulement 24 pour les hommes. C'est l'inverse dans la pendaison.

Mécanisme de la mort. — Les opinions les plus diverses ont été soutenues pour expliquer le mécanisme de la mort dans la submersion. Marc, Orfila, Tardieu, Devergie se sont tous tour à tour occupés de la question ; Devergie a fait, en 1831, des recherches très intéressantes sur les conditions de la putréfaction, dans la submersion.

J'ai refait avec M. Vibert et plus tard avec mon ancien préparateur du cours de médecine légale, le regretté Paul Loye, les expériences de mes devanciers et je vous en parlerai dans un instant, avec certains détails.

1° La mort peut être *subite*, et alors elle est le résultat d'une inhibition.

2° La mort peut être *brusque*, lorsque l'individu qui se noie a les membres attachés ou s'il a, aux pieds, un poids qui le fait couler à pic ; elle survient au bout de quatre minutes environ.

3° La mort peut être *lente*, lorsque l'individu qui se noie, après avoir disparu sous l'eau, revient à la surface, disparaît et remonte encore. La mort dans ce cas peut tarder sept ou huit minutes.

4° Enfin il y a mort *accidentelle*, lorsque l'individu qui se jette à l'eau, tombe sur un piquet enfoncé dans le fond de la rivière, ou lorsqu'il se précipite du haut d'un pont sur le bordage d'un bateau.

I. MORT SUBITE. — Je ne m'arrêterai pas, Messieurs, à la *mort subite* dans la submersion. Je me suis, à plusieurs reprises, étendu devant vous sur les phénomènes d'inhibition, il est superflu d'y revenir une fois de plus.

II. MORT PAR SUBMERSION BRUSQUE. — Dans les cas de ce genre, on trouve souvent un cadavre dont les pieds et les mains sont liés ou auquel une grosse pierre ou des poids lourds sont attachés. L'impression des gendarmes, des gens de police et du public est qu'il s'agit d'un crime, et cette impression est souvent partagée par le parquet.

C'est presque toujours le contraire, Messieurs ; on se trouve presque toujours en face d'un suicide : l'individu qui s'est jeté à l'eau savait nager ; il s'est défié de lui-même, il a voulu se mettre en garde contre le réveil de l'instinct de la conservation, et pour être sûr de couler à pic, il s'est mis dans l'impossibilité de se servir de ses mains et de ses pieds.

J'arrive, Messieurs, aux expériences que j'ai faites avec P. Loye :

Mécanisme de la mort dans la submersion brusque. — A. *La respiration pendant la submersion brusque* (1). — Nous étudierons d'abord la mort dans la submersion brusque. Le mécanisme en a déjà été analysé par la commission de la Société médico-chirurgicale de Londres, commission dont faisait partie Brown-Séquard, puis par Paul Bert, par Bergeron et Montano, etc. Mais nous avons cherché à pousser un peu plus loin cette analyse en nous aidant des ressources de la méthode graphique que n'avaient point utilisées nos devanciers : de plus, nous avons essayé de rapprocher les résultats des données expérimentales des faits établis par les autopsies médico-légales.

Dispositif expérimental. — Les expériences que je vais décrire ont été pratiquées sur le chien. L'animal était fixé par les quatre membres sur une planchette garnie à sa partie inférieure de masses de plomb destinées à la maintenir au fond de l'eau. L'artère fémorale, mise à nu, avait reçu une canule en communication avec un kymographe, de façon à permettre l'enregistrement de la pression sanguine et des battements du cœur. Un pneumographe, placé au creux épigastrique, inscrivait les modifications respiratoires contemporaines des variations circulatoires : la ceinture de ce pneumographe était cousue à la peau de manière à rendre impossibles les déplacements de l'appareil. L'animal ainsi fixé était immergé dans un bac rempli d'eau à une température connue et ne pouvait à aucun moment revenir à la surface. La hauteur du liquide au-dessus du corps était déterminée chaque fois : elle n'était, en général, que de 30 centimètres, et elle permettait, par conséquent, l'examen des troubles survenant aux différentes phases de la submersion.

Ce dispositif a dû être modifié dans quelques expériences visant des points spéciaux : je décrirai ces changements et les particularités auxquelles ils se rapportaient.

Phases de la submersion brusque décrites d'après l'aspect extérieur de l'animal. — La mort, comptée du moment de

(1. Voyez P. Brouardel et P. Loye, *Archives de physiologie*. Paris, **1889.**

l'arrêt respiratoire définitif et de l'annulation de la pression sanguine, survient d'une façon constante entre trois minutes et demie et quatre minutes. Pendant cet intervalle, le chien présente à l'observateur des troubles qu'on peut ranger chronologiquement de la manière suivante :

1re *phase.* — Au moment même de l'immersion, l'animal exécute habituellement une ou deux inspirations : il est surpris, saisi, et il se débat d'une façon peu active. Cette première période ne dure guère que cinq à dix secondes.

2e *phase.* — Le chien s'agite violemment : il cherche à fuir, à se débarrasser de ses liens et à revenir à la surface. Il a la gueule fermée. En même temps, sa respiration est arrêtée. Cette deuxième période a une durée assez variable, mais qui oscille autour d'une minute.

3e *phase.* — La respiration, qui était suspendue, reparaît : l'animal fait de profondes inspirations, puis il rejette de la spume blanche à la surface de l'eau. Presque en même temps les mouvements généraux cessent, l'agitation est supprimée. Le chien reste sur le flanc, la bouche et les yeux toujours ouverts. Il exécute des mouvements de déglutition. Cette troisième période dure, elle aussi, environ une minute.

4e *phase.* — Nouvel arrêt de la respiration : le thorax reste immobile. Au même moment, la sensibilité disparaît complètement : la cornée elle-même ne réagit plus aux excitations portées à sa surface. La pupille est fortement dilatée. La durée de cette quatrième période est encore d'environ une minute.

5e *phase.* — Trois ou quatre mouvements respiratoires sont les derniers témoins extérieurs de la vie de l'animal. Ces mouvements persistent à peu près pendant une demi-minute. En même temps apparaissent des contractions fibrillaires des lèvres et des mâchoires.

Ce sont, comme on le voit, les modifications respiratoires qui différencient surtout ces diverses périodes. Aussi, si nous voulions donner une dénomination à chacune de ces phases, nous pourrions les désigner comme suit :

1° Phase de *surprise* ou du *saisissement*.............   10 secondes.
2° Phase de *résistance* à la respiration et d'agitation.   1 minute.
3° Phase des *grandes respirations* avec *arrêt des mouvements généraux*..............................   1   —
4° Phase d'*arrêt respiratoire* avec *perte de la sensibilité*..   1   —
5° Phase du *dernier soupir*.........................   30 secondes.

*Variations respiratoires aux différentes phases de la sub-
mersion.* — Le tracé ci-joint fig. 41) nous permet de suivre ces
diverses modifications. Nous voyons un profond mouvement
inspiratoire au début de l'immersion. Ce mouvement paraît
en rapport avec l'excitation de la peau par le contact de
l'eau froide. Puis, immédiatement après, le tracé semble devenir d'une interprétation plus difficile : des secousses plus
ou moins violentes, à caractère spasmodique, à peu près
dépourvues de rythme, se succèdent pendant une minute.
Ces secousses n'ont pas le caractère des vrais mouvements
respiratoires : elles ne laissent, d'ailleurs, comme nous le
verrons plus loin, pénétrer aucune quantité de liquide dans
les voies aériennes. Elles donnent au tracé une physionomie
qui rappelle celle du tracé de la toux : il est possible, du
reste, que l'arrivée du liquide au contact de la muqueuse
laryngée pendant l'inspiration de surprise du début provoque
quelques efforts de toux convulsive. Il ne pourrait être question que d'une toux muette en quelque sorte, d'un effort spasmodique ne risquant pas l'ouverture de la glotte. On ne
constate, au moment où se produisent ces secousses, ni sortie
de bulles d'air, ni émission de spume à travers les orifices
de la bouche et des narines. Nous savons, d'autre part, que,
dans cette même période, l'animal est pris de mouvements
généralisés d'une grande énergie : or, ces mouvements irréguliers, survenant dans le tronc comme dans les membres,
se traduisent au pneumographe et peuvent nous donner
l'illusion de véritables efforts respiratoires. Il n'y a à ce moment, comme je le montrerai, ni inspirations ni expirations : les actes mécaniques de la respiration sont suspendus.

Continuons l'examen du tracé : l'interprétation en est main
tenant plus facile. L'animal est immergé depuis une minute :

il n'a plus respiré depuis l'inspiration du début. Le voici maintenant qui exécute de grands mouvements respiratoires sans hâte, sans rapidité, avec le rythme relativement lent de douze à la minute. Les premiers de ces mouvements respiratoires réguliers coïncident avec l'arrêt des mouvements généraux convulsifs : ils projettent chaque fois, en dehors des voies aériennes, une spume blanche qui arrive à la surface du liquide, dans lequel se fait la submersion ; le jet de spume ressemble à un jet de vapeur lancée sous pression. C'est qu'en effet l'expiration, comme l'inspiration d'ailleurs, a lieu avec une certaine énergie, avec une force plus considérable qu'à l'état normal. Cette énergie va toutefois en décroissant : la hauteur de la courbe diminue peu à peu ; puis les mouvements respiratoires sont de nouveau suspendus et le thorax reste immobile en expiration. Il n'y a plus de convulsions comme dans la seconde phase ; aussi la ligne correspondant au pneumographe reste-t-elle tout à fait droite.

Nous sommes à cette période dans la quatrième phase de la submersion : l'animal est complètement immobile ; il a perdu toute sensibilité ; sa poitrine, pendant une minute, ne fait pas le moindre mouvement ; il semble déjà mort.

Mais voici que la respiration reparaît chez ce pseudocadavre. Elle reparaît avec une faible amplitude et avec une évidente rareté : c'est l'affaire de trois ou quatre mouvements respiratoires dont le dernier est réellement le dernier soupir.

Variations des divers modes respiratoires (costal supérieur, costal inférieur, abdominal). — Voilà quelles sont les variations respiratoires aux diverses phases de la submersion. Il s'agit là, en réalité, de la respiration examinée au niveau du creux épigastrique, c'est-à-dire de la respiration diaphragmatique, abdominale. Les choses vont-elles se passer de la même manière si, au lieu d'envisager la partie inférieure de la cage thoracique, on étudie sa partie supérieure et sa partie moyenne, si l'on analyse les changements survenus dans la respiration costale supérieure et dans la respiration

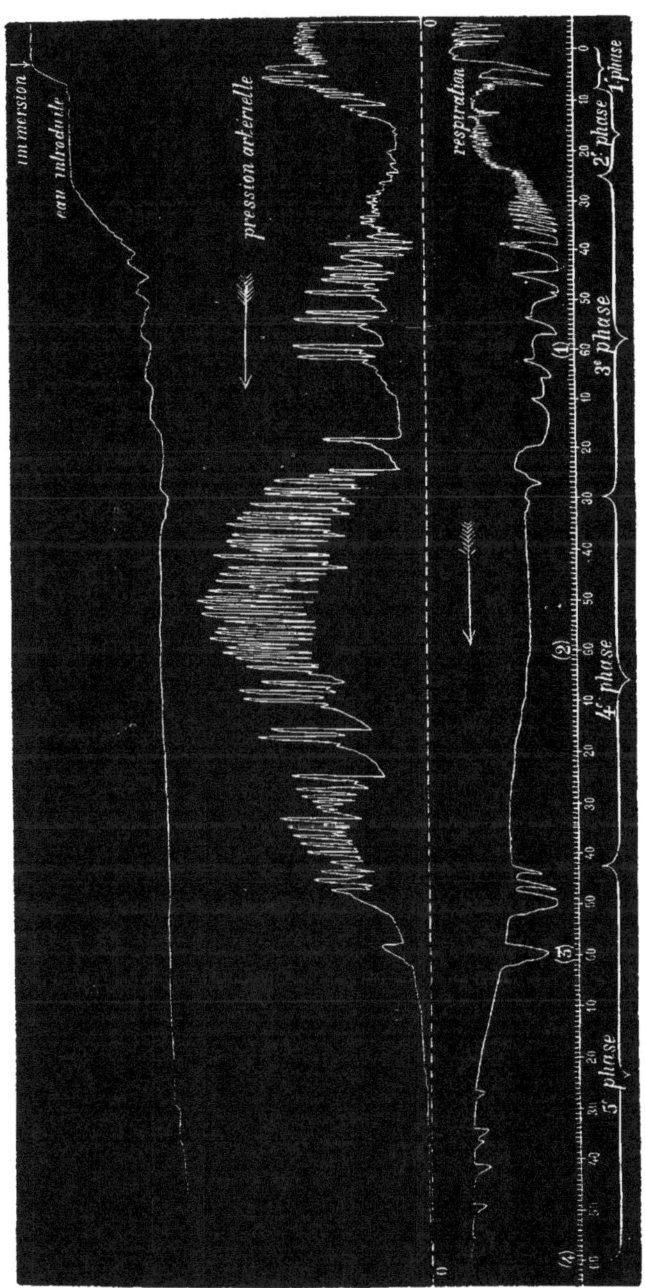

Fig. 41. — Tracé de la respiration et de la pression artérielle chez un chien noyé brusquement.

costale inférieure? Il suffit pour faire cette étude de placer deux pneumographes, l'un au sommet, l'autre à l'extrémité inférieure du sternum.

Plusieurs tracés, que je ne juge pas indispensable de reproduire ici, nous ont montré que la respiration diaphragmatique reste prédominante à toutes les phases de la submersion. Lors du mouvement inspiratoire du début, c'est elle qui intervient pour la plus grande part : c'est elle encore qui est le plus largement représentée pendant la troisième phase, la phase des grandes inspirations qui succède à la période dite de résistance. Alors que, dans cette troisième phase, la respiration costale supérieure est à peine apparente et que la respiration costale inférieure est moyennement développée, la respiration diaphragmatique se montre avec une puissante amplitude. Enfin, lors de la dernière phase, lors de la période des derniers soupirs, le type respiratoire abdominal conserve encore sa prépondérance : nous devons dire cependant que les deux dernières respirations sont assez marquées dans toute la hauteur de la cage thoracique.

Quoi qu'il en soit, c'est l'action du diaphragme qui prédomine toujours. Les muscles de la région supérieure de la poitrine et les muscles des parois thoraciques n'interviennent pas d'une façon très puissante. C'est là un caractère qui différencie la mort par submersion des autres procédés de mort par asphyxie mécanique : en effet, dans l'occlusion des voies respiratoires, par exemple, on voit les parties supérieures du thorax s'élargir le plus possible, de façon à provoquer l'entrée de l'air qui fait défaut.

Différences dans la respiration du noyé et de l'asphyxié. — Je reviendrai dans un instant sur l'interprétation qu'on doit, à mon avis, donner de la seconde phase de la submersion, dite phase de résistance. Mais vous pouvez facilement comprendre dès maintenant que, pendant la submersion, les efforts respiratoires conscients doivent agir en sens inverse de ce qu'ils font pendant l'asphyxie. L'animal, qui est privé d'air *par occlusion mécanique des voies aériennes*, met volontairement toutes ses puissances inspiratrices à la recherche de l'oxygène absent : il élargit toutes les parties de son thorax de façon à accroître ses forces d'aspiration. Au contraire l'animal qui est immergé et qui a conscience du danger, réunit toute son énergie pour éviter l'entrée du liquide ambiant dans ses voies trachéo-bronchiques. Il y a ainsi une opposition manifeste dans les efforts respiratoires pendant les phases conscientes de l'asphyxie par occlusion mécanique et de la submersion: il y a tendance à l'accroissement des forces inspiratrices dans le premier cas : il y a tendance à l'annulation de ces mêmes forces dans le second. Dans les deux cas, l'individu est en état d'asphyxie imminente; mais, dans le premier, il dirige tous ses efforts de façon à appeler l'air qui forme atmosphère autour de lui, tandis que, dans le second, il emploie toute son énergie à sortir de l'atmosphère qui l'entoure et à l'empêcher d'envahir son appareil respiratoire.

Mais bientôt la résistance n'est plus possible : le sang s'est dépouillé de son oxygène et il s'est surchargé d'acide carbonique; ce sang asphyxique va exciter les centres inspiratoires dont l'action a été jusque-là retenue soit par la volonté de l'animal, soit, comme nous le verrons plus loin, par l'irritation inhibitrice des nerfs sensitifs cutanés, nasaux et laryngotrachéaux. Ces centres vont maintenant entrer en activité : ils mettent en jeu la contraction du diaphragme, ils augmentent l'amplitude de la cavité thoracique, et ils appellent ainsi le liquide ambiant dans l'intérieur de la trachée et des bronches. Le liquide pénètre à chaque inspiration et va se mêler à l'air du poumon jusqu'au fond des alvéoles. C'est ce mélange d'eau et d'air qui est rejeté à chaque inspiration sous forme de spume blanche dans la troisième phase de la submersion.

Ces grandes respirations sont sans profit pour l'animal : elles ne lui apportent pas d'oxygène et elles ne lui enlèvent pas d'acide carbonique; elles lui soustraient au contraire, par les expirations spumeuses, une certaine quantité de cet air pulmonaire qui, bien que devenu très pauvre en oxygène, contient cependant encore un peu de gaz vital : elles rendent ainsi l'asphyxie plus rapide. C'est peut-être à cette cause qu'il faut attribuer en partie la survie un peu moins longue chez les animaux noyés que chez les animaux auxquels on obstrue les voies aériennes. Dans les expériences de la Société médico-chirurgicale de Londres, on voit, en effet, que chez les chiens auxquels on fermait la canule trachéale, les mouvements respiratoires persistaient en moyenne 4 minutes 5 secondes : c'est donc là une persistance supérieure d'une demi-minute environ à celle que nous rencontrons chez les chiens submergés. Le noyé ne peut épuiser qu'une partie seulement de l'air contenu dans ses poumons au début de la submersion : une partie de cet air se trouve expulsée au dehors par les expirations et remplacée par du liquide ambiant. L'asphyxié par occlusion mécanique, au contraire, conserve jusqu'à son dernier soupir le même volume d'air dans son appareil respiratoire. Ajoutons enfin, comme nouvelle condition défavorable au noyé, que le mélange d'eau et d'air dans les alvéoles ne doit pas être propice aux échanges pulmonaires : les bulles aériennes de la spume se prêtent sans doute fort mal aux actes chimiques de la respiration.

Mécanisme de la résistance à la respiration pendant la deuxième phase de la submersion. — Effet de la trachéotomie. — Rôle de la glotte. — Nous avons vu qu'après le mouvement inspiratoire consécutif à l'immersion, l'animal reste à peu près une minute sans respirer et, par conséquent, sans laisser entrer d'eau dans ses voies aériennes. C'est cette période qu'on a qualifiée de période de résistance et qu'on interprète habituellement de la façon suivante : L'animal, dit-on, ayant conscience du danger qu'il court, ferme sa glotte et s'oppose ainsi à la pénétration du liquide dans le tuyau trachéo-bronchique : la porte est close, l'eau ne peut passer.

Messieurs, je ne suis pas, sur ce point, de l'avis de mes devanciers, et je vais expliquer les motifs qui m'engagent à rejeter l'interprétation aujourd'hui reçue. J'essayerai de vous démontrer que la fermeture de la glotte ne constitue pas le procédé employé par l'animal pour résister à l'introduction de l'eau : je tenterai, d'autre part, de faire voir que la volonté de l'animal n'est pas la seule cause de la résistance à l'entrée du liquide ambiant.

Examinons tout d'abord le rôle de la glotte. Pour le connaître, supprimons-le : nous verrons ainsi les désordres provoqués par sa suppression. Rien n'est d'ailleurs plus simple que de faire disparaître cette porte d'entrée des voies respiratoires : il n'y a qu'à pratiquer un orifice au-dessous d'elle ; il n'y a qu'à faire la trachéotomie, qu'à placer dans la trachée une canule s'ouvrant largement à l'extérieur. L'orifice de cette canule sera largement ouvert au liquide ambiant : il n'y aura pas de porte, de rideau pour fermer l'entrée. Eh bien ! que va-t-il arriver si l'on submerge un chien ainsi trachéotomisé ? Puisque la glotte n'existe plus, puisque l'eau ne rencontre plus de barrière devant elle, l'animal, d'après l'opinion aujourd'hui acceptée, ne devrait plus pouvoir opposer de résistance à l'entrée du liquide dans le canal aérien, le liquide ambiant devrait aussitôt s'engouffrer dans le tuyau trachéo-bronchique. Or, c'est précisément le contraire qui arrive, et pour s'en convaincre, il suffit d'examiner le tracé des modifications respiratoires et circulatoires chez un chien noyé après trachéotomie. Ce tracé est, en effet, de tous points comparable à celui que fournit un chien normal, au tracé ci-joint, par exemple (fig. 41). Nous reconnaissons nos cinq phases ; nous retrouvons la phase de résistance à la respiration ; nous voyons qu'après une ou deux inspirations de surprise l'animal reste un certain temps sans respirer ; nous constatons une survie de même durée que chez un chien non trachéotomisé ; nous nous assurons, en un mot, que la suppression de la glotte n'a en rien modifié les diverses périodes de la mort par submersion.

Nous sommes autorisés à dire que, pendant la submersion, les choses se passent de la même manière, que la fermeture glottique existe ou qu'elle n'existe pas. Je crois que le jeu de la glotte n'intervient pas, ou n'intervient que d'une façon très minime et très secondaire, dans la résistance opposée à la pénétration de l'eau dans les voies aériennes.

Mais, si ce n'est pas par la fermeture glottique, par quel mécanisme se réalise donc cette opposition à l'entrée du liquide ambiant dans l'arbre respiratoire ?

C'est tout simplement par l'immobilisation du thorax. La colonne d'air des voies aériennes fait équilibre à la colonne liquide agissant sur l'orifice d'entrée du tuyau trachéo-bronchique. L'eau trouve à s'introduire dans l'appareil respiratoire la même difficulté que dans une bouteille à ouverture très étroite descendue au-dessous du niveau d'une masse liquide : la bouteille ne se remplit pas de liquide, le récipient pulmonaire ne se laisse pas non plus envahir par l'eau. Il y a plus : la bouteille, qui a une paroi rigide, se remplira peu à peu d'eau, suivant la loi de Mariotte, au fur et à mesure que son orifice sera placé plus au-dessous de la surface liquide, au fur et à mesure que la pression exercée par la colonne liquide dépassera la pression de l'air à l'intérieur du vase. L'appareil respiratoire, au contraire, dont la paroi est élastique, dont l'enveloppe (cage thoracique) est également élastique, résistera à l'entrée de l'eau, quelle que soit la pression qui agisse sur son orifice, quelle que soit la profondeur à laquelle l'individu sera plongé : la pression s'exercera, en effet, à la fois sur les parois et sur l'orifice d'entrée. Qu'au lieu de la bouteille rigide, on descende sous l'eau une vessie élastique pleine d'air et terminée par un tube étroit, on pourra l'amener aussi bas qu'on voudra au-dessous de la surface liquide sans que l'eau s'introduise dans son intérieur (1).

(1) Tant que la cage thoracique, comme la vessie en question, se comportera à la façon d'un récipient élastique, le liquide ne pénétrera pas : c'est dans ce sens qu'on peut dire qu'il est indifférent, au point de vue de la résistance opposée à l'entrée de l'eau, de se noyer à une profondeur de dix centimètres ou de dix mètres (ce dernier chiffre étant fixé d'une façon tout arbitraire). Mais dès que l'appareil respiratoire, immergé à une profondeur plus considérable, aura son élasticité vaincue, il se comportera

Cependant, dira-t-on, une certaine quantité de liquide peut pénétrer dans l'arbre respiratoire des cadavres plongés dans l'eau, et, au point de vue mécanique, l'appareil aérien se comporte de la même manière pendant la vie et après la mort. Cette objection a sa valeur : mais nous savons par les expériences du Dr Bougier (1), que, chez les individus immergés après leur mort, l'eau s'introduit seulement jusqu'aux grosses ramifications bronchiques et n'arrive pas aux alvéoles.

Je maintiens donc mon explication : pour moi, c'est l'immobilisation du thorax, et non la fermeture de la glotte, qui, pendant la phase de résistance, s'oppose à l'envahissement de l'appareil respiratoire. Cette immobilisation de la cage thoracique est, du reste, secondée dans ce rôle par la force expiratrice de l'animal. Cette force comprime l'air des voies aériennes de façon à contre-balancer suffisamment la pression liquide s'exerçant sur l'orifice d'entrée. Le tracé montre, en effet, que la poitrine se met en expiration pendant la phase de résistance.

Influence de la volonté. — Effet de l'excitation des nerfs cutanés, nasaux et laryngés. — Mort par syncope pendant la submersion. — Submersion après section des pneumogastriques. — Submersion pendant l'anesthésie chloroformique. — Tel est, à mon avis, le mécanisme de la résistance à la pénétration de l'eau. Mais, ce mécanisme, sous quelle influence se trouve-t-il mis en jeu ? Sous quelle influence le thorax reste-t-il ainsi immobilisé ? Assurément, la volonté de l'animal a une grande part dans cette immobilisation ; il paraît certain que l'individu submergé retient sa respiration autant que cela lui est possible ; il y a donc une action volontaire qui dirige le mécanisme en question. Nous n'avons, pour nous en assurer, qu'à examiner les efforts intelligents exécutés par l'animal dans la même période : nous le voyons

comme un vase à parois rigides, comme une bouteille de verre, et l'eau l'envahira d'après la loi de Mariotte.

(1) Bougier. Thèse de Paris, 1884.

chercher à se débarrasser de ses entraves, à porter sa tête à
la surface, à fuir, etc. Sans aucun doute, sa volonté intervient pour éviter le danger. Mais l'excitation volontaire n'a-
git pas seule : elle est aidée par une autre excitation, partie
comme elle des nerfs sensibles de la peau, d'une part, et des
nerfs sensitifs des voies aériennes, d'autre part. Pour ne
parler que de ces derniers, ne savons-nous pas, par exemple, qu'il suffit d'exciter le nerf laryngé supérieur pour
amener un arrêt plus ou moins prolongé de la respiration ?
Ne savons-nous pas qu'il en est de même de l'excitation de
cette branche du trijumeau qui constitue le nerf nasal ? Ces
nerfs des premières voies, si heureusement regardés par
Paul Bert comme les sentinelles de la respiration, provoquent, lorsqu'on les excite, une immobilisation de la cage
thoracique ; ils la provoquent par une de ces actions inhibitoires dont le jeu commence à nous être connu depuis les
travaux de Brown-Séquard. Or, l'arrivée de l'eau au contact
des muqueuses nasale, pharyngienne, laryngienne, trachéale,
ne peut manquer d'exciter les nerfs sensitifs de ces parties
et de produire, par conséquent, l'arrêt respiratoire qui
est le résultat habituel de leur excitation. C'est là, je crois,
un puissant adjuvant à la volonté dans le mécanisme de
l'immobilisation du thorax durant la phase de résistance
de la submersion. On peut même se demander si, ayant la
volonté de respirer dès son arrivée sous l'eau, un individu
serait capable de s'opposer aux effets inhibitoires de l'irritation des nerfs nasaux et laryngés, s'il pourrait exécuter des
mouvements respiratoires. Je pense, quant à moi, que cette
irritation doit avoir une grande part dans l'immobilisation
thoracique dont il s'agit.

Brown-Séquard n'a-t-il pas montré que l'excitation de la
région laryngée peut amener l'arrêt non seulement de la
respiration, mais de la circulation et des fonctions psychi-
ques, qu'elle peut provoquer une mort subite par inhibition ?
Et ne vous ai-je pas souvent cité des exemples d'une pareille mort survenant à la suite de coups reçus dans la ré-

gion du larynx? N'est-ce pas là que nous devons chercher
l'explication de ces morts, dites morts par syncope, que
nous constatons quelquefois chez les noyés et qui ne laissent
après elles aucun des caractères habituels de la mort par
submersion (pas de spume dans la trachée ni dans les bronches, pas de sang liquide dans le cœur) ? Ces cas particuliers,
qui ont de tout temps étonné et embarrassé les médecins légistes, ne doivent-ils pas rentrer de cette manière dans le
cadre général ? La syncope est-elle autre chose que la prolongation, la persistance de cet arrêt respiratoire par inhibition que nous trouvons à l'état passager chez les noyés
ordinaires ? N'est-elle pas le résultat de l'irritation exercée
par l'eau sur les premières voies, irritation qui, au lieu de
produire une suspension transitoire de la respiration, comme
cela arrive le plus souvent, provoque une suspension définitive, permanente, une suppression dont la mort est la conséquence? La mort par syncope, chez les noyés, ne serait
ainsi, comme nous le disions, qu'un cas particulier de la
mort par submersion. Cette mort par syncope ne présente-
rait que les deux premières phases de la mort par submersion ; rien d'étonnant dès lors si, à l'autopsie, elle ne se révèle pas par la présence de spume dans les voies aériennes ;
les mouvements respiratoires, qui seuls introduisent le liquide
dans les poumons, n'ayant pas existé.

Nous avons fait quelques expériences qui démontrent bien
l'influence exercée par l'excitation des nerfs sensitifs des
voies laryngo-trachéales sur l'opposition à l'entrée de l'eau.
Nous avons coupé à la partie supérieure du cou les deux
nerfs pneumogastriques, auxquels se rendent les nerfs
laryngés supérieurs ; nous avons pratiqué la trachéotomie,
introduit une canule dans la trachée et mis, par un tube,
cette canule en communication avec un récipient plein d'eau.
Or, pendant trente secondes, l'animal a respiré du liquide, a
laissé envahir ses voies aériennes par l'eau, sans manifester
de changement appréciable dans ses mouvements respiratoires ; puis, au bout de ce temps, il a présenté de l'agitation

sans cesser toutefois de respirer. Voilà donc un animal qui, privé de la sensibilité de ses voies aériennes, ne présente pas la phase de résistance à la pénétration du liquide dans l'arbre respiratoire.

Mais il s'agit, dans le cas en question, d'un chien chez lequel l'eau arrive seulement au contact de la muqueuse trachéo-bronchique et n'atteint ni les nerfs cutanés, ni les nerfs trijumeaux, d'un chien qui n'est pas immergé, qui reste à l'air libre. Les choses se passent d'une façon différente si cet animal, dont les nerfs vagues sont coupés, est plongé complètement dans le liquide. Dans ces dernières conditions, en effet, l'animal se montre agité et suspend ses mouvements respiratoires dès le début de l'immersion ; il présente une phase de résistance à peu près analogue à celle d'un chien dont les pneumogastriques sont intacts. La sensibilité de la muqueuse laryngo-trachéo-bronchique n'est donc pas seule en cause dans le mécanisme de l'immobilisation du thorax, puisque, si cette sensibilité est supprimée, l'opposition à l'entrée de l'eau se manifeste également dès que l'animal est immergé. Nous devons donc reconnaître que les nerfs sensitifs de la peau et des régions naso-pharyngiennes ont une part, eux aussi, dans la résistance à la respiration pendant la seconde phase de la submersion.

Nous avons noyé des chiens endormis par le chloroforme au moment où ils présentaient de l'anesthésie cornéenne. Ces animaux n'ont manifesté ni agitation ni résistance à la pénétration du liquide. Ils ont continué à respirer comme avant l'immersion. Leurs mouvements respiratoires ont légèrement diminué d'amplitude au début pour reprendre peu à peu leur énergie et pour s'arrêter brusquement au bout d'une minute et quelques secondes. La mort est donc survenue chez eux plus rapidement que chez les chiens à l'état de veille ; mais, calculée du moment de l'annulation de la pression sanguine, cette mort a été, comme nous le verrons ailleurs, plus lente à se produire chez les chiens endormis que chez les chiens éveillés.

La mort par submersion brusque survient donc, chez les chiens, entre trois minutes et demie et quatre minutes. Depuis le moment de l'immersion jusqu'au dernier soupir, on peut distinguer cinq phases, caractérisées surtout par les modifications respiratoires : *a)* phase de surprise ou de saisissement (dix secondes : *b)* phase de résistance à la respiration et d'agitation (une minute) : *c)* phase des grandes respirations avec arrêt des mouvements généraux (une minute) : *d)* phase d'arrêt respiratoire avec perte de la sensibilité (une minute) ; *e)* phase du dernier soupir (une demi-minute).

La respiration diaphragmatique est prépondérante à toutes les phases de la submersion.

Bien qu'il s'agisse d'asphyxie dans l'un et l'autre cas, les variations respiratoires ne sont pas les mêmes dans la submersion et dans l'occlusion mécanique des voies aériennes. Dans celle-ci, l'animal met en jeu toutes ses forces inspiratrices pour attirer l'oxygène absent ; dans celle-là, il cherche à annuler ces mêmes forces de façon à empêcher la pénétration du liquide ambiant.

La résistance opposée, dans la seconde phase de la submersion, à l'entrée de l'eau dans les voies aériennes n'est pas le fait de la fermeture glottique ; elle est le résultat de l'immobilisation du thorax. Elle est mise en jeu par l'action du liquide ambiant sur les nerfs sensibles de la peau, de la muqueuse naso-pharyngienne et de la muqueuse trachéo-laryngo-bronchique. L'excitation produite par cet irritant est, d'une part, transmise au cerveau, lequel réagit par un arrêt volontaire des mouvements respiratoires ; elle est, d'autre part, communiquée à des centres bulbo-protubérantiels qui, par voie réflexe, suspendent, inhibent la respiration. La résistance est donc à la fois d'origine volontaire et d'origine involontaire.

La mort par syncope, chez les noyés, n'est qu'un cas particulier de la mort par submersion ; elle est due à la prolongation, à la permanence de l'action inhibitoire consécutive à l'excitation des nerfs cutanés, nasaux et laryngés. Dans la mort par syncope, il n'y a ainsi que les deux premières phases de la mort par submersion.

B. *Quel est le moment de l'entrée de l'eau dans les poumons des noyés ?* — Pour savoir à quel moment de la submersion l'eau s'introduit dans les voies aériennes, Paul Bert rapporte l'expérience suivante :

« J'immerge devant vous un rat adulte : il s'agite pendant une minute environ, puis il tombe au fond du vase, ayant perdu évidemment toute détermination intelligente. Aussitôt je le retire et lui tranche la tête. La trachée ne contient, vous le voyez, ni eau libre ni écume.

« En voici maintenant un second, que je plonge de même sous l'eau ; même agitation, même perte de connaissance. Quand il est tombé au fond du vase, il fait deux mouvements inspiratoires violents ; je le retire et le tue par section du bulbe, opération pendant laquelle il donne des signes de sensibilité. Son cœur bat encore, son sang artériel est encore rouge, et déjà sa trachée, ses bronches, ses poumons même sont, comme vous le voyez, pleins d'eau écumeuse.

« Ainsi, l'eau s'introduit dans l'appareil respiratoire au moment où l'animal, ayant perdu la conscience de ses actes et ne résistant plus, se laisse aller et commence la série des mouvements respiratoires que je vous ai signalés, mouvements fatals qui ne font que hâter et assurer sa mort. »

Nous avons repris, P. Loye et moi, cette expérience de Paul Bert et nous l'avons modifiée de façon à la rendre plus précise : le simple aspect de la trachée n'est pas, en effet, de nature à nous renseigner assez exactement. Et puis nous avons cru utile de déterminer les quantités de liquide qui s'introduisent aux différentes phases. Nous avons demandé le secours de la méthode graphique et nous avons employé le dispositif suivant, grâce auquel l'eau enregistre son écoulement au fur et à mesure qu'elle pénètre dans les voies aériennes de l'animal.

Les phases de la submersion sont les mêmes, comme nous
l'avons montré précédemment, que le chien soit normal ou
qu'il soit trachéotomisé. Nous pouvons ainsi expérimenter
sur ce dernier avec la certitude que les choses se passeront
suivant la manière habituelle.

Soit donc un chien auquel a été pratiquée la trachéotomie : nous mettons sa canule trachéale en communication
avec la branche inférieure d'un tube en Y. Des deux branches supérieures de ce tube, l'une s'ouvre à l'air libre et permet ainsi la respiration aérienne de l'animal, l'autre se met
en relation avec un récipient plein d'eau. Cette dernière
branche est fermée par une pince jusqu'à l'instant où l'expérience doit commencer : elle est ouverte à ce moment en
même temps que la branche aérienne est obturée par une
autre pince. Le chien, qui jusque-là respirait à l'air libre, ne
peut plus alors recevoir que de l'eau dans sa trachée : il est,
au point de vue de sa respiration, dans la condition d'un animal qui se noie.

Le récipient, qui contient l'eau destinée à arriver dans la
trachée, est un vase à deux tubulures toutes deux ouvertes
à l'extérieur de manière à permettre à la pression atmosphé-
rique de s'exercer librement à la surface du liquide. Dans la
tubulure latérale se trouve un flotteur en liège paraffiné qui
suit tous les déplacements de l'eau. Ce flotteur est sur-
monté d'une tige de verre recourbée à angle droit à sa partie
supérieure de façon à venir au contact de l'appareil enregistreur. Lorsque le niveau de l'eau baissera dans le récipient par suite de la pénétration du liquide dans les voies
aériennes, le flotteur descendra dans la tubulure et la partie
coudée de la tige de verre inscrira ce déplacement sur le
papier noirci. Il sera facile ensuite de calculer, d'après la
hauteur du déplacement, la quantité d'eau sortie. La tige du
flotteur, la plume du pneumographe et celle du kymographe
touchent évidemment l'appareil enregistreur sur la même verticale : nous avons ainsi les variations contemporaines dans la
pénétration de l'eau, dans la respiration et dans la circulation.

Le système étant ainsi disposé, on s'assure que le niveau du liquide est le même dans le récipient et dans le bac où l'on va plonger l'animal : la pression sur l'orifice trachéal se trouve alors la même que si l'animal était immergé à la manière ordinaire. Puis on descend le chien dans le bac en même temps qu'on ouvre la communication avec le récipient et qu'on ferme la communication avec l'air.

L'animal meurt dans le même délai et avec les mêmes symptômes que l'animal simplement trachéotomisé et, par conséquent, que l'animal normal. Le tracé n° 1 (fig. 42), qui a été obtenu chez un chien noyé de cette façon, en fait foi.

Voyons donc comment s'est faite la pénétration de l'eau pendant la submersion. Examinons le tracé n° 2 (fig. 43), qui nous rapporte quatre expériences de ce genre. Commençons par l'expérience A) dans laquelle il s'agit d'un chien de 5 kilogrammes qui a laissé entrer 420 centimètres cubes d'eau dans ses voies aériennes durant les quatre minutes qu'il a mis à succomber.

Dans les quarante-cinq premières secondes qui ont suivi l'immersion, 22 centimètres cubes seulement ont pénétré dans son appareil respiratoire. Cette petite quantité a été introduite par une faible inspiration de début : puis est venue la phase de résistance pendant laquelle rien n'a pénétré. Mais tout à coup, de la quarante-cinquième à la soixantième seconde, 352 centimètres cubes ont envahi l'arbre aérien : ainsi il a suffi des quinze secondes succédant à la phase de résistance pour permettre l'introduction des 4/5 de la quantité totale du liquide qui doit pénétrer pendant la submersion. Dans la deuxième minute, il n'entre en effet que 22 centimètres cubes ; dans la troisième également ; dans la quatrième, il n'entre rien.

C'est donc pendant une durée correspondant au 1/16 du temps de la submersion que pénètrent les 4/5 du liquide : c'est pendant cette période extrêmement courte que se fait le brusque envahissement du poumon par l'eau. Or cette

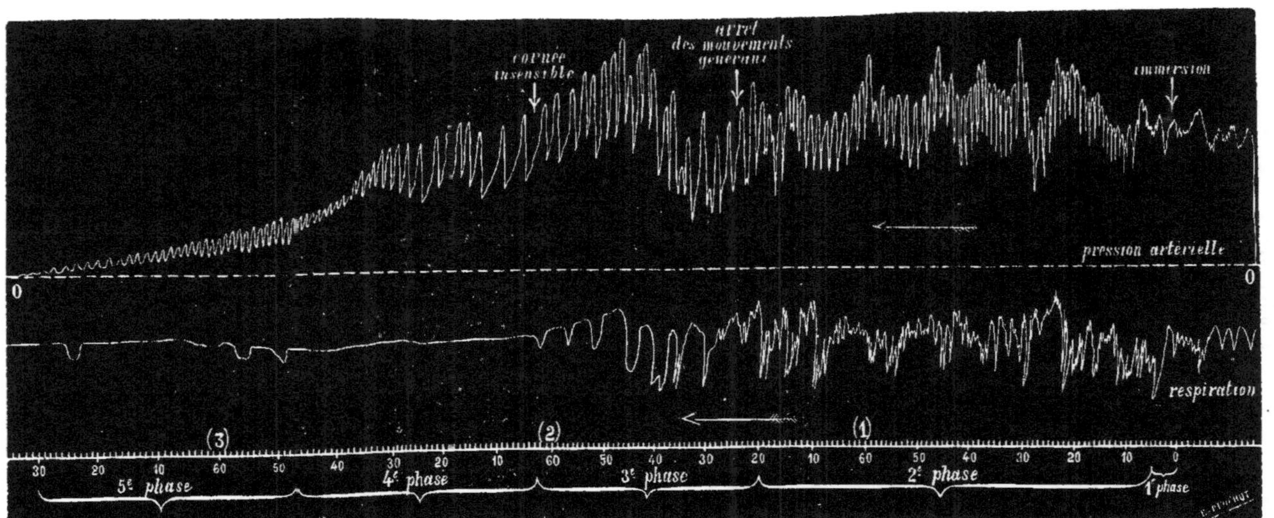

Fig. 42. — Tracé n° 1. — La ligne supérieure représente les quantités d'eau entrées aux diverses périodes de la submersion. La ligne moyenne indique la pression artérielle. La ligne inférieure indique la respiration.

période, comme nous allons le voir, se trouve au début de la 3ᵉ phase, de la phase des grandes respirations.

Passons à l'expérience B.

Un chien du poids de 5 kilogrammes est mort trois minutes et demie après l'immersion : 468 centimètres cubes d'eau se sont introduits dans son arbre aérien en se répartissant chronologiquement de la façon suivante : Dans les quarante premières secondes, il n'est entré que 20 centimètres cubes; dans les quarante-cinq suivantes, il en est entré 100. Donc faible inspiration du début suivie d'une phase de résistance assez longue : cette phase de résistance s'est prolongée pendant les quarante-cinq secondes suivantes; mais l'animal a cédé un instant et 100 centimètres cubes ont pu s'introduire. Puis, tout à coup, comme dans l'expérience précédente, il y a pendant dix secondes pénétration brusque de 275 centimètres cubes : pendant un intervalle représentant 1/21 du temps de la submersion, les 2/3 du liquide ont pu pénétrer. Dans la deuxième moitié de la deuxième minute, il n'est entré que 55 centimètres cubes; dans les quatre-vingt-dix secondes restantes, il n'est rien entré.

Ici encore, c'est pendant les grandes respirations du début de la 3ᵉ phase qu'a lieu la brusque introduction de la presque totalité de l'eau.

Les expériences C et D diffèrent des deux précédentes en ce que l'animal expérimenté, au lieu d'être immergé, était laissé à l'air libre.

Dans l'expérience C, un chien de 15 kilogrammes laisse en trois minutes quarante secondes arriver dans son appareil respiratoire 780 centimètres cubes d'eau avant de mourir. Une forte inspiration du début a amené 210 centimètres cubes de liquide dans les voies aériennes pendant les sept premières secondes; puis l'animal a résisté à toute pénétration d'eau pendant vingt-trois secondes. Donc : 1° phase de surprise, sept secondes, 210 centimètres cubes de liquide; 2° phase de résistance, vingt-trois secondes, pas d'entrée de liquide. Voici maintenant la 3ᵉ phase : elle dure quinze secon-

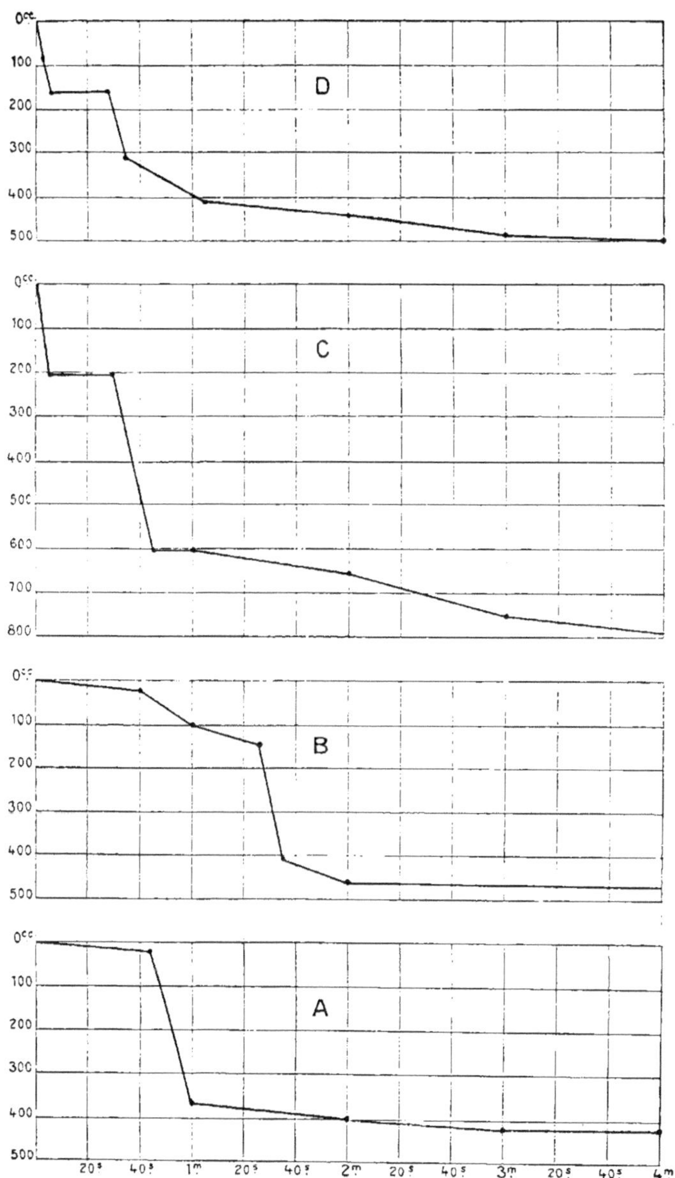

Fig. 43. — Tracé n° 2. — Le tracé représente les quantités d'eau pénétrant dans les voies aériennes aux divers moments de la submersion brusque.

des et elle amène 407 centimètres cubes dans les voies respiratoires. Après elle, il entre 45 centimètres cubes dans la deuxième minute, 90 dans la troisième et 30 dans les quarante secondes restantes.

Par conséquent, plus de la moitié du liquide s'est introduite pendant un seul 1/16 du temps de la submersion. C'est quelque chose d'analogue à ce que nous avons constaté dans les expériences précédentes : mais ici, l'inspiration du début a été plus énergique, puisqu'elle a fait entrer 1/4 du liquide total.

L'expérience D est celle qui fait l'objet du tracé n° 1.

Il s'agit d'un chien de 5kg,500, mort en quatre minutes, et qui a eu son appareil respiratoire envahi par 500 centimètres cubes d'eau. 165 centimètres cubes se sont introduits en 5 secondes lors des deux inspirations du début, lors de la 1re phase. Rien n'a pénétré pendant les vingt-deux secondes de la 2e phase (résistance). Dans la 3e phase, 143 centimètres cubes sont entrés au début en cinq secondes, et 100 centimètres cubes à la fin de cette phase en trente-cinq secondes. L'arbre aérien a reçu 34 centimètres cubes pendant la deuxième minute, 38 pendant la troisième et 20 pendant la quatrième.

Ici, un tiers environ du liquide s'est introduit en cinq secondes dans la 1re phase, un autre tiers a pénétré en 5 secondes dans la 3e phase. La pénétration s'est bien faite brusquement, comme dans les expériences A et B : mais elle s'est faite en deux fois et non plus en une seule. Nous avons déjà constaté quelque chose d'identique dans l'expérience C : rappelons-nous que, lors de ces deux dernières expériences, C et D, le chien n'était pas plongé dans l'eau, qu'il recevait seulement l'eau dans ses voies aériennes. Nous voyons là encore une preuve de l'intervention des nerfs cutanés et nasaux dans le mécanisme de l'opposition à l'entrée de l'eau. Lorsque ces nerfs ne sont pas irrités par le contact du liquide, lorsque les nerfs laryngés seuls sont excités, la phase de résistance est moins longue et l'inspiration du début plus considérable.

Revenons à notre tracé nº 1. Laissons de côté l'examen de l'introduction de l'eau au début de la submersion et voyons ce qui se passe à la fin de la période de résistance. Le tracé nous montre qu'à ce moment, qui est le commencement de la 3e phase, l'animal fait quelques rapides et profonds mouvements respiratoires : le tracé nous montre que c'est à ce même moment que s'introduit, que s'engouffre la plus grande quantité de liquide. En cinq secondes, il entre 143 centimètres cubes d'eau, alors que dans les trente-cinq secondes suivantes, marquées elles aussi cependant par de grandes inspirations, il n'entrera que 100 centimètres cubes. C'est donc tout au début de la 3e phase, à la sollicitation des premiers mouvements respiratoires exécutés par l'animal qui ne peut plus résister, que pénètre la majeure partie de l'eau. Les respirations suivantes, si amples qu'elles soient, n'amènent qu'une introduction presque insignifiante du liquide. Il en est de même des grandes respirations qui, dans la 5e phase, précèdent le dernier soupir et qui laissent pénétrer une quantité d'eau presque nulle.

Au moment où l'eau s'introduit si brusquement dans les voies aériennes, celles-ci sont, si l'on néglige le liquide entré avec la première inspiration, encore pleines d'air. L'animal inspire, l'eau pénètre : puis il expire, de l'air sort de la trachée et arrive en grosses bulles à la surface du liquide. Nouvelle inspiration, nouvelle entrée d'eau; nouvelle expiration, nouvelle sortie d'air. Mais bientôt le liquide a remplacé la plus grande partie de l'air dans l'appareil respiratoire : aussi, pendant les expirations, ce n'est plus de l'air qui est chassé, c'est de la spume, c'est un mélange d'eau et d'air. Le poumon ne peut alors recevoir que des quantités de plus en plus faibles de liquide, puisqu'il a de moins en moins d'air à rejeter pour faire place à l'eau : à un certain moment, il aura laissé entrer toute la quantité d'eau possible, et il ne pourra plus en laisser pénétrer; les respirations seront inefficaces quant à l'introduction du liquide.

C'est donc à la fin de la période de résistance, quand le

poumon est encore rempli d'air, que l'eau pénètre le plus facilement. C'est l'affaire de quelques inspirations, de quelques secondes, pour que l'envahissement soit presque complet. La conclusion que Paul Bert tirait de son expérience est donc exacte : L'eau s'introduit au moment où l'animal ne résiste plus. Mais cette conclusion doit être complétée. Nous devons dire : *L'eau peut pénétrer en quantité variable dans les voies aériennes au début de l'immersion grâce à une inspiration de surprise; mais ce sont les premières respirations succédant à la phase de résistance qui font, en quelques secondes, pénétrer brusquement la plus grande quantité d'eau dans les poumons; les respirations suivantes, si amples qu'elles soient, sont presque sans influence sur l'introduction du liquide.*

Voilà pourquoi il devient si difficile de rappeler à la vie un noyé qui a franchi la phase de résistance et qui est arrivé à la phase des grandes respirations. Dès qu'il a inspiré, l'eau s'est engouffrée violemment dans ses voies aériennes. Si on le retire à ce moment, il continue quelques respirations, puis, presque toujours, il meurt : si l'on pratique la simple respiration artificielle, on ne fait que brasser dans ses poumons une spume qui, si aérée qu'elle soit, le plus souvent ne parvient pas à empêcher l'asphyxie (1).

C. *La circulation pendant la submersion. Le sang des noyés. — Modifications circulatoires aux différentes phases de la submersion.* — Voyons tout d'abord, Messieurs, comment bat le cœur de l'individu qui se noie. Le premier effet de l'immersion est d'amener un ralentissement des battements cardiaques : ce ralentissement s'exagère encore pendant la période de résistance et pendant la période des grandes respirations, pour atteindre son maximum dans la quatrième période (période de l'arrêt respiratoire avec insensi-

---

(1) Voir pour la répartition de l'eau dans les différentes parties des poumons des noyés l'intéressant travail du Dr A. Paltauf, *Ueber den Tod durch Ertrinken*, Wien, 1888.

bilité générale). Habituellement, la fréquence des battements
du cœur augmente un peu dans la phase du dernier soupir :
mais, dans tous les cas, elle est beaucoup plus faible à
n'importe quelle phase de la submersion qu'à l'état normal.
Le tableau suivant, qui a trait à l'expérience représentée
dans le tracé de la figure 41, en fait d'ailleurs foi :

	NOMBRE de battements en 5 secondes.	NOMBRE correspondant par minute.	PRESSION artérielle minima en centimètres de mercure.	PRESSION artérielle maxima en centimètres de mercure.
Avant l'immersion................	13	156	12	13,4
Au moment de l'immersion........	10	120	15	16
5 secondes après l'immersion....	7	84	11	14,4
20 — — ...	7	84	14,4	19
30 — — ...	5	60	11	18
40 — — ...	4	48	13	20,6
50 — — ...	4	48	10	17
1 minute — ...	4	48	15	21
1 m. 20 s. — ...	4	48	9	19
1 m. 40 s. — ...	4	48	9	20
2 m. — ...	3	36	10	17
2 m. 20 s. — ...	2	24	7	13
2 m. 30 s. — ...	3	36	8	12
2 m. 40 s. — ...	4	48	6	7
3 m. — ...	4	48	3	4
3 m. 10 s. — ...	3	36	2	1
3 m. 20 s. — ...	2	24	0,6	1
3 m. 30 s. — ...	2	24	0	0,4
5 minutes après le dernier soupir.		20	»	»
8 — —		5	»	'
9 — —		4	»	»
11 — —		3	»	»
15 — —		2	»	»
De 15 à 36 m. —		1	»	»

Les battements du cœur ne cessent pas avec le dernier
soupir : ils persistent après l'arrêt définitif de la respiration.
mais ils ne se traduisent plus au kymographe. Il faut, pour
les observer. enfoncer une aiguille dans le ventricule de
l'animal et compter les déplacements de cette aiguille. Dans
l'expérience rapportée dans le tableau, le cœur ne s'est
arrêté que 26 minutes après le dernier soupir : les battements ont été en diminuant d'une façon progressive.

Mais, si la fréquence des contractions cardiaques diminue pendant la submersion, leur énergie augmente dans des proportions considérables. Ainsi, alors qu'à l'état normal les battements ne provoquaient guère qu'une variation de 2 centimètres dans la pression sanguine, ils arrivent à produire, à certaines phases de la submersion, des variations de 10 à 11 centimètres. Cette violence de la contraction du cœur se montre dès que l'animal est plongé dans l'eau : elle s'accentue dans la phase de résistance et elle est à son maximum pendant les grandes respirations de la troisième phase. A partir de cette dernière, l'énergie des battements du cœur va en décroissant jusqu'au moment du dernier soupir : elle est cependant alors encore plus puissante qu'avant l'immersion. Les battements qui persistent après le dernier soupir sont alternativement forts et faibles.

Chez les animaux que l'on noie après la section des nerfs pneumogastriques, la fréquence et l'énergie des contractions cardiaques ne sont pas sensiblement modifiées pendant les trois premières phases de la submersion. C'est au moment où cessent les grandes respirations que le cœur se met à battre moins vite et plus violemment : la rareté et la violence de ses battements se manifestent ensuite jusqu'au dernier soupir.

J'ai déjà eu l'occasion de vous dire que les chiens chloroformés avant la submersion cessaient de respirer beaucoup plus tôt que les chiens noyés à l'état de veille : j'ai ajouté que, chez ces animaux anesthésiés, le cœur donnait pendant plus longtemps des battements perceptibles au kymographe, des battements efficaces, capables d'élever la pression sanguine à une certaine hauteur. Mais, même chez ces animaux, les contractions du cœur diminuent peu à peu de fréquence depuis le moment de l'immersion : quand arrive le dernier soupir, elles deviennent de plus en plus rares, tout en se montrant un peu plus énergiques, et quelques secondes avant de disparaître, elles redeviennent plus fréquentes.

Quoi qu'il en soit, nous voyons que, chez un chien normal, les battements du cœur présentent, pendant la submersion, *des changements de fréquence et des changements d'énergie :* ils sont, à toutes les périodes, plus rares et plus violents qu'avant l'immersion. Leur rareté s'est même souvent montrée, dans quelques-unes de nos expériences, plus grande que dans l'expérience représentée dans le tableau ci-joint : quelques animaux arrivaient à ne manifester qu'un battement toutes les dix secondes pendant les trois minutes et demie qu'ils mettaient à mourir.

La pression artérielle, elle aussi, subit des variations considérables. Par suite de l'énergie des battements du cœur, les écarts entre les minima et les maxima sont, comme nous l'avons vu plus haut, augmentés dans de fortes proportions. Ainsi, nous voyons, sur le tableau, qu'à un certain moment la pression minima étant de 9 centimètres, la pression maxima monte à 20 centimètres, soit un écart de 11 centimètres correspondant à l'effort d'une seule contraction cardiaque. (Voir le tracé de la figure 41.) Cette différence est énorme si on la compare à celle qui existe avant la submersion et qui atteint seulement 1^{cent},4 : elle se manifeste, d'ailleurs, dans toutes les phases, bien qu'elle se trouve à son maximum dans les trois premières périodes.

Mais examinons séparément les variations survenues dans la pression minima, dans la pression constante. Celle-ci s'élève généralement un peu aussitôt après l'immersion : puis elle retombe au-dessous de la normale et subit ensuite, pendant les trois premières phases, des oscillations assez marquées. Nous pouvons dire néanmoins que cette pression constante tend plutôt à s'abaisser presque aussitôt après l'immersion : nous voyons, en effet, chez les animaux dont les battements sont très rares, la pression tomber aux environs de zéro dans l'intervalle des contractions cardiaques. Mais c'est surtout pendant les deux dernières phases, dans la dernière en particulier, que la chute est remarquable : elle

survient alors avec rapidité pour être complète au moment
du dernier soupir.

Par conséquent, écart considérable entre la pression
maxima et la pression minima, abaissement progressif de la
pression constante (élévation au début, puis quelques res-
sauts), telles sont les variations les plus importantes de la
pression artérielle pendant la submersion.

Abaissement de température chez les animaux noyés. —
Voici quelle a été, dans une de nos expériences, la marche
de la température chez un chien de 5 kilogrammes noyé, au
mois de décembre, dans de l'eau à 10°. Il s'agit de la température rectale : le chien avait été retiré de l'eau après la
submersion et abandonné à l'air libre (15°) :

Avant l'immersion	39°,5
4 minutes après (mort)	36
25 minutes après la mort	34
35 — —	33
45 — —	32
1 h. 10 m. —	31
1 h. 20 m. —	30
1 h. 35 m. —	29
1 h. 50 m. —	28
2 h. 15 m. —	27
3 h. 15 m. —	26
3 h. 45 m. —	24

La température s'est donc abaissée de 3°,5 pendant les
4 minutes de la submersion : nous avons constaté un pareil
abaissement dans plusieurs autres expériences. L'animal,
laissé à l'air libre après sa mort, s'est refroidi beaucoup plus
rapidement qu'un chien asphyxié par occlusion des voies
respiratoires et laissé dans les mêmes conditions. Ce dernier, trois heures et demie après sa mort, avait encore une
température rectale de 31°. Cette différence s'explique aisément, le chien noyé ayant conservé sa peau mouillée et se
trouvant ainsi soumis à une plus grande déperdition calo-
rifique.

Lorsque les animaux, au lieu d'être submergés, meurent
par simple arrivée d'eau dans les voies aériennes, le corps

restant à l'air libre, l'abaissement de température est moins
rapide, comme le montrent les chiffres suivants :

```
Avant l'expérience............................  38°,5
Au moment de la mort (4 minutes)...............  37
30 minutes après..............................   37
1 heure après.................................   36
2 heures après................................   33
```

Rigidité cadavérique chez les animaux noyés. — Nous
n'avons rien constaté de spécial dans le mode d'apparition
de la rigidité cadavérique après la submersion. Nous avons
vu cette rigidité commencer en général deux heures après
la mort dans les muscles des mâchoires et se montrer complète au bout de trois heures : elle se manifeste dans les
épaules avant de se produire dans les hanches; mais les
membres postérieurs sont, dans leur totalité, envahis avant
les membres antérieurs.

III. MORT PAR SUBMERSION LENTE. — Dans la forme lente de
la submersion, il ne s'agit plus d'un individu qui coule immédiatement au fond. L'homme qui se noie dans ces conditions,
Messieurs, revient plusieurs fois à la surface de l'eau, reprend haleine à chaque fois ; enfin il disparaît sous l'eau et
succombe.

Il n'est pas possible de répéter, dans cette forme de submersion, les expériences sur les chiens et d'obtenir les tracés
nets et caractéristiques que je viens de faire passer sous vos
yeux.

Le chien en se débattant, en revenant plusieurs fois sur
l'eau, déplace les appareils ; il les entraîne avec lui et il est
impossible d'enregistrer quoi que ce soit.

Cependant, nous pouvons retrouver dans la submersion
lente les mêmes phases que nous avons observées dans la
submersion brusque : seulement, elles sont irrégulières.

Dans la première phase, celle de la *surprise*, l'animal fait
une ou deux inspirations : il tousse. La période de *résis-*

tance est très troublée, parce qu'elle est interrompue chaque fois que l'animal réapparaît à l'air et fait une nouvelle inspiration ; aussi chacune de ces inspirations fait-elle ressembler la période de résistance à la période de surprise, et l'on peut dire que ces deux phases sont subintrantes. Lorsque la troisième phase, celle des *grandes inspirations*, s'établit, le tableau est identique à ce que nous avons constaté dans la submersion brusque, jusqu'à la fin.

M. Vibert et moi, quelques années avant mes expériences avec P. Loye, avions fait des études sur la submersion (1). Nous avions noyé trois chiens libres de toutes entraves dans un grand baquet d'eau. Le premier a succombé en vingt-cinq minutes, le second en vingt minutes, le troisième en quarante minutes. Ils ne sont tombés au fond de l'eau que deux minutes à peu près avant la mort : ils ont donc lutté très longtemps.

Il n'est pas démontré, Messieurs, qu'un individu noyé dans ces conditions n'ait pas succombé plus tôt, car le chien est un meilleur nageur que l'homme. Mais nous pouvons tirer de cette expérience la preuve que, dans la submersion lente, la mort peut tarder un certain temps.

Parmi les diverses expériences que nous avons instituées, M. Vibert et moi, je dois vous en citer une, qui est curieuse, parce qu'elle rappelle les expériences de William Edwards et de Paul Bert. Nous avons jeté dans un baquet plein d'eau un petit chien de six jours. Il a coulé au bout de deux minutes et demie ; à ce moment a commencé la phase des grandes inspirations : le petit chien est resté sous l'eau pendant une heure avant de mourir : il a donc survécu trente fois plus longtemps qu'un animal adulte.

Nous pouvons, Messieurs, faire de cette expérience une application à la médecine légale : Vous êtes commis dans un infanticide. On vous dit : « Cette femme est accouchée sur un seau plein d'eau : L'enfant a coulé au fond. A-t-il vécu quelque temps ? »

(1) P. Brouardel et Ch. Vibert, *Étude sur la submersion.* (*Annales d'hygiène publique et de médecine légale,* t. IV, 3e série, 1880.)

Cet enfant a vécu peut-être moins longtemps que n'aurait
vécu un petit chien placé dans les mêmes conditions, mais il
a eu un certain temps de survie.

J'ajoute, quoique ces faits n'aient pas en médecine légale
une grande importance, que la mort par submersion est
plus rapide quand la température de l'eau est à 30° ou plus,
plus lente quand l'eau n'a que 10 ou 15°.

Lorsque les chiens jetés dans l'eau ont les pattes liées,
mais ont encore la facilité d'exécuter quelques mouvements,
ils meurent en un temps variant de sept à dix minutes.
Quand ils coulent à pic, la mort tarde de trois à cinq minutes.

Quel est l'état du sang chez un noyé? Pouvons-nous, en
nous basant sur les caractères du sang, répondre à la question que nous pose le juge d'instruction : « Cet homme
est-il tombé dans l'eau vivant ou a-t-on jeté à l'eau un
cadavre ? »

Depuis longtemps, Messieurs, quelques auteurs ont été
frappés des caractères particuliers que présente le sang des
noyés. Ils ont noté sa teinte spéciale, sa grande fluidité,
sa coagulation incomplète ou nulle dans les cavités du cœur
et les gros vaisseaux. Aucun n'a indiqué la cause de ces
modifications et par conséquent n'a cherché à expliquer
pourquoi, dans quelques cas, ces caractères sont très nets,
pourquoi ils manquent chez d'autres noyés. Ces incertitudes
ont eu pour conséquence des erreurs d'interprétation dont
on trouve de nombreux exemples dans les ouvrages de médecine légale.

Devergie a été sur ce point le plus explicite des auteurs
qui ont fait des études sur la submersion. Il dit (1) : « *Le
sang reste fluide pendant plusieurs heures, même dans les
vaisseaux qui pénètrent dans la substance des os. La fluidité
du sang des noyés est remarquable ; elle égale presque celle
de l'eau ; aussi le sang s'écoule-t-il avec rapidité des cavités*

(1) Devergie, *Médecine légale*, t. II, 1852, p. 690.

du cœur ou des vaisseaux qui le contiennent, aussitôt qu'on y pratique une ouverture. Il est très rare de rencontrer du sang coagulé dans les cavités du cœur. Orfila n'en a trouvé qu'une seule fois dans cet état ; M. Avisard et moi nous l'avons observé chacun deux fois. Nous ajouterons cependant que la fluidité du sang est en général commune à toutes les espèces de mort violente ; mais elle n'est que fort rarement aussi grande que dans l'asphyxie par submersion. C'est un fait fort remarquable que la fluidité du sang. Ce liquide s'écoule du cœur comme le ferait de l'eau, et il ne reste pas de caillot dans les cavités après cet écoulement. *Certes il se passe là quelque chose de particulier chez les noyés, pendant les derniers moments de la vie.* »

Devergie avait bien décrit cette fluidité du sang, mais il n'avait pas su déterminer pourquoi le sang est extrêmement fluide chez certains noyés et pourquoi il est coagulé chez d'autres.

Casper dit simplement (1) : « La fluidité du sang, qui revêt une couleur cerise, est le signe le plus constant ; cet état s'explique par l'empoisonnement du sang produit par le manque d'oxygène, ce qui lui fait perdre la faculté de se coaguler. »

Cl. Bernard a d'autre part noté ces mêmes caractères du sang chez des chiens à qui il avait directement fait de copieuses injections d'eau dans le système vasculaire (2).

En rapprochant ces données antérieures et les résultats de nos nombreuses autopsies de noyés à la Morgue, nous nous sommes demandé : 1° si l'eau ne pénétrait pas en quantité notable dans le sang pendant la submersion ? 2° par quelle voie se faisait cette pénétration ?

Or si l'on se souvient de l'extrême puissance d'absorption de la muqueuse pulmonaire, il semble naturel de chercher si ce n'est pas à cette muqueuse que revient le rôle le plus important dans cette absorption.

(1) Casper, *Traité de médecine légale*, t. II, p. 404.
(2) Cl. Bernard, *Leçons sur les liquides de l'organisme*, t. I, p. 33.

Ce sont ces points que je vais tout d'abord tâcher d'établir.

Pénétration de l'eau dans le sang des noyés. — Pour déterminer si pendant la submersion il pénètre de l'eau dans le sang des noyés et pour mesurer cette quantité, un moyen simple et, sous certaines réserves, très précis de résoudre la question est tout indiqué : il suffit de compter les globules du sang d'un animal avant et après la submersion. C'est ce que M. Vibert et moi avons fait, et voici les résultats de nos expériences :

Première expérience. — Chien adulte, mort par submersion en vingt-cinq minutes :

Avant l'expérience.   6,300,000 globules par millimètre cube.
Après l'expérience.   4,300,000   —

Diminution d'environ un tiers.

Deuxième expérience. — Chienne adulte, morte par submersion en vingt minutes :

Avant l'expérience...... .... 6,000,000 globules.
Après l'expérience.................... 4,250,0 0   —

Diminution également de près d'un tiers.

Troisième expérience. — Chienne de trois à quatre mois ; la submersion ayant duré neuf minutes, on retire la chienne vivante. L'animal a survécu :

Avant l'expérience........ .... 7.250,000 globules.
Après l'expérience.. 5,700,000   —

Diminution de plus d'un quart.

Quatrième expérience. — Un petit chien nouveau-né, âgé de six jours, noyé, en une heure :

Avant l'expérience.................... 6,718,000 globules.
Après l'expérience.................... 4,843,000   —

Diminution d'un tiers environ.

Il ressort donc de ces expériences que le nombre de globules contenus dans un même volume de sang est diminué du quart ou même du tiers lorsque la mort par submersion se fait lentement, et que l'abaissement du chiffre des hématies est sensiblement proportionnel à la durée de la submersion.

Sommes-nous en droit de considérer cette diminution comme relative et due uniquement à une augmentation correspondante de la portion aqueuse du plasma, ou faut-il croire que les globules ont réellement disparu, au moins en partie, par le fait du contact de l'eau dont on connait l'action destructive sur ces éléments?

La dernière interprétation est démentie par l'aspect même que présentent les globules du sang des animaux noyés. Je décrirai plus loin leurs caractères; mais je dois dire de suite qu'un nombre appréciable de ces éléments n'aurait pu être détruit complètement, sans que quelques autres ne présentassent des altérations beaucoup plus profondes que celles que nous avons constatées. En outre, nous nous sommes assurés, M. Vibert et moi, par un dosage fait à l'aide du colorimètre, que l'hémoglobine diminuait dans la même proportion que les globules. Nous pouvons donc considérer comme établie d'une façon incontestable la pénétration d'une quantité considérable d'eau dans le sang des animaux morts par submersion *prolongée*.

Je dis *prolongée*, car si l'on noie rapidement les animaux en moins de cinq minutes, en leur tenant constamment la tête sous l'eau, et en les empêchant de venir respirer de temps à autre à la surface, on n'observe plus les mêmes résultats. C'est ce que démontrent les deux expériences suivantes :

Cinquième expérience. — Chien adulte, peu vigoureux, maintenu sous l'eau, mort en quatre minutes :

> Avant l'expérience.... . ... 6,050,000 globules.
> Après l'expérience.................. 5,850,000   —

Sixième expérience. — Rat blanc adulte, mort en trois minutes, la tête restant constamment sous l'eau :

Avant l'expérience.   7,600,000 globules par millimètre cube [1].
Après l'expérience.   7,900,000   —

On voit que, dans ces deux cas, l'absorption ne s'est pas effectuée, la mort étant survenue trop rapidement. Le sang présentait d'ailleurs dans ces derniers cas les mêmes caractères que dans l'asphyxie simple.

Voies de pénétration de l'eau dans le sang. — Voie respiratoire. — Voie gastrique. — Quand l'absorption s'effectue aussi largement que dans nos quatre premières expériences, les poumons ne sont sans doute pas la seule porte d'entrée de l'eau. On sait, et nous l'avons constaté bien des fois, que les animaux avalent beaucoup d'eau en se noyant. La quantité absorbée par l'estomac doit varier en raison de l'état de vacuité ou de plénitude de cet organe; chez nos chiens, à jeun la plupart depuis plus ou moins longtemps, elle a dû être assez considérable, bien moindre toutefois que celle absorbée par les poumons. Nous avons en effet noyé lentement un chien (40 minutes), dont nous avions au préalable lié l'œsophage. Avant l'expérience, son sang contenait par millimètre cube: 7,350.000 globules; après la mort, il en contenait 5,950.000 (*septième expérience*). C'est une augmentation d'eau d'un peu plus d'un quart, augmentation inférieure, mais d'une petite quantité seulement, à celle qu'on observe chez les chiens noyés de la même façon, mais dont l'estomac peut se remplir d'eau. L'absorption stomacale est donc beaucoup moins considérable que l'absorption pulmonaire, et ce fait est en harmonie avec ce que l'on sait sur l'énergie respective de ces deux voies d'absorption. Encore faut-il remarquer que l'absorption pulmonaire est beaucoup plus grande chez les animaux qui se noient que chez ceux

[1] Au lieu d'une diminution, nous trouvons ici une très légère augmentation due, sans doute, soit à ce que par mégarde nous n'avons pas pris le sang servant aux deux numérations successives dans le même vaisseau, soit plutôt à un hasard de préparation. Cette différence insignifiante indique seulement que les globules sont restés en même proportion avant et après la submersion.

auxquels on injecte de l'eau directement dans la trachée, comme l'ont fait divers expérimentateurs, et notamment G. Colin (1). C'est ainsi qu'en deux heures nous avons injecté 700 grammes d'eau dans les poumons d'une chienne pesant 5 kilogrammes, et qu'au bout de ce temps il n'en était entré qu'une très minime quantité dans le système vasculaire (7,000,000 de globules avant, 6,600,000 après). L'animal expulsait par sa plaie, pendant des efforts de toux ou de vomissement, l'eau à l'état liquide ou de mousse plus ou moins fine.

Un rat de 180 grammes mourut après l'injection de 9 centimètres cubes d'eau dans la trachée, injection ayant duré une heure. Les globules étaient en même proportion avant et après l'expérience.

Un cobaye fut tué par injection lente de 24 centimètres cubes d'eau dans la trachée ; son sang contenait seulement environ un septième d'eau en excès (6,700,000 — 5,800,000).

Il est possible que dans ces cas, en raison de la longue durée de l'expérience, il se fasse une certaine élimination d'eau ; mais cette élimination a semblé très restreinte, et ne s'est traduite que par l'émission assez fréquente, mais peu abondante, d'urine aqueuse. Même en tenant compte de cette circonstance, l'absorption reste bien moins considérable que chez les noyés, et cela n'a pas lieu de surprendre, puisque chez ceux-ci l'eau est en contact presque permanent avec la muqueuse pulmonaire ; l'expulsion d'une gorgée d'eau étant suivie de la rentrée non pas d'air, mais d'une nouvelle gorgée d'eau.

Influence de l'hydrémie sur les globules sanguins. — Du reste, dans les deux cas, si l'hydrémie peut donner au sang des caractères particuliers, qui, à l'autopsie, ont une certaine valeur diagnostique, elle ne joue dans le mécanisme immédiat de la mort qu'un rôle très secondaire ou presque

(1) G. Colin, *Traité de Physiologie comparée des animaux*. 3e édit. Paris, 1888.

nul, et ne détermine pour son compte aucun phénomène important. Elle disparaît d'ailleurs promptement. Le chien n° 3, avec un sang dilué au quart, n'a pas présenté le moindre trouble de la santé ; au bout de quarante-huit heures et peut-être beaucoup plus tôt la proportion de ses globules était redevenue normale. Cette innocuité se comprend facilement ; on sait dans quelles larges limites peut varier la proportion du plasma dans le sang, même d'une façon presque instantanée. J'ai démontré, il y a vingt ans, que lorsqu'une purgation est administrée à un malade, une concentration très notable du sang s'opère en quelques heures. Le nombre des globules rouges augmente de 200,000 à 1.000.000 par millimètre cube. Deux ou trois selles suffisent pour dépouiller le sang d'une partie de son sérum et amener cette concentration [1]. D'autre part, quand l'eau pénètre dans le sang par absorption, comme dans nos expériences, elle est loin d'exercer sur les globules une action semblable à celle qu'on observe quand elle est introduite d'une façon brutale, par injection dans les vaisseaux par exemple, et, même dans ce cas, Claude Bernard a pu injecter directement dans les vaisseaux une quantité d'eau égale au tiers du poids de l'animal avant de déterminer des phénomènes graves.

Voici, en effet, ce que nous avons observé chez les chiens dont le sang est dilué au tiers ou au quart: Les globules modifiés d'une façon appréciable sont dans la proportion de 3 à 5 p. 100 en moyenne. Ces modifications consistent le plus souvent en un simple changement de forme: les globules revêtent l'aspect de disques sans excavation, de calottes ou de sphères; quelques-uns perdent en partie leur hémoglobine et deviennent alors tout à fait sphériques, en même temps qu'ils augmentent de volume; mais jamais l'hémoglobine ne disparaît complètement, et les globules les plus pâles con-

---

[1] P. Brouardel. *De l'influence des purgations et de l'inanition sur la proportion des globules rouges contenus dans le sang. Soc. méd. des hôpit.*, 14 juillet 1876.

servent toujours une teinte plus foncée que le plasma environnant ; les contours gardent aussi toute leur netteté. Chez le rat, et surtout chez le cobaye, les altérations de forme sont plus fréquentes ; un plus grand nombre de globules deviennent irréguliers, polyédriques, anguleux, et augmentent de volume, mais très peu encore perdent beaucoup de leur hémoglobine.

Ces altérations se réduisent donc à très peu de chose ; au point de vue histologique, il est intéressant de signaler le fait, car on voit que le sang peut recevoir impunément une grande quantité d'eau, pourvu que celle-ci pénètre par une large surface, et ne soit jamais en grand excès sur un même point. Sous le rapport physiologique, cette constatation permet d'expliquer l'innocuité relative de ces hydrémies aiguës.

Le sang des animaux noyés, examiné aussitôt après la mort, présente les caractères du sang asphyxique ; il est noirâtre et il ne contient que fort peu d'oxygène. Voici quelle était, chez un chien submergé, la teneur en gaz, immédiatement après la mort, pour 100 centimètres cubes de sang du ventricule gauche :

$$
\begin{array}{lr}
 & \text{cc} \\
CO^2 \dots\dots\dots\dots\dots\dots\dots\dots\dots\dots\dots\dots\dots\dots & 29,2 \\
O \dots\dots\dots\dots\dots\dots\dots\dots\dots\dots\dots\dots\dots\dots\dots & 5,2 \\
Az \dots\dots\dots\dots\dots\dots\dots\dots\dots\dots\dots\dots\dots\dots\dots & \underline{1,6} \\
 & 36,0
\end{array}
$$

Chez un autre chien noyé, le sang du cœur gauche, examiné quarante-huit heures après la mort, contenait, pour 100 centimètres cubes :

$$
\begin{array}{lr}
 & \text{c} \\
CO^2 \dots\dots\dots\dots\dots\dots\dots\dots\dots\dots\dots\dots\dots\dots & 49,2 \\
O \dots\dots\dots\dots\dots\dots\dots\dots\dots\dots\dots\dots\dots\dots\dots & 0,8 \\
Az \dots\dots\dots\dots\dots\dots\dots\dots\dots\dots\dots\dots\dots\dots\dots & \underline{2,0} \\
 & 52,0
\end{array}
$$

La première de ces analyses nous montre que l'animal, au moment où il succombe, a consommé à peu près tout l'oxygène contenu dans son sang. La mort par submersion est donc bien, dans les cas habituels, une mort par asphyxie. Mais une pareille anoxyhémie ne serait sans doute pas cons-

tatée si le noyé succombait par syncope, suivant le mécanisme que je vous ai indiqué précédemment.

Cette analyse des gaz et les épreuves dont je vais vous
parler, confirment les résultats des expériences faites par
M. Vibert et par moi (1).

Ainsi, nous avons examiné la capacité respiratoire du
sang avant et après la submersion brusque ; dans une de
nos expériences, 100 centimètres cubes du sang recueilli
avant l'immersion pouvaient absorber 21 centimètres cubes
d'oxygène, tandis qu'immédiatement après la mort, 100 centimètres cubes de sang ne pouvaient plus fixer que 14 centimètres cubes d'oxygène. La capacité respiratoire du liquide
sanguin était ainsi tombée de 21 à 14 : la même quantité d'hémoglobine, au lieu d'être contenue dans 100 centimètres cubes
de liquide, était maintenant répartie dans 133 centimètres
cubes : il y avait eu une dilution d'un tiers.

Un autre procédé nous permet encore d'étudier cette dilution : c'est celui du desséchement du sang. Si nous laissons
dessécher le liquide sanguin à 100° pendant vingt-quatre
heures et si nous pesons ensuite le résidu sec, nous constatons que le poids des matières fixes est, après la submersion,
beaucoup plus faible qu'avant. Voici le résultat de ces pesées
dans une de nos expériences :

	gr.
100 centimètres cubes du sang artériel avant la submersion laissent un résidu sec de....................	19,06
100 centimètres cubes du sang du cœur droit aussitôt après la mort........................	13,15
100 centimètres cubes du sang du cœur gauche aussitôt après la mort........................	9,48

La dilution du sang, la pénétration de l'eau dans le liquide
sanguin, pendant les quatre minutes qui suivent l'immersion,
se trouve donc établie par ces divers procédés. L'examen
des résidus secs nous démontre en outre que le sang est
plus dilué dans le cœur gauche que dans le cœur droit : la
chose s'explique aisément, car le sang, amené au cœur

(1) Brouardel et Vibert. *Étude sur la submersion.* (*Annales d'hygiène
publique et de médecine légale.* Paris, 1880, 3ᵉ série, t. IV.)

gauche par les veines pulmonaires, s'est chaque fois chargé dans le poumon d'une certaine quantité d'eau ; le sang du cœur droit, au contraire, n'est pas encore allé subir une nouvelle dilution dans les alvéoles pulmonaires. M. Garnier, de Nancy, a répété nos expériences : il est arrivé aux mêmes résultats : il a trouvé 85 à 90 p. 100 d'eau dans le sang des noyés, 81 à 82 p. 100 seulement dans le sang d'individus morts d'une autre façon.

Le sang des animaux qui ont succombé à une submersion brusque se montre toujours coagulé, si on l'examine aussitôt après la mort : on voit, dans le cœur droit comme dans le cœur gauche, de gros caillots noirâtres nageant au milieu d'un peu de sang liquide. La dilution considérable qu'a subie la masse sanguine n'est pas un obstacle à la coagulation : ne savons-nous pas, d'ailleurs, qu'il suffit d'ajouter 1 ou 2 centimètres cubes de sang à 5 ou 6 centimètres cubes d'eau pour que la masse totale se prenne en une véritable gelée ? Dans tous les cas, si l'on mélange un tiers d'eau à deux tiers de sang, on a une coagulation certaine.

Mais si, au lieu de l'examiner immédiatement après la mort, on l'examine ou quelques heures après, ou le lendemain, ou au bout de deux ou trois jours, ce sang des noyés ne présente plus le même aspect. Ce n'est plus du sang coagulé qu'on trouve dans les cavités du cœur : c'est du sang liquide ; c'est ce *sang liquide des noyés* auquel les médecins légistes attachent tant d'importance pour établir le diagnostic de la submersion. Or, il ne s'agit pas là d'un sang originairement déchu de la propriété de se coaguler, comme on le croit généralement ; il s'agit d'un sang qui s'est décoagulé, dont les caillots se sont dissociés, désagrégés, et ont disparu.

Voici comment les choses se passent dans nos expériences de submersion brusque : Aussitôt après la mort, de gros caillots se forment dans les cavités cardiaques et dans les gros vaisseaux ; si l'on examine à ce moment le sang du noyé, on le trouve coagulé, on le trouve d'une consistance toute diffé-

rente de celle que les médecins légistes attribuent au sang
des submergés. Mais si l'on pratique l'autopsie seulement au
bout de quelques heures, on ne constate déjà plus dans les
cavités du cœur des caillots aussi solides et aussi bien formés : les caillots sont plus mous, plus diffluents ; le liquide
dans lequel ils baignent est plus abondant. L'ouverture du
cadavre n'est-elle pratiquée qu'au bout de vingt-quatre
heures, le sang n'est déjà plus franchement coagulé : il est
poisseux, il contient des caillots fragmentés, lâchement sou-
dés les uns aux autres. Si l'autopsie est faite plus tard encore,
on trouve dans les cavités du cœur un liquide sanguin dans
lequel nagent des débris de caillots longs d'un centimètre environ. Attend-on davantage pour ouvrir le cadavre, les débris
de caillots n'ont plus que la grosseur d'une tête d'épingle ;
l'on arrive bientôt à trouver un liquide sanguin presque aussi
fluide que de l'eau et qui semble tenir en suspension une
sorte de poussière noirâtre, dernier vestige du caillot dis-
socié.

C'est donc bien à une décoagulation et non à une absence
de coagulation que nous avons affaire : Faure, puis Bougier,
l'avaient du reste déjà pressenti. Cependant il ne nous est
pas possible de déterminer d'une manière plus précise l'époque de la désagrégation des caillots, le moment de l'apparition du sang tout à fait liquide dans le cœur. Quelquefois
nous avons constaté cette apparition une douzaine d'heures
après la mort ; d'autres fois, nous l'avons vue incomplète au
bout de quarante-huit heures.

C'est dans le cœur droit que le sang se montre le plus rapidement liquide. Le sang du cœur gauche se montre un peu
plus tard sous cet aspect : aussi arrive-t-il assez fréquemment qu'on rencontre du liquide dans les cavités droites et
des caillots dans les cavités gauches. Le sang de la veine cave
inférieure, dans le thorax, présente à peu près les mêmes
caractères que celui du cœur droit. Il n'en est plus de même
de la veine cave dans l'abdomen : dans cette région elle contient des caillots mêlés au liquide alors que dans le thorax

elle ne renferme que du sang fluide. Enfin il y a un vaisseau qui garde son sang coagulé longtemps encore après que celui des autres vaisseaux s'est liquéfié : c'est la veine porte. Cette veine porte est habituellement gorgée d'une masse sanguine prise d'un seul bloc et parfaitement coagulée.

Il y a ainsi une sorte de hiérarchie dans le mode de disparition des caillots. Ceux-ci se disloquent plus rapidement dans le thorax que dans l'abdomen, plus vite dans le cœur droit que dans le cœur gauche, dans la veine cave inférieure thoracique que dans la veine cave inférieure abdominale : et c'est dans la veine porte que les caillots résistent le plus longtemps.

Chez les chiens submergés après section des pneumogastriques, la liquidité du sang ne s'est montrée ni un jour, ni deux jours, ni trois jours après la mort : le sang est resté coagulé dans les cavités cardiaques comme dans les grosses veines.

Nous n'avons actuellement aucune explication établie du mécanisme de ces décoagulations rapides : je ne veux même pas insister sur les hypothèses plus ou moins plausibles. Y a-t-il une digestion de la fibrine par des microbes ? Y a-t-il formation, dans les poumons par exemple, d'une substance qui, transportée par diffusion irait attaquer le caillot et le liquéfier ? Nous n'en savons rien. Mais, quoi qu'il en soit, je crois nécessaire d'abandonner l'ancienne explication d'après laquelle la liquidité du sang des noyés serait due à la dilution, à la simple arrivée de l'eau dans l'appareil circulatoire. Nous avons vu, Loye et moi, aussitôt après la mort par submersion, du sang dilué presque de moitié qui s'était parfaitement coagulé; nous avons vu, d'autre part, quelques jours après la mort, le sang liquide des animaux noyés plus riche en eau que le sang resté coagulé. Voici, à ce propos, quelques chiffres provenant d'une de nos expériences :

Avant l'immersion, 100 centimètres cubes de sang artériel   gr.
laissent un résidu sec de.............................. 28,50
Deux jours après la mort, 100 centimètres cubes de sang liquide
du cœur droit laissent un résidu sec de................ 17,80

Deux jours après la mort, 100 centimètres cubes de sang liquide du cœur gauche laissent un résidu sec de................ 14.71 gr.
Deux jours après la mort, 100 centimètres cubes de sang poisseux de la veine cave abdominale laissent un résidu sec de.. 22,63
Deux jours après la mort, 100 centimètres cubes de sang coagulé de la veine porte laissent un résidu sec de.........,1) 11.87

Il n'y a, par conséquent, dans le sang des noyés, aucun rapport à établir entre la liquidité et la teneur en eau. Le sang de la veine porte, qui est complètement coagulé, contient, dans l'expérience précédente, plus d'eau que le sang du cœur droit, qui est parfaitement liquide. Chez les noyés, l'apparition de la fluidité du sang est un phénomène d'ordre cadavérique. Elle ne se montre pas pendant la vie. (A aucune des phases de la submersion, le sang de l'animal ne perd sa coagulabilité.) Elle ne se produit qu'après la mort.

Conclusions. — Nous pouvons donc, Messieurs, formuler les conclusions suivantes :

1° A toutes les périodes de la submersion, les battements du cœur sont plus rares et plus énergiques qu'à l'état normal. Du fait de cette énergie des contractions cardiaques, la pression artérielle présente un écart considérable entre ses maxima et ses minima.

2° L'abaissement de température est en moyenne de 3° au bout des quatre minutes de la submersion ; le cadavre du noyé se refroidit plus vite que celui d'un autre asphyxié.

3° Le sang artériel au moment de la mort par submersion, présente les caractères du sang asphyxique. De plus, il s'est notablement dilué par suite de son passage à travers les poumons gorgés d'eau : le sang du cœur gauche est plus dilué que celui du cœur droit. Le sang examiné aussitôt après la mort est toujours coagulé.

Les caillots du sang des noyés se désagrègent rapidement et disparaissent de bonne heure dans les cavités cardiaques. Lorsqu'ils ont disparu, le sang est devenu fluide : c'est à la

(1) Cette dilution considérable du sang de la veine porte tient sans doute à l'eau déglutie pendant la submersion surtout dans les dernières phases, à l'eau qui a diffusé de l'estomac dans les racines veineuses.

présence de ce sang liquide que les médecins légistes attachent une grande importance pour établir le diagnostic de mort par submersion. Or, la liquidité n'est pas due à une absence de coagulation, elle est la conséquence d'une décoagulation : elle est d'ordre cadavérique.

Il n'y a pas, dans le sang des noyés, de rapport à établir entre la fluidité et la teneur en eau. Chez le même noyé et au même moment, on trouve du sang coagulé très riche en eau et du sang liquide moins hydrémié que le précédent.

La liquidité du sang se montre dans le thorax avant d'apparaître dans l'abdomen : elle se manifeste d'abord dans le cœur droit, puis dans la veine cave inférieure thoracique, dans le cœur gauche, dans la veine cave abdominale, etc.: le sang de la veine porte reste plus longtemps coagulé.

IV. MORT ACCIDENTELLE. — Je ne fais que mentionner la mort *accidentelle* due à un traumatisme.

L'individu, en se précipitant dans l'eau, tombe sur un piquet, sur un bateau, sur une pierre ; il se blesse grièvement et meurt de sa blessure.

Examen du cadavre. — Avant de commencer la description du cadavre, je vous préviens que j'admettrai, dans tout ce qui a rapport à cet examen, que nous nous trouvons en présence d'un corps n'ayant séjourné que quelques heures dans l'eau, en hiver, et que l'autopsie est faite immédiatement après que le cadavre a été retiré de l'eau. (Planche II.)

Il faut, en effet, tenir un grand compte des phénomènes de la putréfaction dans l'examen du cadavre d'un noyé. La putréfaction modifie complètement les divers caractères que je vais exposer devant vous; elle peut les effacer tout à fait. C'est pour ne pas avoir su apprécier la valeur des phénomènes de putréfaction qu'un certain nombre de médecins légistes ont commis de véritables erreurs médico-légales.

Devergie avait dit que vingt-quatre heures d'eau en juillet correspondent à huit jours d'eau en janvier. Je vous cite

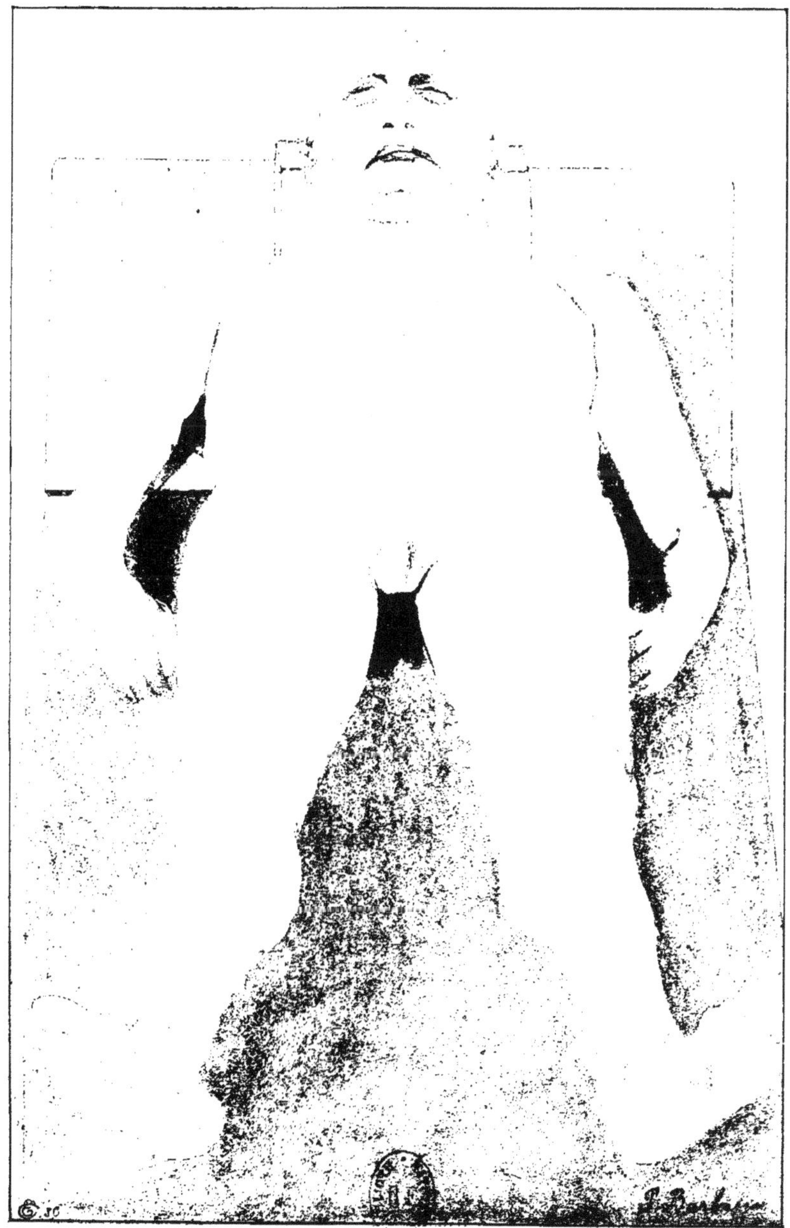

P. Barbarin del.　　　　　Éd. Crété sc. et imp.

NOYÉ, QUELQUES HEURES D'EAU.

l'opinion de Devergie, j'y reviendrai plus tard, mais je vous prie, dès maintenant, de ne pas y ajouter une foi absolue. Tous les climats ne sont pas identiques, tous les mois de janvier ne sont pas également froids, enfin dans certaines eaux les corps se conservent mieux que dans d'autres.

Rappelez-vous qu'un cadavre retiré de l'eau se putréfie avec la plus grande rapidité : la putréfaction n'existait pas au moment où le corps a été sorti de l'eau : quelques heures plus tard, elle a pris des proportions considérables.

Quand vous serez en face d'un noyé, remarquez un premier point. Notez si le cadavre était ou non revêtu de ses habits. Vous tirerez parfois de l'état des vêtements d'utiles renseignements.

Vous avez à répondre à la question du juge d'instruction :
« Y a-t-il homicide, accident ou suicide? »

Il est clair que si le cadavre n'est revêtu que d'un caleçon de bain, vous pouvez, sans grande chance d'erreur, conclure à une mort accidentelle.

S'il est habillé, vous consignerez avec soin les déchirures des vêtements, elles peuvent avoir été faites au cours d'une lutte ou par un instrument tranchant.

Souvenez-vous cependant, que lorsqu'un individu se noie dans une rivière dont le courant est rapide, il frotte, pendant qu'il est emporté au fil de l'eau, sur le lit de la rivière; les pierres, les bouteilles cassées, les débris de toutes sortes qui en garnissent la cunette usent profondément ses chaussures et ses vêtements. Un individu tombe dans la Seine du haut du pont National, à Bercy, et son corps est repêché au Point-du-Jour, à Auteuil. Le courant de la Seine n'est pas très rapide, et cependant les bottines de cet individu sont usées et même percées à leur extrémité antérieure.

Un garçon du laboratoire de la Morgue a fait à ce propos une curieuse remarque dont j'ai reconnu la vérité : Les hommes se noient couchés sur le ventre, le nez dans la cunette de la rivière : le frottement use le bout de leurs bottines; les femmes se noient couchées sur le dos, et chez elles on constate l'usure du talon et de la partie postérieure de la chaussure. Il est inutile de s'appesantir sur la cause de cette différence : elle est tout entière dans les différences anatomiques qui modifient le siège du centre de gravité chez l'homme et chez la femme.

Il faut que vous sachiez interpréter ces différentes usures.

L'aspect du cadavre des noyés a quelque chose de très particulier, mais il est variable avec l'heure où on le voit.

M. Montano qui a eu l'occasion d'observer les 75 personnes qui furent noyées dans l'inondation du faubourg Saint-Cyprien, à Toulouse, assure que tous les cadavres avaient des caractères communs, mais il ne les a pas suffisamment décrits.

État de la face. — Au moment où le corps est retiré de l'eau, après y avoir séjourné quelques heures seulement, la face est pâle, mais très rapidement la peau se cyanose derrière les oreilles et près du maxillaire ; elle devient violacée et bientôt toute la face prend cette teinte verte qui donne aux noyés un aspect si horrible.

L'examen de l'*œil* joue, à juste titre, un très grand rôle. Vous savez que, peu de temps après la mort, quand la face est exposée à l'air, l'œil se plisse, la pupille se déforme et qu'il se fait sur la sclérotique une tache de dessiccation qui, par transparence, laisse voir la choroïde. Dans la submersion au contraire, la cornée devient épaisse, l'œil reste bombé, la pupille ne se déforme pas. L'œil semble être en exorbitisme, ou en hydrophthalmie.

Les paupières sont également gonflées. Ces différences tiennent à l'augmentation du volume du liquide sanguin.

Vous ne trouverez que très rarement des ecchymoses sur la conjonctive.

État de la langue. — Pour certains auteurs la langue est expulsée hors de la bouche ; pour d'autres elle ne l'est pas. Nous avons déjà rencontré ces divergences en examinant l'état de la langue dans les autres genres d'asphyxie. J'ai toujours trouvé, dans les autopsies que j'ai faites, la langue entre les arcades dentaires, un peu gonflée, gardant l'empreinte des dents; mais je ne l'ai trouvée sortie que lorsque le cadavre était déjà en état de putréfaction: nous ne nous occuperons donc pas, pour le moment, de ce caractère, puisque, ainsi que je vous l'ai dit, je ne vous parle que du noyé frais, n'ayant que quelques heures d'eau.

Examen de la peau. — La peau est considérée en Allemagne comme donnant des signes très importants dans la mort par submersion. Casper, Liman, Hofmann ont dit que la peau avait, à un degré très marqué, l'aspect de la chair de poule et que le pénis et le scrotum étaient très rétractés.

Je crois que les médecins allemands avaient surtout présents à l'esprit les phénomènes qui se passent du côté de la peau d'un individu qui prend un bain froid, au moment où il entre dans l'eau. A ce moment, en effet, sous l'influence de l'impression du froid, les fibres du dartos se contractent et la peau devient ansérine, le pénis, le scrotum et le mamelon se rétractent.

Ces phénomènes peuvent se produire au moment où s'établit la rigidité cadavérique par contracture des fibres musculaires de la peau, du dartos, et durer quelques heures. Mais quand la putréfaction s'établit, ils disparaissent.

M. Tourdes, qui ne rejette pas absolument cette opinion allemande, a fait une recherche dont les résultats m'ont fait regretter de ne pas l'avoir essayée également. M. Tourdes affirme que dans l'autopsie, pratiquée quarante heures après la mort d'un individu qui avait séjourné huit à dix heures dans l'eau, il a trouvé en examinant la liqueur séminale qui s'écoulait de l'urètre, des spermatozoïdes vivants. Nous ne savons pas si c'est là un fait unique ou s'il en est toujours ainsi. Dans tous les cas, je crois qu'il y a là une recherche systématique à faire, lorsqu'on se trouve en face d'un noyé. Cette recherche ne présente aucune difficulté et elle peut être utile au médecin expert pour déterminer la date de la mort.

Érosions des mains. — Certaines érosions des mains sont presque constantes, et Ambroise Paré, qui, comme vous le savez, a été notre premier médecin légiste, avait édifié là-dessus une théorie qui a traversé les siècles et qu'on invoquait encore il y a soixante ans.

Ambroise Paré a dit que l'individu qui se noie fait des efforts convulsifs pour se sauver. Il cherche à se raccrocher à toutes les aspérités, à toutes les saillies qu'il rencontre, il se fait ainsi aux mains des contusions, des érosions, et même des écorchures. Les choses ne se passent pas tout à fait ainsi. Lorsqu'un individu se noie, il est pris de convulsions, au même titre qu'un individu qui se pend ou qu'on étrangle. Ce n'est pas parce qu'il fait des efforts pour saisir un objet quelconque auquel il espère se raccrocher qu'il écorche ses doigts ; il les écorche, parce que, au moment où il est pris de convulsions, il heurte ses mains contre les pierres, les graviers, les objets qui garnissent le fond de la rivière.

Les faces postérieures des mains sont souvent couvertes de contusions ou d'écorchures : ces lésions se produisent quand le cadavre a été entraîné par l'eau pendant un certain temps. Je vous rappelle à ce propos que les hommes sont emportés par le courant, sur le ventre, les femmes sur le dos.

Vous devrez vous souvenir de ces détails, afin de ne pas attribuer à des violences, des lésions qui ont une origine toute naturelle.

Vous trouverez très rarement, et peu abondantes, les petites ecchymoses ponctuées sur lesquelles j'ai appelé votre attention dans la pendaison, la strangulation et la suffocation. Vous ne les rencontrerez que dans la submersion brusque, lorsque l'individu a coulé à pic.

La peau des mains et des doigts est blanche et un peu plissée, comme macérée ; elle rappelle la peau des femmes qui lavent le linge.

Autopsie. — La position de l'épiglotte a de tout temps préoccupé les médecins légistes. Pour tous les auteurs, l'épiglotte, dans la mort par submersion, est verticale. Cela est vrai, Messieurs, sauf dans les cas où la putréfaction a commencé, mais cela ne prouve rien, car l'épiglotte est toujours verticale, quel que soit le genre de mort auquel l'individu ait succombé.

Un des signes les plus caractéristiques de la submersion est la présence ou l'absence de l'écume bronchique. Pour nous, la question médico-légale se résume toujours dans la demande du juge d'instruction : « L'individu vivait-il quand il a été précipité à l'eau, ou n'y a-t-on jeté qu'un cadavre ? »

Eh bien, Messieurs, quand on repêche un noyé qui n'a séjourné que peu de temps dans l'eau, par une température fraîche, on ne trouve pas de champignon de mousse au-devant du nez ou de la bouche ; mais si, par la même température, on retire un cadavre qui a séjourné vingt-quatre heures dans l'eau, immédiatement le nez et la bouche se couvriront d'un champignon d'écume qui peut cacher la face depuis la racine du nez jusqu'au menton.

G. Bergeron et Montano ont voulu se rendre compte de la quantité d'écume ainsi rendue ; ils ont noyé un chien pesant 19 kilogrammes ; ils l'ont retiré de l'eau au bout de quelques heures, il a rendu 30 grammes d'écume bronchique.

Qu'est-ce que cette écume ? Elle est constituée par une masse extrêmement fine dont les petites bulles ont à peu près un dixième ou un quinzième de millimètre : cette mousse parait blanche, mais on aperçoit au microscope, dans les parois des bulles, des globules de sang, déformés et ayant perdu une grande partie de leur hémoglobine.

Au bout de peu de temps, trois jours au maximum, la spume est plus colorée : elle contient encore quelques globules de sang déformés, mais elle devient surtout rougeâtre par transsudation de la matière colorante du sang dans les bronches.

Voici comment cette écume se produit : Lorsque l'individu qui se noie fait les grands efforts d'inspiration dont je vous ai parlé, il fait pénétrer une certaine quantité d'eau dans les bronches. Cette eau se mêle à l'air contenu dans celles-ci.

L'air et l'eau sont battus ensemble à chaque mouvement respiratoire. En outre il se fait sous l'influence de l'irritation causée par l'introduction de l'eau, une exsudation bronchique de mucosité, un peu filante, qui se mêle à la spume et lui donne la consistance de l'eau de savon.

Cette écume se fait dans les extrémités des bronches. Quand on la cherche, à l'autopsie d'un cadavre de noyé frais, n'ayant que peu d'heures d'eau, on la trouve jusqu'à la fin des plus petits rameaux bronchiques, dans les alvéoles pulmonaires. Au fur et à mesure que le séjour dans l'eau se prolonge, au fur et à mesure que la putréfaction se prononce, la mousse est repoussée vers le larynx, on la rencontre de moins en moins bas dans les voies respiratoires, et au bout de dix-huit jours. M. Tourdes n'en a plus constaté que quelques bulles, sur les lèvres.

Il est donc inutile de discuter, avec les auteurs, si l'on trouve toujours de l'écume bronchique chez un noyé. Lorsqu'un homme se noie, lentement ou brusquement, il y a toujours conflit, dans ses bronches, entre l'air qui s'y trouve et l'eau qui y pénètre, il y a toujours de l'écume. On pourrait donc admettre en théorie que les noyés chez lesquels on ne trouve pas de mousse au-devant du nez et des lèvres, ont séjourné longtemps dans l'eau.

En est-il toujours ainsi? Non, Messieurs, pas toujours. Un individu peut mourir, par inhibition, au moment où il tombe à l'eau; il n'a pas eu le temps de faire une inspiration, il n'a pas introduit par conséquent d'eau dans ses bronches : il n'y aura pas d'écume. Je n'affirme rien, Messieurs : l'absence de spume est une exception, mais la mort par inhibition, par surprise, est également une exception.

Pendant combien de temps peut-on trouver, chez un noyé, de l'écume bronchique? La durée en est variable. En hiver, on en trouve encore quand le corps a séjourné douze à quinze jours dans l'eau; on n'en trouve plus s'il a séjourné trois semaines. En été, on la chercherait en vain après le quatrième et le cinquième jour.

Je ne m'arrête pas, Messieurs, au diagnostic différentiel de cette écume : il suffit de vous signaler les causes d'erreur pour que vous les évitiez : il est difficile de confondre en effet la mousse des noyés avec la spume du catarrhe suffocant, ou l'écume des crises d'épilepsie et des accès de rage.

Nous avons dans l'écume bronchique un excellent signe de la mort par submersion, mais il faut le chercher; il faut surtout savoir le chercher. Si vous procédiez, comme on fait souvent dans les autopsies ordinaires, en ouvrant le thorax et en arrachant le larynx, la trachée et les poumons, vous feriez disparaître une grande partie des caractères que vous cherchez et qui vous eussent guidés.

Vous devez rechercher la spume depuis les lèvres jusqu'aux alvéoles pulmonaires, mais pour cela il faut procéder avec méthode, avec lenteur, et avec d'infinies précautions.

Vous pourrez trouver des aliments dans le larynx, la trachée et jusque dans les bronches moyennes (1). D'où viennent-ils? Les matières alimentaires peuvent pénétrer dans les voies respiratoires à deux moments.

D'abord pendant la vie, au moment où la personne qui se noie est prise de la toux expulsive, provoquée par l'introduction de l'eau dans la trachée. Il se passe alors un phénomène analogue à celui que nous observons chez les individus qui *avalent de travers* et qui, en toussant, vomissent une partie des aliments qu'ils viennent d'avaler. Le noyé peut avoir, lui aussi, des vomissements, et si, au même instant, il fait un effort d'inspiration violent, les matières alimentaires contenues dans le pharynx tombent dans la trachée.

Mais lorsqu'un individu qui s'est noyé est resté longtemps sous l'eau, sous l'influence de la putréfaction les gaz contenus dans l'intestin peuvent refouler et expulser de l'estomac les aliments qui s'y trouvent et les faire remonter, le long de l'œsophage, jusqu'au pharynx. Si la putréfaction conti-

(1) Voir observations 13, 14, 18.

nue, la tension des gaz n'augmente plus, soit que, par le fait d'une pression exagérée, la paroi de l'abdomen se soit déchirée, soit que les gaz soient résorbés. A ce moment l'eau reflue dans l'estomac et les bronches, et elle entraîne dans les voies aériennes les matières alimentaires contenues dans le pharynx. La pénétration de ces matières est moins brusque, moins violente que lorsqu'elle a lieu pendant la vie, à la suite d'inspirations puissantes ; les aliments ne pénètrent guère plus loin que la partie moyenne de la trachée.

Si donc on trouve des matières alimentaires dans la partie inférieure de la trachée et dans les bronches, on peut affirmer qu'elles y ont été introduites au moment où l'individu faisait les grandes inspirations.

Nous avons donc là un second signe, excellent, qui nous permet de dire si une personne vivait au moment de la submersion ; cependant, ce signe n'est pas constant, car si le noyé était à jeun, nous ne trouverons pas d'aliment dans sa trachée et ses bronches. Enfin, il faut toujours tenir compte des phénomènes dus à la putréfaction.

Un troisième signe, Messieurs, nous est fourni par la pénétration dans les bronches, de sable, de boues, de débris végétaux de toutes sortes qui peuvent se trouver dans l'eau.

Vous savez que les individus qui se noient font des efforts d'inspiration d'une puissance extraordinaire. Je vous ai cité plusieurs fois, et j'y reviens toujours parce que c'est un exemple typique, le cas de cet ouvrier égoutier, trouvé noyé dans la cunette de l'égout du boulevard Rochechouart, et de la bronche duquel M. Descoust a retiré un gravier de la grosseur d'un haricot. Il n'est pas rare que l'on puisse trouver dans la trachée et les bronches des noyés des grains de sable et des graviers d'un certain volume (1).

Mais il n'en est pas toujours ainsi : si l'individu se noie dans une rivière dont l'eau est très claire et très propre,

(1) Voir observations 17, 23, 27.

comme il n'ingère qu'un ou deux litres d'eau, la quantité
de sable ténu qui a pénétré dans les voies respiratoires n'est
pas assez considérable pour être décelée à l'œil nu.

Il faut savoir chercher ce sable; s'il y en a beaucoup, il
criera sous les ciseaux; mais la manière la plus pratique
pour le trouver, c'est de ramasser et d'étaler sur le dos de
la main gauche les mucosités contenues dans la trachée et
les bronches, et de frotter ensuite doucement cette main
avec l'index de la main droite. La pulpe de l'index vous donnera immédiatement la sensation des plus petits grains de
sable contenus dans les mucosités (1).

La localisation de ces dépôts se fait surtout sur les épe-
rons des bifurcations bronchiques (2) : c'est là qu'il faut les
rechercher de préférence et on y trouvera de la spume, du
sable, des petits graviers, de la vase, des débris végétaux.

Mais, a-t-on dit, si un individu se noie dans une mare,
dans un canal infect, dont l'eau contient une grande quantité de matières en décomposition, la putréfaction n'en sera-t-
elle pas hâtée?

Messieurs, c'est possible, mais moins évident qu'on ne le
croit d'ordinaire.

Je dois vous mettre en garde contre une cause d'erreur.
Après la mort, le sable, les débris végétaux pénètrent-ils
dans les bronches ?

M. Bougier, un de mes anciens élèves, a cherché à résoudre le problème; Devergie s'en était occupé avant lui.

M. Bougier a mis un cadavre dans une baignoire, il a
semé du sable dans l'eau, de façon que l'eau qui pénètre
dans la trachée, à la fin de la putréfaction, entraine ce
sable avec elle. M. Bougier a répété son expérience plusieurs
fois, jamais il n'a trouvé du sable au delà de la seconde rami-
fication bronchique.

Nous sommes donc autorisés à conclure que, lorsqu'un
noyé est frais, la présence du sable dans les bronches est

(1) Voir observations 19, 21, 24, 26.
(2) Voir observation 10.

un signe excellent, l'individu a respiré dans l'eau. Lorsque la putréfaction est avancée, au contraire, la présence du sable, entraîné par l'eau, peut être décelée dans l'arbre aérien et la valeur de ce signe ne doit pas être invoquée.

État des poumons. - L'examen des poumons nous fournit des signes excellents, surtout chez les noyés frais.

Le premier fait sur lequel il est nécessaire d'appeler votre attention, c'est l'augmentation énorme du volume des poumons d'un noyé. Dès que le thorax est ouvert, ils semblent faire hernie au dehors du cadavre, sauf lorsque le noyé avait antérieurement des adhérences pleurales. Dans ce cas, le poumon, du côté malade, est moins volumineux, il ne cherche pas à sortir de la cage thoracique, il contient moins d'eau.

Quand la putréfaction s'établit, les poumons s'affaissent, et les plèvres contiennent une quantité variant de 400 à 600 grammes d'une eau teintée en rouge par la transsudation de la matière colorante du sang.

Pris dans la main, le poumon résiste à la compression, il est comme emphysémateux, mais il est plus mou que dans l'emphysème ; il donne l'impression d'une éponge pleine d'eau, mais avec une sensation de plus grande résistance. Je ne saurais mieux définir cet état particulier du poumon qu'en lui donnant le nom d'*emphysème aqueux*.

A la coupe, le tissu pulmonaire laisse sourdre une certaine quantité de spume plus ou moins aérée, et de l'eau en abondance.

M. Tourdes a expérimentalement essayé de déterminer quelle quantité d'eau pouvait pénétrer dans le poumon. Il a pris un fragment de poumon de 110 grammes, et il l'a laissé pendant quelque temps sous le cadavre lui-même, c'est-à-dire en lui faisant supporter un poids de 15 à 20 kilogrammes ; au bout d'une heure, ce fragment de poumon ne pesait plus que 75 grammes : il avait donc perdu 35 grammes de son poids primitif. Lorsque le fragment de poumon ne provient pas du cadavre d'un noyé, il ne perd, soumis à la même pression, pendant le même laps de temps, que 5 ou 6 grammes.

G. Bergeron et Montano ont, à l'aide d'un procédé différent, tenté de déterminer le même fait.

Ils ont trouvé que la densité du poumon d'un noyé est de 0,6, tandis que la densité du poumon normal est de 0,5.

Lorsque M. Vibert et moi avons fait nos expériences à propos de la mort dans la submersion lente, nous avons toujours, avec le plus grand soin, examiné les poumons des animaux qui nous avaient servi. Depuis, nous n'avons jamais fait l'autopsie d'un noyé, sans nous assurer, d'une façon minutieuse, de l'état de ses poumons.

Vous savez que Tardieu a affirmé qu'il ne se produisait pas, dans la submersion, d'ecchymoses sous-pleurales. G. Bergeron et Montano ont noté la présence de suffusions sans bords nettement limités.

Messieurs, on trouve autour des alvéoles des petits foyers hémorrhagiques, de la grosseur d'une tête d'épingle : ils ne sont pas très apparents, il faut les chercher, les placer sous le champ du microscope, parce que la matière colorante du sang a diffusé. Sur cinq fragments d'environ 1 centimètre cube, pris au hasard dans le poumon d'un chien noyé en quarante minutes, M. Vibert et moi en avons trouvé trois. Ces petits foyers ne se trouvent pas dans le voisinage des veinules ou des artérioles un peu volumineuses ; ce sont des hémorrhagies capillaires qui rappellent, au moins par leur volume, les ecchymoses ponctuées sous-pleurales.

Celles-ci sont assez rares chez les noyés : en revanche, nous avons presque constamment rencontré de larges ecchymoses sous-pleurales, dont quelques-unes atteignaient les dimensions d'une pièce de 5 francs, formées par des globules sanguins décolorés : elles étaient à peine visibles.

Lorsqu'un individu se noie d'une façon brusque et soudaine, on trouvera chez lui des ecchymoses sous-pleurales comme dans la suffocation. J'ai eu l'occasion d'examiner avec M. Vibert le corps d'un individu tombé dans un puits (1) : on supposait qu'il y avait eu crime. Cet homme avait des plaies de tête, mais pas de fracture du crâne ; il présentait les caractères absolus de la mort par submersion ; il avait un champignon de spume bronchique, et nous avons constaté chez lui la présence d'ecchymoses sous-pleurales très nettes, comme on les trouve chez un homme qui succombe brusquement ; peut-être les coups qu'il avait reçus sur la tête ont-ils déterminé chez cet individu comme une commotion cérébrale qui a hâté le dénouement.

Je vous ai déjà parlé d'une affaire dans laquelle M. Girard, de Grenoble, dut intervenir (p. 22) : Le cadavre d'une femme est trouvé dans un puits ; l'autopsie est ordonnée, le médecin expert constate la présence d'ecchymoses sous-pleurales et, s'appuyant sur l'opinion de Tardieu, affirme que cette femme a été étranglée avant d'être jetée dans le puits. On arrête le mari, qui heureusement demanda une contre-expertise. M. Girard, de Grenoble, fut commis, et dans une série d'expériences sur lesquelles je ne reviens pas, il démontra que, dans la submersion brusque, il se produit des ecchymoses sous-pleurales et sous-péricardiques.

Enfin, vous trouverez dans les poumons une dernière lésion, fort intéressante au point de vue du rappel à la vie des noyés.

Quand on examine les alvéoles pulmonaires et les dernières ramifications bronchiques, on constate que l'épithélium pulmonaire a subi une altération profonde. Si l'on place pendant vingt-quatre heures, dans l'alcool au tiers, de très petits fragments de poumons, enlevés immédiatement après la mort des animaux en expérience, on peut ensuite détacher très facilement les cellules épithéliales des petites bronches et des vésicules pulmonaires, par la dissociation. Ces cellules ont augmenté de volume ; elles sont devenues sphéroïdales ; le protoplasma ainsi gonflé est rempli de granulations douées des caractères optiques des matières grasses et que l'acide

____

(1) Voir observation 7.

osmique colore également en noir. Quand ces granulations
ne sont pas trop abondantes, on aperçoit au milieu de la
cellule le noyau non augmenté de volume et paraissant intact. Il s'agit là d'une véritable dégénérescence granulo-grais-
seuse, intéressante à cause de son origine, qu'on ne peut
guère attribuer qu'au passage d'une certaine quantité d'eau
à travers l'élément, intéressante aussi en raison de la rapidité avec laquelle elle se produit : moins d'une demi-heure
quelquefois. On retrouve, dans le champignon de mousse
des animaux, lorsqu'on l'examine dès qu'ils ont succombé,
un certain nombre de ces cellules alvéolaires dégénérées,
expulsées avec la spume.

On lit, parfois, dans le récit du sauvetage d'un noyé, que
l'individu retiré de l'eau a refait quelques efforts de respiration, qu'il a eu des crachements de sang et qu'il est mort. La
dégénérescence de l'épithélium pulmonaire donne l'explication de ce fait. Quand elle existe, l'individu n'est plus en état
de bénéficier du passage de l'air dans ses poumons.

Je vous ai dit que la constatation, dans la trachée et les
bronches, de la présence de matières alimentaires, de sable,
de graviers, de débris végétaux, était un signe excellent au
point de vue de la question médico-légale : « L'individu
a-t-il été jeté à l'eau vivant ? »

Il y a cependant des erreurs possibles. Pour vous mettre
en garde contre elles, ouvrez la caisse du tympan : Vous y
trouverez des aliments et du sable, comme dans les bronches.
Les expériences de M. Bougier, les nôtres, montrent que, si
la putréfaction fait pénétrer des matières alimentaires ou du
sable dans la trachée et les bronches, il lui est impossible
d'en faire pénétrer dans la caisse du tympan ; il faut, en
effet, des efforts considérables pour leur faire franchir la
trompe d'Eustache, et ils ne sont possibles que par l'action
des grandes inspirations.

Tube digestif. — L'estomac des noyés contient de l'eau (1). La

(1) Voir observation 8.

quantité d'eau que l'on peut y trouver varie d'un tiers ou d'un quart de litre à un demi-litre ; une fois, nous en avons recueilli un litre : c'est un fait exceptionnel.

La présence de l'eau dans l'estomac est un bon signe ; elle pénètre en effet dans les voies digestives au moment où l'individu fait des efforts incoordonnés pour faire arriver de l'air dans son larynx et sa trachée. Cependant, on ne trouve pas toujours de l'eau dans l'estomac : un certain nombre d'individus ne font pas, en même temps, des efforts de déglutition et de respiration ; chez d'autres, le développement de la putréfaction a pu faire sortir de l'estomac l'eau qu'il contenait.

D'un autre côté, on a objecté que la présence de l'eau dans l'estomac d'un noyé n'avait aucune signification, qu'elle ne prouvait pas que cet individu avait fait des efforts d'inspiration et de déglutition sous l'eau, et qu'avant d'être jeté à l'eau, il avait fort bien pu boire un ou deux verres d'eau. Il faudrait donc prouver l'identité de l'eau recueillie dans l'estomac avec celle du milieu dans lequel le noyé a été retrouvé. Mais il existe dans l'estomac des mucosités et d'autres liquides qui changent complètement la constitution de l'eau ingérée.

On a émis des hypothèses encore plus extraordinaires ; je ne peux résister à l'envie de vous en citer une, que j'appellerai le chef-d'œuvre des hypothèses. On a dit : Un individu peut être assassiné par un médecin familiarisé avec le maniement de la sonde œsophagienne, qui aurait introduit, par ce moyen, une certaine quantité d'eau dans l'estomac de sa victime, avant de jeter son cadavre à l'eau.

Je reviens à des faits plus sérieux et je vous signale, à propos des lésions du tube digestif, un dernier point : J'ai noté, dans quelques cas, la présence de taches noires sur la surface de l'estomac et de l'intestin ; ces taches sont larges, mais pâles en raison de la décoloration par l'action de l'eau du sang épanché.

En ce moment-ci, la question de ces taches hémorrhagiques est très discutée. On conteste leur présence sur la muqueuse gastro-intestinale des personnes qui ont succombé à une intoxication par l'oxyde de carbone.

On les trouve dans différents modes d'asphyxie, notamment chez les pendus.

Des recherches nouvelles doivent être faites en ce sens; elles seront très intéressantes et elles nous permettront peut-être de conclure que ces taches décolorées sont dues à des lésions analogues à celles que nous avons constatées dans les autres genres d'asphyxie.

État du sang. — Messieurs, je ne vous retiendrai pas long-temps sur l'état du sang ; nous l'avons étudié en même temps que le mécanisme de la mort. Rappelez-vous qu'il est fluide, d'une couleur cerise ou noirâtre, et qu'on ne trouve, en général, pas de caillots à l'intérieur du cœur, par suite de la décoagulation du sang.

Cependant il y a parfois des caillots dans le cœur : Devergie en a constaté deux fois, Maschka cinq fois sur cent, M. Tourdes vingt fois sur cent. A la Morgue, où j'ai fait de nombreuses autopsies de noyés, je n'en ai trouvé que deux fois sur cent.

Pourquoi cette différence? Pourquoi, chez certains noyés, le cœur contient-il des caillots de sang et n'en contient-il pas chez d'autres? Dans les expériences que j'ai faites avec Paul Loye, quand l'animal noyé était ouvert immédiatement après sa mort, nous avons toujours trouvé des caillots dans le cœur : quand l'autopsie était pratiquée longtemps après la mort, le cœur ne contenait plus de caillots ; la décoagulation avait eu le temps de se faire.

M. Tourdes a cherché à expliquer ces phénomènes : il a émis une hypothèse que rien n'est venu vérifier ou infirmer. M. Tourdes a pensé que les noyés chez lesquels on trouvait des caillots dans les cavités du cœur étaient des alcooliques.

Dans l'un des faits que j'ai observés, il s'agissait d'un homme alcoolique atteint d'une pneumonie fibrineuse, qui était allé se jeter à l'eau pendant son délire. La présence de caillots dans le cœur, dans un cas pareil, n'a rien qui doive surprendre.

Il y a là matière à des recherches fort intéressantes ; il semble, d'un autre côté, que chez les animaux que P. Loye et moi avons chloroformisés avant de les noyer, les caillots se formaient plus nombreux que chez les autres. Enfin, dans l'autopsie d'un noyé faite par G. Bergeron, le cœur était rempli de caillots : il a été prouvé que cet homme se faisait depuis quelque temps des piqûres de morphine.

Je ne saurais vous dire s'il est possible d'établir entre ces faits et la coagulation du sang chez les noyés une relation quelconque.

Il faut aussi que vous sachiez que chez un noyé le sang coule, liquide, au dehors des plaies ou des érosions dont le corps peut être couvert. Il ne faudrait pas en conclure que ces plaies ont été faites avant la submersion.

J'ai été consulté à ce propos dans l'affaire suivante (1) : Le cadavre d'un individu est trouvé dans le gave de Lourdes ; il était onze heures du matin, il faisait chaud. On porte le corps sous un hangar, un médecin l'examine et constate quelques plaies de tête qu'il attribue au choc de la tête sur les galets que roule le torrent.

Le procureur de la République est prévenu ; il y a un transport de justice ; quelques heures s'étaient écoulées depuis le premier examen. Du sang liquide s'écoulait par chacune des plaies de la tête, et le médecin qui accompagnait le parquet en conclut qu'elles avaient été faites pendant la vie.

L'enquête a démontré, au contraire, que l'homme s'était jeté dans le gave, et qu'il avait été retiré de l'eau six jours après sa mort.

Cerveau. — A l'époque de Bichat, on attachait une grande importance à la congestion du cerveau, du poumon ou du cœur ; aussi recherchait-on avec soin, dans l'autopsie d'un

____

(1) Voir observation 12.

noyé, la congestion du cerveau, et Devergie a publié plusieurs cas où il l'a constatée [1].

Dans tous ces cas, Messieurs, il s'agissait de noyés putréfiés et la congestion du cerveau était due au reflux du sang que provoque la circulation posthume.

M. Tourdes cite un fait qui prouve que s'il ne se produit pas de congestion du cerveau dans la submersion, il peut du moins se produire d'autres lésions cérébrales : Un enfant tombe à l'eau ; un homme, témoin de l'accident, se précipite à son tour dans la rivière ; il saisit l'enfant, mais il se débat, fait des efforts et finalement on est obligé de le retirer à son tour. Quand on le rappelle à la vie, il est hémiplégique : il a été démontré que cet homme avait eu un petit foyer hémorrhagique de l'encéphale. Cette hémorrhagie était-elle due à l'impression du froid ? Était-elle due à la rupture d'un petit anévrysme miliaire sous l'influence de la chute dans l'eau ? Il est difficile de se prononcer, mais il ne s'agissait pas là d'une congestion cérébrale.

Vessie. — On a beaucoup discuté sur l'état de la vessie et sur celui des urines. Dans la moitié des cas la vessie est pleine, dans l'autre moitié elle est vide. On a pensé pouvoir caractériser la mort par submersion, par la présence de l'albumine dans les urines. MM. Ogier et Vibert ont pris, sur un cadavre, la vessie ; ils l'ont vidée, l'ont remplie d'eau et l'ont suspendue ; vingt-quatre heures après, l'eau contenait de l'albumine. Chaque fois qu'ils ont renouvelé l'expérience ils ont obtenu le même résultat. La présence de l'albumine est donc un phénomène de putréfaction, et l'on ne peut rien en conclure, comme caractère médico-légal.

Putréfaction. — J'ai terminé, Messieurs, l'exposé des caractères de la mort dans la submersion.

Je dois maintenant vous parler de la putréfaction, parce que, dès qu'elle s'établit, elle bouleverse tous les signes que je

[1] Devergie, *Médecine légale théorique et pratique.* 3ᵉ édit. Paris, 1852.

vous ai énumérés, elle les efface, et elle en fait naître d'autres.

La putréfaction, chez les noyés, peut être divisée en trois périodes : la première est celle de la *putréfaction gazeuse*, la seconde celle de la *saponification*, la troisième celle de *l'incrustation de cristaux*.

1re PÉRIODE. — *Putréfaction gazeuse*. — Le mécanisme en est très simple, mais d'une importance exceptionnelle chez le noyé. Vous savez que dans la mort chez le nouveau-né, qui n'a encore pris aucune nourriture, la putréfaction commence par l'extérieur ; chez l'individu qui a mangé, elle commence par l'intestin. Des microbes *anaérobies*, bien étudiés par M. Duclaux, pénètrent dans les glandes de l'intestin, dissocient les épithéliums, arrivent dans les veinules, dans les capillaires, et le sang expulsé par la tension due à la fermentation intestinale concomitante se répand dans tout le corps : la tache verte initiale, indice de l'endroit où commence la putréfaction, se montre sur la peau de la fosse iliaque droite.

Dans la submersion, ce n'est pas la même chose. En pénétrant dans les vaisseaux, les anaérobies trouvent un sang que l'eau qu'il contient a rendu liquide. En même temps, les gaz qui se développent dans l'abdomen ont une pression telle qu'au commencement de la putréfaction gazeuse elle peut atteindre une à deux atmosphères. Sous l'influence de cette puissance d'expansion vraiment énorme, le diaphragme est refoulé et comprime les organes thoraciques : il sort alors des alvéoles et des petites bronches cette spume qui, s'échappant par la bouche et le nez, constitue le champignon des noyés. Le liquide, qui donne aux poumons, avant la putréfaction, cette consistance emphysémateuse particulière, sort du parenchyme pulmonaire et se répand dans la plèvre ; il est coloré en rouge, par transsudation de la matière colorante du sang, et on en trouve parfois près d'un demi-litre dans la cavité pleurale.

En même temps, le sang est repoussé du centre vers la

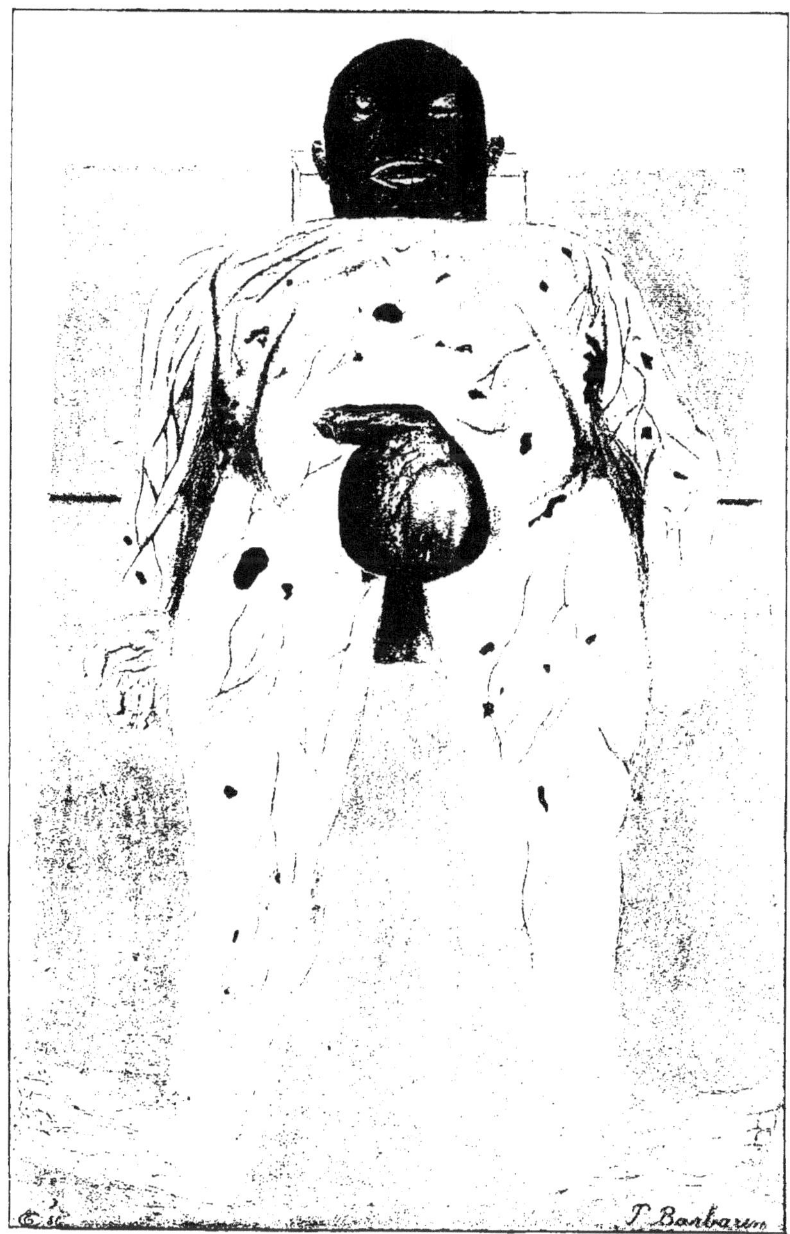

P. Barbarin del.　　　　　　　　　　　　Éd. Crété sc. et imp.

NOYÉ, TROIS SEMAINES D'EAU.

périphérie, et alors on voit apparaître sur la peau. et surtout sur la peau de la face et des membres, ces veinosités bleuâtres, qui changeant rapidement de couleur, finissent par donner aux noyés cette coloration verdâtre qui rend leur aspect si horrible et si repoussant (planche III).

Le sang transsude hors des vaisseaux, et s'il y a eu, au moment de la chute dans l'eau, des contusions. des érosions ou des suffusions sanguines, il est difficile, une fois que la sérosité roussâtre due à la putréfaction a commencé à s'écouler, de reconnaître si ces contusions et ces suffusions sanguines ont été faites pendant la vie ou ne sont qu'un phénomène de putréfaction. Cette sérosité colorée transsude dans le péritoine, dans le péricarde, dans les bourses séreuses ; on peut en trouver de grandes quantités.

Les gaz se répandent dans le tissu cellulaire sous-cutané, dans le scrotum, qui peut atteindre le volume d'une tête d'enfant, dans la verge qui devient le siège d'une érection gazeuse considérable, dans la poitrine, dans le cou, dans la face ; le corps entier est quelquefois tellement gonflé que, étendu sur nos tables d'amphithéâtre. il a un mètre de haut. La peau est tendue au point que souvent elle éclate.

Les cadavres sont phosphorescents. A la Morgue, avant l'installation des appareils frigorifiques, tous les cadavres de noyés répandaient la nuit des lueurs phosphorescentes. C'était un spectacle très impressionnant.

Quelle est la composition de ces gaz ? A la Morgue, où nous tâchons de respirer le moins de gaz délétères possible, sans y réussir complètement, nous piquons avec la pointe d'un scalpel le scrotum, la verge, le thorax des noyés, afin de donner issue aux gaz, et nous les allumons. Ces gaz brûlent avec une flamme bleue, longue de 5 à 6 centimètres, comme la flamme d'un chalumeau (1).

Il arrive aussi que ces gaz ne s'enflamment pas.

Boutmy et moi nous avons analysé ces gaz de putréfaction.

1) Voir observations 21, 22.

Quand la putréfaction commence, les microbes anaérobies produisent de l'acide carbonique, mais il se dégage aussi de l'hydrogène, des hydrocarbures, de l'azote, de l'hydrogène sulfuré ; quelquefois même il reste un peu d'oxygène.

En analysant les gaz échappés du scrotum d'un noyé, Boutmy et moi avons trouvé qu'ils avaient la composition suivante :

```
Hydrogène.....................................  12,2
Hydrogène sulfuré.........................,.........   1,2
Hydrocarbures.........  ....................  13,4
Oxygène.........  ..  .......................   7,8
Acide carbonique......................  .........  33,5
Azote...........................................  31,9
```

M. Garnier, de Nancy, qui a répété nos expériences, a obtenu les mêmes chiffres.

D'ailleurs, le résultat de ces expériences peut être variable.

En été, les deux premiers jours, les gaz ne brûlent pas : le dégagement d'acide carbonique est trop considérable. Du troisième au sixième jour, les gaz s'enflamment très bien, parce qu'ils contiennent surtout de l'hydrogène et des hydrocarbures ; mais à partir du septième, du huitième ou même du dixième jour, on n'obtiendra plus de flamme, parce que l'hydrogène et les hydrocarbures ne se dégagent plus qu'en faible quantité et qu'au contraire il y a un fort dégagement d'ammoniaque. En même temps il se fait des ptomaïnes.

Vous savez que les ptomaïnes sont des alcaloïdes qui se forment dans les corps en putréfaction. Elles sont très avides d'oxygène et disparaissent à l'air. On peut les trouver en quantité telle qu'elle fait naître l'idée d'une intoxication. Le travail du professeur Selmi, qui a précédé le nôtre, a été fait pour démontrer qu'un général, que l'on croyait avoir été empoisonné par la delphinine, était mort naturellement et que les alcaloïdes trouvés dans ses intestins étaient le résultat de la putréfaction. Enfin, la composition de ces gaz varie selon la région d'où on les retire : elle diffère au thorax, à l'abdomen, aux fesses, au scrotum, etc.

Les gaz développés sous l'influence de la putréfaction due aux anaérobies atteignent un volume considérable et ils ont pour effet de faire remonter à la surface de l'eau, le corps qui jusque-là était resté au fond.

Messieurs, avons-nous des signes extérieurs qui permettent, par une température moyenne, de dire à quelle période correspond la putréfaction ?

J'appelle d'abord votre attention sur le décollement de la peau aux extrémités des doigts. La peau devient blanchâtre, plissée, macérée ; puis, elle se détache et forme autour du doigt comme un doigt de gant flottant. Au bout de trois mois, l'épiderme disparaît avec les ongles (1).

Il n'en est pas de même des pieds, car ils sont habituellement chaussés et le décollement de l'épiderme se produit moins. Quand il se fait, l'épiderme se décolle comme une sandale.

Vérifiez toujours le degré d'adhérence des ongles, en les retournant ; vous constaterez qu'au bout de huit jours ils adhèrent très bien : mais au bout de trois semaines, on les arrache facilement, par une saison moyenne.

Les cheveux et les poils s'arrachent aussi facilement que les ongles (2).

La tache de putréfaction, d'un rouge verdâtre, paraît chez les noyés à peu près au niveau du sternum, et il existe un désaccord complet entre la partie sus-diaphragmatique et la partie sous-diaphragmatique du corps. La portion sus-diaphragmatique se putréfie infiniment plus vite, à tel point que M. Tourdes a pu dire qui si on séparait le corps d'un noyé par son milieu, personne ne voudrait croire que les parties ainsi divisées appartiennent au même individu.

Plus tard la tête est boursouflée, horrible, elle a une teinte verte, qui passe au noir ; à ce moment l'individu semble avoir une tête de nègre. Les lèvres sont gonflées, œdématiées, retournées et laissent apercevoir les dents, dont la blancheur

1 Voir observations 9, 10, 15, 17, 20.
2 Voir observation 18.

contraste avec la couleur de la face et en augmente l'horreur.

Cet état de la tête correspond à quatre semaines d'eau, par une température moyenne ; à quinze jours d'eau, en été ; à six semaines ou deux mois d'eau, en hiver.

Devergie a donné des chiffres relatifs aux variations de la putréfaction suivant les saisons. Retenez ces chiffres, mais ne les appliquez pas avec trop de rigueur, car il n'y a ni deux hivers, ni deux étés absolument semblables.

Devergie, après de nombreuses expériences, a dit que :

En hiver 3 à 5 jours d'eau correspondaient à 5-8 heures en été,
   »   4 à 8 jours d'eau correspondaient à 24 heures en été,
   »   15 jours d'eau correspondaient à 4 jours en été.

Il y a dans cette appréciation quelque chose qui n'est pas aussi précis qu'on pourrait le croire ; Devergie ne parle pas des saisons intermédiaires ; il faut en outre que nous tenions compte de la température de l'eau et de la nature même du liquide ; si ce liquide est une eau vaseuse, où fermentent des matières organiques, la putréfaction sera plus rapide. Enfin nous devons attacher une grande importance à la durée du temps qui s'est écoulé entre l'instant où l'on a retiré le corps de l'eau et celui de l'autopsie. Le noyé se putréfie très vite, mais au moment où il est sorti de l'eau, la putréfaction subit une sorte de coup de fouet qui l'active énormément ; en effet, l'eau est dans l'immense majorité des cas plus froide que l'air ambiant ; par suite, après la sortie de l'eau, les gaz se développent rapidement et hâtent la circulation posthume.

Chaque fois que vous aurez à pratiquer l'autopsie d'un noyé, tâchez de le faire sans perdre de temps, dès qu'il est retiré de l'eau. Rappelez-vous que rien ne fait disparaître les caractères de la submersion, comme la putréfaction.

2e Période. — *Saponification.* — La saponification est la transformation des matières quaternaires de l'économie en matières ternaires ; en d'autres termes, le corps passe à l'état de *gras de cadavre.* Il se fait une sorte de savon am-

moniacal qui envahit le tissu cellulaire sous-cutané d'abord,
en commençant par le cou, puis il atteint les viscères, les
muscles et le reste de l'économie (1).

Quand commence cette période? La saponification est déjà
très apparente chez les individus qui ont séjourné quatre
mois dans l'eau, en été. ou six mois, en hiver.

Elle peut être étudiée dans certains cimetières avec plus
de précision que lorsqu'elle se fait dans l'eau.

Vous savez que les terrains argileux, où les corps sont
alternativement secs et baignés par l'eau qui stagne, ont la
réputation de conserver les cadavres. Le cimetière de Saint-
Nazaire était dans ce cas. Je fus chargé avec MM. Ogier
et Du Mesnil de procéder à l'examen des terrains de ce cimetière, qu'il fallait assainir (2) ; nous avons fait faire des exhu-
mations dont l'une eut lieu, jour pour jour, cinq ans après
la mort de la personne. C'était un homme gras, saponifié.
Le cœur avait ses valvules aussi saines que si le décès remontait à quarante-huit heures. Le savon ammoniacal avait
tout envahi, et sur le ventre, il avait pris la consistance d'une
tranche de lard de 10 centimètres d'épaisseur.

3ᵉ PÉRIODE. — *Période d'incrustation.* — La période de
saponification n'est pas la dernière; si le noyé, pour une
raison ou une autre, ne remonte pas à la surface de l'eau,
la période d'incrustation commence. Dans cette période, la
chaux contenue dans l'eau se substitue à la soude et à l'ammoniaque et il existe dès lors des oléates et des margarates
de chaux. Le cadavre est alors recouvert et farci de cristaux. J'avoue que cette explication ne me satisfait pas complètement. Je comprends que la chaux se dépose à la surface du cadavre, mais je suis étonné de trouver ces mêmes
cristaux à l'intérieur du corps, là où l'eau n'a pas d'accès.

Dans cette période, et déjà vers la fin de la seconde, le

(1) Voir observations 27, 29, 30, 31, 32.
(2) P. Brouardel et O. Du Mesnil, *Des conditions d'inhumation dans
les cimetières.* (*Annales d'hygiène publique et de méd. légale,* 1892,
tome XVIII, p. 27.)

noyé devient un bloc, je dirai presque qu'il prend l'apparence d'un bloc de fromage. Il n'est plus qu'une masse. Les viscères adhèrent entre eux, on ne peut séparer ni les anses intestinales les unes des autres, ni le diaphragme des organes thoraciques. Les vêtements même finissent par faire partie intégrante du bloc cadavérique, que l'on coupe comme on couperait du lard.

Il nous a été possible, à M. Descoust et à moi, d'établir l'identité d'un individu qui avait séjourné plus d'un an sous l'eau ; nous avons trouvé dans son ventre, sous une couche épaisse d'incrustation, une courroie qui portait un numéro et un nom. Or, ce nom avait été donné au greffier de la Morgue, lors de la disparition de l'individu (1).

Vous voyez donc qu'il peut être quelquefois intéressant de faire l'autopsie même de noyés qui sont restés un temps indéfini sous l'eau.

Dans ces dernières années, M. Adolphe Carnot a fait un travail très intéressant dans le but de déterminer le temps écoulé entre le moment de la mort et celui où le cadavre a été retrouvé ; il arrive à cette détermination en mesurant la densité des os. Le procédé de M. Carnot est bon, lorsque les individus ont été inhumés dans la terre ou enfouis dans le sable ; l'os devient plus poreux et plus léger. Mais le procédé ne saurait être appliqué à des cadavres saponifiés. Les matières organiques contenues dans l'intérieur des os y restent, y subissent la transformation graisseuse, et le poids de ces os est au moins égal à celui qu'ils ont pendant la vie.

Intervention des animaux. — Nous devons en outre, Messieurs, quand nous procédons à l'examen du cadavre d'un noyé, tenir compte de l'*intervention des animaux*.

Lorsqu'un individu se noie dans un égout, ou près des berges d'un canal ou d'une rivière, mais de telle manière

(1) Voir observation 32.

que certaines parties de son corps, appuyées sur ces berges,
émergent hors de l'eau, les rats d'eau s'attaquent à toutes ces
parties et les dévorent. Ces rats préfèrent les régions grasses
et surtout la petite boule de graisse située sous la pommette, l'extrémité des doigts et les talons.

Le rat attaque les chairs selon une ligne droite et nette,
qui donne l'illusion d'une plaie faite par un instrument tranchant. Il faut parfois se servir de la loupe pour distinguer
les lignes faites par les dents.

Il semblerait que lorsqu'un individu se noie dans l'eau
douce et courante, nous n'avons pas à constater sur son
corps des lésions de ce genre. Il n'en est rien. Les brochets,
les sangsues, les écrevisses, les crevettes d'eau douce s'attaquent aux noyés.

M. Arnaudet, de Cormeilles (1), a rapporté un fait très
curieux : Une vieille femme, alcoolique, fut trouvée noyée
dans son lavoir, à onze heures du soir; on l'avait vue pour
la dernière fois à huit heures. l'immersion avait donc pu
durer trois heures. La figure de cette femme était couverte
de petites érosions qui ressemblaient à des coups d'ongles :
on crut à un crime. La police fut prévenue. Dans son enquête, le docteur Arnaudet constata que le fond du lavoir
où cette femme s'était noyée était couvert d'une vase fine et
grisâtre. Dans cette vase et dans le courant de l'eau grouil-
laient des milliers de ces petits crustacés qu'on appelle des
crevettes d'eau douce, de un à deux centimètres de long.

M. Arnaudet pria l'un des assistants de plonger sa main
dans le courant; elle fut en quelques instants couverte de
ces crevettes qui cherchaient à l'envi à entamer la peau. Un
morceau de viande, plus tendre que cette main calleuse,
suspendu dans l'eau, ne tarda pas à être complètement
rongé.

Les vêtements de la noyée étaient farcis de crevettes; il y
en avait jusque dans les bas, quoique ceux-ci fussent serrés

____

(1) Arnaudet, *La Normandie médicale*, 1er déc. 1888.

par les jarretières, et sur la cuisse gauche, une grappe de ces crustacés, solidement fixés, continuait sa besogne, plus de vingt heures après la mort (1).

Lorsqu'un individu se noie dans la mer, il peut être dévoré par les squales.

Mais dans les mers que nous connaissons mieux, dans celles qui baignent les côtes de la France, les corps sont très souvent entamés par les crabes. Les crabes s'attaquent toujours aux parties qu'ils peuvent saisir avec leurs pinces, telles que le lobule de l'oreille, les lèvres, les extrémités des doigts ; les plaies sont anfractueuses, irrégulières, et ne ressemblent en rien à la fine coupure due à la morsure des rats. Je ne sais pas qu'il y ait jamais eu, sauf dans un cas que j'ai rapporté en parlant de la strangulation (2), une discussion médico-légale à ce sujet.

Rappel à la vie. — J'arrive, Messieurs, à une question fort complexe et compliquée de légendes : c'est celle de la survie et du rappel à la vie. En d'autres termes, *pendant combien de temps peut-on rappeler à la vie un individu qui est tombé à l'eau?*

Interrogez les pêcheurs ; ils vous répondront : « Au moins pendant un quart d'heure ; nous en avons sauvés qui étaient restés dans l'eau ce temps-là ! »

M. Pajot, l'ancien professeur d'accouchements à cette Faculté, était un pêcheur à la ligne fervent. Il passait de longues heures sur les berges de la Seine, la nuit surtout, et il avait opéré plusieurs sauvetages. J'ai voulu avoir son avis. Il m'a répondu qu'il avait pu rappeler à la vie des individus qui avaient été sous l'eau pendant dix minutes, mais que c'étaient des noyés pâles et non pas des noyés bleus.

Je ne sais comment interpréter cette distinction entre les noyés pâles et les noyés bleus.

Le Dr Wolley, qui a fait la plus grande partie de ses re-

(1) Voir observation 5.
(2) Voir page 212.

cherches en Écosse, déclare que le maximum de la survie est trois minutes d'eau: Taylor dit quatre à cinq minutes: M. Tourdes, cinq à six minutes.

Il faut tenir compte ici de deux faits. Plusieurs fois, j'ai fait allusion à la mort par inhibition; si un individu est frappé d'inhibition au moment où, dans sa chute, l'eau atteint le creux épigastrique ou le larynx, il n'a pas respiré dans l'eau: chez lui, la période de résistance est indéfiniment prolongée, et il n'a pas fait pénétrer d'eau dans ses bronches et dans ses alvéoles pulmonaires; il serait possible que cet individu pût être rappelé à la vie après dix, quinze et même vingt minutes. Peut-être est-ce là le noyé pâle de Pajot?

Je ne pense pas qu'il soit possible d'aller plus loin dans cette hypothèse.

Pouvons-nous espérer avoir des renseignements plus précis par les plongeurs? On lit, dans les livres, que des plongeurs restent huit à dix minutes sous l'eau : c'est de la légende. Les indications données par les médecins de la marine diffèrent peu. Fodéré, qui a observé les pêcheurs de moules de Martigues, dit qu'ils peuvent demeurer une minute sous l'eau. D'après Marshall, les pêcheurs d'huîtres perlières de Ceylan ne peuvent rester que cinquante secondes. Les pêcheurs d'éponges observés par Lefèvre de Rochefort n'ont jamais plongé plus de deux minutes; ceux observés par Leroy de Méricourt, plus de deux à trois minutes. Il cite un cas où le plongeur serait resté quatre minutes sous l'eau.

Nous nous trouvons ici tout à fait en face des données expérimentales. Un individu qui a appris à plonger n'a pas à lutter, dans les périodes de surprise et de résistance, contre les mêmes phénomènes que celui qui n'est pas plongeur. Ces deux périodes sont supprimées pour lui; il peut gagner de ce chef une minute environ.

Les plongeurs, avant l'invention des scaphandres, descendaient quelquefois à une profondeur de soixante-dix mètres. Lorsqu'ils sortaient de l'eau, ils perdaient du sang par les oreilles, par le nez, par les yeux; ils avaient même des hémoptysies. Les plongeurs les plus aguerris ne pouvaient recommencer leurs exercices plus de quatre à cinq fois par jour. Ils ne vivaient pas vieux d'ailleurs ; bien peu dépassaient trente ans ; beaucoup étaient sourds.

Nous pouvons utiliser une autre source de renseignements. Certains acrobates demeurent un certain temps sous l'eau et se font voir en public.

M. Tourdes a observé une femme qui se faisait appeler la *reine des eaux*. La reine des eaux entrait dans un aquarium, y mangeait, faisait quelques pirouettes et remontait à la surface. M. Tourdes avait à la main sa montre à secondes : cette femme demeurait sous l'eau quarante-cinq secondes ; une fois, elle y est restée une minute. M. Tourdes eut la curiosité de demander aux spectateurs combien de temps ils pensaient que la reine des eaux était restée immergée ; quelques spectateurs ont répondu : « Dix minutes, » le plus grand nombre : « Cinq minutes. »

M. Layet, de Bordeaux, a vu l'*homme poisson*, qui s'exhibait dans des conditions analogues. C'était un ancien pêcheur des côtes de l'Amérique, qui arrivait en France précédé d'une réputation utilisée par la réclame. L'homme-poisson restait sous l'eau deux minutes ; une fois, il a pu rester deux minutes et demie.

Nous pouvons avoir toute confiance dans le témoignage d'observateurs aussi sérieux que M. Tourdes et M. Layet. Voyez combien le temps réel, compté au chronomètre de M. Tourdes, différait de l'appréciation des spectateurs. L'estimation du temps, je vous le rappelle, est une chose impossible pour quelqu'un dont l'attention est violemment attirée par un fait extraordinaire.

Ces constatations peuvent-elles nous donner une indication ? Je crois, d'après ce que nous savons, que, lorsqu'un individu a fait les grands mouvements d'inspiration et introduit par conséquent de l'eau dans ses bronches, il sera bien difficile de le rappeler à la vie, non pas seulement parce que l'eau a pénétré dans les poumons et que les cellules épithéliales sont décollées et dissociées, mais parce que les bronches sont remplies de spume. Rien n'est plus difficile, même sur le cadavre, que de débarrasser les bronches de cette écume.

Influences personnelles. — Nous devons aussi compter avec les *influences personnelles*. On dit, Messieurs, que si un individu, qui est en travail de digestion, est précipité dans une rivière, il n'en sort plus. J'ai vu cependant, en Angleterre, des jeunes gens se baigner après avoir déjeuné, et il ne leur est arrivé aucun accident; en Suède, en Norvège, on se baigne également en sortant de table.

En France, nous considérons qu'un bain froid, pris après un repas, est éminemment dangereux. Sur quelles bases repose cette opinion? Comment meurt-on quand on se jette à l'eau l'estomac plein? M. Tourdes a cru qu'il fallait mettre les accidents sur le compte de l'ivresse. C'est, je crois, une exagération; beaucoup de gens meurent en se baignant après leur déjeuner, bien qu'ils ne soient pas ivres.

Je vous ai dit, en vous parlant de l'inhibition, qu'un coup porté sur l'estomac en plein travail de digestion pouvait déterminer la mort, et qu'il eût été inoffensif si l'estomac avait été vide. Rappelez-vous les expériences faites par M. François Franck, dans le laboratoire de M. Marey : On a pris deux grenouilles; l'une était à jeun, l'autre avait mangé. Un marteau frappait sur l'estomac de chacune d'elles. Le pouls de la grenouille dont l'estomac était vide n'était pas ralenti; chez la grenouille qui était, au contraire, en travail de digestion, les pulsations sont tombées jusqu'à trois par minute, mais il n'y eut jamais de syncope. Je vous cite cette expérience comme une explication possible.

Peut-être la mort est-elle due parfois à un effort de vomissement qui ferait pénétrer des matières alimentaires dans les bronches; je ne sais, car je n'ai aucune preuve, c'est une simple hypothèse.

Il y a peut-être lieu de rapprocher de ces cas le fait suivant; je vais vous citer, non pas l'opinion d'un savant, mais celle d'un professionnel. Un jour, au bain Petit, je m'entretenais avec un maître baigneur. Tout à coup, il me montre un individu dans l'eau en me disant : « Cet homme va couler ; il est bleu. » Il quitte ses vêtements, se jette à l'eau, plonge et ramène son homme.

Il est clair qu'il s'est passé, chez cet individu, quelque chose d'analogue à ce que l'on observe parfois chez les personnes qui prennent une douche ; il s'est produit chez lui une paralysie des vaisseaux capillaires sous l'influence du froid ; quand il y a paralysie des capillaires, le refroidissement du sang se fait très rapidement. Rosenthal dit que l'on peut rester sous la douche tant que les capillaires ne se dilatent pas : « mais, ajoute-t-il, malheur à ceux dont les capillaires se dilatent sous la douche ». Le sang, rapidement et considérablement refroidi, retourne au cœur en grande abondance : la vie devient impossible.

Peut-être se passe-t-il quelque chose d'analogue chez les individus qui entrent dans l'eau au moment de la digestion.

Influence des milieux. — Nous devons considérer au point de vue de l'influence du milieu dans lequel tombe un individu, la *nature* et la *température* de ce milieu.

On peut se noyer dans l'eau d'un égout. On dit, en Hollande, que lorsqu'un individu tombe dans les canaux d'Amsterdam, il meurt immédiatement, empoisonné. J'ai vu les canaux d'Amsterdam ; ils sont, en effet, très sales. Je ne crois pas cependant que le dicton soit absolument vrai. Les gens qui tombent dans le canal Saint-Martin, à Paris, lequel n'est pas très propre, ne meurent pas empoisonnés.

Les matières en décomposition contenues dans l'eau des canaux ou des égouts, pénètrent avec elle dans les bronches et hâtent la putréfaction locale.

Je ne m'arrêterai pas longtemps sur l'influence des autres milieux dans lesquels on peut mourir par submersion. Je vous ai parlé l'année dernière de l'asphyxie des vidangeurs, due au dégagement de l'hydrogène sulfuré et du sulfhydrate d'ammoniaque dans les fosses (1). Je vous rappelle que plusieurs ouvriers sont ordinairement frappés l'un après l'autre, et que c'est celui qui est tombé le premier qui a le plus de chances d'être rappelé à la vie.

Un vidangeur peut se noyer dans le liquide de la fosse et dans ce cas on trouvera dans ses bronches des matières fécales.

Ce sont là des submersions complexes, combinées à une asphyxie; on en peut dire autant des accidents mortels survenus pendant la fabrication du vin ou de la bière. Les vendangeurs, les garçons brasseurs, asphyxiés par les dégagements d'acide carbonique, tombent dans les cuves et se noient dans le vin ou dans la bière.

Enfin, je vous rappelle le prince George de Clarence qui, condamné à mort, obtint d'être noyé dans un tonneau de malvoisie.

La question de la température du milieu nous préoccupe plus que celle de sa nature. Elle soulève, en effet, des questions médico-légales d'un grand intérêt.

Quand un individu se noie dans de l'eau à une température élevée, la mort semble survenir plus rapidement que si l'eau avait une température moyenne.

Dans les expériences que j'ai faites avec Paul Loye, les chiens et les lapins plongés dans une eau à 40° succombaient plus vite que lorsqu'on les immergeait dans une eau à 8 ou 10°. La surprise, qui amène la période de résistance, est beaucoup moins grande. L'animal n'est pas saisi par le froid, la durée de la période de résistance est diminuée de moitié.

Enfin, les personnes qui se noient dans l'eau chaude à 30° entrent immédiatement en rigidité cadavérique.

Appliquons ces données à la médecine légale : Un individu meurt dans un bain. Diverses questions surgissent aussitôt : Si c'est un accident, on peut reprocher au baigneur de ne pas avoir exercé une surveillance suffisante, mais on

(1) P. Brouardel, *Les Asphyxies par les gaz, les vapeurs et les anesthésiques.* Paris, 1896.

peut croire également à un suicide, et dans ce cas il peut se produire certaines complications médico-légales (1).

Je vous citerai à ce propos un exemple que vous n'oublierez pas, parce que tous vous avez connu le maître dont je vais vous parler. L'année dernière, au mois de juillet, Baillon, professeur à cette Faculté, se sentant mal à son aise, prend un bain, chez lui; au bout de trois quarts d'heure, son fils entre et trouve son père inanimé, la tête sous l'eau ; les soins les plus empressés et les plus rapides ne purent rappeler Baillon à la vie.

Baillon avait contracté une assurance sur la vie. Vous savez que les compagnies d'assurances se refusent à payer la somme stipulée dans l'assurance, s'il peut être prouvé que l'assuré s'est suicidé. La compagnie pouvait refuser de payer.

Il a été facile de dégager la vérité. La veille de sa mort, Baillon avait fait partie d'un jury d'examen et l'un de ses collègues avait cru remarquer qu'il avait la parole un peu embarrassée et que même la bouche paraissait un peu déviée.

Avant de prendre son bain, Baillon avait reçu la visite de M. Grandidier, l'explorateur bien connu de Madagascar; celui-ci en partant lui dit : « Vous avez la main chaude, vous êtes souffrant ? » et Baillon répondit qu'il avait des rhumatismes, qu'il sentait une grande lourdeur dans un des bras.

Il succombe dans le bain. Il est très probable qu'il y avait eu soit un accident fébrile, soit une lésion artérielle, ou plutôt une lésion limitée de l'encéphale; sous l'influence du bain il s'est produit un vertige, pendant lequel Baillon a glissé sous l'eau.

Questions médico-légales. -- Les juges d'instruction ou le parquet se placent en face de trois hypothèses qu'ils

____

(1) Voir observation 4.

vous demandent d'élucider. Les questions sont : La mort est-elle le résultat d'un *accident*, d'un *suicide* ou d'un *homicide* ?

Je ne reviendrai pas sur les signes qui vous permettent de dire si la mort a eu pour cause la submersion, ou en d'autres termes si l'individu est tombé vivant dans l'eau ou si on n'y a précipité qu'un cadavre. J'ai énuméré ces signes devant vous, j'ai apprécié leur valeur et je n'y insiste plus.

Accident. — En général, lorsqu'un individu se noie par accident, la présomption est qu'on ne doit point trouver sur son corps des traces de violences. Mais il peut y en avoir dans certains cas, et leur constatation a fait faire quelquefois fausse route aux experts.

Lorsqu'on retire de l'eau le cadavre d'un individu nu et sans traces de violences, la présomption est qu'on se trouve en présence d'un accident.

Les choses ne sont pas toujours aussi faciles ; des individus se sont noyés accidentellement, dans des circonstances telles que l'idée d'un homicide a pu surgir.

Chaussier raconte le cas d'un homme qu'on a trouvé couché sur une route, noyé dans une ornière remplie d'eau, sur laquelle sa face était appliquée. Devergie cite le cas, analogue au précédent, d'un individu noyé dans un fossé contenant un pied d'eau. Un individu, observé par Taylor, s'est noyé dans un peu de neige fondue. Enfin M. Tourdes rapporte l'observation d'un soldat qui, tombant du haut d'un des remparts de Strasbourg dans le fossé couvert de glace, brisa la couche de glace avec sa tête et se noya, n'ayant absolument que la face sous l'eau.

Il s'agit, dans tous ces faits, d'individus en état d'ivresse qui sont tombés et qui, non seulement n'ont pu se relever, mais n'ont même pas fait le petit mouvement qui les eût tirés d'affaire.

Les mêmes accidents peuvent arriver aux épileptiques tombant au moment de la crise, aux personnes prises d'un éblouissement ou d'un vertige. Enfin, je vous rappelle que des ivrognes peuvent se noyer dans leurs vomissements. Dans ce cas, il s'agit plutôt d'une suffocation que d'une submersion.

On trouve un individu noyé, la tête enfoncée dans un peu d'eau ; le reste du corps est libre. Est-ce un accident, est-ce un homicide, est-ce un suicide ? Il est facile, pour un homme très fort, d'enfoncer et de maintenir dans un seau d'eau la tête d'une personne faible. Doit-on nécessairement conclure à l'homicide ? Pas absolument : Une vieille femme a eu le courage de se suicider en se plongeant la tête dans un seau d'eau. Une lettre, écrite par elle quelques instants avant qu'elle ne mît son projet à exécution, ne laissait subsister aucun doute sur ses intentions.

Vous voyez donc qu'on peut se noyer, alors même que le nez et la bouche sont seuls en contact avec l'eau.

Je vous ai dit que, même après une mort accidentelle, on pouvait trouver sur le corps des traces de violences. Les violences peuvent avoir été faites avant, pendant, ou après la chute dans l'eau.

Il est fort possible qu'un individu se soit trouvé mêlé à une rixe la veille du jour où il est tombé à l'eau : il faut que vous puissiez faire le diagnostic différentiel entre les lésions antérieures à la submersion et celles qui peuvent avoir été faites au moment même de la submersion.

Je vous ai raconté l'histoire de ces deux étudiants qui invitent deux femmes à souper. L'une d'elles devenant insupportable, ils la ramènent chez elle en la tenant chacun sous un bras, à la façon des gardiens de la paix qui conduisent au poste un malfaiteur. Vous vous souvenez que cette femme, après avoir dormi, désespérée à son réveil de se voir abandonnée, est allée se noyer dans le canal Saint-Martin. Le commissaire de police fit porter le corps à la Morgue, parce que les bras étaient couverts d'ecchymoses. En pratiquant l'autopsie, j'ai déclaré que ces ecchymoses avaient été faites du vivant de la femme, quelques heures probablement avant la submersion ; elles étaient nettes et limitées, mais il y avait autour d'elles une légère suffusion. un prolongement produit par du sang ayant subi un commencement de décoloration.

Nous n'avons, pour déterminer l'âge des ecchymoses, que des données assez vagues (1). Cependant nous pouvons répondre approximativement à la question du juge, en nous basant sur les phénomènes qui se passent dans l'ecchymose consécutive à un coup de poing sur l'œil. Pendant vingt-cinq jours. l'ecchymose orbitaire varie dans ses dimensions et sa couleur. Elle prend, au premier abord, l'aspect rayonnant d'un soleil et une coloration noire ; bientôt, au fur et à mesure des changements de coloration du sang extravasé, elle devient bleue. puis verte, et enfin jaune, pareille à la couleur de la bile. Virchow a établi, en effet, que dans les ecchymoses, la coloration finale du sang est identique à celle de la bile.

Lorsque vous constatez, sur un cadavre de noyé, des zones colorées autour des ecchymoses, vous pouvez affirmer que les ecchymoses sont antérieures à la submersion.

Un individu peut, en tombant dans l'eau, se faire des lésions plus ou moins graves et plus ou moins singulières. Taylor cite un plongeur émérite qui s'est précipité dans la Tamise du haut du pont de Londres ; au lieu de se jeter les bras rapprochés et levés au-dessus de la tête, comme le font habituellement les plongeurs, il s'est élancé dans l'eau, les bras écartés en croix ; il s'est produit une luxation des deux humérus.

A la Morgue, j'ai eu souvent l'occasion de constater chez des noyés l'existence de fractures, d'énormes suffusions sanguines. Je me souviens notamment d'un individu qui s'était jeté dans la Seine du haut du pont National; il avait frappé des épaules contre le bordage d'un bateau ; il s'était fait des fractures des côtes et il avait une poche de sang extrêmement volumineuse dans la région dorsale.

1 Voir observation 6.

Quelquefois, on tombe sur des piquets, sur des pieux enfoncés sous l'eau ; dans d'autres cas, des individus se sont fracturés le crâne en heurtant de la tête contre le fond de la rivière, qu'ils croyaient plus profonde. M. Tourdes raconte le cas d'un homme qui, pendant qu'il plongeait, reçut sur le dos un individu qui venait de se jeter à l'eau à son tour. Les contusions résultant du choc furent très violentes, et l'on eut beaucoup de peine à ramener cet homme à la vie.

Enfin, Messieurs, on peut tomber au fond d'un puits ; je n'insiste pas sur les lésions que cette chute peut déterminer.

Même après sa mort, l'individu victime d'un accident peut être blessé.

Je passe rapidement sur l'intervention des animaux, dont je vous ai déjà parlé.

Dans certaines rivières, dans la Seine notamment, où existent de nombreux services de batellerie, il peut se produire des accidents singuliers.

M. Delens en a relaté un certain nombre dans un très intéressant mémoire qu'il a publié (1), précisément parce que ces accidents avaient donné lieu à des erreurs d'expertise.

Je vais vous citer le plus curieux :

On retire un cadavre de la Seine ; le médecin chargé de l'examiner constate une lésion de l'apophyse mastoïde, une perforation du pariétal, une lésion de la poitrine. Allant beaucoup trop loin, ce médecin reconstitue la scène du crime : il déclare que l'individu a reçu un coup de poignard dans la poitrine, et qu'ensuite, on lui a tiré un coup de pistolet ; la balle, entrée par l'apophyse mastoïde, est sortie par le pariétal ; enfin, on a jeté le corps à l'eau.

Le médecin n'avait pas tout vu : il n'avait pas remarqué que la blessure de la poitrine mesurait 21 centimètres de longueur, ce qui est une belle dimension pour un coup de poignard ; il n'avait pas remarqué que l'apophyse mastoïde

<hr>

(1) Delens, *Des fractures et des lésions osseuses que l'on rencontre sur les cadavres retirés de la Seine* (*Annales d'hyg. publique et de méd. légale*, 1878, t. L, 2e série, p. 433).

n'était pas brisée, mais usée, et que le pariétal n'était pas
perforé. Enfin, il n'avait pas vu que la quatrième et la cinquième vertèbres cervicales avaient disparu.

Il ne fut pas difficile d'expliquer l'origine de ces lésions :
l'idée de crime dut être immédiatement abandonnée. Le corps
avait été arrêté par les chaînes de touage ; il avait reposé sur
elles pendant un certain temps, et c'est le mouvement de va-et-
vient des chaînes qui avait peu à peu usé, par le frottement,
l'apophyse mastoïde et le pariétal et causé les autres lésions.

M. Delens cite d'autres faits du même genre.

J'ai vu des membres entiers enlevés par les hélices des
bateaux à vapeur ; le corps d'un nouveau-né avait été complètement vidé de tous les viscères par la palette d'une
roue. Les corps peuvent être projetés contre les piles d'un
pont, ils peuvent être blessés par un coup de gaffe ou de
rame, par le croc qui a servi à les repêcher (1).

Au moment où le corps remonte à la surface de l'eau, il
peut être pris entre deux bateaux et être écrasé (2) : il peut
être saisi dans la porte d'une écluse et avoir un membre ou
la tête enlevé. Après le crime de Billoir, qui avait découpé
une femme en morceaux, tous les cadavres mutilés qu'on
retirait de l'eau étaient censés avoir été dépecés : on y voyait
des victimes de malfaiteurs qui avaient voulu imiter Billoir.

J'appelle encore votre attention sur une lésion qui n'est
pas faite dans l'eau, mais qu'il faut connaître. Lorsqu'on retire un noyé de l'eau, on essaye de le rappeler à la vie ; s'il
n'y a pas séjourné trop longtemps, on le frictionne vigoureusement. Ces frictions enlèvent l'épiderme, et au bout de
quelques heures, le corps prend un aspect particulier qui
pourrait induire en erreur un expert peu expérimenté et
lui faire croire à des lésions qui n'existent pas.

Suicide. — Dans la submersion suicide, la présomption est
encore qu'il ne doit pas y avoir de violences.

(1) Voir observations 9, 23.
(2) Voir observation 22.

On peut trouver, d'abord, toutes celles que je viens de vous décrire, mais on en constate d'autres qu'il est bon de noter.

En Angleterre, les femmes qui se jettent volontairement à l'eau, s'enveloppent souvent la tête avec leurs vêtements; elles sont complètement encapuchonnées. On pourrait croire qu'elles ont été victimes d'une tentative de suffocation, avant d'avoir été précipitées dans l'eau.

Des individus sont retrouvés, les membres liés, soit en avant, soit en arrière; quelquefois les bras sont attachés aux jambes. On pense d'ordinaire à un homicide (1). Je ne crois pas que des meurtriers puissent facilement ligotter ainsi leurs victimes, à moins de les avoir au préalable mises dans l'impossibilité de résister, et dans ce cas on constaterait sur le corps des traces de violences.

Il ne faut voir dans ces ligatures qu'une précaution suprême prise par l'individu qui veut se suicider. C'est parce qu'il sait nager et qu'il se défie de lui-même qu'il se met dans l'impossibilité d'obéir à l'instinct de conservation qui le pousserait à se servir de ses talents de natation pour se sauver.

D'autres désespérés se passent autour du cou une ficelle à laquelle ils ont attaché une grosse pierre ou un poids, qui les empêche de remonter à la surface de l'eau. Leur cou est marqué, dans ce cas, d'un sillon. M. Tourdes rapporte qu'un étudiant s'était noyé, après s'être attaché un poids de 25 livres au cou; il est resté dix-sept jours dans l'eau.

Ce sillon est peu marqué quand la peau est encore ramollie par l'action de l'eau, il s'accentue et se creuse lorsque la putréfaction amène la boursouflure du tissu cellulaire.

Il faut noter aussi l'existence des règles chez les noyées. M. Tourdes dit qu'un tiers des femmes qu'il a examinées, qui se sont noyées volontairement, étaient dans une période menstruelle. Au moment de leurs époques, certaines femmes

(1) Voir observations 11, 14, 15.

ont des idées mélancoliques, quelques-unes même des idées maniaques, qui peuvent fort bien les mener au suicide.

Je ne m'arrête pas aux suicides multiples, à ce que j'appellerai volontiers les suicides de famille : Une mère se jette à l'eau avec ses enfants, un homme et une femme se noient après s'être liés ensemble : il n'y a pas, dans ces faits, matière à complications médico-légales.

Il peut y en avoir, au contraire, si avant de se noyer l'individu a essayé de se suicider d'une autre façon : il a pu se couper la gorge, se tirer un coup de pistolet, se donner des coups de couteau. Hofmann a noté plusieurs cas dans lesquels une tentative d'empoisonnement avait précédé le suicide par submersion.

Homicide. — Messieurs, pour noyer un individu, il semble que l'assassin doive être beaucoup plus vigoureux que la victime. Cependant, il n'en est pas toujours ainsi, car la victime peut être surprise et précipitée à l'eau sans avoir eu le temps de se défendre.

Casper a cité le cas suivant : Un mari et sa femme sont assis au bord d'une rivière ; ils s'entretiennent tranquillement. Tout à coup le mari pousse sa femme, qui tombe dans l'eau et se noie. Le corps ne portait aucune trace de violence.

Un homicide par submersion éveille, dans l'esprit des magistrats, l'idée de violences. Aussi, je vous engage vivement à ne jamais répondre d'une façon absolue à la question qui vous sera posée par le parquet ou par le juge d'instruction ; ne dites jamais : « Il n'y a pas de violences, donc il n'y a pas crime, » ou « : Il y a des violences, donc il y a crime. » Contentez-vous de répondre : « Il y a des violences, on peut les expliquer de telle ou telle façon, » ou : « Il n'y a pas de violences. » Le magistrat interprétera les faits, recueillera des témoignages ; c'est son rôle, ce n'est pas le vôtre.

Voulez-vous un exemple ? Il y a quelques années, on trouve un jeune homme noyé, dans la Seine. Le corps ne porte pas traces de violences ; le médecin expert, dans son rapport, conclut à un accident. Ce n'était pas un accident, c'était un crime. Ce jeune homme, qui avait des mœurs déplorables, s'était amusé, avec un vaurien de son âge, à monter sur le parapet du quai, et à un moment donné son camarade lui avait donné une poussée qui le précipita à l'eau. La scène avait eu des témoins qui révélèrent la vérité ; je n'ai pas besoin de vous dire, qu'aux assises, le médecin légiste, qui avait été si affirmatif dans son rapport, se trouva en singulière posture.

Messieurs, la même question s'est posée récemment ; j'ajoute qu'elle m'a été posée à moi-même, lors du procès du marquis de Nayve.

Vous savez que le marquis était accusé d'avoir tué le jeune Menaldo, dans des conditions à peu près analogues à celles où le mari, dont je vous parlais tout à l'heure, a tué sa femme. Vous connaissez tous cette histoire ; vous vous rappelez que le marquis avait promené Menaldo toute la journée, et que, le soir, tous deux arrivaient à un endroit de la route de Naples à Sorrente appelé le Gouffre, élevé, à pic, de 30 mètres au-dessus de la mer.

Le corps de Menaldo fut retrouvé au pied de cette falaise. On m'a prié de répondre à ces deux questions : « Est-ce un suicide ? Est-ce un homicide ? » Remarquez qu'il n'était plus possible de faire une exhumation.

Le rapport du médecin légiste italien qui avait le premier vu le cadavre était d'ailleurs parfait ; il insistait sur les lésions provenant de la chute, fractures des bras, fracture du crâne, et qui caractérisent les chutes d'un lieu élevé.

J'ai dit que le rapport ne permettait pas de répondre aux questions qui m'avaient été posées.

On s'est demandé aussi, dans cette affaire, si un jeune homme de l'âge de Menaldo pouvait nourrir des idées de suicide. Vous n'avez pas oublié les statistiques que je vous ai produites au début de ces leçons (1), et vous savez que

(1) Voy. plus haut, p. 33 et suivantes.

le suicide des enfants n'est malheureusement pas un fait exceptionnel.

On a pensé enfin que Menaldo avait pu être victime d'un acte de pédérastie, suivi d'assassinat.

Le premier expert a constaté, le 11 novembre, trente-six heures après la mort, que tous les organes, et en particulier l'anus et la verge, étaient en parfait état.

Le deuxième expert, qui a procédé à l'examen du corps le 14 février, a déclaré que l'anus, largement ouvert, dénotait des habitudes de pédérastie passive, ancienne.

Lorsque la putréfaction gazeuse s'établit, elle dilate largement l'orifice anal, elle en efface les plis. Il est impossible de faire au bout de trois mois la différence entre la peau et la muqueuse rectale; tous les caractères sont effacés, tout est uniformément vert.

Je vous ai déjà dit que l'homicide par submersion est souvent le résultat d'une surprise.

Hencke raconte qu'un individu, après avoir séduit une jeune fille, vient souper avec le père sous prétexte de se réconcilier avec lui; il profite de l'ivresse du père pour le pousser dans l'eau.

On cite encore le cas d'un jeune garçon de dix ans, qui se trouvant dans un bateau avec sa petite sœur infirme, âgée de cinq ans, la soulève dans ses bras et la jette dans l'eau.

Zacchias a dit qu'*une autopsie mal faite ne se refait jamais*. Je ne saurais trop vous prier de graver cet axiome dans votre mémoire, et je vais, à l'appui, vous rappeler le fait suivant dont je vous ai déjà parlé :

Un charcutier, après avoir fait fortune, se retire au bord de la mer, dans les environs de Cabourg; un jour, il va à la pêche aux crevettes avec sa bonne et il la noie en lui maintenant la tête sous l'eau. Quelques pêcheuses abritées derrière un rocher avaient aperçu le couple et, comprenant ce qui se passait, se dirent : « Cet homme noie cette femme. » Le charcutier rentre seul, suivi, à quelque distance, par les pêcheuses qui voulaient savoir où il demeurait. L'une reste devant la maison, les autres vont prévenir le maire. Celui-ci interroge le charcutier, lui demande ce qu'il a fait de sa bonne et finalement le fait arrêter.

Le lendemain, le corps de la fille est retrouvé à marée basse. Ici intervient un médecin légiste, de Caen, peu habitué aux expertises; il déclare que cette femme est morte par submersion. Le médecin de la localité qui assistait aux constatations s'étonne que son confrère de Caen ne pratique pas l'autopsie et ne donne aucune attention à certaines lésions, ponctuées, qui siégeaient sur le menton et le bas du visage; elles pouvaient être causées d'après lui par des morsures de crabes. Le médecin expert mis en demeure par son confrère ouvre obliquement la poitrine, trouve les poumons congestionnés, ne les sort pas de la poitrine et confirme son diagnostic de mort par submersion.

On m'avait envoyé la peau du menton de cette femme. Elle était criblée de petites excoriations irrégulières, doublées d'une suffusion sanguine dans le tissu cellulaire sous-cutané. Il était évident pour moi que ces petites plaies étaient dues à l'éclatement de la peau violemment pressée contre une surface dure et irrégulière, telle que du sable. J'ai répété l'expérience avec des cadavres, j'ai toujours obtenu les mêmes lésions cutanées, mais sans suffusion sanguine, naturellement.

Eh bien, Messieurs, quand l'affaire vint aux assises, il se passa quelque chose de bien instructif pour vous. L'avocat de l'accusé dit : « Cette femme est morte d'hémorrhagie cérébrale et je mets les experts au défi de prouver le contraire. » Évidemment, ils n'auraient pu apporter cette preuve, puisque l'autopsie n'avait pas été faite. Il n'était pas possible même de prouver que la mort avait été le résultat de la submersion. Les médecins légistes qui assistaient à l'audience ont été fort malmenés, aussi bien par la défense que par le ministère public.

Je vous engage donc, et c'est la morale à tirer de cette histoire, à toujours faire complètement l'autopsie du cadavre

que vous êtes chargé d'examiner, quelle que soit l'évidence
des faits.

En général, Messieurs, il ne s'agit pas d'homicide par
submersion, mais d'immersion faite dans le but de cacher
un crime.

Il y a quelques années, Mme Fenayrou, voulant se débarrasser d'Aubert qui était son amant, l'emmène à Chatou
et se fait accompagner de son mari et de son beau-frère (1).
En femme avisée, elle prend trois billets d'aller et retour
pour elle et les siens, et un billet simple pour Aubert, qui
ne devait pas revenir. Ils arrivent à Chatou et là, dans leur
maison, Aubert est tué à coups de marteau sur la tête; il
tombe mort, et Fenayrou prenant une canne à épée, lui traverse trois ou quatre fois le cœur, « ce cœur, a-t-il dit, qui
m'a tant fait souffrir! »

Puis pour faire disparaître le cadavre, on le déshabille,
on enroule autour du corps 8 mètres de tuyaux de plomb
de la grosseur des tuyaux à gaz, et on le jette dans la
Seine au pont de Chatou. Les assassins espéraient qu'il y
resterait longtemps; eh bien! non, Messieurs. Aubert est
revenu sur l'eau, au Pecq, le onzième jour, entraînant avec
lui les 8 mètres de tuyaux de plomb, remontant à la surface
grâce à la puissance de la putréfaction gazeuse.

Si Fenayrou, avant de jeter le corps dans l'eau, avait
fendu l'abdomen, les gaz de la putréfaction ne se seraient
pas accumulés dans l'intestin, n'auraient pas changé le poids
spécifique du corps et celui-ci restant plus lourd que l'eau
serait demeuré au fond de la rivière; Aubert aurait probablement disparu définitivement.

Cet exemple vous démontre, et c'est pour cela que je
vous en ai parlé, la rapidité et la puissance de la putréfaction gazeuse.

C'est à la même cause qu'est due la découverte de l'assassinat de Fualdès, crime mystérieux commis à Albi,

(1) Voir observation 33.

en 1817, et qui a longtemps défrayé la curiosité populaire.

Fualdès avait été littéralement saigné dans une maison borgne, chez la veuve Bancal, en présence de Mme Mansion, qui en venant dans cette maison ne pensait pas y devenir témoin d'un crime.

Le corps fut jeté dans la rivière, il surnagea au bout de quelques jours et le crime put être reconstitué.

Un dernier fait : Lorsque des médecins qui n'ont pas l'habitude des expertises médico-légales sont appelés à examiner un corps trouvé dans l'eau ou au bord de l'eau, ils concluent volontiers à la submersion. Si le corps est putréfié, ils répugnent à l'autopsie.

Deux officiers de santé de la Manche sont commis pour examiner un individu que l'on avait trouvé mort, étendu par terre, la tête dans une mare ; ils concluent à une congestion cérébrale ayant déterminé une chute dans l'eau et la mort par submersion. Cependant la justice est informée de certains détails qui rendent probable l'hypothèse d'un crime. Un nouvel expert est commis, il s'étonne que les premiers experts aient conclu à une mort par congestion cérébrale, sans avoir ouvert le crâne, et en procédant à cet examen il constate une fracture du crâne.

Messieurs, les deux officiers de santé furent poursuivis en police correctionnelle pour faux témoignage ; c'est le seul exemple que nous ayons d'un tel fait en médecine légale. Ils ont été acquittés, mais avec un considérant qui vaut une condamnation : « *Parce qu'on avait eu le tort de leur confier une mission qu'ils étaient incapables de remplir convenablement.* »

Survie. — J'arrive à une question importante en médecine légale, à la question de la *survie :*

Plusieurs personnes de la même famille sont prises dans un même accident. On demandera au médecin légiste de décider laquelle de ces personnes a pu survivre le plus longtemps, afin de savoir à qui appartiendra l'héritage : car, Messieurs, cette question de survie est surtout une affaire d'héritage et la submersion a eu jusqu'ici le privilège de la soulever assez fréquemment.

Dans un accident survenu entre Honfleur et le Havre, près de deux cents personnes furent noyées ; des familles entières disparurent : il y eut un grand nombre d'affaires, soulevées par les questions de succession, dans lesquelles les médecins légistes durent intervenir.

Ce sont toujours des causes de mort en commun, telles que des naufrages, des parties de bateau, des ruptures de pont, des accidents de chemins de fer, qui font surgir cette question.

Heureusement pour nous, Messieurs, le code civil est intervenu ; il a tranché la difficulté dans les articles 720, 721 et 722 ; je dis : « heureusement », car le médecin légiste est souvent dans l'impossibilité de résoudre ces questions de survie.

L'article 720 s'exprime ainsi : « Si plusieurs personnes respectivement appelées à la succession l'une de l'autre, périssent dans un même évènement sans qu'on puisse reconnaître laquelle est décédée la première, la présomption de survie est déterminée par les circonstances du fait, et, à leur défaut, par la force de l'âge ou du sexe. »

L'article 721 : « Si ceux qui ont péri ensemble avaient moins de quinze ans, le plus âgé sera présumé avoir survécu.

« S'ils étaient tous au-dessus de soixante ans, le moins âgé sera présumé avoir survécu.

« Si les uns avaient moins de quinze ans et les autres plus de soixante, les premiers seront présumés avoir survécu. »

L'article 722 : « Si ceux qui ont péri ensemble avaient quinze ans accomplis et moins de soixante, le mâle est toujours présumé avoir survécu, lorsqu'il y a égalité d'âge ou si la différence qui existe n'excède pas une année.

« S'ils étaient du même sexe, la présomption de survie qui donne ouverture à la succession dans l'ordre de la nature doit être admise : ainsi le plus jeune est présumé avoir survécu au plus âgé. »

Le premier paragraphe de l'article 721 est sur un point en contradiction avec les données de la science : nous savons en effet que les nouveau-nés survivent plus longtemps que les adultes, notamment dans la submersion.

Voyons les exemples dans lesquels la médecine légale a eu à intervenir. Nous ne citons en ce moment que des affaires de submersion.

Telle est l'affaire Levainville. M. Levainville était préfet du Finistère ; le 10 octobre 1870 il va, avec sa femme et sa fille, et quelques autres personnes, se promener sur le bord de la mer, très orageuse ; toute la société s'aventure sur une petite langue de terre étroite au bout de laquelle se trouvait une ancienne maisonnette de douaniers, abandonnée. Une lame de fond balaye brusquement la petite presqu'île et enlève sept à huit personnes : elles périssent toutes. M. Levainville avait perdu sa femme et sa fille. D'après la loi, si Mlle Levainville était morte après sa mère, il héritait d'elle. Si au contraire Mme Levainville était morte après sa fille, il n'avait aucun droit à l'héritage, qui passait à la famille de sa femme.

Les juges de Quimper reconnurent que rien ne pouvait éclaircir l'affaire, ils appliquèrent les articles du code et déclarèrent que Mlle Levainville était morte la dernière : M. Levainville hérita. Mais la famille de sa femme interjeta appel et, chose curieuse, les procès-verbaux primitifs ont été rectifiés, à la suite de témoignages absolument dignes de foi, lors de la seconde expertise dont Tardieu fut chargé. Il fut établi que la langue de terre balayée par la vague était en dos d'âne et que les personnes jetées à la mer formaient deux groupes placés l'un à droite, l'autre à gauche de la partie la plus élevée de la bande de terre. Dans le premier groupe se trouvait Mme Levainville ; sa fille était dans le second. La lame n'avait pas balayé les deux groupes simultanément, elle en avait saisi un d'abord, puis l'autre, après un intervalle d'ailleurs très court.

Mme Levainville avait été précipitée contre le mur de la maisonnette des douanes. et s'était fait des lésions mortelles, que Tardieu n'a pas spécifiées dans son rapport.

La cour d'appel décida que l'évènement n'avait pas été simultané, mais successif, et que les blessures de Mme Levainville avaient dû déterminer sa mort avant celle de sa fille (1).

J'ai été commis dans une affaire analogue : M. et Mme Rivoire font une partie de bateau dans une petite rivière qui se jette dans le Rhône ; ils s'étaient réciproquement légué leur fortune au dernier survivant.

Le bateau chavire, ils tombent à l'eau. D'après le premier rapport, M. Rivoire serait revenu à plusieurs reprises sur l'eau, se serait débattu, aurait essayé de sauver sa femme, puis ils auraient disparu tous les deux.

La question d'héritage est soulevée : Qui héritera, la famille du mari ou celle de la femme ? M. de Beauvais, consulté, déclare que Mme Rivoire a dû mourir la première, et que son mari était mort le dernier parce qu'il était revenu plusieurs fois sur l'eau.

La famille de Mme Rivoire habitait Marseille.

Des experts marseillais posèrent des conclusions d'après lesquelles un individu qui se débat se noie bien plus sûrement qu'un autre individu qu'une syncope maintiendrait au fond de l'eau ; ils déclarèrent que Mme Rivoire avait survécu à son mari.

Une troisième expertise fut ordonnée : je fus commis. J'ai déclaré que je ne trouvais rien, dans les rapports dont j'avais pris connaissance, qui pût décider en faveur de l'une ou de l'autre partie ; il était possible que Mme Rivoire ait eu une syncope, mais rien ne le prouvait et l'autopsie n'avait pas été faite.

Dans l'intervalle le commissaire de police rectifia son procès-verbal et il semble bien que les choses devaient tourner en faveur des héritiers de M. Rivoire.

(1) Tardieu, *Questions de survie (affaire Levainville)* (*Annales d'Hygiène publ. et de méd. légale*, 1873, tome XL, p. 371).

L'affaire ne fut pas plaidée, parce que les deux familles transigèrent et se partagèrent la succession. Elles auraient bien fait de commencer par là, elles se seraient épargné bien des ennuis et pas mal d'argent.

Je n'attaque en aucune façon les conclusions des experts qui m'ont précédé dans cette affaire ; je vous mets seulement en garde contre certaines influences, que l'on peut appeler *morales :* il est bien facile de se laisser convaincre par les arguments de la partie qui vous expose les faits, qui les présente sous le jour le plus favorable, et qui entraîne l'opinion de l'expert, sans qu'il en ait conscience.

Il faut, dans des cas de ce genre, avoir le courage de déclarer que l'on ne peut pas se prononcer : il faut dire franchement : « Je ne sais pas ; — appliquez les articles du code, puisqu'il a prévu les cas où l'expertise ne saurait aboutir. »

M. Tourdes, a dans son excellent article du *Dictionnaire encyclopédique*, donné des raisons, peu probantes à mon avis, sur lesquelles peut s'appuyer une intervention médico-légale.

Il dit qu'il faut tenir compte de la faiblesse, de l'émotivité et du courage des personnes, mais il ajoute que c'est la personne le plus émotive qui succombera la dernière, parce qu'elle est plus exposée à une syncope.

M. Tourdes pense également que les individus qui souffrent d'une maladie antérieure, d'une affection du cœur, par exemple, offrent moins de résistance que les individus sains ; enfin, dit-il, la femme doit mourir un peu plus lentement que l'homme, parce qu'elle a une moins grande densité et des vêtements flottants qui la maintiennent sur l'eau.

Fodéré a constaté que les gens qui savent nager survivent plus longtemps et je le crois volontiers.

Lorsqu'il s'agit d'un naufrage en mer, il faut s'enquérir si les individus étaient munis d'appareils de sauvetage, s'ils n'ont pas été blessés en tombant sur des rochers.

Voilà, Messieurs, les seuls renseignements sur lesquels on nous conseille de nous appuyer, dans ces questions de survie.

Je crois que, dans l'immense majorité des cas, nous n'avons pas de données suffisantes d'appréciation et qu'il faut conclure, comme je l'ai fait dans l'affaire Rivoire, en disant : « Nous ne savons pas. »

Les magistrats, tenant compte des circonstances du fait, appliqueront les articles du code.

OBSERVATIONS ET EXPERTISES MÉDICO-LÉGALES

A. — Submersion n'ayant duré que quelques heures.

1. Submersion dans le bassin du parc Monceau. Douze heures d'eau. Cadavre sous la glace. Autopsie faite vingt-six heures après le repêchage. — Je soussigné, Paul Brouardel, commis par M. Ditte, substitut de M. le procureur de la République, en vertu d'une ordonnance, en date du 9 février 1886, ainsi conçue :

« Vu les articles 32 et 43 du code d'instruction criminelle et le procès-verbal dressé le 8 février 1886 par M. le commissaire de police du quartier de l'Europe, constatant le transport à la Morgue du cadavre d'une jeune fille inconnue trouvée dans le bassin du parc Monceau.

« Commettons M. le D\u02b3 Brouardel, à l'effet de procéder à l'autopsie du cadavre, de rechercher les causes de la mort et de constater tous indices de crime ou délit. »

Serment préalablement prêté, ai procédé à cette autopsie le 10 février 1886.

Le cadavre est celui d'une jeune fille âgée de seize ans, d'une taille moyenne et paraissant vigoureuse. La rigidité cadavérique n'a pas encore complètement disparu, la putréfaction n'est pas commencée.

Il n'y a aucune trace de violence sur les différentes parties du corps.

Les pieds sont rougis par la matière colorante des bas ; il en est de même au-dessous des genoux où l'on constate une raie de un centimètre environ, faisant tout le tour de la jambe et marquant ainsi l'empreinte de la jarretière.

L'épiderme des pieds et des mains n'est pas macéré.

Sur la face dorsale des premières phalanges de la main droite ainsi que sur celle du petit doigt de la main gauche on constate des rougeurs vineuses résultant probablement de traces d'engelures. Celle de la main gauche présente l'aspect d'une plaque gaufrée ulcération ancienne cicatrisée .

Les seins sont développés. Le mont de Vénus est recouvert de poils et la membrane hymen en forme de croissant présente une déchirure à sa partie inférieure.

Le cuir chevelu est recouvert d'une chevelure abondante. Il n'y a pas d'épanchement sanguin sous le cuir chevelu, ni d'ecchymoses sous-épicràniennes. Les os du cràne voûte et base) ne sont pas fracturés. Le cerveau n'est pas congestionné, il ne présente ni lésion, ni tumeur ainsi que le bulbe et le cervelet.

Le corps thyroïde est un peu gros.

L'œsophage est sain.

La trachée est également saine et contient une quantité abondante de spume aérée. On ne trouve dans la trachée, ainsi que dans les grosses bronches, ni gravier, ni grains de sable.

Les cavités pleurales ne contiennent pas d'épanchement. Le poumon gauche présente les traces d'une pleurésie ancienne. Les poumons sont à peine crépitants et par la pression ils font sourdre des bronches une spume aérée très abondante. Ils ne présentent pas de tubercules ni d'ecchymoses sous-pleurales.

Le péricarde renferme une cuillerée à bouche de liquide séreux. Il existe une petite ecchymose sous-péricardique. Le cœur renferme du sang liquide, très peu foncé. Les valvules sont saines.

L'estomac renferme une assez grande quantité de liquide très clair mélangé avec un peu de matières alimentaires (pommes de terre).

Le foie est sain et la vésicule biliaire ne contient pas de calculs.

La rate est saine.

Les reins sont sains et se décortiquent facilement.

Les intestins sont sains.

L'utérus est dévié en totalité à gauche, il est ainsi placé en dehors et à gauche de la vessie.

La vessie est vide et sa muqueuse est saine.

Examen histologique de l'utérus. — L'utérus a été placé dans l'alcool ordinaire. Lorsqu'on l'en retire on trouve sur la partie postérieure de la face interne de l'utérus, dans une région intermédiaire entre l'orifice externe et le fond de l'organe, une saillie pédiculée et flottante. Elle mesure 2 centimètres de long : elle s'est ratatinée sous l'influence de l'alcool, de sorte que son aspect comparé à celui qu'elle présentait à l'état frais a varié.

Au-dessous de la saillie se trouve une surface de même lon-

gueur, plus large néanmoins et tranchant par sa couleur blanche
sur le reste de la muqueuse utérine. Cette surface est à un niveau
inférieur aux autres régions de la muqueuse. Elle est triangulaire,
à base tournée vers le fond de l'organe.

Des portions de la saillie pédiculée sont placées dans l'alcool
au tiers pendant vingt-quatre heures, puis déposées dans le picro-
carmin et examinées. (Verick, oc. 2, obj. 2,7.)

Partout elle se montre formée par des couches d'épithélium
cylindrique à gros noyau se colorant vivement par le carmin. Elle
ne contient ni fibres conjonctives ou élastiques, ni fibres musculaires.

Le raclage de la muqueuse dans les endroits qui environnent
cette saillie montre que celle-ci est constituée par le même épithélium.

Les coupes des parties de l'organe situées au-dessous de la saillie ne révèlent pas plus qu'à l'œil nu aucune diffusion sanguine.

La saillie est formée par un lambeau de la *muqueuse utérine du
corps normale*. Ce lambeau semble avoir été détaché par un instrument agissant de bas en haut et ayant suivi la face postérieure
de la cavité du corps.

De ce qu'il n'existe au niveau de la saillie pédiculée et dans
les parois de l'organe aucune suffusion sanguine, on peut en
conclure que ce déchirement de la muqueuse a été fait après la
mort.

Conclusions. — 1° La mort est le résultat d'une asphyxie par submersion ;

2° Cette jeune fille est tombée vivante dans l'eau ;

3° Elle ne porte aucune trace de violences sur les différentes
parties du corps.

**2. Submersion. Quelques heures d'eau. Autopsie faite trois
jours après le repêchage.** — Je soussigné, Paul Brouardel, commis par M. Feuilloley, substitut de M. le procureur de la République près le tribunal de première instance du département de
la Seine, en vertu d'une ordonnance, en date du 6 mars 1882,
ainsi conçue :

« Vu les articles 32 et 43 du code d'instruction criminelle et le
procès-verbal dressé le 5 mars 1882, par M. le commissaire de
police de Saint-Denis Sud, constatant l'envoi à la Morgue du cadavre d'une femme repêchée dans la Seine à la Briche, près Saint-
Denis, le 4 mars 1882.

« Attendu qu'il importe de déterminer les causes de la mort.

« Commettons M. le Dʳ Brouardel, à l'effet de procéder à l'autopsie du cadavre, de rechercher les causes de la mort et de constater tous indices de crime ou délit. »

Serment préalablement prêté, ai procédé à cette autopsie le 7 mars 1882.

Le cadavre est celui d'une jeune femme grande et vigoureuse paraissant âgée de seize ans environ. La putréfaction n'est pas commencée et la rigidité cadavérique n'a pas encore complètement disparu.

Sur les différentes parties du corps on ne constate aucune trace de violence.

Sur le côté droit du menton au niveau du bord du maxillaire inférieur on trouve une petite suffusion sanguine.

Il n'y a pas d'ecchymoses sous-conjonctivales et les globes oculaires ne sont pas saillants.

La membrane hymen présente deux orifices séparés par une languette médiane insérée en haut sur le tubercule de l'urèthre, en bas sur la ligne médiane. L'orifice de gauche est dilaté et l'hymen est déchiré à sa partie inférieure. L'autre orifice est intact, ainsi que la membrane hymen qui l'entoure. Le vagin et l'utérus sont simples.

L'épiderme des mains est légèrement plissé sur leur face dorsale, l'épiderme de la paume est à peine blanchi, les ongles et les cheveux sont adhérents.

Sous le cuir chevelu on ne trouve pas de suffusion sanguine. Les os du crâne ne sont pas fracturés. Le cerveau est un peu pâle, mais paraît sain.

La trachée contient une assez grande quantité de spume légèrement rougeâtre et finement aérée.

Les plèvres ne renferment pas de liquide et les poumons ne présentent pas d'adhérences. Ils sont congestionnés, peu crépitants et présentent à leur surface de larges plaques d'emphysème ainsi que de fines ecchymoses sous-pleurales multiples.

Les bronches sont remplies de liquide spumeux, mais ne contiennent pas de grains de sable.

Dans le péricarde on trouve un peu de liquide de transsudation. Le cœur contient un peu de sang liquide, mais pas de caillot. Les valvules sont saines.

On ne trouve pas d'ecchymoses sous-péricardiques.

Le foie, volumineux et allongé, paraît sain.

La rate n'est pas diffluente.

Les reins sont sains et se décortiquent très bien.

L'utérus n'est pas volumineux, l'on constate à l'intérieur un peu de catarrhe utérin, coloré par du sang, ce qui provient probablement de ce que cette jeune fille devait se trouver à une époque menstruelle.

Conclusions. — 1° La mort de cette jeune fille est le résultat d'une submersion ;

2° Le corps n'a dû séjourner que quelques heures dans l'eau ;

3° On ne trouve aucune trace de violence sur le corps. La suffusion sanguine du bord du menton peut être le résultat d'une chute sur cette région.

3. Submersion. Quelques heures d'eau. Autopsie faite vingt-quatre heures après le repêchage. — Je soussigné, Paul Brouardel, commis par M. Feuilloley, substitut de M. le procureur de la République près le tribunal de première instance du département de la Seine, en vertu d'une ordonnance, en date du 16 décembre 1880, ainsi conçue :

« Vu les articles 32 et 43 du code d'instruction criminelle et le procès-verbal dressé le 16 décembre, par M. le commissaire de police du quartier de la Villette, constatant le transport à la Morgue du cadavre d'une femme de cinquante-cinq ans environ (noyée).

« Commettons M. le Dr Brouardel, à l'effet de procéder à l'autopsie du cadavre, de rechercher les causes de la mort et de constater tous indices de crime ou délit. »

Serment préalablement prêté, ai procédé à cette autopsie le 17 décembre 1880.

Aspect extérieur. — Le cadavre est celui d'une femme de haute taille (1^m,71), un peu maigre, aux cheveux grisonnants. La lèvre supérieure est garnie de quelques poils. Les poils du pubis sont roux et blancs. Les yeux sont de couleur châtain clair tirant sur le roux. Les dents de la mâchoire supérieure sont tombées, il ne reste plus que la racine d'une grosse molaire droite. A la mâchoire inférieure il ne manque que la petite molaire gauche et la grosse molaire droite. Le lobule de l'oreille gauche est fendu par déchirure du trou de la boucle d'oreilles. La paroi antérieure du ventre est couverte de nombreuses vergetures, indice d'une ou de plusieurs grossesses anciennes. A la partie externe du bras gauche, on remarque la trace d'un vésicatoire ancien. Les mains sont couvertes d'éphélides. A la main droite, la dernière phalange de l'index manque. Sur la gauche, l'index est couvert de piqûres d'aiguilles.

La rigidité cadavérique existe encore aux mains ; la putréfaction est à peine commencée. L'abdomen n'est pas ballonné ; la

peau n'est pas colorée en vert ; l'épiderme est adhérent ; au niveau
des mains et de la plante des pieds, il n'est pas macéré. Les cheveux et les ongles des doigts et des orteils résistent aux tractions.

Le corps présente les marques suivantes de violences :

Au niveau du sourcil gauche, à 3 millimètres au-dessus de l'arcade sourcilière, il existe une plaie linéaire oblique de haut en
bas et de droite à gauche, mesurant 3 centimètres de longueur ;
cette plaie intéresse toute l'épaisseur des parties molles et s'arrête
seulement au périoste. Le tissu cellulaire sous-jacent est infiltré
de sang sur une largeur d'environ 1 centimètre. — Au-dessous de
cette première plaie, sur la paupière supérieure, on en trouve une
seconde très superficielle, de 3 à 4 centimètres carrés d'étendue.
— Les yeux sont intacts.

Immédiatement au-dessous de la clavicule gauche, on remarque une ecchymose mesurant 3 centimètres dans le sens horizontal sur 1 et demi verticalement.

Au niveau de l'apophyse épineuse de l'omoplate gauche, on
constate une ecchymose de 5 à 6 centimètres carrés.

Sur la face externe du bras gauche, il existe une ecchymose
de forme irrégulièrement triangulaire, avec des points plus profondément marqués, qui correspondraient l'un au pouce d'une main
droite placée en dehors du deltoïde, les autres aux autres doigts
placés en dedans du même muscle. — En arrière du creux de
l'aisselle gauche, on trouve une petite ecchymose.

Sur le bras droit, il existe deux ecchymoses arrondies au niveau du biceps.

L'avant-bras gauche présente vers sa partie moyenne deux
ecchymoses de 2 à 3 centimètres de diamètre, situées l'une sur
la face antérieure du membre, l'autre sur la face postérieure au
même niveau.

Le quatrième doigt de la main droite présente sur la partie dorsale de la deuxième phalange une petite érosion de 4 millimètres,
et sur le devant de la première phalange une plaie de 3 millimètres de diamètre sans ecchymose sous-jacente.

Sur l'épine iliaque antérieure et supérieure du côté gauche, on
trouve une vaste ecchymose, de 7 centimètres sur 4.

La cuisse droite est recouverte vers le tiers supérieur de sa face
antéro-externe d'une ecchymose de 4 centimètres carrés ; une
autre ecchymose se trouve sur la rotule droite.

Enfin, de petites ecchymoses se remarquent encore sur la rotule
et sur la crête du tibia du côté gauche.

Ouverture du corps. — Le sang qui coule des diverses parties
du corps est très fluide et d'une couleur rouge clair spéciale. Il

en est de même pour la couleur du sang épanché au niveau des plaies et des contusions qui ont été décrites ci-dessus.

Le cuir chevelu est intact. Les os du crâne ne sont pas fracturés.

Les méninges et le cerveau sont sains.

La trachée renferme quelques débris alimentaires ; elle ne contient pas d'eau, ni d'écume.

Les poumons, très tuméfiés et très congestionnés, font saillie hors du thorax, lors de l'ouverture de cette cavité. Ils ne présentent pas d'ecchymoses sous-pleurales ponctuées, mais on remarque de vastes suffusions sanguines peu épaisses, siégeant surtout dans l'interstice des lobes pulmonaires. — A la section, le tissu pulmonaire laisse échapper une grande quantité de sang ; et à la moindre compression on voit sourdre de tous les orifices bronchiques, si petits qu'ils soient, une quantité énorme de mousse spumeuse. Les grosses bronches sont également remplies de cette écume.

Le cœur ne présente pas d'ecchymoses sous-péricardiques ; on remarque sur la face antérieure du ventricule droit une plaque laiteuse de péricardite ancienne, grande comme une pièce de 5 francs. Les cavités cardiaques ne contiennent pas de caillot, mais seulement un peu de sang liquide. Les valvules sont saines.

L'estomac renferme environ 100 grammes de liquide dans lequel nagent quelques débris alimentaires. Ses parois sont saines.

Les intestins ne présentent pas d'altérations pathologiques.

Le foie et la rate ont leur aspect normal.

Les reins sont congestionnés ; ils se décortiquent difficilement, leur substance corticale paraît amincie.

Les ovaires sont fibreux et ne renferment pas de vésicules de de Graef.

Le col de l'utérus fait à peine saillie dans le vagin ; son orifice, transversalement dirigé, est rouge et ulcéré. — Le reste de l'utérus est sain.

Conclusions. — 1° Le cadavre soumis à notre examen est celui d'une femme paraissant âgée de cinquante à soixante ans. — La description qui se trouve en tête de ce rapport pourra aider à établir son identité ;

2° Cette femme est tombée vivante à l'eau ;

3° La mort est le résultat de la submersion ;

4° Le séjour dans l'eau n'a pas dû dépasser quelques heures ;

5° La plaie du sourcil, les nombreuses ecchymoses signalées sur le cadavre, ont été faites soit au moment de la submersion, soit dans les vingt-quatre ou quarante-huit heures (au plus) qui l'ont précédée ;

6° La plupart des ecchymoses n'ont pas de forme qui puisse permettre de préciser leur mode de production, mais celles des deux bras semblent résulter de l'application de deux mains énergiques serrant les bras de cette femme ;

7° La plaie du sourcil résulte vraisemblablement d'une chute sur un corps dur tel que le sol.

4. Submersion dans une baignoire. — Je soussigné, Paul Brouardel, commis par M. de la Faye, substitut de M. le procureur de la République près le tribunal de première instance du département de la Seine, en vertu d'une ordonnance, en date du 14 juillet 1879, ainsi conçue :

« Vu les articles 32 et 43 du code d'instruction criminelle et le procès-verbal dressé le 13 juillet 1879, par M. le commissaire de police du quartier des Archives, constatant le décès du sieur B... dans un établissement de bains de la rue Vieille-du-Temple, 97, dont le corps a été transporté à la Morgue.

« Commettons M. le D' Brouardel, à l'effet de procéder à l'autopsie du cadavre, de rechercher les causes de la mort et de constater tous indices de crime ou de délit. »

Serment préalablement prêté, ai procédé à cette autopsie, le 15 juillet 1879.

Le corps est celui d'un homme de vingt-deux ans, vigoureux, élancé, un peu maigre. Il mesure 1^m,77.

La putréfaction est déjà très avancée.

On ne peut plus reconnaître la couleur des yeux.

Sur la bosse frontale gauche, il y a une cicatrice ancienne adhérente à l'os.

On ne trouve sur le corps aucun trace de violence.

Les os du crâne ne sont pas fracturés.

Les méninges ne sont ni congestionnées, ni anémiées.

Le cerveau est mou, mais ne présente pas de suffusion œdémateuse ou sanguine à sa surface, ni dans sa trame.

Dans les deux plèvres il y a un épanchement abondant de liquide séreux coloré par transsudation sanguine.

La trachée contient du liquide coloré en rouge.

Les poumons sont œdémateux, mais ne présentent pas d'ecchymoses, ni de foyers apoplectiques.

Le cœur est mou et exsangue, il est absolument vide ; les valvules du cœur sont saines. Le sang est liquide et noir.

L'estomac contient un peu de liquide sanguinolent, mais pas d'aliments.

Le foie est assez gros, mais normal.

La rate et les reins sont sains.

Conclusions. — 1° Le cadavre ne porte aucune trace de violence ;

2° Les lésions constatées dans les voies aériennes, trachée, bronches, poumons, plèvres, le liquide contenu dans l'estomac et l'état fluide du sang indiquent que la submersion dans l'eau de la baignoire a eu lieu quand B... respirait encore ;

3° La submersion peut avoir été la conséquence d'un vertige, d'une défaillance ou syncope incomplètes, provoqués par l'immersion du corps dans l'eau, surtout si celle-ci était à une température trop élevée.

5. Submersion. Suicide. Trois heures d'eau. Lésions faites par des animaux. — Observation du Dr Arnaudet (de Cormeilles) (1). — La femme R..., âgée de cinquante ans, fut trouvée noyée dans son lavoir, le vendredi 27 juillet, à onze heures du soir. Elle avait été vue pour la dernière fois vers huit heures ; l'immersion avait donc pu durer trois heures.

Cette femme, adonnée à la boisson, était en état d'ivresse dans la soirée de l'accident. Trois fois déjà elle était tombée dans l'eau à la même place, mais, plus heureuse, elle avait été retirée ou s'était retirée à temps. Toutes les circonstances, dans le détail desquelles je n'ai pas à entrer davantage, s'accordaient pour faire admettre une mort purement accidentelle. Cependant, un fait assez remarquable attirait l'attention et ne manqua pas de surexciter l'imagination de la gendarmerie, toujours soupçonneuse, et parfois zélée.

La conque de chaque oreille était remplie d'un sang liquide et rutilant ; il en avait aussi coulé le long du cou de chaque côté : environ une cuillerée à soupe en tout.

On aurait dit une hémorrhagie artérielle provenant du conduit auditif et de la profondeur de l'oreille. Mais en essuyant avec un linge sec les surfaces cruentées, il était facile de s'assurer que le sang avait eu pour origine un grand nombre de petites plaies, d'érosions du derme, de coloration rouge, irrégulièrement circulaires et de la grandeur d'un grain de millet à un grain de chénevis. Elles occupaient presque symétriquement le bord et un peu les faces externe et interne des deux pavillons. Entre les excoriations, se voyaient des ecchymoses rosées de pareilles dimensions.

La partie médiane du front était le siège de lésions en tout semblables, mais plus larges, certaines atteignant le diamètre d'une pièce de vingt centimes en argent. Pas de sang.

(1) Arnaudet, *Normandie médicale*, 4° année, n° 23. 1er déc. 1888.

Je pensai que l'inspection des lieux pourrait donner l'explication de ces blessures, manifestement produites pendant la vie, ou très peu de temps après la mort.

La pièce d'eau à usage de lavoir, formant un carré de 1ᵐ,50 de côté et de 50 centimètres de profondeur, est alimentée par un petit ruisseau ; elle est comblée en partie par une vase fine et grisâtre ; pas la moindre ronce ou aspérité soit autour, soit dans l'intérieur. Mais dans la vase et surtout dans le courant de l'eau, on voyait grouiller des milliers de ces crustacés vulgairement nommés *crevettes d'eau douce*, de 1 à 2 centimètres de long.

On connaît la voracité de ces petites bêtes, véritables écumeurs de rivières. Un des assistants ayant consenti, à ma demande, à plonger sa main dans le courant, en quelques instants elle fut littéralement couverte de crustacés, qui sans respect pour le corps vivant, cherchaient à l'envi à entamer le morceau, en déterminant, paraît-il, un picotement, un prurit de morsure fort désagréable. Si au lieu d'une main calleuse, on suspend, comme je le fis, une tranche de viande plus tendre, celle-ci ne tarde pas à être rongée, le nombre incalculable des travailleurs suppléant à l'exiguïté de leur taille.

Je ne doutai pas que nous eussions affaire aux auteurs des blessures qui nous avaient intrigués, opinion qu'un examen plus complet du cadavre changea du reste en certitude. Les vêtements de la femme R... étaient en effet farcis de crevettes qui avaient pénétré partout, jusqu'à l'intérieur des bas malgré des jarretières serrées. On constatait des ecchymoses et érosions pareilles à celles décrites, — à la hanche droite, à la jambe et à la cuisse gauches ; en ce dernier point notamment, les coupables furent surpris en flagrant délit ; il y en avait toute une grappe qui continuaient encore leur répugnante besogne, et cela presque vingt heures après la mort.

Les lésions observées ont-elles été produites pendant la vie ou seulement après la mort ? Les caractères objectifs, surfaces rouges et non exsangues, ecchymoses, permettaient de les rapporter à une époque où la circulation capillaire n'était pas encore abolie, et d'affirmer, je crois, que la femme R... a été attaquée de son vivant par ces ennemis de tout ce qui traîne dans l'eau, absolument comme la main dans l'expérience citée (1).

Quant au sang vermeil des oreilles, ce qui lui donne un certain

---

(1) Il est vraisemblable qu'assez souvent les plaies superficielles des noyés ont été attribuées aux aspérités rencontrées dans la chute, soit sur la rive, soit au fond de l'eau, tandis qu'en réalité elles reconnaîtraient la cause que j'indique.

intérêt, c'est qu'il n'a pu s'écouler et se collecter à l'état liquide qu'après que le cadavre fut déposé sur le lit, c'est-à-dire *deux à trois* heures après la mort, — celui qui avait certainement coulé, pendant le séjour dans l'eau, ayant été enlevé, lavé au fur et à mesure. On n'en trouvait qu'à l'oreille et nullement au front, à la hanche, etc. ; cette circonstance me paraît susceptible d'interprétation.

Chez le noyé la couleur de la peau est ordinairement pâle et exsangue : certaines régions pourtant peuvent être rouges et gorgées de sang, et Briand et Chaudé (1) signalent à ce point de vue justement le pavillon de l'oreille. Rien d'étonnant dès lors que le derme, finement saigné en maints endroits, ait perdu par un suintement prolongé le liquide qui emplissait ses capillaires ; il s'agissait en effet d'un suitement et le sang a pu couler longtemps parce que, dans la mort par submersion, il est plus fluide et moins coagulable.

6. Submersion. Assassinat ou suicide ? Consultation sur l'âge des ecchymoses. — Je soussigné, Paul Brouardel, commis par M. Poncet, juge d'instruction près le tribunal de première instance du département de la Seine, en vertu d'une ordonnance, en date du 7 juin 1888, ainsi conçue :

« Vu la procédure suivie à propos de la mort de D... (Gilles), quarante-trois ans, dont le corps repêché dans la Seine, le 3 juin à Billancourt, a été déposé à la Morgue.

« Attendu qu'il importe de préciser la nature des violences qui ont été exercées sur D... et de rechercher si elles sont contemporaines de la mort ou lui sont antérieures de plusieurs heures et même de plusieurs jours, et notamment si la contusion de l'œil droit peut remonter au 25 mai.

« Commettons M. le Dr Brouardel pour visiter le corps de D... et en pratiquer l'autopsie, pour constater la nature et l'origine des blessures reçues et déterminer les causes de sa mort. »

Serment préalablement prêté, ai procédé à cette autopsie le 9 juin 1888.

Une première autopsie avait déjà été pratiquée par M. le Dr Vibert, quarante-huit heures auparavant. J'ai donc été dans l'impossibilité de faire personnellement certaines constatations, celles notamment qui se rapportent à l'état du poumon et du cœur. Mais je dois faire remarquer que celles des constatations qui m'ont échappé ne pouvaient servir à résoudre les questions qui me sont posées

(1) Briand et Chaudé, *Manuel complet de médecine légale*, 10e édition. Paris, 1880.

dans le premier paragraphe de l'ordonnance de M. le juge d'instruction.

Celles-ci ont pour but la détermination de l'âge des diverses contusions trouvées sur le cadavre de D... Elles siègent en diverses régions : 1° la face, 2° le cou, 3° le bras gauche, 4° la hanche.

I. *Contusions de la face.* — a. *Contusion des paupières de l'œil droit.* — Le globe de l'œil droit est intact, les conjonctives ne présentent aucune lésion, ou coloration anormale.

Le tissu cellulaire des paupières est infiltré dans toute son étendue, par un épanchement de sang noirâtre à reflets un peu bleuâtres. Autour de cette suffusion sanguine on ne voit aucune coloration jaunâtre ou verdâtre, ses bords sont nettement limités.

Âge de cette contusion. — Pour apprécier l'âge d'une ecchymose siégeant dans les paupières, on a deux sources de renseignements : la couleur et la diffusion du sang dans les tissus voisins. Dès le troisième ou quatrième jour les ecchymoses des paupières deviennent bleuâtres, lie de vin; la coloration jaunâtre paraît à la périphérie vers le quatrième ou cinquième jour, quelquefois plus tôt. En même temps le sang extravasé diffuse dans les tissus et se répand en suivant les gaines qui entourent les muscles, de façon à envahir une large surface, parfois presque tout le visage, excepté dans les points où les muscles peauciers de la face sont insérés sur la partie profonde de la peau. Cette diffusion de la matière colorante bleuâtre d'abord, puis jaunâtre, se fait rapidement; je l'ai toujours constatée après le sixième jour, elle commence d'ordinaire vers le quatrième jour.

Les caractères de l'ecchymose des paupières de l'œil droit de D... permettent de dire qu'elle ne date pas de plus de cinq ou six jours avant la mort. Si D... est mort le 3 juin 1888, la contusion des paupières date au plus du 28 mai. Il me semble impossible qu'elle puisse avoir été faite le 25 mai. Au bout de neuf jours la décomposition du sang forme autour de l'œil une sorte de spectre des couleurs (teinte bleue, violette, verdâtre, jaunâtre) qui est en ce moment dans toute son intensité.

b. *Contusion du front à droite.* — A 2 centimètres au-dessus de l'arcade sourcilière droite, on voit une petite surface contuse, rougeâtre, ayant 2 centimètres environ de surface, présentant de petites érosions au niveau desquelles le derme est à nu. En incisant celui-ci on le trouve imbibé par du sang, la face profonde est doublée par une petite couche de sang plus clair que celui qui est épanché dans le tissu cellulaire des paupières.

La date de cette contusion semble moins éloignée de la mort

que la contusion des paupières. Elle ne lui est pas antérieure de plus de vingt-quatre ou quarante-huit heures. Elle a pu être faite dans les quelques minutes qui l'ont précédée.

c. Au-dessus du sourcil gauche on note trois petites plaies contuses, très superficielles, irrégulières. Le derme est rouge et infiltré de sang rougeâtre. Il n'y a pas de sang dans le tissu cellulaire sous-cutané.

Les érosions qui se trouvent au-dessus des sourcils droit et gauche semblent contemporaines.

d. *La peau du pavillon et du conduit auditif de l'oreille droite* est revêtue d'un peu de sang desséché, mais le tympan est intact, il n'y a pas de fracture du rocher ni des autres os du crâne. Le sang desséché trouvé dans cette région est probablement dû à l'écoulement de la petite plaie érosive de la région sourcilière droite.

II. *Contusions de la région du cou.* — a. *Suffusion sanguine du larynx.* — Au niveau de la face externe de la grande aile du cartilage thyroïde gauche on trouve sous la muqueuse pharyngée, une suffusion sanguine s'étendant du bord de ce cartilage jusqu'au pilier postérieur du voile du palais. Cette suffusion forme un relief de un demi-centimètre d'épaisseur environ. Les bords sont très nets, leur saillie est encore très appréciable. Elle mesure du pilier au cartilage thyroïde 3 centimètres, elle a une hauteur de 7 à millimètres. Le sang qui la constitue est de couleur rouge, claire, gelée de groseille.

Cette suffusion sanguine si elle n'a pas été faite au moment de la mort, ne l'a précédée que de quelques heures, au plus de vingt-quatre heures.

b. En avant et à gauche de la colonne vertébrale, dans l'interstice qui sépare le muscle droit antérieur du muscle long du cou, on trouve une suffusion sanguine analogue à la précédente par la couleur du sang épanché, mais elle ne fait pas de saillie, parce que le tissu cellulaire est moins lâche que celui de la muqueuse laryngée. Par sa position elle correspond exactement à celle du larynx. Elle est identique à celles que nous avons souvent rencontrées lorsque la mort a eu pour cause une strangulation opérée par la main.

Elle a été faite au même moment que la précédente, elle résulte de la même violence.

c. *Dans le muscle sterno-mastoïdien droit,* dans l'épaisseur de ses fibres, vers le milieu de sa longueur, on trouve une ecchymose ayant à peu près un centimètre d'étendue. Le sang est de couleur claire.

Cette ecchymose paraît avoir été faite en même temps que les deux précédentes.

Il n'y a pas de lésion des artères carotides.

III. *Bras gauche*. — Dans le tiers supérieur du bras, au niveau de la face interne on voit une ecchymose ayant à peu près 5 centimètres de diamètre dans tous les sens, formée par le groupement de quatre ou cinq ecchymoses arrondies, ayant chacune un centimètre ou un centimètre et demi de diamètre. Elles ont tous les caractères des ecchymoses faites par les extrémités des doigts d'une main qui comprime et maintient énergiquement le bras. Le tissu cellulaire sous-cutané contient du sang assez clair, notablement moins foncé que celui qui double les paupières. Autour de ces ecchymoses il n'y a aucune suffusion ou prolongement résultant de sang ayant subi un commencement de décoloration.

Ce sont donc des suffusions sanguines récentes, c'est-à-dire qui n'ont certainement pas précédé la mort de plus de quarante-huit heures et qui ont pu être contemporaines de celle-ci.

IV. *Hanche droite*. — Au niveau de la hanche droite, dans la région trochantérienne, on trouve une ecchymose de 3 centimètres de diamètre, à bords nets, doublée par une suffusion sanguine ayant tous les caractères de celles que j'ai décrites plus haut à propos des suffusions sanguines du bras gauche. Elle paraît contemporaine de celles-ci.

V. Le temps écoulé depuis la première autopsie ne permettait plus de retrouver dans les poumons, le cœur et l'estomac les caractères de la mort par submersion. Nous ne pouvons donc sur ce point vérifier l'exactitude des constatations faites par le premier expert.

Conclusions. — 1° La contusion des paupières de l'œil droit a été faite certainement au moins quarante-huit heures avant la mort de D..., mais elle ne semble pas avoir pu précéder celle-ci de plus de cinq ou six jours au maximum.

2° Les suffusions sanguines du larynx, du pharynx, du bras gauche, de la hanche, les érosions du front sont beaucoup plus récentes. Elles peuvent avoir été faites dans les quelques instants qui ont précédé la mort, elles ne lui sont certainement pas antérieures de plus de quarante-huit heures. Ce délai est probablement trop long.

Elles sont contemporaines les unes des autres.

3° Les lésions du cou, ecchymose laryngée, ecchymose pharyngée, ecchymose du muscle sterno-mastoïdien, ont tous les caractères des lésions que l'on trouve à la suite de la strangulation ou de la tentative de strangulation pratiquée avec la main.

4° L'absence de macération de l'épiderme des mains et des pieds, l'absence de putréfaction doivent faire admettre que le cadavre n'a pas séjourné plus de vingt-quatre heures dans l'eau.

7. Submersion. Chute dans un puits argileux. Mort rapide. Ecchymoses sous-pleurales. — Je soussigné, Paul Brouardel, commis par M. Feuilloley, substitut de M. le procureur de la République près le tribunal de première instance du département de la Seine, en vertu d'une ordonnance, en date du 1er mars 1881, ainsi conçue :

« Vu les articles 32 et 43 du code d'instruction criminelle et le procès-verbal dressé le 28 février par M. le commissaire de police du quartier de Vanves constatant le décès d'un inconnu.

« Commettons M. le Dr Brouardel, à l'effet de procéder à l'autopsie du cadavre, de rechercher les causes de la mort et de constater tous indices de crime ou délit. »

Serment préalablement prêté, ai procédé à cette autopsie le 5 mars 1881.

Aspect extérieur. — Le cadavre est celui d'un homme grand et vigoureux, paraissant âgé de vingt à vingt-cinq ans. La rigidité cadavérique n'existe plus ; la putréfaction est peu avancée et ne se traduit par aucun signe extérieur : les cornées des yeux ne sont pas troubles ; l'épiderme est partout très adhérent ; la peau ne présente pas de coloration verte au niveau de l'abdomen.

Le corps porte les marques suivantes de violences :

Sur la partie postérieure du crâne, un peu à droite de la portion supérieure de l'occipital, il existe une plaie contuse de 4 centimètres et demi de diamètre, en forme de croissant à concavité supérieure. Cette plaie intéresse toute l'épaisseur de la peau jusqu'à l'os qui est dénudé, mais non fracturé ; le lambeau supérieur est décollé dans une étendue d'environ 2 centimètres ; ses bords sont irréguliers et ecchymosés. Un petit épanchement de sang à demi coagulé se trouve autour de cette plaie.

La face est intacte.

Au niveau de l'épaule et du grand pectoral gauche, on trouve plusieurs contusions avec petits épanchements sanguins dans le tissu cellulaire sous-cutané. Une ecchymose plus considérable se rencontre sur la paroi postérieure du creux de l'aisselle droite. Sur l'extrémité inférieure du premier métacarpien (pouce) droit, il existe une érosion de la peau, de 1 centimètre de diamètre, avec petite ecchymose sous-jacente. Quelques érosions superficielles existent aussi sur le coude droit.

A la région lombaire on trouve sous la peau, qui est intacte, un vaste épanchement de sang liquide réparti à peu près également de chaque côté de la ligne médiane, et qui mesure 10 centimètres environ en hauteur et 17 centimètres en largeur.

Sur la cuisse droite, on trouve une ecchymose de 5 centimètres environ de diamètre.

On remarque encore sur la partie interne de la jambe gauche plusieurs larges éraflures parcheminées, dirigées parallèlement de haut en bas et d'arrière en avant. Les deux chevilles de la même jambe présentent également plusieurs érosions parcheminées. Au-dessous de toutes ces érosions, le tissu cellulaire contient un peu de sang épanché.

Les organes génitaux sont sains.

L'épiderme des pieds et des mains n'est pas macéré.

Ouverture du corps. — Les os du crâne ne sont pas fracturés.

Les méninges sont congestionnées; au niveau du lobe frontal gauche, la pie-mère présente un épanchement sanguin du diamètre d'une pièce de 2 francs. Le cerveau est sain.

Les plèvres ne sont pas adhérentes et leurs cavités sont vides.

Les poumons sont très volumineux et d'une couleur violacée; ils présentent une vingtaine d'ecchymoses sous-pleurales très nettes, disséminées sur toute leur surface. La trachée et les bronches contiennent une grande quantité d'écume spumeuse qu'on fait refluer en très grande abondance en pressant sur les poumons. On trouve en outre dans la trachée une petite quantité de débris alimentaires constitués par de petites masses féculentes. Les poumons incisés laissent échapper par tous les canaux bronchiques une grande quantité de mousse à fines bulles.

Le cœur ne présente pas d'ecchymoses sous-péricardiques; ses cavités renferment du sang liquide, mais pas de caillots. Les valvules sont saines.

L'estomac ne contient qu'une petite quantité de matières alimentaires au milieu desquelles on reconnaît des fragments de pommes de terre.

Les intestins ne présentent pas de lésions.

Le foie et la rate sont sains.

Le rein droit est entouré d'un épanchement d'environ 100 grammes de sang à demi coagulé; il présente au niveau du hile une déchirure transversale intéressant environ le tiers de son épaisseur. Les bords de cette déchirure sont infiltrés de sang et la capsule est décollée dans l'étendue de 2 à 3 centimètres par du sang coagulé.

Le rein gauche est très congestionné, mais d'ailleurs sain.

La vessie est intacte.

Conclusions. — 1° Le cadavre soumis à notre examen présente extérieurement de nombreuses érosions et ecchymoses disséminées sur le corps, et une plaie du cuir chevelu. Ces lésions ont été produites pendant la vie. Par leur nature, la forme qu'elles affectent et le siège qu'elles occupent, elles sont identiques à celles qui peuvent se produire, pendant une chute dans un puits, sous l'influence de chocs et de frottements contre les parois.

2° La déchirure du rein droit, constatée à l'autopsie, reconnaît pour cause un choc violent sur cette partie. Ce choc s'est exercé sur une large surface, ainsi que l'attestent les dimensions de l'épanchement sanguin constaté sous la peau de la région correspondante. On peut donc le considérer comme résultant de la chute.

3° L'état des poumons indique que le sieur X... est tombé dans l'eau pendant qu'il respirait.

4° On ne trouve pas de plaie ou de traces de violences qui indiquent une lutte, et celles que nous avons décrites plus haut peuvent toutes résulter d'une chute dans un puits.

B. — Submersion ayant duré de un jour à trente jours.

8. Submersion. Suicide. Deux ou trois jours d'eau. Autopsie faite trente-six heures après le repêchage. — Je soussigné, Paul Brouardel, commis par M. Martinet, substitut de M. le procureur de la République près le tribunal de première instance du département de la Seine, en vertu d'une ordonnance, en date du 1er septembre 1881, ainsi conçue :

« Vu les articles 32 et 43 du code d'instruction criminelle et le procès-verbal dressé le 1er septembre 1881 par M. le commissaire de police du quartier des Champs-Élysées constatant l'envoi à la Morgue du cadavre d'un individu paraissant âgé de soixante ans, repêché dans la Seine entre le pont de l'Alma et le pont des Invalides.

« Commettons M. le Dr Brouardel, à l'effet de procéder à l'autopsie du cadavre, de rechercher les causes de la mort et de constater tous indices de crime ou délit. »

Serment préalablement prêté, ai procédé à cette autopsie le 2 septembre 1881.

Le cadavre est celui d'un homme de soixante-dix-sept ans, grand et assez vigoureux pour son âge. La putréfaction est commencée et la rigidité cadavérique n'existe plus.

Sur la région latérale droite du front on constate la présence d'une plaque parcheminée mesurant 10 centimètres de longueur sur 3 ou 4 de largeur.

Sur le côté droit du nez, on voit également une plaque parcheminée de 12 millimètres, au centre de laquelle se trouve une plaie de 3 à 4 millimètres de diamètre. Les os propres du nez sont fracturés au niveau de leur union avec le frontal.

Une petite plaque parcheminée de la grandeur d'une pièce de un franc occupe la saillie de la pommette.

Il n'y a pas d'ecchymoses sous-conjonctivales.

Autour du cou se trouve une zone dont la peau est blanchâtre, bordée à sa partie supérieure par une coloration blanchâtre. Cette zone irrégulièrement limitée mesure 4 à 6 centimètres de hauteur suivant les différents points du cou. Elle semble résulter de la présence d'un foulard qui aurait légèrement serré le cou. Après dissection de la région, on note que la peau vue par transparence ne semble pas cornée, elle n'a pas l'apparence des sillons résultant de la pendaison ou de la strangulation. Le tissu cellulaire ne contient pas de suffusion sanguine, les artères et les veines ne sont pas déchirées.

Au niveau de l'insertion du deltoïde sur l'humérus droit, on constate une suffusion sanguine sous-cutanée mesurant 3 ou 4 centimètres.

L'épiderme des mains est à peine macéré et il n'est pas possible de l'enlever par lambeaux comme cela s'observe chez les noyés qui ont séjourné assez longtemps dans l'eau.

Les veines sous-cutanées des deux poignets et des mains sont entourées par une coloration rougeâtre due à la transsudation par putréfaction de la matière colorante du sang.

Sur la face dorsale des deux mains se trouve une plaque parcheminée.

Les os du crâne ne sont pas fracturés. Le cerveau ainsi que les méninges ne sont pas congestionnés.

Dans le larynx et la trachée nous trouvons un peu de spume bronchique mélangée à une très petite quantité de sable, on ne découvre pas de matières alimentaires.

Les poumons très volumineux laissent couler du sang liquide à la coupe.

Le cœur est gros et complètement vide. L'aorte est très dilatée. Au-dessous de l'orifice aortique on voit un rétrécissement sousaortique. La valvule mitrale est un peu dure, ses valves sont rétractées.

L'estomac contient de l'eau mélangée avec quelques débris alimentaires.

Le foie est également un peu résistant à la pression et congestionné.

La rate est dure et non diffluente.

Le rein gauche est atrophié et induré. Le rein droit se décortique très bien et présente une dilatation des calices et des bassinets. Il est le siège de nombreux kystes.

La prostate est volumineuse.

Les anses intestinales sont très congestionnées.

Conclusions. — 1° La mort du sieur X... est le résultat d'une submersion ;

2° Le sieur X... est tombé vivant dans l'eau ;

3° Les différentes lésions qu'on observe sur ce cadavre, notamment la fracture des os propres du nez, peuvent avoir été produites au moment de la chute du corps par un choc contre une pierre ou un objet saillant ;

4° Le sillon qu'on remarque sur la région du cou n'a pas les caractères des sillons de strangulation, il est dû à la présence d'un foulard que la victime portait autour du cou. Le gonflement du cou dû à la putréfaction a augmenté la constriction après la mort et a concouru à lui donner une apparence blafarde ;

5° On ne trouve pas sur le corps de traces de violences prouvant qu'une lutte a précédé la mort dans un temps rapproché de celle-ci ;

6° Le cadavre ne paraît pas avoir séjourné dans l'eau plus de deux ou trois jours.

9. Submersion. Deux ou trois jours d'eau. Plaies post mortem. — Je soussigné, Paul Brouardel, commis par ordonnance de M. de la Fuye, substitut de M. le procureur de la République, à l'effet de procéder à l'autopsie d'un cadavre trouvé dans la Seine (quai Malaquais), serment préalablement prêté, ai procédé le 11 juillet 1878 à cette autopsie à l'effet de rechercher les causes de la mort et de constater tous indices de crime ou délit.

Le cadavre est celui d'un homme de quarante à quarante-cinq ans, vigoureux ; il est dans un état de décomposition très avancé, dû au temps qui s'est écoulé depuis le moment où il a été retiré de l'eau et celui de l'autopsie. La peau est distendue par la putréfaction gazeuse, l'épiderme est presque partout détaché, les ongles et les cheveux s'enlèvent par la moindre traction.

Le cadavre porte un certain nombre de plaies :

1° *A la région latérale droite du cou,* une plaie assez large pour admettre le doigt, en forme de V à pointe dirigée en haut et dont le lambeau inférieur a une forme analogue inscrite dans la précédente. Par cette plaie il s'est écoulé un liquide sanguinolent, mais il n'y a pas d'infiltration de sang dans ses lèvres, ni dans les muscles de la région.

Les autres plaies sont rectilignes et non taillées en V, elles ont 4 à 5 centimètres de longueur. Elles siègent :

2° *Près de l'angle de l'œil droit,* plaie peu profonde.

3° *Au sommet du front*.

4° *Au bras gauche*, à sa partie moyenne.

5° *A la cuisse droite*.

6° *Dans les deux aisselles*.

Le périoste des os du crâne est décollé en arrière et l'espace libre entre lui et les os est rempli par un sac d'eau sanguinolente.

Les os du crâne et ceux des membres ne sont pas fracturés.

La trachée et les bronches colorées en rouge brun ne renferment pas de gravier ni de sable.

Les plèvres contiennent 2 à 300 grammes d'eau sanguinolente.

Les poumons paraissent sains.

Le cœur est vide. Les gros vaisseaux renferment un sang aqueux très fluide.

Le cœur est gros, chargé de graisse, les valvules aortiques sont crétacées. L'orifice mitral est insuffisant.

L'estomac contient un tiers de litre d'eau noirâtre.

Le foie est en dégénérescence graisseuse.

Conclusions. — 1° Les lésions notées sur la surface du corps ont été faites après la mort probablement avec le croc dont on s'est servi pour retirer le corps de l'eau.

2° Le cadavre ne présente aucune trace de violence faite pendant la vie, et actuellement appréciable.

3° Il existait une affection du cœur très avancée et ancienne.

4° La mort parait avoir été causée par la submersion.

5° Le cadavre ne parait pas avoir séjourné plus de deux ou trois jours dans l'eau.

10. Submersion. Trois ou quatre jours d'eau. — Je soussigné, Paul Brouardel, commis par ordonnance de M. Desjardins, substitut de M. le procureur de la République, à l'effet de procéder à l'autopsie du cadavre du nommé D..., serment préalablement prêté, ai procédé le 25 mai 1878 à cette autopsie.

Le cadavre est celui d'un homme âgé de vingt ans environ, bien constitué, vigoureux.

La putréfaction gazeuse a envahi tout le tissu cellulaire souscutané, notamment celui du cou, de la face, de la partie antérieure du thorax, des bourses. Ces diverses parties ont une coloration brun noirâtre très prononcée, elles sont couvertes de phlyctènes contenant un liquide brunâtre. Bien que cette putréfaction soit déjà très accusée, il faut noter que les globes oculaires ne sont pas affaissés, que l'on distingue encore la couleur brune des iris, et que les cheveux ne se détachent que par une traction assez forte.

L'état des mains et des pieds prouve que le cadavre a séjourné dans l'eau quelque temps et la rapidité de la putréfaction et son inégalité dans les diverses régions trouvent leur explication dans le temps écoulé depuis que le cadavre a été retiré de l'eau et le moment de notre examen.

Examen extérieur. — L'épiderme des faces dorsale et palmaire des mains est macéré, un peu soulevé, il se détache facilement. La paume des mains et les interstices des doigts sont couverts de vase et de sable adhérents. Il n'existe en aucun point sur les mains ou les doigts d'écorchure ou de déchirure. Les ongles sont coupés, on dirait même rongés, jusqu'au niveau de leur adhérence à la pulpe des doigts; ils n'ont donc pas de sillon dans lequel de la vase ou d'autres corps auraient pu se loger. Les ongles ne se laissent pas facilement détacher des doigts.

L'épiderme des pieds est peu macéré, les ongles des orteils sont solidement fixés.

Sur la région temporale et frontale gauche on note une série de déchirures de la peau, au nombre de plus de cinquante, à peu près parallèles ; les plus grandes ne mesurent pas plus d'un centimètre et demi, elles sont presque verticales. Au niveau de l'extrémité externe du sourcil gauche on trouve une de ces déchirures, sur la paupière gauche il en existe une analogue. Ces déchirures ne dépassent pas l'épaisseur du derme, il n'y a pas d'infiltration de sang dans leurs lèvres ou sous elles.

Les autres parties du corps, notamment les lèvres, le cou, ne contiennent ni ecchymose ni trace de contusion. On ne trouve qu'une seule suffusion sanguine, extrêmement petite au tiers moyen de la face antérieure de l'avant-bras droit.

Dans certaines parties, à la face interne des bras, sous le cuir chevelu, le tissu cellulaire est infiltré par une sérosité sanguinolente, dont la coloration est due à la diffusion de la matière colorante du sang, par suite du séjour du cadavre dans l'eau.

Examen des parties profondes. — Les os du crâne ne sont pas fracturés. Au niveau de l'union du frontal et des pariétaux les os sont si minces qu'ils n'ont pas un millimètre d'épaisseur, vice d'ossification sans importance. Il n'y a pas d'épanchement sanguin entre les os et la dure-mère.

Le cerveau est en pleine putréfaction, il a perdu toute cohésion, est absolument diffluent.

La langue est fortement serrée entre les dents.

Le larynx, la trachée, et les bronches jusqu'à leur deuxième ou troisième division ne renferment pas de bulles écumeuses. Elles sont tapissées par du sable et des particules graisseuses, assez abondantes, analogues à celles que l'on trouve dans l'estomac. L'examen microscopique ne laisse aucun doute sur la nature de ces différents éléments. Les poumons sont volumineux, remplissent les cavités pleurales et sont gorgés de liquide. La plèvre et le péricarde contiennent une grande quantité de liquide sanguinolent, ou plutôt teinté par la matière colorante du sang diffusée.

A la racine des bronches on trouve un ganglion bronchique du volume d'une grosse aveline ayant subi la transformation caséeuse.

Les cavités du cœur ne renferment pas de caillots ; elles ne contiennent, ainsi que les gros vaisseaux, qu'un peu de sang extrêmement fluide.

L'estomac renferme environ un quart de litre de liquide constitué par des matières grasses et quelques morceaux de viande. On ne constate pas la présence de la matière colorante du vin.

Le foie, les reins, les intestins, sont sains.

Les os des membres, les côtes et la colonne vertébrale ne sont pas fracturés.

Conclusions. — 1° Le nommé D... a péri par submersion. Il est tombé vivant dans l'eau.

2° Il ne porte sur le corps aucune trace actuellement appréciable de violence.

Les lésions des régions frontale et temporale gauches sont probablement dues à des frottements contre des objets placés au fond du lit de la rivière (des tessons de verre, par exemple). L'absence de sang dans leurs lèvres doit les faire regarder comme postérieures à la mort.

3° L'état de putréfaction du cadavre s'explique par le temps écoulé entre le moment où on a retiré le cadavre de l'eau et celui de l'autopsie. L'état des yeux, l'adhérence des ongles et des cheveux doivent faire penser que le corps n'a pas séjourné plus de trois ou quatre jours dans l'eau.

11. Submersion. Suicide. Corde au cou et aux jambes. Quatre ou cinq jours d'eau. Autopsie quarante-huit heures après le repêchage. — Je soussigné, Paul Brouardel, commis par M. Prinet, juge d'instruction près le tribunal de première instance du département de la Seine, en vertu d'une ordonnance, en date du 16 juin 1879, ainsi conçue :

« Vu la procédure requise à l'occasion de la mort du nommé X... dont le corps a été retiré de la Marne, dans la journée du dimanche 15 juin, et qui a été transféré à la Morgue.

« Commettons M. le D* Brouardel, à l'effet d'examiner ce corps et d'en faire l'autopsie. Il déterminera à quel genre de mort l'in-

connu a succombé, s'il est mort asphyxié et si l'asphyxie a été produite par strangulation ou par submersion. Il dira à quelle époque
il est possible de faire remonter le décès.

« Nous appelons particulièrement l'attention de M. le Docteur
sur les liens qui tenaient le cadavre attaché et plié en deux, quand
il a été retiré de l'eau. Il fera connaître ses appréciations sur ce
point important et quelles conclusions il est possible d'en tirer
au point de vue d'un crime ou d'un suicide. »

Serment préalablement prêté, avons procédé à l'autopsie et à
ces constatations le 27 juin 1879.

I. *Examen et autopsie du cadavre.* — Le corps est dans un état
de putréfaction gazeuse très avancée et toute constatation de lésions qui n'auraient intéressé que la peau est devenue impossible.

L'épiderme est enlevé sur une grande partie du corps, sur d'autres régions il est soulevé par des bulles remplies d'un liquide
séro-sanguinolent.

La tête et la face sont très boursouflées, la face présente une
coloration rouge vineux très foncé. Il sort des gaz, du sang et de la
spume par tous les orifices.

Les cheveux de la tête sont châtain grisonnant, il n'y a pas
de barbe ni de moustache ; les poils du sternum sont blancs, ceux
du pubis le sont moins.

Il est impossible de distinguer la couleur des yeux.

La langue est serrée entre les dents ; celles-ci sont très rares et la
plupart usées jusqu'au collet ; il reste encore : à la mâchoire supérieure, — à droite, la troisième grosse molaire, la canine et les racines
de la première et seconde incisives ; — à gauche, les deux incisives,
la canine et la dent de sagesse ; à la mâchoire inférieure, — à
droite, les deux petites molaires et les deux incisives, — à gauche,
les deux incisives, la canine et une grosse molaire.

Au cou, on trouve un sillon blanchâtre presque transversal,
ayant environ deux centimètres et demi de hauteur, légèrement
oblique de haut en bas et d'arrière en avant ; la peau, à ce niveau,
est parcheminée et transparente à la lumière transmise.

Aux mains, l'épiderme est à peine soulevé et présente très peu
de phlyctènes ; on trouve dans la paume de la main, du sable incrusté dans l'épiderme.

Il n'y a pas de traces d'écorchures ni sur le dos ni sur la paume
des mains ; les ongles sont encore adhérents, et on trouve du sable
de la rivière sous les ongles.

Les ongles sont bien taillés et la paume des mains ne porte
aucun durillon professionnel.

Sur les membres inférieurs on aperçoit des plaques parcheminées ressemblant à des brûlures, par rétraction du derme après ablation de l'épiderme.

L'épiderme des pieds est macéré et ridé ; les ongles des orteils s'arrachent avec un certain effort. Un peu au-dessus des malléoles on voit un sillon blanchâtre d'un demi-centimètre de hauteur qui passe en arrière de la jambe gauche, et en avant et en dehors de la jambe droite.

Le crâne n'est pas fracturé ; le cerveau est diffluent et en putréfaction gazeuse.

La bouche, le pharynx et le larynx ne présentent aucune lésion.

La muqueuse de la trachée est très rouge, la trachée ne contient ni sable, ni matières de vomissement.

Les cavités pleurales n'existent pas. Les plèvres sont intimement unies aux poumons.

A la base du poumon gauche, on trouve des fausses membranes très épaisses, organisées, traces d'une pleurésie enkystée, datant de plusieurs mois.

Les poumons sont très congestionnés, à la coupe il s'écoule du sang liquide, noirâtre et mêlé de graisse. Ils ne renferment pas de tubercules.

Le péricarde ne contient pas de liquide.

Le cœur et les gros vaisseaux qui en partent sont absolument vides de sang.

L'estomac ne contient que quelques grumeaux ressemblant à des débris de fromage et de viande.

Le foie est légèrement putréfié, mais ne présente rien d'anormal.

Les reins sont putréfiés.

La rate est petite et diffluente.

II. *Examen de la corde et de son mode d'application.* — Lorsque nous avons été appelé à examiner le cadavre, la corde qui maintenait les pieds et le cou avait été enlevée. Nous avons fait appliquer par l'inspecteur de police la corde dans la position qu'elle occupait avant qu'on ne l'eût détachée.

Le cadavre était replié sur lui-même et à peu près dans la position que prennent les tailleurs lorsqu'ils sont assis sur leur table de travail, les cuisses écartées, les jambes fléchies de façon à se croiser au niveau des malléoles.

L'extrémité de la corde tournée en anneau passait au-dessus des malléoles et cet anneau était fermé par un nœud dit marin, placé à la partie antérieure des jambes, l'autre extrémité de la corde embrassait le cou et là encore elle formait un anneau constitué par la corde passée dans une boucle, en forme de nœud coulant.

Les traces laissées sur la peau du cou, leur direction, ainsi que celles que nous avons constatées sur la partie inférieure des jambes sont celles qui auraient dû résulter de ce mode d'application des liens.

Ce procédé de ligature peut être fait par la personne elle-même. En effet, après avoir uni ses jambes par un nœud bien fermé, on peut en fléchissant le tronc en avant passer la tête dans le nœud coulant préalablement préparé. Il semble au contraire impossible qu'une personne étrangère puisse appliquer ce procédé de ligature à quelqu'un, à moins que la victime n'ait été mise dans l'impossibilité de résister par une lutte antérieure ou par des coups ayant eu pour conséquence d'annuler toute résistance.

Conclusions. — 1° Les résultats de l'autopsie démontrent que la mort est la conséquence d'une asphyxie par submersion.

2° Le cadavre ne porte aucune trace de violence actuellement appréciable, mais des lésions qui n'auraient intéressé que les parties molles ne pourraient plus être actuellement constatées à cause de la putréfaction.

3° La durée du séjour dans l'eau ne paraît pas avoir dépassé quatre ou cinq jours. La putréfaction s'explique par ce fait que par un temps chaud et orageux le moment de l'autopsie a été séparé de plus de quarante-huit heures de celui où le cadavre a été retiré de l'eau.

4° La direction du sillon autour du cou, oblique de haut en bas et d'arrière en avant prouve que la traction sur le nœud coulant était dirigée de haut en bas, ce qui concorde parfaitement avec les constatations fournies par l'examen des jambes et avec le rapport fait par l'inspecteur de police sur la position de la corde.

5° La disposition de la corde autour du cou et des jambes, le corps replié en avant, la position des nœuds ne peuvent s'expliquer que si l'on suppose que cette application a été faite par l'individu lui-même, ou par un étranger sur cet individu préalablement mis dans l'impossibilité d'opposer aucune résistance.

L'absence de traces de lutte ou de violence rend cette seconde hypothèse absolument invraisemblable.

6° Il y a donc lieu de conclure que la mort est le résultat d'un suicide par submersion et que l'application du lien a été faite par la victime elle-même, dans le but probable de mettre obstacle aux efforts de natation qui auraient pu succéder involontairement à une immersion volontaire.

12. Submersion. Suicide. Six jours d'eau. Plaies de tête. — Je soussigné, Paul Brouardel, commis par M. Valot, juge d'instruction au tribunal de première instance du département de la Seine, en vertu d'une ordonnance, en date du 17 mars 1879, ainsi conçue :

« Vu la commission rogatoire à nous adressée par M. le juge d'instruction de Lourdes, dans l'affaire commencée contre inconnus, inculpés de meurtre.

« Commettons M. le Dʳ Brouardel, lequel après avoir prêté serment entre nos mains, nous adressera un rapport écrit sur les questions posées dans ladite commission rogatoire. »

Serment préalablement prêté, avons pris connaissance de ladite commission rogatoire, ainsi conçue :

« Nous Laurent Cazes, juge d'instruction de l'arrondissement de Lourdes.

« Vu la procédure instruite contre inconnus, prévenus de meurtre.

«.Vu les articles 43, 44 et suivants du code d'instruction criminelle.

« Donnons commission rogatoire à M. le juge d'instruction de Paris, à l'effet de soumettre à l'appréciation d'un homme de l'art, et de faire, par lui, contrôler les deux rapports médicaux ci-joints, de MM. les Dʳˢ B., de Saint-Pé, et D., de Lourdes.

« *Faits.* — Un sieur B..., cultivateur d'Omey, à 4 kilomètres de Lourdes, a quitté cette dernière localité, le 17 avril dernier, vers onze heures du soir, pour regagner son domicile audit Omey ; son cadavre a été retrouvé dans les eaux du Gave, le 23 avril. Nous éprouvons en présence des deux rapports des docteurs de nombreuses hésitations au sujet de la cause réelle de la mort de B..., hésitations qui ne font qu'augmenter, les résultats de l'instruction étant nuls jusqu'ici. Il y a par conséquent intérêt pour la découverte de la vérité, à faire contrôler l'appréciation du Dʳ D.. Nous prions, par suite, M. le juge d'instruction de Paris de faire appel aux lumières d'un docteur, capable, habitué à prêter son concours à la justice, initié par une pratique sérieuse à la connaissance des opérations médico-légales ; peut-être, au vu des rapports pourra-t-il nous dire à quelle cause on peut attribuer la mort de B... et si les déductions et conclusions du Dʳ D. sont scientifiquement logiques. M. le juge d'instruction voudra bien nous adresser le rapport du docteur qu'il aura commis.

« Lourdes, 14 mai 1879 ».

Nous avons pris connaissance des deux rapports signés l'un par M. le Dʳ B., de Saint-Pé, l'autre par M. le Dʳ D., de Lourdes.

Nous avons d'abord le regret de constater une lacune grave dans l'autopsie. Le crâne n'a pas été ouvert et il nous manque par suite tous les renseignements que l'état des centres nerveux aurait pu fournir sur l'existence d'une lésion spontanée expliquant un étourdissement, une mort plus ou moins rapide, sur les modifications secondaires, telles que la congestion des vaisseaux, qui accompagnent souvent la mort par submersion, et enfin sur les altérations de la substance cérébrale qui auraient pu résulter de coups reçus sur la tête.

Analysant les deux rapports nous constatons :

1° *L'état de conservation parfaite du cadavre.* — Cela s'explique facilement puisqu'il a séjourné au plus cinq jours et demi dans les eaux du Gave, du 17 avril vers onze heures du soir au 23 avril au matin. Or notre expérience a pleinement confirmé sur ce point les remarques de M. Devergie : « En général, on n'observe aucun changement dans l'aspect extérieur des organes avant le quatrième ou le cinquième jour (1). » Le même auteur, à propos d'un noyé qui avait séjourné quatre jours dans les eaux de la Seine, s'exprime ainsi sur l'état de l'épiderme des mains et des pieds : « L'épiderme des mains est très bien conservé, il commence seulement à blanchir à sa face palmaire, mais il n'est point plissé. La face dorsale des mains ne participe pas à cette coloration. L'épiderme des pieds est dans l'état naturel (2). » Ce noyé avait séjourné dans les eaux de la Seine du 25 au 29 mars, le corps de B... est resté cinq jours et demi dans les eaux du Gave, mais la température de cette eau du 17 avril au 23 avril était probablement plus basse que celle de la Seine à la fin de mars, par conséquent la conservation y devait être encore plus parfaite.

Dans le rapport du Dr B., nous lisons que « la tête, les mains, les pieds sont à nu ». Nous ne savons s'il était dans les habitudes de B... de marcher déchaussé, ainsi que le font souvent les habitants de la campagne.

2° *Y a-t-il des traces de lutte ?* — M. le Dr B. a donné une description très précise de l'état dans lequel se trouvaient les vêtements de B..., cette description semble éloigner l'hypothèse d'une lutte. Tous les vêtements étaient dans leur position naturelle, on ne constatait qu'une déchirure de la veste derrière et au niveau de l'épaule gauche et une déchirure de la bretelle au niveau de l'épaule droite. Mais les boutons et les boutonnières étaient intacts, les vêtements n'étaient pas déplacés.

(1) Devergie, *Médecine légale théorique et pratique*, t. I, p. 181.
(2) Devergie, t. I, p. 187.

La déchirure de la veste et celle de la bretelle ne correspondent pas comme siège aux déchirures qui résultent d'ordinaire d'une lutte. D'ailleurs ces déchirures ne peuvent-elles pas s'expliquer par une chute naturelle dans le Gave, ou par les grands efforts que l'on a dû faire pour retirer le cadavre du barrage des usines de Saint-Pé? Rapport du Dr D. Nous voudrions savoir également si dans les points où le corps de B... vivant ou mort a dû tomber de la berge dans le lit du Gave, celui-ci a des bords escarpés, et si comme tous les gaves que nous avons vus, celui-ci n'est pas rempli de rochers et de cailloux? Ces diverses circonstances pourraient faire penser que les déchirures et les plaies sont le résultat des chocs subis au moment de la chute dans le lit de la rivière, ou du roulement du corps dans ses eaux.

3° *État des plaies.* — La peau du cuir chevelu et celle de la face présentaient cinq plaies. La plus grande mesurait 4 centimètres (plaie de l'angle externe de la paupière de l'œil droit), les autres étaient plus petites et mesuraient de 3 centimètres à 1 demi-centimètre (plaie du nez). Il semble que ces plaies n'ont pas les caractères de plaies faites par un instrument tranchant ou par un instrument piquant, quelques-unes ont leurs bords inégalement coupés (plaie de la bosse pariétale gauche). Elles ne pénètrent pas toutes jusqu'aux os (plaies n° 2, n° 3). Sont-ce les plaies faites avec un instrument contondant, tel qu'une canne ou un bâton? Lorsqu'un corps contondant frappe la tête avec violence, la peau du cuir chevelu est habituellement brisée dans toute son épaisseur, elle éclate entre la masse contondante et l'os, les lèvres de la plaie sont décollées dans une largeur de 1 demi-centimètre ou 1 centimètre. Ce décollement est un des caractères importants de ce genre de lésion. Nous ne saurions dire s'il existait, mais si l'on admet l'hypothèse de coups faits par un bâton, il nous semble difficile de comprendre la diversité de longueur des plaies et surtout la petitesse de celle qui siège sur le nez au niveau de la jonction du cartilage de l'aile droite avec les os. Cette dernière ne mesure que 1 demi-centimètre et ne pourrait avoir été produite que par un coup de pointe de bâton. Comment ce coup aurait-il produit une plaie à bords nettement coupés sans fracturer les os?

Il nous semble beaucoup plus naturel d'admettre que ces blessures, différentes par leurs dimensions, leur direction, leur pénétration, résultent de déchirures faites par le contact de corps durs présentant des angles, des dimensions et des lignes de section différents, et nous sommes portés à croire que ces lésions résultent de chocs subis contre les rochers et les cailloux du Gave, ou contre les pierres sur lesquelles la tête de B... a pu porter au moment de sa chute.

4° Est-il démontré que ces plaies ont été faites pendant la vie ? — Nous ne trouvons pour résoudre cette question que la phrase suivante : « Diverses incisions faites sur plusieurs parties du cuir « chevelu, surtout dans les régions offrant des blessures, nous lais- « sent voir des épanchements de sang considérables autour des « plaies et les lèvres de ces plaies pleines d'un sang très rouge « faisant corps avec elles. »

Ce sang était-il caillé ? ou n'est-ce qu'une infiltration je dirai presque récente, puisque les plaies étaient saignantes au moment de l'autopsie, c'est là ce que nous ne saurions dire ; d'ailleurs si ces lésions se sont produites au moment de la chute, B... était encore vivant et en ce cas les caractères des plaies seraient celles des plaies faites pendant la vie.

Quant à l'écoulement de sang par les plaies au moment de l'autopsie, il est la conséquence du genre de mort auquel a succombé B...

5° La submersion a-t-elle eu lieu pendant la vie ou après la mort ? — « Les poumons étaient noirâtres, fortement distendus par du sang noir et liquide : ils n'offraient sous la pression des doigts aucune espèce de crépitation.

« L'arbre respiratoire ne présentait nulle part la moindre trace d'écume savonneuse. Il en était de même des cavités nasales et buccale.

« Les cavités du cœur, droites et gauches, étaient pleines de sang noir et liquide, ainsi que les vaisseaux y aboutissant.

« L'estomac et les intestins étaient vides » (Dr D.).

Cette description reproduit fidèlement l'état des lésions que l'on trouve dans les viscères du corps d'un homme tombé vivant dans l'eau et qui y a séjourné cinq à six jours.

Dans ce cas, le sang est fluide, il l'est parce qu'il est dilué par l'eau qui a pénétré dans les voies respiratoires. Chez B... le sang était si fluide que quelques heures après la sortie du corps de l'eau, toutes les plaies laissaient couler du sang, tandis que quelques heures auparavant (Rapport du Dr B.) la plaie de la partie postérieure du cuir chevelu et celle du nez donnaient seules du sang. Il a suffi que sous l'influence de l'échauffement qui a succédé à la sortie de l'eau, les gaz de l'intestin et de l'estomac se développassent pour que la pression refoulât ce sang liquide à la périphérie et le fît sortir par les blessures.

Les poumons étaient peu ou pas crépitants comme dans la submersion opérée pendant la vie.

Les voies respiratoires ne contenaient plus de mousse savonneuse. Cette mousse n'existe en effet que dans les premières heures qui suivent la sortie de l'eau après une submersion qui n'a duré qu'un ou deux jours.

Tout indique donc que l'eau a pénétré largement dans les poumons et c'est là ce qui les a rendus plus crépitants, qu'elle a dilué le sang et l'a rendu très fluide. Et l'eau n'a pu pénétrer dans les poumons que si B... vivait en tombant dans le Gave, si des efforts inspiratoires répétés ont conduit l'eau jusque dans les vésicules pulmonaires.

Sont-ce là les lésions de la suffocation ? Nullement. Dans la suffocation, les poumons sont congestionnés, couverts d'ecchymoses sous-pleurales et de plaques d'emphysème intervésiculaire, ils sont crépitants.

En sorte que si nous acceptons sans restriction les descriptions contenues dans les deux rapports, nous devons conclure que B... est tombé vivant dans l'eau, qu'il a respiré, et qu'il est mort par submersion.

3° Quelle serait la cause de la mort si on ne la rapporte pas à la submersion ? — A-t-elle pu résulter des coups reçus sur le crâne ? Les blessures décrites par nos confrères n'ont par elles-mêmes aucune gravité, elles n'ont pas intéressé une artère volumineuse. Il n'y a donc pas eu d'hémorrhagie grave, mortelle.

Ont-elles déterminé une lésion de l'encéphale ? Nous ne le savons pas, puisque le cerveau n'a pas été examiné, mais *a priori* nous ne le pensons pas, car les plaies contuses que portait B... ne semblent pas résulter du choc d'un corps très pesant.

La mort est-elle le résultat d'une suffocation et spécialement d'une suffocation par pression intense sur le thorax ? Les lésions constatées ne sont pas celles de la suffocation, et nous ne comprendrions pas qu'une pression qui aurait exigé des efforts puissants, prolongés, se soit accomplie sans laisser une seule trace sur la peau ou dans les muscles du thorax, sans déranger les vêtements. Cette hypothèse ne nous semble pas admissible.

Conclusions. — 1° La mort de B... paraît résulter d'une asphyxie par submersion.

2° Les lésions constatées à la tête peuvent s'expliquer par les chocs subis lorsque le corps est tombé dans le Gave, ou lorsqu'il a été roulé au milieu des pierres, ou même lorsqu'on l'a retiré de l'eau.

3° L'état des vêtements n'indique pas qu'il y ait eu lutte, et si la mort résulte des coups portés sur la tête, l'absence de la lutte est inexplicable, car aucune des lésions constatées ne semble avoir pu déterminer un ébranlement cérébral assez violent pour mettre immédiatement B... dans l'impossibilité de résister à une agression.

4° Mais ces conclusions sont nécessairement dubitatives puisque nous ignorons l'état dans lequel se trouvaient les centres nerveux. L'ouverture du crâne aurait seule pu démontrer si l'encéphale était le siège d'une lésion spontanée, ou d'une lésion résultant de coups reçus sur le crâne.

La constatation de ces lésions ou de leur absence aurait permis de fournir une explication indiscutable du genre de mort auquel B... a succombé.

13. Submersion. Neuf jours d'eau. Autopsie faite quatre jours après le repêchage. — Je soussigné, Paul Brouardel, commis par M. Dupont, substitut de M. le procureur de la République près le tribunal de première instance du département de la Seine, en vertu d'une ordonnance, en date du 18 mai 1880, ainsi conçue :

« Vu les articles 32 et 43 du code d'instruction criminelle et le procès-verbal dressé le 15 mai par M. le commissaire de police du quartier du Gros-Caillou, constatant l'envoi à la Morgue d'un cadavre du sexe masculin.

« Commettons M. le Dr Brouardel, à l'effet de procéder à l'autopsie du cadavre, de rechercher les causes de la mort et de constater tous indices de crime ou délit. »

Serment préalablement prêté, ai procédé à cette autopsie, le 19 mai 1880.

Le cadavre est celui d'un homme de trente ans environ, il est dans un état très avancé de putréfaction, la peau, d'une coloration verdâtre, est distendue par des liquides et des gaz, les ongles des doigts et des orteils sont encore un peu adhérents, les cheveux s'enlèvent par la moindre traction.

On remarque quelques plaques parcheminées sur les épaules et sur la jambe droite.

Il n'existe pas sur la peau et dans le tissu cellulaire du tronc et des membres d'ecchymoses, ou de suffusions sanguines actuellement reconnaissables.

Ouverture du corps. — Les os du crâne ne sont pas fracturés.

Le cerveau est en ramollissement putride très avancé.

La trachée renferme quelques matières alimentaires, on n'y rencontre pas de grains de sable, non plus que dans les bronches.

Les poumons sont œdémateux.

Les cavités pleurales renferment un peu de liquide teinté en rose.

Le cœur contient quelques grammes de sang liquide, l'endocarde
est imbibé; les valvules ne présentent pas de lésions.

Les côtes ne sont pas fracturées.

L'estomac renferme des matières alimentaires, au milieu desquelles on ne rencontre aucune trace de sable.

Les intestins et les autres organes abdominaux ne présentent
pas de lésions actuellement reconnaissables.

Conclusions. — 1° La mort est le résultat de la submersion. Cet
homme est tombé vivant dans l'eau, ainsi que le prouve la présence dans la trachée de débris alimentaires.

2° On ne constate aucune trace de violences, mais l'état de la
putréfaction est tel que des lésions qui n'auraient intéressé que
les parties superficielles du corps ne seraient plus possibles à
distinguer.

3° Le corps paraît avoir séjourné huit à dix jours dans l'eau.

**14. Submersion. Suicide. Corde au cou et au poignet droit.
Dix à douze jours d'eau.** — Je soussigné, Paul Brouardel,
commis par M. Potier, substitut de M. le procureur de la République près le tribunal de première instance du département de
la Seine, en vertu d'une ordonnance, en date du 20 mars 1880,
ainsi conçue :

« Vu les articles 32 et 43 du code d'instruction criminelle et la
lettre ci-jointe de M. le préfet de police constatant le transport à
la Morgue du cadavre d'un inconnu âgé de quarante à cinquante ans.

« Commettons M. le Dr Brouardel, à l'effet de procéder à l'autopsie du cadavre, de rechercher les causes de la mort et de constater tous indices de crime ou délit. »

Serment préalablement prêté, ai procédé à cette autopsie, le
21 mars 1880.

Le cadavre est celui d'un homme paraissant âgé de cinquante
à soixante ans, de taille assez élevée et de forte corpulence. Les
moustaches sont grises, les dents sont usées; il porte une petite
verrue sur le côté droit du menton. Il n'existe aucune bourse
séreuse professionnelle. Les ongles sont soignés. Le corps est dans
un état de putréfaction avancée. Il n'existe pas de traces de violences appréciables. Entre les premiers orteils du pied gauche, se
montrent quelques petites ulcérations recouvertes d'un petit linge.

Autour du cou, une corde mince à trois brins formant un nœud
coulant à large boucle placée entre le thyroïde et le cricoïde.
Cette corde a tracé un sillon circulaire et horizontal autour du cou.

L'extrémité libre de cette corde se trouve attachée au poignet
par deux circulaires entre-croisés formant nœud coulant par suite

du glissement en dessous de l'extrémité libre de la corde terminée par un nœud simple d'arrêt.

Autopsie. — Le cuir chevelu ne présente pas de plaies, les os du crâne ne sont pas fracturés. Le cerveau est en putréfaction, sa substance ne renferme pas d'épanchement sanguin. La bouche ne contient pas de corps étrangers solides. Dans l'arrière-bouche et dans l'œsophage, une certaine quantité de matières alimentaires demi-solides ; à l'entrée des voies aériennes et dans la partie supérieure de la trachée, des débris de même nature mélangés à de fins grains de sable. Les cartilages du larynx ne sont pas fracturés. Dans les plèvres, un peu de liquide de transsudation. Les poumons sont œdémateux, sans noyaux apoplectiques ou pneumoniques.

Le cœur est sans lésions valvulaires, le sang qu'il contient est liquide. Le foie, la rate, les reins, l'intestin et la vessie sont sains.

Conclusions. — 1° Le sieur X... a péri par submersion. Il est tombé vivant dans l'eau.

2° Le cadavre ne porte aucune trace de violences.

3° La corde a pu être enroulée autour du cou et du poignet par cet individu lui-même. Il semble difficile qu'elle ait pu l'être par une autre personne sans que cet individu y ait consenti.

4° Le séjour dans l'eau a dû être de dix à douze jours.

5. Submersion. Suicide. Corde au cou et à la jambe. Quinze jours d'eau. Autopsie faite vingt-quatre heures après le repêchage. — Je soussigné, Paul Brouardel, commis par M. Dupont, substitut de M. le procureur de la République près le tribunal de première instance du département de la Seine, en vertu d'une ordonnance, en date du 18 juin 1880, ainsi conçue :

« Vu les articles 32 et 43 du code d'instruction criminelle et le procès-verbal dressé le 18 juillet 1880, par M. le commissaire de police du quartier de la Muette, constatant l'envoi à la Morgue du cadavre d'un inconnu du sexe masculin, décédé par submersion.

« Commettons M. le Dr Brouardel, à l'effet de procéder à l'autopsie du cadavre, de rechercher les causes de la mort et de constater tous indices de crime ou délit. »

Serment préalablement prêté, ai procédé à cette autopsie, le 19 juin 1880.

Autopsie de C... — *Aspect extérieur.* — Le cadavre est celui d'un homme de taille moyenne, il est en pleine putréfaction ; la peau présente des taches diversement colorées, le plus grand nombre sont vertes, quelques-unes brunes ou bronzées ; d'autres plus petites, nettement limitées, situées dans le voisinage des vaisseaux superficiels, ont une coloration franchement bleue. Le tissu cellulaire sous-cutané contient une grande quantité de gaz qui s'échappent quand on incise la peau, et qu'on ne peut enflammer que très imparfaitement. Ces gaz sont à peine odorants.

L'épiderme de la plante des pieds est complètement détaché, depuis le talon jusqu'à la pointe des orteils, et forme sur chaque pied un lambeau flottant, retenu par le gros orteil.

Les ongles des doigts et des orteils ont disparu, ainsi que les poils de toute la surface du corps. Au visage, la tuméfaction très prononcée rend les traits méconnaissables : la langue fait saillie entre les dents.

Une corde de fouet à trois brins est nouée autour du cou, elle est longue de 52 centimètres, modérément serrée malgré la tuméfaction des parties molles, et la peau sous-jacente n'offre pas de sillon bien marqué.

Vers le milieu de la jambe gauche, on remarque un sillon assez net formé par une corde paraissant de même grosseur que la précédente.

Le corps ne porte pas de traces de violences, actuellement reconnaissables.

Ouverture du corps. — Les parois du crâne ne sont pas fracturées.

Le cerveau est réduit en une bouillie fluide, contenue dans la dure-mère intacte.

Les côtes ne sont pas fracturées.

Le larynx, la trachée et les bronches ne contiennent pas d'écume, ni de sable, ni de corps étrangers.

Les cavités pleurales sont vides.

Les poumons sont affaissés, ils portent des cicatrices anciennes aux sommets et de nombreux tubercules dans toute leur étendue.

Le cœur est vide, ses valvules sont saines, sauf celles de l'orifice aortique qui sont légèrement athéromateuses.

L'estomac ne renferme ni eau, ni matières alimentaires.

Le rein gauche présente un kyste de la grosseur d'une noix.

Les intestins, le foie et la vessie n'offrent pas de lésions actuellement reconnaissables.

Conclusions. — 1° Le cadavre soumis à notre examen est dans un état de putréfaction trop avancée pour que l'on puisse reconnaître des lésions qui n'auraient atteint que les parties superficielles de la peau, ou déterminé que des épanchements sanguins peu abondants.

Ces réserves faites, nous n'avons constaté aucune trace de violence.

2° Le séjour dans l'eau a été trop prolongé, au moins quinze jours, pour qu'il soit possible d'affirmer que la mort est le résultat de la submersion. Mais on ne trouve aucune lésion qui puisse expliquer la mort par un autre procédé.

3° Le cadavre portait autour du cou un anneau formé par une corde dont un des chefs entourait la jambe gauche. Ce système de ligature est souvent employé par les individus qui veulent se suicider, et qui, sachant nager, se mettent par ce moyen dans 'impossibilité de se sauver après immersion dans l'eau.

4° Aucune de nos constatations ne révèle une lutte, une lésion devant faire croire à un homicide.

16. Submersion. Plaie du cœur par arme à feu. Quinze jours d'eau. Autopsie faite cinq jours après le repêchage. — Je soussigné, Paul Brouardel, commis par M. Feuilloley, substitut de M. le procureur de la République près le tribunal de première instance du département de la Seine, en vertu d'une ordonnance, en date du 14 novembre 1881, ainsi conçue :

« Vu les articles 32 et 43 du code d'instruction criminelle et le procès-verbal dressé le 12 novembre 1881, par M. le commissaire de police du quartier de Saint-Germain-l'Auxerrois, constatant l'envoi à la Morgue du cadavre d'un individu inconnu repêché dans la Seine, en aval du pont Solférino, portant une plaie dans la région du cœur.

« Commettons M. le Dr Brouardel, à l'effet de procéder à l'autopsie du cadavre, de rechercher les causes de la mort, et de constater tous indices de crime ou délit. »

Serment préalablement prêté, ai procédé à cette autopsie le 17 novembre 1881.

Le cadavre est celui d'un homme de vingt ans, grand et vigoureux. La putréfaction est très avancée et la rigidité cadavérique a complètement disparu. Les yeux forment saillie entre les paupières. Le bras gauche a été désarticulé au niveau de l'articulation scapulo-humérale, à une époque indéterminable. La cicatrice est ancienne et solide. On ne trouve sur le corps qu'une seule plaie. Elle siège à 4 centimètres en dedans du mamelon gauche, elle mesure 12 millimètres, elle est entourée par un léger tatouage de la peau. Son orifice est entouré par un cercle noirâtre formé par la mortification de la peau.

Au-dessous de cette plaie se trouve dans le tissu cellulo-adipeux sous-jacent une vaste suffusion sanguine. La plèvre gauche est perforée au-dessus du bord supérieur de la quatrième côte, à l'union du cartilage costal avec la côte. Cette déchirure de la plèvre mesure 4 à 5 millimètres transversalement et verticalement, la plèvre est déchirée sur une étendue de 21 millimètres. La côte n'est pas fracturée.

Les os du crâne ne sont pas fracturés. Le cerveau est putréfié et en bouillie.

Dans la plèvre gauche se trouve un vaste épanchement formé par du sang liquide et par des caillots mous. La quantité épanchée est de un litre et demi environ.

Le péricarde est perforé sur sa face antérieure et à sa partie postérieure. Il est rempli par un caillot sanguin mou pesant 160 grammes.

La face antérieure du ventricule gauche, au niveau de la cloison interventriculaire, présente une ouverture ayant 4 à 5 millimètres de diamètre. La face postérieure de l'oreillette gauche, au niveau de l'entrée des veines pulmonaires, présente un orifice analogue. Dans le ventricule gauche et l'oreillette gauche, on note la présence des deux orifices correspondants.

Les poumons ne sont pas perforés, ils sont un peu congestionnés.

Sur la face antérieure de la colonne vertébrale, au niveau de la huitième dorsale, sur le bord droit de l'aorte, au milieu d'un thrombus sanguin considérable, nous trouvons une balle de revolver de petit calibre.

Le projectile a donc traversé la paroi thoracique et le cœur de gauche à droite, d'avant en arrière et légèrement de bas en haut.

Le larynx, la trachée et les grosses bronches ne contiennent ni gravier, ni mousse spumeuse, ni débris alimentaires.

L'estomac renferme quelques grammes de matières alimentaires, parmi lesquelles on distingue des feuilles de salade.

Le foie paraît sain.

Les reins se décortiquent très bien et paraissent également sains.

La rate est diffluente mais paraît saine.

Conclusions. — 1° La mort de cet homme est le résultat d'une blessure faite par une arme à feu, telle qu'un revolver de petit calibre;

2° La présence du tatouage autour de la plaie prouve que le coup a été tiré à une faible distance, à quelques centimètres de la peau;

3° La direction de la balle a été de gauche à droite, d'avant en arrière et légèrement de bas en haut. La balle après être entrée dans la poitrine un peu au-dessus du bord supérieur de la quatrième côte a pénétré dans le ventricule gauche du cœur, par sa face antérieure, est sortie par la face postérieure de l'oreillette gauche, puis elle est venue se loger sur la face antérieure de la colonne vertébrale au niveau de la huitième vertèbre dorsale où nous l'avons trouvée ;

4° La mort a dû être presque instantanée à cause de la perforation du cœur et de l'hémorrhagie péricardique ;

5° On ne trouve dans les bronches et les poumons aucun signe prouvant que cet individu ait respiré dans l'eau. Le coup de feu a probablement déterminé une syncope mortelle et la submersion n'a dû avoir qu'une part très faible dans le processus qui a déterminé la mort ;

6° Le cadavre ne porte aucune trace de violence pouvant faire admettre que la mort a été précédée d'une lutte.

17. Submersion. Pas de violence. Quinze à vingt jours d'eau. Autopsie vingt-quatre heures après le repêchage. — Je soussigné, Paul Brouardel, commis par M. E. Desjardins, substitut de M. le procureur de la République près le tribunal de première instance du département de la Seine, en vertu d'une ordonnance, en date du 2 mai 1879, ainsi conçue :

« Vu les articles 32 et 43 du code d'instruction criminelle et le procès-verbal dressé le 2 mai 1879, par M. le commissaire de police du quartier de Saint-Germain-l'Auxerrois, constatant le repêchage du cadavre d'un militaire dans la Seine, à la hauteur du pont Saint-Michel.

« Commettons M. le Dr Brouardel, à l'effet de procéder à l'autopsie du cadavre, de rechercher les causes de la mort et de constater tous indices de crime ou délit. »

Serment préalablement prêté, ai procédé à cette l'autopsie, le 3 mai 1879.

Le cadavre est celui d'un homme grand, vigoureux, paraissant âgé de vingt-deux à vingt-quatre ans environ. La putréfaction gazeuse est très avancée, le tissu cellulaire du haut de la poitrine, celui des bourses, sont distendus par les gaz. La peau du haut de la poitrine et du cou a une couleur vert clair ; sur les membres et sur la peau du dos, on voit de larges arborisations qui dessinent le trajet des veines sous-cutanées.

Les cheveux se séparent du cuir chevelu par la moindre traction. L'épiderme du dos des mains est complètement détaché, l'épiderme de la paume des mains, celui du dos et de la plante des pieds sont simplement plissés. Les ongles sont encore adhérents.

Sur la peau du corps et des membres, notamment autour du cou et de la bouche, on ne constate aucune trace de violence. Mais l'état de putréfaction du cadavre ne permettrait plus de reconnaître des lésions qui n'auraient atteint que l'épiderme, ou qui ne se seraient traduites que par des ecchymoses ou des suffusions sanguines.

Les os du crâne et ceux des membres ne sont pas fracturés. L'encéphale est putréfié, ramolli, on ne découvre pas de trace de foyer sanguin dans son tissu ou ses enveloppes.

La muqueuse du larynx et de la trachée est recouverte par de la vase, dans laquelle on distingue quelques grains de sable.

Les plèvres contiennent 300 grammes environ de liquide teinté par transsudation de la matière colorante du sang.

Les poumons sont gonflés par du liquide, ils sont peu crépitants. Ils ne renferment pas de foyer apoplectique.

Le cœur est sain, il ne contient pas de caillots sanguins. Le liquide sanguin qui s'y trouve renfermé, ainsi que dans les gros vaisseaux de la base du cœur, est noir et très liquide.

L'estomac et les intestins sont distendus par des gaz. L'estomac renferme 100 à 120 grammes d'une matière peu colorée dans laquelle on distingue encore des haricots mal broyés.

Le foie, le cœur, les autres organes sont sains.

Conclusions. — 1º La mort est le résultat de la submersion. L'état du sang et celui des poumons permettent d'admettre que ce militaire est tombé vivant dans l'eau ;

2º On ne découvre sur les diverses parties du corps aucune trace de violence, mais dans l'état de putréfaction du cadavre des lésions superficielles ne seraient certainement plus apparentes ;

3º Le cadavre a dû séjourner dans l'eau environ quinze à vingt jours ;

4º L'état des matières contenues dans l'estomac doit faire admettre que la mort est survenue deux à trois heures après le dernier repas.

18. Homicide. Submersion. Vingt et un jours d'eau. Autopsie faite quarante-huit heures après le repêchage. — Je soussigné, Paul Brouardel, commis par M. Potier, substitut de M. le procureur de République près le tribunal de première instance du département de la Seine, en vertu d'une ordonnance, en date du 16 mars 1880, ainsi conçue :

« Vu les articles 32 et 43 du code d'instruction criminelle et le procès-verbal dressé le 15 mars 1880, par M. le commissaire de police de Boulogne, constatant l'envoi à la Morgue du cadavre du nommé Léopold R..., âgé de seize ans, disparu le 22 février.

« Commettons M. le Dr Brouardel, à l'effet de procéder à l'autopsie du cadavre, de rechercher les causes de la mort et de constater tous indices de crime ou délit. »

Serment préalablement prêté, ai procédé à cette autopsie le 17 mars 1880.

Le cadavre est celui d'un jeune homme de seize à dix-sept ans, vigoureux.

Il est dans un état de putréfaction très avancée (l'épiderme de toutes les parties du corps, les cheveux et les ongles se détachent sous le moindre effort. — Le tissu cellulaire sous-cutané, partout où il est lâche, est distendu par des gaz inflammables ; aux bourses, ces gaz forment une tumeur du volume des deux poings).

Sur le côté droit de la face, on remarque en dehors de l'angle externe de l'œil une infiltration sanguine de la peau et des parties sous-jacentes jusqu'à l'os, s'étendant sur un espace de 8 à 10 centimètres. Le point central de cette infiltration se trouve à 2 centimètres en dehors de la commissure externe de l'œil.

La paupière supérieure gauche est infiltrée d'un liquide rouge foncé ; cette infiltration paraît résulter de la putréfaction.

Dans la région des deux veines crurales, un peu au-dessous du pli de l'aine, la peau, le tissu cellulaire et la partie superficielle des muscles sous-jacents sont infiltrés d'un liquide rouge foncé. Cette infiltration n'existe pas au niveau des veines axillaires.

Le corps ne présente donc qu'une seule trace de violence appréciable, celle qui siège sur la partie latérale droite de la face, en dehors et au-dessous de la paupière inférieure droite.

Autopsie. — Les parois du crâne ne sont pas fracturées.

La *dure-mère* est distendue par les gaz provenant de la décomposition du cerveau. La *pie-mère* est très injectée du côté gauche, ainsi que les couches superficielles sous-jacentes du cerveau.

L'*encéphale* est putréfié, diffluent.

Le *pharynx*, la *trachée* et les *bronches* jusque dans leurs divisions de moyen calibre contiennent des débris alimentaires, constitués surtout par des morceaux de pommes de terre. Les *poumons* sont gonflés, œdémateux. Les *plèvres* contiennent un peu de liquide.

Les cavités du *cœur* renferment du sang liquide. Les valvules sont saines.

L'*estomac* contient des aliments parmi lesquels on distingue des fragments de pommes de terre, analogues à ceux trouvés dans la bouche. Il renferme aussi 200 à 300 grammes de liquide coloré par du vin, que l'on reconnaît à son odeur et à sa coloration.

Le *foie* n'offre pas de lésions, il est putréfié.

Les *reins* ne présentent aucune coloration appréciable. (On dis-

tingue encore très nettement les substances corticale et médullaire.

Conclusions. — 1° La mort du sieur R... a eu lieu par submersion ;

2° Ce jeune homme est tombé à l'eau pendant sa vie, il a respiré, et il a ingurgité une certaine quantité d'eau ;

3° Le cadavre porte sur la joue droite et un peu en dehors une
suffusion sanguine, résultant d'un choc produit par le contact violent d'un corps mousse, tel que le poing ;

4° L'état de putréfaction du corps ne permettrait plus de distinguer des lésions superficielles, érosions, coups d'ongles et qui n'auraient intéressé que les parties superficielles de la peau ;

5° Le corps paraît avoir séjourné dans l'eau trois semaines
environ.

**19. Submersion. Ficelles autour des membres. Moins d'un
mois d'eau.** — Je soussigné, Paul Brouardel, commis par M. Ditte,
substitut de M. le procureur de la République près le tribunal de
première instance du département de la Seine, en vertu d'une
ordonnance, en date du 12 mai 1884, ainsi conçue :

« Vu les articles 32 et 43 du code d'instruction criminelle et le
procès-verbal dressé le 11 mai 1884 par M. le commissaire de
police de Joinville-le-Pont constatant que le cadavre de P... (Jean-
Pierre), aurait été repêché dans la Marne à la hauteur du n° 16
de l'avenue de la Marne, au Parc-Saint-Maur.

« Commettons M. le Dr Brouardel, à l'effet de procéder à l'autopsie du cadavre, de rechercher les causes de la mort et de constater tous indices de crime ou délit. »

Serment préalablement prêté, ai procédé à cette autopsie le
14 mai 1884.

Le cadavre est celui d'un jeune homme de dix-huit ans environ, d'une taille moyenne, bien musclé. La rigidité cadavérique
a complètement disparu, la putréfaction est très avancée. L'abdomen et le scrotum sont excessivement dilatés par les gaz de la
putréfaction et ceux-ci brûlent avec une flamme bleuâtre. Les
poils, les cheveux ainsi que les ongles se détachent très facilement
sous l'influence de la moindre traction. L'épiderme s'enlève également en lambeaux, l'épiderme de la face dorsale des mains a
disparu.

Au niveau des poignets on trouve un sillon assez net, résultant
de l'application d'un lien à ce niveau.

La langue est placée entre les arcades dentaires.

On ne constate aucune trace de violences sur les différentes
parties du corps.

Sous le cuir chevelu, à la partie postérieure de la tête se trouve une poche formée par de l'eau colorée par la matière colorante du sang. Les os du crâne ne sont pas fracturés. Le cerveau est complètement putréfié.

L'œsophage est sain.

La trachée ne contient pas de spume, mais par le raclage et le transport sur le dos de la main on dénote la présence d'un peu de sable. Au niveau de la racine des bronches il n'y a pas de spume, mais on trouve également un peu de sable.

Il n'y a pas d'ecchymoses sous-pleurales. Les poumons sont putréfiés.

Il n'y a pas d'adhérences pleurales ; les plèvres contiennent un peu de liquide de transsudation.

Le péricarde contient également un peu de liquide de transsudation. Il n'y a pas d'ecchymoses sous-péricardiques. Le cœur est complètement affaissé et vide. Les valvules sont saines.

L'estomac est putréfié, il contient quelques grammes de matières alimentaires parmi lesquelles se trouvent des morceaux de viande.

Le foie est putréfié, la vésicule biliaire contient une bile épaisse.

Les reins se décortiquent très bien, ils sont très putréfiés.

La rate est putréfiée.

Les intestins paraissent sains.

Conclusions. — 1° La mort est la conséquence d'une asphyxie par submersion ;

2° Le cadavre paraît avoir séjourné dans l'eau environ une quinzaine de jours ;

3° On ne constate aucune trace de violences sur les différentes parties du corps, mais la putréfaction est trop avancée pour qu'il soit actuellement possible de constater des traces de violences qui n'auraient intéressé que les parties superficielles de la peau.

C. — Submersion ayant duré de un mois à un an.

20. Submersion. Un mois d'eau. — Je soussigné, Paul Brouardel, commis par ordonnance de M. Desjardins, substitut de M. le procureur de la République, à l'effet de procéder à l'autopsie du cadavre du nommé T... (Célestin), serment préalablement prêté, ai procédé le 11 mars 1878 à cette autopsie et ai fait les constatations suivantes :

Le cadavre est celui d'un homme de quarante-cinq à cinquante ans environ, vigoureux. Il est dans un état de putréfaction avancée. L'épiderme est presque partout enlevé ; celui des mains et des pieds, macéré par un long séjour dans l'eau, forme des plis nombreux, blanchâtres; à la face palmaire et plantaire, autour des doigts, il est soulevé, se détache sans difficulté, ainsi que les ongles. Les cheveux sont déracinés par la plus faible traction, les yeux ont perdu toute couleur.

Le derme a presque partout une couleur verdâtre, sur laquelle se dessinent en rouge brun les gros vaisseaux. Le tissu cellulaire sous-cutané est gonflé par l'infiltration aqueuse et gazeuse.

Sur aucun point du corps, en particulier autour des lèvres, du cou, sur les mains, on ne trouve une seule érosion, plaie ou écorchure.

En certains points, notamment aux membres inférieurs, on note la présence de taches mauves, formées par des dépôts de cristaux d'indican, transformation de la matière colorante du sang.

Aucun des os du corps n'est fracturé, ni au crâne ni dans la continuité des membres.

Le cerveau est dans un état de putréfaction avancée.

Les plèvres contiennent chacune un demi-litre de liquide sanguinolent. Les poumons sont sains, non crépitants, mais remplis de bulles de gaz de putréfaction.

Il en est de même de l'estomac dont la paroi postérieure est bosselée par de nombreuses bulles de gaz. L'estomac est vide et ne contient aucun débris d'aliment.

Conclusions. — 1° La mort est le résultat de la submersion :

2° Le corps ne présente aucune trace de violence. L'état de putréfaction peut avoir fait disparaître des érosions superficielles qui n'auraient intéressé que l'épiderme, mais il aurait été encore possible de noter l'existence et la forme des plaies ou des écorchures même fort légères, s'il en avait existé.

On peut affirmer qu'il n'y a eu ni lésion grave des organes internes, ni fracture capables de déterminer la mort avant la submersion.

3° Le corps a dû séjourner dans l'eau au moins un mois.

21. Submersion. Suicide. Plus d'un mois dans l'eau. — Je soussigné, Paul Brouardel, commis par M. Martinet, substitut de M. le procureur de la République près le tribunal de première instance du département de la Seine, en vertu d'une ordonnance, en date du 24 mai 1882, ainsi conçue :

« Vu les articles 32 et 43 du code d'instruction criminelle et le procès-verbal dressé le 23 mai 1882 par M. le commissaire de police de Joinville constatant l'envoi à la Morgue du cadavre d'un individu encore inconnu, paraissant âgé de soixante à soixante-cinq ans, repêché dans le canal de la Marne, à Joinville.

« Commettons M. le Dr Brouardel, à l'effet de procéder à l'autopsie du cadavre, de rechercher les causes de la mort et de constater tous indices de crime ou délit. »

Serment préalablement prêté, ai procédé à cette autopsie le 24 mai 1882.

Le cadavre est celui d'un homme paraissant âgé de soixante à soixante-cinq ans. La putréfaction est très avancée et la rigidité cadavérique a complètement disparu. Les cheveux sont châtains et la barbe est presque complètement grise. La mâchoire supérieure est complètement dépourvue de dents.

L'épiderme des pieds et des mains s'enlève facilement et par larges lambeaux. Les cheveux sont encore adhérents.

La région inguinale gauche est le siège d'une hernie volumineuse. On constate à la région thoracique et abdominale un emphysème sous-cutané considérable laissant dégager, après avoir pratiqué une légère incision, des gaz qui brûlent avec une flamme bleuâtre.

A la face on constate une plaie s'étendant de l'apophyse orbitaire externe jusqu'au-dessous du pavillon de l'oreille droite, sur une longueur de 10 centimètres environ, et dont les bords sont écartés de 3 centimètres, mais ne sont pas décollés. Cette plaie ne présente ni ecchymose, ni suffusion sanguine.

Sur la face dorsale du poignet gauche se trouve une plaie superficielle d'environ 4 centimètres de longueur, à extrémités arquées et de plus en plus superficielles.

Sur l'épaule droite on constate les traces d'un vésicatoire, et sur le sacrum les traces d'une eschare ancienne.

Les os du crâne ne sont pas fracturés. Les sinus sont colorés, mais vides de sang. Les enveloppes du cerveau sont assez injectées et laissent écouler à la coupe un liquide légèrement rouge. Le cerveau est mou, mais ne présente pas de lésion appréciable.

Le larynx et l'œsophage sont vides. La trachée contient un peu de sable très fin, seulement appréciable au toucher.

Les plèvres contiennent environ 150 grammes de liquide rougeâtre de transsudation par suite de la putréfaction avancée. Le péricarde contient environ 100 grammes du même liquide.

Les poumons ne présentent pas d'adhérences avec les plèvres mais quelques-unes avec le diaphragme. Les poumons ne sont pas crépitants, ils sont le siège d'un emphysème aqueux et laissent écouler de la spume à la pression.

Le cœur est volumineux, ses parois sont épaisses et ses cavités sont vides de sang. Les valvules sont saines.

L'estomac est vide, sa muqueuse est légèrement emphysémateuse.

Le foie est sain et la vésicule biliaire ne contient pas de calcul.

Les reins sont sains et se laissent facilement décortiquer. La substance corticale est cependant un peu atrophiée.

La rate est saine et n'est pas diffluente.

Les intestins paraissent sains et ne présentent pas d'étranglement.

La vessie contient un peu d'urine.

Conclusions. — 1° La mort a été le résultat d'une submersion. L'individu dont nous avons fait l'autopsie est tombé dans l'eau alors qu'il respirait ;

2° On ne constate sur le corps aucune violence, ni contusion démontrant qu'il y ait eu une lutte avant la mort ;

3° Les plaies du front et de la main ont été faites après la mort et probablement avec un croc.

22. Submersion naturelle. Lésions post-mortem. Plus d'un mois d'eau.

— Je soussigné, Paul Brouardel, commis par M. Feuilloley, substitut de M. le procureur de la République près le tribunal de première instance du département de la Seine, en vertu d'une ordonnance, en date du 29 avril 1882, ainsi conçue :

« Vu les articles 32 et 43 du code d'instruction criminelle et le procès-verbal dressé le 27 avril 1882 par M. le commissaire de police de Saint-Denis Nord, constatant l'envoi à la Morgue du cadavre d'un homme repêché dans le canal Saint-Denis, à Saint-Denis.

« Attendu qu'il importe de déterminer les causes de la mort.

« Commettons M. le Dr Brouardel, à l'effet de procéder à l'autopsie du cadavre, de rechercher les causes de la mort et de constater tous indices de crime ou délit. »

Serment préalablement prêté, ai procédé à cette autopsie le 30 avril 1882.

Le cadavre est celui d'un homme grand et vigoureux, âgé de quarante ans environ. La putréfaction est très avancée et la rigidité cadavérique a complètement disparu. Le tissu cellulaire sous-cutané contient des gaz inflammables, brûlant avec une flamme bleuâtre. Les globes oculaires sont saillants, la langue est assez fortement serrée entre les arcades dentaires. Autour du cou se trouve une corde n'ayant laissé aucun sillon apparent sur la face antérieure du cou, mais sur la face postérieure, on constate très nettement la trace d'un sillon blanchâtre légèrement dirigé de haut en bas et s'étendant un peu au-dessous de l'oreille droite, mais sans que la partie de la peau correspondant à ce sillon soit parcheminée. A 1 centimètre en avant du pavillon de l'oreille droite se trouve une plaie en forme de croissant, mesurant 1 centimètre et demi et n'intéressant que la peau ; les lèvres de cette plaie ne sont ni décollées, ni infiltrées de sang.

La partie antérieure du tronc ne présente pas de lésions apparentes de la peau, cependant on constate :

α. La clavicule gauche, au niveau de son tiers externe, est le siège d'une fracture comminutive, composée de cinq fragments, mais aucun de ces fragments n'est entouré d'un foyer sanguin.

β. Plusieurs fractures des côtes gauches : une fracture des 2e et 3e côtes au niveau du cartilage, et comprenant même ce dernier pour la 2e côte ; les 6e et 7e sont fracturées au tiers moyen, de plus les 3e, 4e, 5e, 6e et 7e côtes gauches sont également fracturées au niveau du tiers postérieur.

Les 3e et 4e côtes droites sont fracturées au niveau du tiers postérieur.

Aucune de ces fractures n'est entourée par un épanchement sanguin.

Au niveau des deux coudes, de l'avant-bras droit et de la main gauche, on constate de petites érosions cutanées sans caractères déterminés, elles paraissent produites par le frottement du corps contre des cailloux.

Sur la peau de la main gauche se trouve une petite estafilade sans suffusion sanguine.

Les os des membres ne sont pas fracturés.

Au niveau du genou droit se trouve une plaie transversale mesurant 3 ou 4 centimètres environ ; ses lèvres ne sont pas infiltrées de sang.

L'épiderme s'enlève assez facilement et par lambeaux en certaines régions, notamment aux mains. Les cheveux sont encore adhérents.

Les os du crâne ne sont pas fracturés.

Le cerveau est complètement putréfié et il est impossible de constater s'il existait une lésion cérébrale.

L'œsophage est vide. La trachée contient un peu de sable.

Les côtes sont peu résistantes. Le poumon droit présente quelques adhérences pleurales. La cavité pleurale gauche ainsi que le péricarde contiennent un peu de liquide de transsudation teinté par la matière colorante du sang.

Les poumons paraissent sains et l'on ne constate pas sur leur surface de lésion causée par pénétration des fragments des côtes.

Le cœur est complètement vide et les valvules sont saines. Au niveau de l'orifice de l'aorte on constate quelques petites plaques athéromateuses.

L'estomac contient du liquide, mais pas de matières alimentaires.

Le foie est un peu dur et présente deux déchirures.

La rate volumineuse n'est pas diffluente.

Les reins gros et un peu durs ne se décortiquent pas facilement.

Conclusions. — 1° La mort est le résultat d'une asphyxie par submersion.

2° Toutes les plaies que l'on constate sur le cadavre ont été faites après la mort.

Les fractures de côtes et de la clavicule gauche paraissent résulter de la compression du cadavre entre deux corps durs et assez volumineux, tels que deux bateaux, par exemple.

Les plaies qui siègent près de l'oreille et sur le genou droit peuvent avoir été produites par un instrument piquant, tel qu'un croc de marinier.

Les petites plaies siégeant sur les deux coudes, l'avant-bras droit et la main gauche semblent avoir été produites par le frottement du corps contre des corps durs et rugueux, tels que des cailloux.

3° On ne constate aucune trace de violences faites pendant la vie permettant de supposer que la mort ait été précédée d'une lutte.

4° La corde que nous avons trouvée autour du cou n'a certainement pas amené la strangulation.

23. Submersion. Cinq semaines d'eau. Huit jours de repêchage. — Je soussigné, Paul Brouardel, commis par M. Ditte, substitut de M. le procureur de la République près le tribunal de première instance du département de la Seine, en vertu d'une ordonnance, en date du 23 janvier 1884, ainsi conçue :

« Vu les articles 32 et 43 du code d'instruction criminelle et le procès-verbal dressé le 13 janvier 1884 par M. le commissaire de police de Levallois-Perret, constatant le transport à la Morgue du cadavre d'un individu du sexe masculin trouvé au barrage de Levallois-Perret.

« Commettons M. le Dr Brouardel, à l'effet de procéder à l'autopsie du cadavre, de rechercher les causes de la mort et de constater tous indices de crime ou délit. »

Serment préalablement prêté, ai procédé à cette autopsie le 25 janvier 1884.

Le cadavre est celui d'un homme grand et vigoureux, paraissant âgé de vingt ans environ. La putréfaction gazeuse est à peine commencée. L'épiderme des pieds et des mains est macéré, il s'enlève par larges lambeaux. Les ongles se détachent par la moindre traction, il en est de même des cheveux et des poils.

En dehors de la cuisse droite, au niveau de la région moyenne et externe, se trouve une plaie de 1 centimètre et demi environ d'étendue, n'intéressant que la peau et le tissu cellulaire sous-cutané. Les lèvres de cette plaie ne contiennent pas de sang.

Au niveau de la région thoracique droite, en dehors du mamelon, se trouve une petite plaie n'intéressant que la peau.

Sur la région thoracique gauche, près du mamelon, on constate la présence d'une plaie longue de 3 centimètres, dont les lèvres ont 1 centimètre d'écartement environ, cette plaie intéresse la peau et le muscle grand pectoral.

Dans le creux axillaire droit on voit une plaie de 6 centimètres environ sur 4 d'écartement, dans laquelle on aperçoit un lambeau de tissu cellulaire, et au fond de la plaie on voit les vaisseaux parfaitement intacts.

Au niveau de toutes ces plaies, on ne constate pas de suffusion sanguine dans le tissu cellulaire qui les entoure.

L'œil gauche est affaissé. L'œil droit est saillant.

La langue est placée entre les arcades dentaires qui sont fortement rapprochées.

Les os du crâne ne sont pas fracturés.

Le cerveau est putréfié et ne présente ni tumeur ni lésion appréciable.

La colonne vertébrale n'est pas fracturée.

Il n'y a pas de fractures de côtes, de la clavicule ni des os des membres.

L'œsophage est rempli de matières alimentaires provenant de vomissements.

La trachée contient un peu de sable et de matières alimentaires. On retrouve des grains de sable jusque sur la muqueuse des bronches de deuxième ordre.

Les plèvres contiennent une certaine quantité de liquide coloré par transsudation de la matière colorante du sang. La plèvre gauche en renferme environ 1 litre, la plèvre droite un peu moins; du côté droit, il existe des adhérences pleurales et diaphragmatiques anciennes, Il n'y a pas d'ecchymoses sous-pleurales. Les poumons sont affaissés, un peu œdémateux.

Le péricarde est rempli de gaz. Il n'y a pas d'ecchymoses sous-péricardiques. Le cœur est complètement vide et les valvules sont saines.

L'estomac contient beaucoup de gaz et un peu de matières alimentaires parmi lesquelles se trouvent des choux et du jambon.

Le foie est sain et la vésicule biliaire ne contient pas de calculs.

La rate est saine et n'est pas diffluente.

Les reins sont également sains et se décortiquent facilement.

Les intestins paraissent sains.

La vessie est vide.

Conclusions. — 1° La mort est le résultat d'une asphyxie par submersion.

2° Cet homme est tombé vivant dans l'eau.

3° On ne constate aucune trace de violences permettant de dire qu'une lutte a précédé la mort. Mais la putréfaction et la durée du séjour dans l'eau ont pu faire disparaître des érosions superficielles ou des ecchymoses peu épaisses.

4° Les plaies constatées sur la poitrine, dans le creux de l'aisselle et sur la cuisse droite ont dû être faites après la mort et probablement avec le crochet à l'aide duquel on a retiré le cadavre de l'eau

5° La durée du séjour du cadavre dans l'eau peut être estimée à quatre à cinq semaines environ.

24. Mort par submersion. Six semaines d'eau. Trois jours entre le repêchage et l'autopsie. — Je soussigné, Paul Brouardel, commis par M. Ditte, substitut de M. le procureur de la République près le tribunal de première instance du département de la Seine, en vertu d'une ordonnance, en date du 9 janvier 1884, ainsi conçue :

« Vu les articles 32 et 43 du code d'instruction criminelle et le procès-verbal dressé le 7 janvier 1884, par M. le commissaire de police de Courbevoie constatant le transport à la Morgue du cadavre d'un individu d'un sexe masculin repêché dans la Seine, vis-à-vis la scierie mécanique de la maison Jeanson.

« Commettons M. le D' Brouardel, à l'effet de procéder à l'autopsie du cadavre, de rechercher les causes de la mort et de constater tous indices de crime ou délit. »

Serment préalablement prêté, ai procédé à cette autopsie le 11 janvier 1884.

Le cadavre est celui d'un homme grand et vigoureux, paraissant âgé de vingt-un ans. La putréfaction est très avancée, le cadavre présente une coloration verdâtre généralisée, et l'épiderme s'enlève par places, en larges lambeaux. Les ongles et les cheveux se détachent par la plus faible traction. La rigidité cadavérique a complètement disparu.

On ne constate aucune trace de violences actuellement appréciable sur les différentes parties du corps. La langue est serrée entre les arcades dentaires.

Les os du crâne ne sont pas fracturés.

Le cerveau est putréfié, rougeâtre par transsudation de la matière colorante du sang, il ne présente aucune tumeur, ni lésion, ainsi que le bulbe et le cervelet.

Les plèvres contiennent un peu de liquide coloré par transsudation de la matière colorante du sang. Le sommet du poumon gauche présente quelques adhérences pleurales.

Les poumons paraissent sains, ils sont un peu œdémateux mais ils ne contiennent pas de tubercules anciens ou récents.

Le péricarde contient quelques grammes de liquide coloré. Le cœur est complétement vide de sang liquide ou de caillots. Les valvules sont saines. On ne constate pas la présence d'ecchymoses sous-péricardiques.

La trachée contient un peu de spume et de gravier très fin, mais qu'il est possible de sentir sous le doigt.

Le larynx et l'œsophage sont sains.

L'estomac contient environ 100 grammes de liquide dans lequel se trouvent quelques petits morceaux de substances alimentaires, notamment des morceaux de marrons.

Le foie est sain et la vésicule biliaire ne contient pas de calculs.

La rate est saine et n'est pas diffluente.

Les reins sont également sains et se décortiquent facilement.

Les intestins paraissent sains.

Conclusions. — 1° La mort a été le résultat d'une asphyxie par submersion.

2° On ne constate aucune trace de violences sur les différentes parties du corps; mais, la putréfaction est trop avancée pour qu'il soit actuellement possible de découvrir des traces de violences qui n'auraient intéressé que les parties superficielles de la peau.

3° Le corps a dû séjourner dans l'eau un mois à six semaines environ.

25. Submersion. Suicide probable. Deux mois d'eau (*le noyé avait disparu le 29 décembre 1881, il a été repêché le 21 février 1882. Autopsie le 22 février 1882*). — Je soussigné, Paul Brouardel, commis par M. Feuilloley, substitut de M. le procureur de la République près du tribunal de première instance du département de la Seine, en vertu d'une ordonnance, en date du 22 février 1882, ainsi conçue :

« Vu les articles 32 et 43 du code d'instruction criminelle et le procès-verbal dressé le 21 février 1882 par M. le commissaire de police de Levallois-Perret, constatant l'envoi à la Morgue du cadavre du nommé Arthur S..., repêché dans la Seine à Levallois-Perret.

« Attendu qu'il importe de déterminer les causes de la mort.

« Commettons M. le Dr Brouardel, à l'effet de procéder à l'autopsie du cadavre, de rechercher les causes de la mort et de constater tous indices de crime ou délit. »

Serment préalablement prêté, ai procédé à cette autopsie le 22 février 1882.

Le cadavre est celui d'un homme grand et vigoureux, âgé de trente-huit ans. Une grande partie du corps est couverte de limon. La putréfaction est avancée et la rigidité cadavérique a complètement disparu. L'épiderme de la face dorsale de la main est enlevé ; celui des pieds s'enlève facilement, les ongles se détachent par la moindre traction.

Les globes oculaires sont saillants. La cavité thoracique est très distendue, et par des piqûres pratiquées dans le tissu cellulaire de cette région, s'échappent des gaz inflammables qui brûlent avec une lueur bleue.

On ne trouve pas de traces de violences sur les différentes parties du corps.

Les os du crâne ne sont pas fracturés. Le cadavre est trop putréfié pour qu'il soit possible de constater l'existence de lésions superficielles.

Dans l'œsophage, on trouve un peu de matières alimentaires. La trachée et les grosses bronches ne contiennent pas de liquide, ni de sable ou de spume bronchique.

Dans les cavités pleurales, on trouve environ 100 grammes de liquide légèrement coloré par transsudation de la matière colorante du sang.

Dans le péricarde très peu de liquide. Les poumons ne présentent pas d'adhérences et l'on ne constate pas d'ecchymoses sous-pleurales ni sous-péricardiques. Ils ne sont pas très congestionnés, mais crépitants sous le doigt. Ils ne contiennent pas de tubercules.

Le sang contenu dans les vaisseaux est très fluide.

Le cœur est vide de caillots et de sang liquide.

Les valvules paraissent saines.

Le foie est gros et putréfié.

La rate n'est pas diffluente.

Les reins sont gros, putréfiés et se décortiquent bien.

La vessie renferme un peu de liquide trouble.

Conclusions. — 1° La mort du sieur S... est le résultat d'une submersion ;

2° On ne trouve sur le cadavre aucune trace de violences.

26. Submersion. Homicide ? Deux mois d'eau (*janvier-février*). — Je soussigné, Paul Brouardel, commis par M. Ragon, juge d'instruction près le tribunal de première instance du département de la Seine, en vertu d'une ordonnance, en date du 5 mars 1880, ainsi conçue :

« Vu la procédure commencée contre : 1° C... (Jules-François); 2° F... (Elfride-Frumence).

« Inculpés d'avoir, le 9 janvier dernier, commis un homicide volontaire sur la personne d'Hippolyte C...

« Attendu que le cadavre de cet individu retrouvé dans la Seine à Saint-Denis a été formellement reconnu par la dame G..., née Marie-Louise C..., et par la demoiselle Ernestine C... pour être celui de leur frère Hippolyte.

« Attendu la nécessité de constater judiciairement l'état où se trouve en ce moment le cadavre et de procéder à son autopsie.

« Ordonnons qu'il y sera procédé par M. Brouardel, lequel, après avoir reconnu l'état où se trouve le cadavre, recherchera sur son corps tous indices de crime et notamment s'il existe trace de coups ou de violences ayant pu déterminer la mort. »

Serment préalablement prêté, ai procédé à cette autopsie le 6 mars 1880.

Aspect extérieur. — Le cadavre est celui d'un homme vigoureux. Il est dans un état de putréfaction très avancée ; l'épiderme de la face supérieure des mains et des pieds est enlevé, celui de la paume des mains et de la plante des pieds est soulevé, détaché par places et complètement blanc, les ongles et les poils s'enlèvent par la plus légère traction. Toute la partie supérieure du corps présente une coloration verdâtre ; le tissu cellulaire est distendu par des gaz inflammables dans toutes les régions où le tissu cellulaire est lâche.

La langue fait saillie entre les dents ; les globes oculaires sont encore durs, assez bien conservés.

Il n'existe aucune trace de violences sur le corps. Mais l'état de putréfaction du cadavre ne permettrait pas de reconnaître la présence de lésions qui n'auraient intéressé que les couches superficielles de la peau. La durée du séjour dans l'eau aurait également fait disparaître ou rendu méconnaissables des ecchymoses ou des suffusions sanguines s'il en a réellement existé.

Autopsie. — Les os du crâne ne sont pas fracturés.

L'encéphale est diffluent, très putréfié; il ne présente, non plus que les méninges, aucune trace d'hémorrhagie.

On trouve dans la bouche et sur la langue de nombreux grains de sable.

Le larynx, la trachée, les grosses bronches et celles de moyenne dimension (du diamètre d'une plume de corbeau) renferment des grains de sable déposés sur leurs parois. Elles ne renferment pas de matières alimentaires.

Les plèvres contiennent un peu de liquide; les poumons sont sains.

Le cœur est sain; l'endocarde est imbibé par la matière colorante du sang. Le sang est très fluide.

L'œsophage ne contient pas de corps étrangers.

L'estomac renferme environ 100 grammes de liquide tenant en suspension quelques petits grains de sable.

Le foie est putréfié, mais sans lésion appréciable.

Les reins se décortiquent bien et ne présentent aucune lésion.

Les os des membres et du tronc ne sont pas fracturés.

Conclusions. — 1° Le cadavre de C... ne présente aucune trace de violences actuellement appréciable;

2° L'immersion du corps de C... a eu lieu pendant sa vie. Celui-ci a fait des efforts de respiration et des mouvements de déglutition après son immersion. La présence des grains de sable dans les ramifications bronchiques et dans l'estomac en fournissent une preuve manifeste.

27. Submersion. Suicide probable. Corde au cou formée par des liens de foin, sans doute pour retenir un pavé. Trois mois d'eau *(Autopsie faite vingt-quatre heures après le repêchage).* — Je soussigné, Paul Brouardel, commis par M. Desjardins, substitut de M. le procureur de la République près le tribunal de première instance du département de la Seine, en vertu d'une ordonnance, en date du 23 avril 1879, ainsi conçue :

« Vu les articles 32 et 43 du code d'instruction criminelle et le procès-verbal dressé le 23 avril 1879 par M. le commissaire de police du quartier de la Monnaie, constatant l'envoi à la Morgue du cadavre d'une jeune femme trouvée dans l'abreuvoir du quai des Grands-Augustins.

« Commettons M. le D' Brouardel, à l'effet de procéder à l'autopsie du cadavre, de rechercher les causes de la mort et de constater tous indices de crime ou délit. »

Serment préalablement prêté, ai procédé à cette autopsie, le 24 avril 1879.

Le corps est celui d'une femme assez grasse. La peau est distendue par des gaz qui remplissent tout le tissu cellulaire. La putréfaction est tellement avancée, que toute constatation de lésions, n'ayant intéressé que les parties molles, est devenue impossible.

Les veines dessinent leur présence par de larges sillons bleuâtres; sur toute la peau du corps, on voit des taches bleu indigo, disséminées sans ordre. Le corps est couvert de morsures de rats (faites à la Morgue).

Les cheveux sont blonds, et s'enlèvent aussitôt qu'on les touche.

La peau du cuir chevelu a éclaté et le crâne est à nu et macéré.

La peau, le tissu cellulaire et les muscles de la face sont saponifiés.

La langue est serrée entre les dents. Les dents sont saines, belles et bien rangées sur le devant; à la mâchoire supérieure, à droite, la première et la deuxième petites molaires sont cariées et découronnées; à gauche, la deuxième petite molaire et la première grosse molaire, sont découronnées; à la mâchoire inférieure, les huit dents à droite sont intactes; à gauche, il manque la première grosse molaire, les deux autres molaires sont cariées.

Sur la peau du cou, en avant de la trachée, on trouve une plaque brune, ayant 3 à 4 centimètres de diamètre, analogue par sa coloration à une autre plaque que l'on aperçoit au niveau de la taille et qui résulte de l'impression des cordons des jupons.

Les bouts des seins sont petits. Les poils du pubis sont blonds. Le vagin est large; la paroi du vagin, repoussée par la pression des gaz intestinaux, fait hernie par l'orifice vulvaire.

Les doigts des mains ont perdu leurs ongles; ils ont la forme d'un fuseau; l'épiderme a complètement disparu; ou ne trouve pas de traces de callosités dans la paume des mains.

Les pieds sont petits et fins, et sont dans le même état que les mains; le troisième orteil de chaque pied présente la particularité de conformation suivante : la phalangette est pliée à angle droit sur la deuxième phalange, de sorte que celle-ci repose sur le sol par son extrémité antérieure.

Les os du crâne ne sont pas fracturés.

Le cerveau est extrêmement putréfié.

Le pharynx est rempli de sable et de limon, on en trouve également dans le larynx et la trachée.

Les plèvres pulmonaires sont soulevées par de très nombreuses bulles de gaz de putréfaction. Il est impossible de reconnaître l'existence d'ecchymoses ou de congestion pulmonaire.

Le cœur est vide, flasque et mou. L'estomac contient des débris de viande et des haricots non digérés. Le foie et les riens sont putréfiés.

Le col de l'utérus et l'utérus sont vierges.

L'épiphyse interne de la clavicule n'est pas encore soudée au corps de l'os.

Conclusions. — 1° Le corps paraît être celui d'une jeune fille de vingt à vingt-cinq ans ;

2° L'état avancé de la putréfaction ne permettrait pas de constater les traces de violences qui n'auraient atteint que les parties molles ;

3° Le corps a dû séjourner trois mois environ dans l'eau.

28. Submersion. Six mois d'eau. — Je soussigné, Paul Brouardel, commis par M. Thibierge, substitut de M. le procureur de la République près le tribunal de première instance du département de la Seine, en vertu d'une ordonnance, en date du 16 octobre 1883, ainsi conçue :

« Vu les articles 32 et 43 du code d'instruction criminelle et le procès-verbal dressé le 16 octobre par M. le commissaire de police du quartier des Bassins, constatant le transport à la Morgue d'un cadavre repêché le 16 octobre dans la Seine, au quai de Billy.

« Commettons M. le Dr Brouardel, à l'effet de procéder à l'autopsie du cadavre, de rechercher les causes de la mort et de constater tous indices de crime ou délit. »

Serment préalablement prêté, ai procédé à cette autopsie, le 17 octobre 1883.

Le cadavre soumis à notre examen est dans un état de décomposition avancée. Il est presque réduit à l'état de squelette, en certains endroits, et aux autres, le tissu musculaire est passé en partie à l'état de gras de cadavre.

Certaines régions ou parties du cadavre manquent complètement. Les deux jambes et les deux pieds sont absents, ils ont été séparés au niveau des articulations du genou, sans qu'il soit possible de constater des traces de violences. Cette désarticulation paraît être le résultat du séjour prolongé dans l'eau.

Les deux avant-bras sont également désarticulés au niveau du coude et l'on ne trouve que le cubitus gauche.

La mâchoire inférieure est complètement désarticulée et le maxillaire inférieur est presque à nu. On ne constate que trois dents implantées sur ce maxillaire et huit sur le maxillaire supérieur. Les alvéoles correspondant aux deux avant-dernières dents sont complètement fermées.

Les os du crâne dénudés ne sont pas fracturés.

Le thorax est ouvert sur sa partie médiane, à l'union des côtes et des cartilages costaux.

Les deux extrémités des clavicules sont ossifiées et réunies à la diaphyse de l'os. La clavicule mesure 14 centimètres de longueur, le fémur 44 centimètres, l'humérus 32 centimètres et le cubitus 25 centimètres.

Les poumons sont petits et ratatinés sur eux-mêmes. Le cœur également petit, est flasque et mou. Le foie est complètement putréfié.

Les organes génitaux externes font complètement défaut, mais l'on trouve, dans le petit bassin, un utérus petit et vide, ainsi que ses annexes, ovaires, etc.

Conclusions. — 1° Le cadavre soumis à notre examen est celui d'une femme ;

2° L'état de putréfaction avancée, et l'absence d'une partie du cadavre, rendent impossible la détermination des causes de la mort ;

3° La séparation des jambes et des bras au niveau des articulations paraît être la conséquence d'un séjour prolongé du cadavre dans l'eau et ce séjour peut être évalué à environ six mois ;

4° L'ossification complète des clavicules démontre que cette femme était âgée de plus de vingt-cinq ans.

29. Submersion. Six à huit mois d'eau. — Je soussigné, Paul Brouardel, commis par M. Feuilloley, substitut de M. le procureur de la République près le tribunal de première instance de la Seine, en vertu d'une ordonnance, en date du 11 octobre 1880, ainsi conçue :

« Vu les articles 32 et 43 du code d'instruction criminelle et le procès-verbal dressé le 10 octobre 1880 par M. le commissaire de police du quartier des Bassins constatant l'envoi à la Morgue d'un cadavre repêché dans la Seine.

« Commettons M. le Dr Brouardel, à l'effet de procéder à l'autopsie du cadavre, de rechercher les causes de la mort et de constater tous indices de crime ou délit. »

Serment préalablement prêté, ai procédé à cette autopsie le 13 octobre 1880.

Le cadavre est réduit presque complètement à l'état de squelette ; la jambe droite et les deux bras manquent. Les parties molles ont disparu presque partout. Cependant, aux cuisses et à la partie postérieure de la jambe gauche les muscles subsistent et forment une masse compacte qui n'est pas complètement saponifiée. Partout ailleurs les os sont tout à fait dépouillés de parties molles.

Dans le petit bassin on trouve les viscères adhérant assez intimement entre eux et ayant conservé leur forme ; il n'y a pas d'utérus.

Le foie, enveloppé dans sa capsule, est très diminué de volume, mais a gardé à peu près sa forme. La cavité thoracique est absolument vide ; le sternum a disparu ainsi que les cartilages costaux.

Les os du crâne et de la face sont totalement dénudés ; les orbites contiennent un magma de consistance savonneuse. Au niveau de la racine de l'apophyse zygomatique droite, au-dessus de l'orifice du conduit auditif, on remarque sur l'os temporal un trou de forme à peu près triangulaire de 2 centimètres et demi de diamètre, dont les bords sont déprimés en dedans. Le crâne ne présente pas d'autre orifice anormal.

Le cerveau est saponifié, de couleur verdâtre. Sa masse, sectionnée en très petits fragments, ne contient pas de balle, ni de corps étrangers.

Les clavicules sont complètement ossifiées.

Conclusions. — 1° Le cadavre soumis à notre examen est celui d'un homme ayant dépassé l'âge de vingt-cinq ans ;

2° Le cerveau ne contenait pas de projectile, la fracture du crâne a été faite après la mort ;

3° Le séjour dans l'eau semble avoir été d'environ six à huit mois.

30. Submersion. Huit mois d'eau. Saponification du cadavre. Autopsie faite le 15 novembre 1878.

— Noyé âgé de vingt-trois ans. (On ne connaissait pas encore son âge au moment de l'autopsie.)

La peau est tout à fait saponifiée, fendue de tous côtés et presque calcaire, elle résonne à la percussion comme un morceau de carton ou de pierre. La saponification est très profonde : les muscles ont cependant conservé leur apparence normale à la cuisse, aux joues, sur le thorax ; la rotule existe encore, le ventre n'est pas ouvert. Les parties génitales manquent, mais il y a un assez grand nombre de poils sur le pubis. Il y a encore des matières fécales dans l'intestin.

L'humérus a 32 centimètres, les dents sont très usées. La suture du point d'ossification externe est faite, mais on voit encore la ligne de jonction. La suture du temporal avec les os voisins n'est pas celle d'un vieillard. L'appendice xyphoïde est ossifié, soudé, mais pas très adhérent.

Il n'y a pas d'ectasies. Les bottines sont celles d'un homme, elles sont usées au niveau de leur pointe.

31. Submersion. Huit à dix mois d'eau. Saponification du cadavre. — Je soussigné, Paul Brouardel, commis par M. Dupont, substitut de M. le procureur de la République près le tribunal de première instance du département de la Seine, en vertu d'une ordonnance, en date du 21 mai 1880, ainsi conçue :

« Vu les articles 32 et 43 du code d'instruction criminelle et le procès-verbal dressé le 20 mai 1880 par M. le commissaire de police du quartier de Grenelle constatant l'envoi à la Morgue d'un cadavre repêché dans la Seine.

« Commettons M. le Dr Brouardel, à l'effet de procéder à l'autopsie du cadavre, de rechercher les causes de la mort et de constater tous indices de crime ou délit. »

Serment préalablement prêté, ai procédé à cette autopsie, le 23 mai 1880.

Les bras, les pieds et une portion des parties molles des jambes ont disparu. Le crâne et la face sont dénudés dans presque toute leur étendue.

Les cavités viscérales ne sont pas ouvertes ; la peau, saponifiée, est recouverte de cristallisations calcaires. La conformation des parties génitales externes n'est plus reconnaissable.

Le bassin ne contient pas d'utérus ; les autres viscères abdominaux sont encore très reconnaissables.

Les os ne sont pas fracturés.

Les muscles sont presque complètement envahis par la saponification.

Conclusions. — 1° Le cadavre est celui d'un homme ;

2° Il paraît avoir séjourné dans l'eau de huit à dix mois environ.

D. — Submersion datant de plus d'un an.

32. Submersion datant de treize mois. Saponification. Autopsie faite à la Morgue le 29 mars 1878. — Noyé qui a été trouvé il y a deux ou trois jours quai Malaquais. Il s'agit de connaître la durée du séjour dans l'eau et d'établir son identité. Ces questions peuvent paraître difficiles étant donné l'état avancé du cadavre. La durée, on peut la connaître jusqu'à un certain point par le souvenir d'autres sujets dont l'autopsie a été faite à la Morgue et qui se trouvaient à peu près dans le même état que celui-ci. Ainsi, entre autres, ce sergent de ville qui a été noyé pendant la Commune et qu'on n'a retrouvé que treize mois après.

Le corps a subi la transformation en gras de cadavre dans toutes ses parties, dans quelques endroits cette transformation va même jusqu'à la crétification, et il est difficile de reconnaître les différents organes.

Les os de la partie antérieure du tronc et ceux des membres vers leur portion antérieure sont en partie à nu, les pieds et les mains sont détachés en partie, ainsi que les omoplates, les côtes dépouillées.

Dans la cavité thoracique et dans l'abdomen on voit des masses qui ont subi la transformation graisseuse et dans lesquelles on ne discerne pas grand'chose. Le foie qui est assez reconnaissable présente un petit quadrillé de tricot de laine que l'individu portait probablement. Les poumons ont pour ainsi dire disparu. Au milieu du thorax on aperçoit une masse formée probablement par le cœur et le péricarde.

La mâchoire inférieure n'est pas celle d'un jeune homme, en effet la partie mentonnière de la mâchoire est très saillante par rapport à sa partie alvéolaire. Il y manque des dents dont les alvéoles sont bouchées (les quatre incisives).

L'épiphyse interne de la clavicule est soudée depuis longtemps, ce qui permet de dire que le sujet a beaucoup plus de vingt-cinq ans. Le maxillaire supérieur droit présente une dent. Les yeux ont si bien subi la transformation en gras de cadavre qu'on peut y faire des coupes.

Longueur totale 1ᵐ,75; le pubis tombe à 80 centimètres, c'est-à-dire à peu près à la moitié de la longueur totale. Chez la femme la moitié inférieure se trouve plus bas.

On a trouvé sur lui une ceinture de cuir qui devait serrer la taille. On mesure jusqu'au point où elle est serrée et on trouve 84 centimètres. C'est bien une ceinture d'ouvrier. On a encore trouvé à côté de lui un liard du temps de Louis XIV.

Les sutures du crâne sont soudées, on n'a pas fait l'examen du cerveau.

D'après toutes ces données, on peut dire que le cadavre est celui d'un homme d'une cinquantaine d'années et que la submersion date d'au moins treize mois.

E. — Submersion dans le but de cacher un crime.

33. Assassinat. Fracture du crâne. Submersion post-mortem.
I. RAPPORT nº 1. — Nous soussigné, docteur en médecine, chirurgien de l'hôpital civil et militaire de Saint-Germain-en-Laye (Seine-et-Oise).

Sur la réquisition de M. le juge de paix du canton de Saint-Germain, serment préalablement prêté entre ses mains, aujourd'hui 29 mai 1882, à 3 heures de l'après-midi, nous sommes transporté à la Morgue du Pecq, à l'effet d'y visiter et examiner le corps d'un inconnu que l'on nous dit avoir été trouvé, le matin même, ne donnant pas signe de vie, sur les bords de la Seine, au-dessous du viaduc et pont du chemin de fer de Saint-Germain.

Le corps est entièrement nu, il présente tous les signes d'une décomposition avancée.

La peau et les tissus mous sont distendus par les gaz de décomposition, d'où une bouffissure générale.

La bouche est recouverte d'un mouchoir fortement serré. La lèvre supérieure est traversée par une épingle dite anglaise et reliant cette lèvre au mouchoir.

Le cou est serré dans plusieurs tours d'un tube de plomb aplati qui entoure le corps, relève une jambe en passant sous le siège et reliant l'autre jambe.

La tête est criblée de blessures paraissant avoir été faites avec un instrument contondant. On en compte sept dont trois pénétrantes avec fractures et enfoncement de toute l'épaisseur de la boîte crânienne.

La poitrine présente cinq blessures, dont trois, au moins, paraissent pénétrer dans la cavité du thorax.

La surface cutanée ne présente pas d'autres altérations.

En résumé : le corps est celui d'un homme de trente-huit à quarante-cinq ans, paraissant avoir séjourné dans l'eau durant une huitaine de jours et trente-six heures, au moins, à l'air libre. La mort remonte donc à dix jours, au moins, et a été causée, évidemment, par les blessures sus-mentionnées.

Le crime est manifeste.

Fait au Pecq, le 29 mai 1882.

Signé : GAUTUEY.

II. RAPPORT n° 2. — Nous soussigné, docteur en médecine, sur la réquisition de M. Lambinet, juge d'instruction au tribunal de Versailles, aujourd'hui 31 mai 1882, à 3 heures de l'après-midi, nous sommes transporté *à nouveau*, au cimetière du Pecq et à la Morgue à l'effet d'y pratiquer l'*autopsie* du corps de l'inconnu par nous examiné le 29 et au sujet duquel un supplément d'instruction a été jugé nécessaire.

Le corps, entièrement débarrassé de ses entraves, est placé sur une table improvisée et, malgré l'odeur repoussante, examiné par nous en détail.

Les remarques consignées dans notre premier rapport persistent.

Des blessures de la *tête* : l'*une* est temporo-pariétale, mesurant 7 centimètres sur 5, et présentant un enfoncement avec fractures multiples de toute l'épaisseur de la boîte osseuse et pénétration des fragments dans le cerveau ; l'*autre* est occipitale, mesurant 4 centimètres sur 4 et arrondie, se rejoignant avec une autre toute voisine et toute semblable, les deux, également pénétrantes, c'est-à-dire avec enfoncement et fractures multiples : les *trois autres* sur divers points du crâne, mais simplement *contusives* avec fortes ecchymoses des tissus voisins.

Des blessures de la *poitrine* : *trois* sont *pénétrantes*, c'est-à-dire traversent la cage thoracique, le poumon gauche et atteignent le cœur vers sa pointe, mais sans le traverser de part en part ; *deux* sont en arrière et se perdent dans les chairs.

Le cerveau est ramolli par la putréfaction, il est *ecchymosé* au niveau des fractures et aux points contus.

Les poumons surnagent, ils sont le siège de congestions partielles. Le cœur est mou, flasque et *vide de sang :* il présente les trois atteintes précitées.

L'estomac est sain ; il est distendu par des gaz, des liquides vineux, alcooliques et par une assez grande quantité d'aliments non encore digérés, viandes, haricots blancs, pain, etc.

L'intestin est en bon état et ne renferme que peu de matières.

Les autres organes sont intacts.

Les blessures ont été faites *avant* la mort, puisqu'elles l'ont causée, et par conséquent avant l'immersion.

En résumé, la mort a été causée par les blessures susdites et, principalement, par celles de la tête qui ont dû abattre la victime d'une manière foudroyante. La mort a été prompte.

Il n'est pas impossible d'admettre que la respiration existait encore *à un faible degré* au moment de l'immersion (congestions partielles des poumons), mais l'asphyxie n'a pas été la cause efficiente de cette mort.

L'attentat paraît avoir été accompli par plusieurs. Les instruments du crime peuvent avoir été :

Instrument contondant : marteau, assommoir.

Instrument piquant : poignard, stylet, canne à épée.

Fait à Saint-Germain, le 31 mai 1882.

Signé : GAUTHEY.

III. CONTRE-EXPERTISES. — Nous soussignés, Paul Brouardel, Gauthey et Yot, commis par M. Henri Firon, juge d'instruction au tribunal de première instance de Versailles, en vertu d'une commission rogatoire en date du 24 juin 1882, ainsi conçue :

« Vu la procédure commencée contre les époux F... et Lucien F..., inculpés d'assassinat sur la personne du nommé A...

« Attendu que le Dr Gauthey a procédé le 31 mai 1882 à l'autopsie du cadavre d'A... (Louis).

« Attendu que de cette autopsie il résulte que Louis A.. n'a pu être tué par un seul homme.

« Attendu que Marin F... demande qu'une contre-expertise soit effectuée.

« Ordonnons qu'il sera procédé par MM. Brouardel, demeurant à Paris ; Gauthey, demeurant à Saint-Germain ; et Yot, à Versailles, que nous commettons à cet effet, serment préalablement prêté entre nos mains, à un nouvel examen du corps de Louis A..., à l'effet de nous faire connaitre quel est le nombre des blessures produites par la canne à épée, si ces blessures traversent ou non le corps ? Quel est le nombre des coups portés sur la tête d'A...? Quelle est la nature des blessures produites par ces coups ? Enfin, d'une manière générale, dans quel état se trouve le corps de la victime et si les blessures et coups qui se trouvent sur son corps et sur sa tête ont pu être données et être faites par un seul homme luttant corps à corps avec la victime ?

« De tout quoi il sera dressé un rapport détaillé contenant sur lesdites questions qui leur sont soumises un avis motivé conformément à la loi, et qui nous sera remis ensuite par MM. Brouardel, Gauthey et Yot après avoir affirmé entre nos mains le contenu sincère et véritable. »

Serment préalablement prêté avons procédé, le 28 juin 1882, à l'autopsie du sieur A..., au cimetière du Pecq.

Le cercueil en sapin qui renferme le corps du sieur A... est dans un mauvais état. Le couvercle est enfoncé et une assez grande quantité de terre a pénétré dans l'intérieur du cercueil.

Le corps retiré du cercueil est placé sur une table ; il est enveloppé d'une étoffe un peu grossière. Il est dans un état de putréfaction extrêmement avancée.

Les parties molles de la tête sont dans un état de décomposition qui ne permet plus de reconnaître sur elles les traces de blessures ayant pu exister et n'intéresser que les parties molles qui recouvrent le crâne.

Le diamètre antéro-postérieur de la voûte du crâne mesure 17 centimètres et demi et le diamètre bilatéral 15 centimètres.

La voûte du crâne présente trois fractures avec perte de la substance osseuse.

Ces trois fractures siègent :

1° Sur la suture occipito-pariétale droite ; près du point d'intersection de la suture lambdoïde, une fracture de forme quadrilatère avec perte de la substance osseuse. Ce quadrilatère mesure environ 4 centimètres carrés. De l'angle supérieur et interne part une ligne de fracture verticale, longue de 3 centimètres et siégeant complètement sur le pariétal droit. De l'angle inférieur et externe part une autre ligne de fracture dirigée verticalement en bas sur une longueur de 2 centimètres, puis faisant un angle presque droit et se continuant vers le bord droit de l'occipital. Ce quadrilatère siège dans ses trois quarts sur l'occipital. Le crâne à ce niveau mesure à peu près un demi-centimètre d'épaisseur.

2° Sur la suture occipito-pariétale gauche, à 6 centimètres de la précédente, se trouve une fracture de forme triangulaire à sommet dirigé en bas, mesurant 2 centimètres de hauteur et 1 centimètre à la base. La substance osseuse dans cette partie fait également défaut.

3° Sur le pariétal droit à l'angle antéro-inférieur, à 1 centimètre au-dessus de la portion écailleuse du temporal et 1 centimètre du frontal, se trouve une vaste fracture avec perte de substance osseuse mesurant 4 centimètres et demi de longueur sur 2 centimètres de hauteur aux deux extrémités et 1 centimètre au milieu. De l'angle antérieur et inférieur de cette fracture part une ligne de fracture se dirigeant en avant sur le frontal.

A ce niveau le crâne ne présente pas une grande épaisseur.

Il n'y a pas de fracture des rochers ni des os de la base du crâne.

Le larynx et la trachée ne présentent pas de lésion.

Sur le cœur, au niveau de sa pointe et sur le bord gauche du ventricule gauche, on constate trois petites plaies, dont deux pénètrent jusque dans la cavité ventriculaire gauche en suivant un trajet très oblique de gauche à droite dans une direction à peu près horizontale ; la troisième plaie, ayant la même direction, arrive jusqu'à l'endocarde sans pénétrer dans le cœur.

Pas d'autre plaie sur le reste du cœur, notamment dans sa partie postérieure.

M. le Dr Gauthey nous affirme que dans le péricarde il n'y avait que quelques grammes de sang. En ce cas les plaies du cœur n'ont été faites que sur un cadavre ou sur un homme expirant.

La pointe de la languette du poumon gauche est perforée.

Sur la peau de la paroi thoracique gauche, sur une ligne verticale descendant du bord antérieur de l'aisselle gauche, on note trois plaies petites mesurant à peine 3 ou 4 millimètres, groupées de façon qu'elles forment un triangle isocèle à sommet supérieur. Chacun des côtés de ce triangle a moins d'un centimètre.

Sur la plèvre gauche on trouve l'orifice de ces trois petites plaies ayant le même groupement. La première est située entre la quatrième et la cinquième côte gauche, presque sur le bord supérieur de la cinquième. Les deux autres plaies séparées à peine de 1 centimètre sont situées entre les cinquième et sixième côtes gauches, sur le bord inférieur de la cinquième.

Sur la partie postérieure du tronc il n'y a pas de plaie, pas de trace de violences, mais le cadavre est dans un état de putréfaction trop avancée pour qu'il soit possible de reconnaître des lésions qui n'auraient intéressé que les parties superficielles de la peau.

Les organes génitaux sont dépouillés des parties molles par putréfaction. Les testicules sont intacts.

Conclusions. — 1° Le cadavre porte des plaies dans deux régions : la tête et la paroi thoracique gauche ;

2° Les fractures du crâne, au nombre de trois, et les plaies des parties molles du cuir chevelu, notées dans les rapports du Dr Gauthey en date des 29 et 31 mai, ont été faites par un corps contondant tel qu'un marteau. Leur dissémination sur toute l'étendue de la surface crânienne semble indiquer que, pendant que A... a reçu ces coups, la victime et le meurtrier se sont plusieurs fois déplacés ;

3° Les plaies de la région thoracique gauche ont été faites par un instrument piquant tel qu'une épée ou une canne à épée. Leur groupement dans un espace très restreint indique que l'arme a atteint, presque en doublant ses coups, un corps qui ne remuait plus. Les plaies pénétraient jusque dans la cavité ventriculaire gauche du cœur ; la présence d'une quantité de sang très minime dans le péricarde prouve que ces plaies ont été faites alors que la victime était morte ou mourante. Lorsqu'une plaie intéresse le cœur pendant la vie, la quantité de sang épanchée dans le péricarde est en effet d'environ 250 grammes ;

4° Ces plaies ont pénétré à une profondeur de 10 à 12 centimètres. Elles sont dirigées presque horizontalement de gauche à droite. Elles n'ont pas perforé le corps de part en part ;

5° La mort a été la conséquence des fractures du crâne. Celles-ci ont été faites avant les plaies du cœur ;

6° Si contrairement à ce que démontrent nos constatations les plaies de la tête et celles de la poitrine avaient été simultanées, on devrait admettre que très probablement elles auraient été faites par deux personnes. Mais tout démontre que ces coups ont été portés en des temps successifs, d'abord ceux de la tête, puis ceux de la poitrine ; dans ces conditions la même main homicide a pu successivement faire les blessures de la tête et celles du cœur.

FIN.

TABLE DES MATIÈRES

PREMIÈRE PARTIE

LA PENDAISON

DEUXIÈME PARTIE

LA STRANGULATION

TROISIÈME PARTIE

LA SUFFOCATION

QUATRIÈME PARTIE

LA SUBMERSION

TABLE DES PLANCHES

2969-06. — CORBEIL. Imprimerie ÉD. CRÉTÉ.